全国普通高等医学院校护理学专业规划教材

外科护理学

供护理学（专科起点升本科）及相关专业使用

主　编　赵丽萍　杨君一

中国协和医科大学出版社

北　京

内容提要

本教材是"全国普通高等医学院校护理学专业规划教材"之一，系根据本套教材的编写指导思想和原则要求，结合专业培养目标和本课程要求的教学目标编写而成。内容涵盖了绪论，水、电解质代谢紊乱和酸碱平衡失调病人的护理，外科休克病人的护理，手术室管理和护理工作等。此外，本教材还增加了教学课件、思维导图、能力测试等数字资源，丰富了教材内容，增强了线上和线下教学的联动性，以提升学生学习的主动性和积极性。

本教材主要供护理学专业（专科起点升本科）使用，还可作为临床医学专业人员的参考书。

图书在版编目（CIP）数据

外科护理学 / 赵丽萍，杨君一主编. --北京：中国协和医科大学出版社，2024.8
全国普通高等医学院校护理学专业规划教材
ISBN 978-7-5679-2404-8

Ⅰ. ①外… Ⅱ. ①赵… ②杨… Ⅲ. ①外科学－护理学－医学院校－教材 Ⅳ. ①R473.6

中国国家版本馆CIP数据核字（2024）第092201号

主　　编	赵丽萍　杨君一
策划编辑	张　晶
责任编辑	涂　敏　郑成巍
封面设计	邱晓俐
责任校对	张　麓
责任印制	黄艳霞
出版发行	中国协和医科大学出版社
	（北京市东城区东单三条9号　邮编100730　电话010-65260431）
网　　址	www.pumcp.com
印　　刷	三河市龙大印装有限公司
开　　本	889mm×1194mm　　1/16
印　　张	40.5
字　　数	1000千字
版　　次	2024年8月第1版
印　　次	2024年8月第1次印刷
定　　价	99.00元

全国普通高等医学院校护理学专业规划教材
建设指导委员会

周谊霞（贵州中医药大学）

郑琳琳（辽东学院）

孟红英（江苏大学）

赵　冰（沈阳医学院）

赵丽萍（中南大学）

姜兆权（锦州医科大学）

韩　琳（兰州大学）

裘秀月（浙江中医药大学）

臧　爽（中国医科大学）

编者名单

主　　　编　赵丽萍　杨君一

副　主　编　章春芝　戚素文　李囡　包雪青

编　　　者　（按姓氏笔画排序）

包雪青（温州医科大学附属第二医院）

朱微微（温州护士学校）

汤瑞金（南京医科大学康达学院）

祁　阳（辽宁何氏医学院）

孙丹丹（沈阳医学院附属卫生学校）

李　囡（辽东学院）

李　岩（锦州医科大学附属第一医院）

李　静（牡丹江医科大学附属红旗医院）

李　魏（辽宁中医药大学）

杨君一（沈阳医学院附属第二医院）

杨惠敏（河南科技大学）

陈茜茜（温州市中心医院）

周　静（长沙医学院）

赵兴娥（中南大学湘雅二医院）

赵丽萍（中南大学湘雅二医院）

袁　华（吉林大学）

戚素文（河北中医药大学）

章春芝（河北北方学院附属第一医院）

彭　双（中南大学湘雅二医院）

曾芬莲（遵义医科大学）

强惠芳（新疆科技学院）

秘　书（兼）　彭　双（中南大学湘雅二医院）

党的二十大报告提出，"推进健康中国建设""把保障人民健康放在优先发展的战略位置"。在这一发展战略下，护理工作的范畴从个体向群体，从医院向家庭、社区、健康服务机构扩展，促进健康、预防疾病、协助康复、康养照护已成为护理专业实践的目标。专业实践领域的扩展和社会需求的源动力，驱动了人才培养的提速。20多年来，高等护理教育的规模迅速扩大，为了不断满足基层医疗卫生机构对高水平、高素质应用型人才的需求，我国大幅提升了护理学专业专升本招生规模。人才培养规模的快速提升，使得依托高质量、有权威的教材对教学活动进行规范，成为现阶段护理学专业专升本教育最为现实的需求。

教材是体现教学内容和方法的载体，在人才培养中起着至关重要的作用。加快推进护理学专业专升本教材体系建设，全面提升教材建设水平，是推动护理学专业建设、护理教育高质量发展的重要基础，是进一步深化护理教育教学改革、提高人才培养质量的重要环节。

为打造适应时代要求的精品教材，中国协和医科大学出版社联合全国40多所医学院校和医疗单位，开创性地组织了本套全国普通高等医学院校护理学专业规划教材（专科起点升本科）的编写工作。来自全国医学院校和医疗单位的300余名从事护理教育教学的教师、学者和临床一线护理工作者、管理者，秉承着护理学专业教材应体现终身教育的理念，在教材建设中对标一流，结合相关国家政策、行业标准，同时，立足当前国内护理学发展实际，紧密结合并充分体现当今护理事业及相关产业发展水平，融合思政内容，进行探索研究，悉心编撰。

本套教材涵盖护理学专业专升本课程共计24门，定位清晰、特色鲜明，具有如下特点。

一、全国首套成体系的护理学专业专升本教材

本套教材作为全国首套针对普通高等医学院校护理学专业（专科起点升本科）的规划教材，坚持"系统思维，明理致用"的编写理念，结合护理学专业专升本人才培养目标定位，找准教材重点、亮点和突破点，特色鲜明。

二、与时俱进，紧紧围绕需求导向

经过长期发展，高等护理学专业教材建设形成了鲜明的专业特色和质量品牌，在教材编写过程中，我们努力做到既遵循教学规律，又适应行业对人才的要求，主动对标健康中国战略需求，突出时代性与先进性，充分满足社会发展对护理学专业人才素质与能力的要求。

三、坚持立德树人，融入课程思政

把立德树人贯穿于教材编写的全过程、全方面，发挥中医药文化育人的优势，指导学生树立正确的世界观、人生观、价值观。

四、突出"三基五性"，注重内容严谨准确

遵循教材编写的"三基五性"原则。三基，即基本知识、基本理论、基本技能；五性，即思想性、科学性、先进性、启发性和实用性。教材编写充分考虑学科间的交叉与融合，注重理论与实践的结合，突出护理学专业专升本特点。

五、加强数字化建设，丰富拓展教材内容

发挥信息化技术的优势，数字赋能教材，以适应现代教育的需求。在纸质教材的基础上，强化数字化教材开发建设，融入更多实用的数字化教学素材，如教学课件、简述题、案例题及自测题等，丰富拓展教材内容。

在编写过程中，我们得到了教材建设指导委员会和教材评审委员会的大力支持和指导帮助，各位编者充分地展现了认真负责的精神，不辞辛劳，在宏大的护理学专业体系中梳理关键知识点，以帮助学生更快、更好地掌握护理学专业核心知识，在此，出版社深表谢忱！教材编写力求概念准确、内容新颖完整、理论联系实际，尽管力臻完善，但难免有不足与疏漏之处，请广大读者批评指正，使教材日臻完善。

前 言

本教材为"全国普通高等医学院校护理学专业规划教材"之一，遵照《国务院办公厅关于加快医学教育创新发展的指导意见》（国办发〔2020〕34号）和《国家中长期教育改革和发展规划纲要（2010—2020年）》精神，以实践科学发展观为指导思想编写而成，体现专业思想、专业知识、专业方法和专业技能的护理学专业特色。结合专升本教育教学实际，拓展外科护理学知识深度与广度，满足"专升本"学生对外科护理学知识需求，力争使教材达到实用、先进、科学和通用的要求。

本教材的编写秉承着"传承和创新相结合"的理念，在体例结构上，章首设定学习目标，帮助学生从素质、知识和能力三个层面了解本章的重点内容。学习目标后的案例，包括案例导入和案例分析两部分，紧密结合教学内容，突出核心教学知识，供学生联系实践巩固学习。在编写内容上，本教材与专科教材衔接，避免不必要的重复，护理程序中重点讲述护理诊断与护理措施，未再设置专科时已经学习过的护理评估、护理目标、护理评价等内容；且护理诊断与护理措施在每章的概述或每节常见疾病中重点介绍，其余各节只介绍特殊的护理措施。加强与本套教材其他科目之间的联系，避免编写内容的重复。为拓宽学生的知识面，增强教材内容的前沿性，每节有1～2个知识拓展，涵盖思政内容、指南更新、专家共识、科普知识及护理创新项目等内容。为了培养学生临床思维、构建理论与实践的桥梁，在章末设置了思考题，以利于培养学生应用知识、分析问题、解决问题的能力。

本教材将纸质教材与数字资源充分融合。数字资源在每章前面以二维码的形式呈现，包含视频、教学课件、思考题答案、本章小结，其中本章小结以思维导图的形式呈现，以归纳重要的知识点，利于学生由短时记忆进入长时记忆，帮助学生牢固掌握知识。

本教材的21位编者既有护理教育专家，也有临床护理专家，来自全国多所大学、护理学院及综合性大学的临床医院。为保证教程内容的"新、精、准"，使教材具有更强的代表性和科学性，所有编者本着严谨求实、精益求精的态度，对教材进行了反复斟酌和修改。在本教材的编写过程中，得到了所有编者及所在单位的大力支持，也得到了外科医生、专科资深护理专家的无私帮助，谨在此一并表示诚挚的谢意！

尽管力臻完善，但难免有不足之处，在此恳请广大师生及读者给予批评指正。

编 者

2024年5月

目　录

第一章 绪 论

教学课件

学习目标

1. 素质目标
具有以病人为中心、为外科病人提供整体护理的意识。

2. 知识目标
（1）掌握：外科护士的工作任务和应具备的素养。
（2）熟悉：如何学习外科护理学。
（3）了解：外科护理学的发展趋势。

3. 能力目标
（1）能合理解决外科护理中遇到的伦理问题。
（2）能运用护理理论解决外科护理实践中的问题。

案例

【案例导入】

　　病人，男，70岁。2小时前因下雪路滑摔倒后腰部疼痛难忍、腰部活动受限，由儿子背来医院就诊。

【请思考】

　　1. 该病人应该到哪个科室就诊？

　　2. 外科护士应给予该病人什么指导？

【案例分析】

第一节　外科护理学发展

外科疾病（surgical disease）是指需要通过手术或手法修复处理来实现最佳治疗效果的疾病，包括损伤、感染、肿瘤、畸形、梗阻和功能障碍等多类疾病。外科学（surgery）是研究外科疾病的演变、预防、诊断及治疗的一门科学。外科护理学（surgical nursing）是一门以外科学发展为基石的专业学科，是主要探讨并研究对外科病人实施整体护理的方法与策略的临床护理学科。它不仅是护理学的核心部分，还融合了医学基础知识、外科学基本理论、护理学基础知识和护理操作技术，同时涵盖了人文学的相关内容。外科护理内容包括治疗和护理疾病、预防疾病、促进康复。

一、外科护理学发展简史

我国的外科学有着悠久的历史。早在旧石器时代，我国的祖先就开始利用人工制作的砭石治疗疾病。夏商时期，甲骨文记载有"疥""疮"等字。周朝，外科学成为独立学科，《周礼》中称外科医师为"疡医"，负责肿疡、溃疡、金疡、折疡等外科疾病的治疗。早在秦汉时期，我们已经拥有了现存世界上最古老的医学著作《黄帝内经》，其中包含了一整节关于外科治疗的"痈疽篇"。而在汉朝晚期，华佗已经开始使用麻沸散作为麻醉剂来执行腹部手术。我国古代外科学以诊治体表疾病和外伤为主，其间的医学专著中几乎未出现过"护理"一词。

1853年，克里米亚战争爆发，现代护理学创始人弗洛伦萨·南丁格尔在看护伤病员的过程中推广了伤口的清洁、消毒、换药和包扎等护理手段，她还强调了通过改善环境、调整心态及提供充足的食物增强他们的免疫力。这种做法使得前线伤病员的病死率由之前的42%降至2.2%。这充分证明了护理工作的重要性和价值，从而催生出了护理学，并且衍生出了外科护理学。

1958年，我国成功抢救首例大面积烧伤病人，而到了1963年，世界上第一例断指再植手术在上海取得了成功。这些成就既体现了我国外科学的发展，也展示了我国外科护理学的进步。外科护理学紧跟外科学的发展步伐，以现代护理观为指导，以护理程序为方法，在深度和广度上不断更新发展。相应领域的专科护士不断涌现，如伤口造口专科护士、疼痛管理专科护士，不仅能促进外科手术病人康复，提高医疗护理质量，指导和帮助其他护士提高专业水平，还能减少术后并发症的发生，降低医疗费用。

二、外科护理学发展趋势

1. 延续性的护理范畴　现代医学的进步和发展拓展了外科护理学的领域和内容，而《"健康中国2030"规划纲要》更是强调了要全方位、全周期保障人民健康，这对护理的范畴要求更广。今后外科护理学将不断拓展延续性护理内容，多途径、多方位为病人提供疾病相关的信息和指导，促进病人快速康复并恢复其社会功能。

2. "以人为本"的服务理念　实践证明，现代医院间的激烈竞争不仅仅体现在规模、技术、设备等医疗条件上，也体现在优质的护理服务品质上。随着责任制整体护理模式和优质护理服务方案的推出，医疗卫生行业已从"制度化"向"人性化"加速迈进。国家卫生健康委员会、国家中医药管理局制定了《进一步改善护理服务行动计划（2023—2025年）》，提出了许多"以人为本"的护理措施，促进护理服务贴近社会。

3. 多学科融合的知识架构　随着护理行业的进步和护理模式的改变，多学科交融的知识体系使得护士从单一的照顾者角色转变为包括照顾者、决策者、沟通者、推动康复者、教育者及咨询者在内的多元化角色。因此，外科护士更要适应时代变革，不仅要不断丰富自身知识体系，还要具有审慎的态度、评判性的思维，能在护理实践中发现问题，并用科学的方法反复探索、回答和解决问题，从而推动专业发展，促进护理理论、知识、技能的革新。

4. 与时俱进的护理技能　外科学的发展日趋专科化、精细化，与此同时，新业务、新技术也在不断涌现。面对新的检查方法，护士必须了解新技术、新设备的原理、使用方法，掌握与医师配合部分的理论知识及操作技能，积极参与病人的诊疗全过程。

 知识拓展

护理机器人

近年来，随着科学技术的进步及人们对高质量医疗的需求，机器人技术逐渐走向成熟。越来越多的研究者开始研发护理机器人，以协助护理人员完成危险、繁重、琐碎的护理任务，减轻护理人员的照护负担和压力。护理机器人是医疗服务型机器人的一种，其中又包括康复类护理机器人、排泄类护理机器人、转运类护理机器人、护士助手机器人等。

机器人的研发种类越来越细化，其应用领域逐渐从临床走进家庭，功能逐渐从辅助护理工作到照护日常生活。未来，临床护理人员应组建科研团队，在工作中查找护理工作及病人恢复过程中的痛点，听取病人的内心需求，制定解决方案，研发出有针对性的护理机器人。

资料来源：赵家君，孙雪峰，王一丹，等.护理机器人的应用研究进展［J］.护理学杂志，2022，37（12）：108-111.

第二节　外科护理学学习方法和要求

一、树立良好的职业思想

要学习好外科护理学，首先要热爱护理学专业，认同并热爱护理事业，自觉树立起全心全意为全人类健康服务的职业理想。此外，我们还需要有清晰的学习动机，强烈的学习欲望，以及愿意为护理行业做出自我牺牲的精神。这样的人才能够积极主动地投入学习过程中，从而更好地理解和应用外科护理学的相关知识。

二、掌握外科护士的工作任务

外科护士主要围绕手术前、手术中和手术后三个阶段向外科病人提供全面的护理服务，具体如下。①指导外科病人进行疾病预防、治疗、护理、功能锻炼，促进康复。②协助外科病人进行检查、各项手术和非手术治疗。③评估和满足外科病人的基本需要。④促进外科护理理论和实践的发展。掌握外科护士的工作任务有利于明确学习的目标和方向，从而促进外科护理学的学习。

三、应用现代护理观指导学习

生物-心理-社会医学模式的提出，丰富了护理的内涵，拓宽了护士的职能。护士不仅需要协助和照顾病人，还需要为其提供健康教育和指导服务。新的医学模式和护理模式，要求护士以人的健康为中心，为病人提供整体护理。外科护士必须坚持以病人为中心的原则，运用现代护理观念指导护理工作，根据以护理程序为框架的整体护理模式，针对外科病人手术前、手术中、手术后的不同身心需要和社会文化需要，做出全面了解和解读，进而搜集相关信息并对之进行深入研究，在此基础上识别出当前或未来可能出现的护理难题，然后制定相应的解决方案并对其有效性加以评判，以此实现协助病人解决问题、提升健康的目标。

四、坚持理论联系实际

外科护理学是一门实践性很强的应用性学科，其学习过程需要坚持理论与实践相结合的原则。外科护士要掌握好基本理论、知识和技能，还要积极结合病例案例，不断学习、操作、观摩，并通过独立思考，提高发现问题、分析问题和解决问题的能力。另外，外科护士应审时度势，根据病人病情的变化及时调整护理方案。同时，外科护士还必须具备整体护理观念，在实施护理过程中，不仅要注意到细节问题，还要考虑到这些问题可能引发的全局影响，严密观察，加强护理，并及时评价护理效果。

第三节　外科护士职业素养

随着医疗技术的不断创新和技术水平的不断提高，以及护理观念的变化、其他相关领域的融合和渗透，外科护理学的内涵也在持续扩大并得到进一步深化。外科病症繁杂且变化无常，还伴随有可能发生的麻醉风险和手术危险，而其突然发作或病情恶化迅速的特点往往让病人面临极大的疼痛和精神负担，因此必须及时采取措施，快速应对，这对外科护士的综合素养提出了很高要求。

一、崇高的职业道德

作为公众眼中的白衣天使，护士被赋予了拯救生命、促进人类健康的神圣职责。这就要求外科护士要充分认识到护理工作的重要性，尊重病人、保护病人生命，爱岗敬业、谨言慎行，树立全心全意为病人服务的思想。此外，由于外科疾病的复杂性和变化性，外科护士应该具备高度的责任感与使命意识，严谨细致，遵守制度，追求卓越，全力以赴地保障病人的生命及健康。

二、扎实的理论技能

扎实的专业知识和技能是护士做好护理工作的基础。外科护士需要拥有基础护理领域的专业知识和技能，例如对常见的外伤疾病预防与治疗的方法、护理实践及紧急情况下的外科急救措施等，能将所学知识融会贯通，还需要具有细致的观察力和准确的决策能力。除了护理岗位所需的基本操作技能，外科护士在临床工作中还应有意识地培养自己的专科技能，如伤口护理、肠造口护理等，努力让自己成长为相应领域的专家型护士。

三、良好的身心素质

外科护理工作有急诊多、工作量大、病人病情急且变化快、突发事件多等特点。外科护士需具备强健的体魄、过硬的心理素质和应急能力、开朗的性格和饱满的精神状态，才能保证有效、及时地参与抢救和护理工作。外科护士要关爱自己的身体，加强锻炼，保证睡眠，以增强身体素质；还要学会自我调节，并通过自己积极向上、乐观自信的心态去激励、鼓舞病人，从而促进护患之间的情感沟通，使病人更愿意积极配合治疗。

四、较高的文化素养

在当前的医疗环境和医学模式下，护士必须不断更新知识、开拓创新，使护理的科学性、技术性、独立性更广泛和深入。护理学理论的建立、护理技术与方法的优化、护理设备的更新换代及护理管理模式的革新等，都需要护士去寻找规律并归纳总结。因此，护士应具备实事求是、刻苦钻研、勇于质疑的科学精神，以及完成护理研究及成果转化的科研能力。

五、厚实的人文素养

随着社会文化的不断进步，病人对于医疗照护的需求也在不断提升，"以人为本"成为现代护理的主题。要全面提高护理质量，就必须在护理工作中坚持"以人为本"的核心理念，让病人体验到人性化关爱的温暖，感受到医护人员用爱心呵护生命的美意。因此，外科护士应加强对社会学、心理学、伦理学等人文学科知识的学习，主动提升自己的人文素养，在服务不同层次人群时，展现出得体的礼仪和良好的交流能力，并深刻领会和满足病人的期望和需求。

第四节 外科护理相关伦理问题

手术是外科治疗过程中的中心环节，但手术与麻醉创伤会加重病人的生理负担，手术的成功与否直接关系到病人安危和病情恢复。手术治疗往往是病人处于疾病威胁的情境中做出的迫不得已的选择，病人及其家属容易产生不同程度的心理问题。接受手术治疗的这些客观因素与主观因素交织在一起，决定了护士在护理工作中会遇到更为具体的伦理问题，这对手术护理护士提出了更高的道德要求。围手术期护理包括手术前、手术中和手术后3个阶段，不同阶段有相应的伦理道德要求与规范。

一、手术前的护理伦理

在手术前，护士应遵循以下伦理要求。

1. **熟悉手术方案**　相对于药物等保守治疗方式，手术具有损伤性大和风险性高等特点，可能给病人带来疼痛、功能减退、器官缺损、形体变异、瘢痕等变化；医护人员在术前要慎重、客观、科学地作出决定，要全面权衡，充分比较手术治疗与保守治疗之间、创伤代价与治疗效果之间的利弊，充分考虑病人对手术创伤的接受程度，考虑手术选择是否符合伦理原则的要求。虽然手术治疗选择属于医师工作的范畴，但护士只有对此充分了解和认同，才能更好地协助医师做术前准备和健康教育。

2. **确保知情同意**　我国《医疗机构管理条例》及《医院工作制度》明确规定了施行手术前必须向病人家属征求意见并签字同意，手术来不及征得家属或单位同意时，由主治医师提出医疗处置方案，在取得医疗机构负责人批准后实施。这明确表示了医疗机构在施行手术时有向病人及其家属说明的义务，时刻牢记病人及其家属有权知道其病情及手术风险，并有权决定同意或不同意施行手术。在术前的告知工作中，护士应主动询问病人对手术的了解程度，倘若发现病人没有充分了解手术的相关信息，应请医师亲自向病人澄清疑点并取得病人的同意。医护人员只有充分运用知情同意原则，完善手术治疗应具备的手续，才能切实维护病人利益，保证手术顺利进行。

3. **避免差错事故**　接送病人进行手术前，护士必须反复查对病人姓名、手术名称、手术部位等相关资料。在这一过程中，病房护士与手术室护士认真交接并严格执行查对制度是防止手术病人错误的第一道防线，护士应以高度的责任心严肃认真地对待，防止差错事故的发生。手术前严格执行查对制度是对病人负责的表现，也是手术护理伦理的具体体现。

二、手术中的护理伦理

手术中的护理配合是保证手术顺利进行的重要环节，这对护理技术和护理道德提出了更高的要求。在手术中，护士应遵循以下伦理要求。

1. **保持安静，体贴病人**　肃静的手术环境是保证手术顺利进行的重要前提，是手术中护理伦理要求的重要内容。手术中应禁止无关人员进入手术室，避免谈论与手术无关的话题，不随意议论或传播病人的病情。病人进入手术室后会产生紧张感，甚至对医护人员有生死相托的情感，要体贴病人、注重细节护理，及时满足病人的需求，使病人在温暖的关怀中接受手术。

2. **业务精良，敬业慎独**　手术室护理工作的每一个细节都与病人的生命息息相关，任何疏忽或处理不当都可能给病人造成不可挽回的损失。手术中护士要严格遵守无菌操作规程，备齐抢救药品，确保手术设备功能完好并可正常运转。在手术过程中，护士要全神贯注，器械护士在手术台上与医师密切配合，术后认真清点手术器械、敷料等，防止手术事故。手术室的很多护理工作需要护士单独处理和完成，慎独行为是保证手术室护理质量的关键。只有业务精良、敬业慎独，护士才能自觉地维护病人利益、严格执行各项规章制度，以确保手术的高质量完成。

3. 理解家属，耐心解疑 病人家属十分关切病人，急于了解手术进展情况，这是人之常情。护士要理解家属心情，不可冷语相对，时刻注意保持和蔼的态度，耐心回答家属提出的问题，以消除他们的忧虑和不安。手术中遇到问题时，护士应协助医师做好告知工作。对病人家属提出的不合理要求，护士应予以拒绝并加以解释。

三、手术后的护理伦理

手术结束并不意味着手术治疗的终结，术后护理任务仍然非常繁重。在手术后护理中，护士应遵循以下伦理要求。

1. 严密观察，勤于护理 手术病人回到病房前，护士应做好床单位、仪器设备等相关准备；病人回到病房后，手术室护士要和相关医护人员认真交接，让其了解病人的手术过程。护士应认真执行术后医嘱，按照护理常规要求严密监测病人的病情，发现病情变化须立即通知医师并配合处理。在病人自理能力恢复前，护士应为病人做好基础护理。

2. 减少痛苦，促进康复 手术后，有的病人因伤口疼痛、插管等出现生理不适，有的病人因失去某些生理功能而出现焦虑、抑郁等心理问题，护士要注意及时体察和理解病人的情绪，主动关心和体贴病人，对病人进行心理疏导，协助病人翻身，指导病人下床，预防并发症的发生，促进病人的术后康复。

3. 健康教育，充分告知 护士应教会病人术后护理的知识和技能，在病情允许的情况下鼓励病人自我护理，协助病人逐渐恢复自理能力。出院前，护士要告知病人康复知识、复诊时间及日常生活的注意事项，包括药物服用中的注意事项、身体锻炼中的注意事项等，这是护士对工作认真负责的表现，也是护士高尚职业道德的体现。

第五节 护理理论在外科护理实践中的应用

护理理论是解释和描述护理现象的方法和工具，可以帮助我们理解、预测和干预护理实践中的各种问题，为护士提供指导和支持。

一、护理理论的发展

现代护理理论的发展始于20世纪初，随着医学模式的转变和护理学学科的发展，护理理论也逐渐丰富和成熟。目前，常见的护理理论及模式包括奥瑞姆（Orem）自护理论、罗伊（Roy）适应理论、纽曼（Neuman）系统模式。

1. Orem自护理论 该理论认为自理是个体为维持自身结构完整和功能正常、维持生长发育的需要，采取的一系列自发性调节活动。该理论主要包括两个方面：①以该理论为框架，评估研究对象的自理能力。②将该理论用于发展护理干预模式。

2. Roy适应理论 该理论将人体看成是由生理、心理和社会层面构成的一个适应系统，并通过适应的过程来应对环境的变化。在我国的护理实践中，Roy适应模式应用较为广泛，被用作理论框架来开发研究工具、探索病人及家属的体验和反应、指导护理措施制定等。

3. Neuman 系统模式 该模式强调整体护理观，把人看成一个整体，各部分之间相互作用，是一个开放的系统。组成个体健康的基本变量包括生理、心理、社会、文化、发展和精神。目前，该模式被用于多个国家和地区的各个层次的护理教育和研究，是应用最广泛的理论模式之一，可用于编制心理压力评估量表、进行心理干预研究。

随着系统性的理论知识体系不断完善，护理理论在临床护理、护理教育领域得到广泛应用。在研究中合理运用护理理论，能更科学地指导研究设计及制定研究框架，促进护理研究的发展，提高护士的专业能力，推动护理教育的发展。

二、护理理论指导外科临床护理实践

护理理论可以帮助护士更好地理解病人的问题和需求，制订适当的护理计划，并提供有针对性的干预措施。

1. 制订护理计划 护理理论为临床护士提供指导，帮助他们通过系统的评估、诊断、制订护理计划和执行护理措施等步骤，为病人提供个性化的护理服务。如使用 Orem 自护理论指导食管癌病人设计护理评估、护理计划及护理措施。

2. 选择干预措施 护理理论为护士提供了各种护理干预方法的选择，包括药物治疗、物理治疗、心理支持等。通过合理的选择和应用，护士可以为病人提供最佳的护理效果。如使用 Neuman 系统模式对乳腺癌术后病人进行心理危机干预，对病人的护理评估及心理干预措施进行优化，提高干预效果。

3. 评估护理结果 护理理论提供了一套科学的评估方法，帮助护士评估护理效果和病人的健康状况。通过定量和定性的评估指标，护士可以及时了解病人的病情改善情况，调整护理方案，如 Roy 适应模式在肝移植病人睡眠障碍护理中的应用。

本章小结

思考题 随着护理工作范围和服务领域的持续拓展，一些有丰富临床工作经验、先进专业知识和高超临床技能的护士领衔的护理门诊开始兴起，例如伤口造口门诊、静脉治疗门诊等。要想从一名外科护理领域的新手成长为本领域的专科护士或专家，需要在临床实践中不断提升综合素质。

请问：

（1）如何学好外科护理学？

（2）在外科临床实践中应当如何培养自己的综合素质？

更多练习

（赵丽萍）

第二章 水、电解质代谢紊乱和酸碱平衡失调病人的护理

教学课件

学习目标

1. 素质目标

具有护理水、电解质代谢紊乱和酸碱平衡失调病人的综合素养。

2. 知识目标

（1）掌握：脱水、钾代谢紊乱、代谢性酸中毒的概念、临床表现、治疗原则及护理措施。

（2）熟悉：脱水、钾代谢紊乱、酸碱平衡失调的分类、病因及辅助检查。

（3）了解：钙、镁、磷等电解质代谢紊乱的分类、病因、临床表现、治疗原则及主要的护理措施。

3. 能力目标

能运用护理程序对水、电解质代谢紊乱和酸碱平衡失调病人实施整体护理。

案例

【案例导入】

病人，男，38岁。因腹部疼痛5小时入院。呼吸急促，腹膜刺激征明显，移动性浊音（＋），少尿。体格检查：T 38.6℃，P 121次/分，R 25次/分，BP 91/62mmHg。血电解质检查：钠140mmol/L，钾3.2mmol/L。

【请思考】

如何对该病人落实整体护理？

【案例分析】

第一节　概　述

人体的新陈代谢须在相对稳定的内环境中进行，水、电解质和酸碱平衡是维持机体内环境稳定的基本保障。

一、体液平衡及调节

（一）水平衡

正常成人24小时水的摄入量和排出量均为2000～2500ml，摄入和排出保持平衡。如果摄入不足或排出过多，有可能发生脱水或水中毒。

（二）电解质平衡

细胞内外液的渗透压正常为290～310mmol/L。细胞内液中的主要离子有K^+、Mg^{2+}、HPO_4^{2-}，细胞外液中的主要离子有Na^+、Cl^-、HCO_3^-，它们共同维持细胞内外的渗透压。

1. 钾的平衡　体内98%的K^+分布于细胞内，K^+参与维持细胞的正常代谢，维持细胞内液的渗透压和酸碱平衡，维持神经肌肉的兴奋性，以及维持心肌的生理特性。K^+主要随食物摄入，85%由肾排出，正常血清K^+浓度为3.5～5.5mmol/L。

2. 钠的平衡　Na^+占细胞外液阳离子总数90%以上，细胞外液的渗透压主要由Na^+维持。人体钠盐主要从食物中获得，主要经尿液排出体外，正常血清Na^+浓度为135～145mmol/L。

3. Cl^-和HCO_3^-的平衡　细胞外液主要的阴离子是Cl^-和HCO_3^-，HCO_3^-增多时Cl^-减少，HCO_3^-减少时Cl^-增加，以维持细胞外液离子的平衡。

（三）体液平衡的调节

体液的平衡是由神经-内分泌系统来调节的。体液平衡失调时，一般先通过下丘脑-神经垂体-抗利尿激素系统维持体液的正常渗透压，然后通过肾素-血管紧张素-醛固酮系统维持血容量。与渗透压相比，血容量更为重要。血容量锐减时，机体将优先恢复血容量，以保证重要器官的灌注。

二、酸碱平衡及调节

正常的体液保持着一定的H^+浓度，使血浆pH维持在7.35～7.45。但人体在代谢过程中不断产生酸性和碱性物质，机体须通过体液的缓冲系统、肺、肾三条途径来完成对酸碱平衡的调节。

1. 缓冲系统　是调节酸碱平衡最迅速的途径。血液缓冲系统中，最主要的缓冲对是HCO_3^-/H_2CO_3，其比值决定血浆的pH。

2. 肺　是排出体内挥发酸的主要器官。主要通过呼吸排出CO_2，降低动脉血二氧化碳分压，调节血浆中H_2CO_3的浓度。

3. 肾　肾是调节酸碱平衡的重要器官。人体主要通过调节排出固定酸和保留碱性物质来维持血浆的HCO_3^-浓度，使血浆pH保持稳定。

第二节　水、钠代谢紊乱

水和钠在细胞外液中关系极为密切，而水、钠代谢紊乱往往同时或相继发生，相互影响。根据细胞外液的容量及渗透压的改变，水、钠代谢紊乱分为脱水、水中毒两大类。

脱水（dehydration）是指人体由于水、钠代谢紊乱而未能及时补充，导致细胞外液减少而引起代谢障碍的一组临床综合征。根据原因不同，脱水可分为等渗性脱水、低渗性脱水、高渗性脱水3种。

水中毒（water intoxication）又称高容量性低钠血症。机体水分摄入量超过排出量，水分潴留，血清钠浓度和血浆渗透压下降，循环血量增多，导致水中毒。

一、等渗性脱水

等渗性脱水（isotonic dehydration）又称急性脱水或混合性脱水，是外科病人最常见的脱水类型，是水和钠成比例丧失，但血清钠浓度和血浆渗透压仍维持在正常范围内的脱水类型。

（一）病因

1. 消化液的急性丧失　如腹泻、大量呕吐等。
2. 体液丧失于第三间隙　如腹膜炎形成大量腹水等。
3. 经皮肤丢失　如大面积烧伤等。

（二）临床表现

1. 症状　既有缺水表现，又有缺钠的表现，可出现恶心、食欲缺乏、乏力、少尿等症状，但口渴不明显。
2. 体征　常见的有眼窝凹陷、口唇干燥、皮肤弹性降低等。如果短时间内体液丧失量达到体重的5%，可出现脉搏细速、心率加快、血压降低或血压不稳、肢端湿冷等血容量不足的表现。当体液继续丧失达体重的6% ~ 7%时，休克表现明显，常伴有代谢性酸中毒。但大量胃液丧失导致的等渗性脱水，可并发代谢性碱中毒。

（三）辅助检查

1. 血常规　红细胞计数、血红蛋白和红细胞压积均明显增高。
2. 血清电解质测定　血清Na^+、Cl^-一般无明显改变。
3. 尿液检查　尿量减少，尿比重增高。
4. 动脉血气分析　可帮助判断是否存在酸碱平衡失调。

（四）治疗原则

1. 消除病因　积极消除原发病，减少水和钠的继续丢失。
2. 积极静脉补液　可选用平衡盐溶液或等渗盐水。目前临床常用的平衡盐溶液有乳酸钠与复方氯化钠溶液，以及碳酸氢钠与等渗盐水混合液两种。

（五）护理诊断/问题

1. **体液不足** 与大量呕吐、胃肠减压、急性肠梗阻、腹泻、大面积烧伤等导致的体液大量丢失有关。

2. **有受伤的危险** 与低血压、意识障碍有关。

3. **潜在并发症** 休克、低钾血症等。

（六）护理措施

1. **维持充足的体液量** 遵医嘱积极治疗原发病，减少体液的继续丢失。对已出现体液不足的病人，应遵医嘱及时、正确的补充液体。补液时应当严格遵循定量、定性、定时的原则。

（1）定量：包括生理需要量、累积损失量和继续损失量3部分。

1）生理需要量：正常成人每日生理需要量为2000～2500ml。儿童每日生理需要量平均为100ml/kg，可根据年龄、体重进行适当增加或减少。

2）累积损失量：指从发病到就诊已经丢失的体液量，按脱水程度补充。轻度脱水需补充的液体量为体重的2%～4%，中度脱水为体重的4%～6%，重度脱水为体重的6%以上，可按每丧失体重的1%补液400～500ml计算。

3）继续损失量：又称额外损失量，指在补液过程中继续丧失的体液量，包括外在性和内在性失液。外在性失液，如胃肠减压、呕吐等，应准确记录排出量；内在性失液，如腹水、胸腔积液等，需根据病情变化来计算。此外，体温每升高1℃，应按3～5ml/kg体重增补；湿透1套衬衣裤，按丢失1000ml体液计算；气管切开病人从呼吸道蒸发的水分，24小时可达800～1200ml。

（2）定性：包括生理需要量、累积损失量和继续损失量3部分。

1）生理需要量：一般成人每日需氯化钠4～6g，相当于生理盐水500ml；每日需氯化钾3～4g，相当于10%氯化钾30～40ml；5%～10%葡萄糖溶液1500～2000ml。

2）累积损失量：以补充平衡盐溶液为主。

3）继续损失量：原则是缺什么补什么，根据实际丧失体液的成分进行补充。

（3）定时：准确记录24小时出入量，入水量包括饮食、饮水、管饲和静脉输液量等；出水量包括大小便量、呕吐物、引流液，以及从呼吸道、创面蒸发的液体量等。每日根据体液丧失的量、速度及重要脏器的功能状态，合理安排补液的量和速度。如果各脏器功能良好，应遵循"先快后慢"的原则进行分配，即第1个8小时补充总量的1/2，剩余1/2在后16小时内均匀输入。

2. **密切观察病情变化** 补液过程中严密观察补液效果，注意不良反应。

（1）生命体征：如体温、血压、脉搏、呼吸的改善情况。

（2）精神状态：如精神萎靡、嗜睡等症状的改善情况。

（3）脱水征象：如眼窝内陷、皮肤弹性下降、黏膜干燥等表现的恢复程度。

（4）辅助检查：如血常规、血清电解质、尿常规等检查指标的变化趋势。

3. **减少受伤的危险** ①定时监测血压，告知病人改变体位时动作宜慢，以免跌倒。

②与病人及家属共同制定活动方案。病人除在床上主动活动外，也可由他人协助在床上做被动运动。③建立安全保护措施，加床栏保护、适当约束及加强监护等，以免发生意外。

4. 并发症的护理　密切观察病人有无休克、酸碱平衡失调及低钾血症的表现。补充水分的同时应注意补钾，以预防低钾血症的发生。一旦发现，及时通知医师进行处理。

5. 健康教育　指导病人在日常生活中注意均衡饮食，每日保证足够饮水。

二、低渗性脱水

低渗性脱水（hypotonic dehydration）又称继发性脱水或慢性脱水，是水和钠同时丢失，但失水少于失钠，血清钠浓度＜135mmol/L，细胞外液呈低渗状态。

（一）病因

1. 消化液持续丢失　如长期胃肠减压、反复呕吐、肠梗阻等。

2. 大面积创面的慢性渗液。

3. 治疗性因素　如长期使用排钠利尿药时未注意补钠，治疗等渗性或高渗性脱水时过多补充水分而忽略补钠等。

（二）临床表现

按缺钠程度，低渗性脱水可分为轻度缺钠、中度缺钠和重度缺钠3类。

1. 轻度缺钠　血清Na^+＜135mmol/L。病人自觉疲乏、头晕、软弱无力，尿量增多。

2. 中度缺钠　血清Na^+＜130mmol/L。病人除有轻度缺钠表现外，还伴有恶心、呕吐、脉搏细速、血压不稳或下降、脉压变小、浅静脉瘪陷等外周循环衰竭表现；尿量减少，尿中几乎不含Na^+和Cl^-。

3. 重度缺钠　血清Na^+＜120mmol/L。病人常发生低血容量性休克，出现意识模糊、神志不清、四肢发凉、腱反射减弱或消失。

（三）辅助检查

1. 血清钠测定　血清Na^+＜135mmol/L。

2. 其他血液检查　红细胞计数、血红蛋白、红细胞压积及血尿素氮值增高。

3. 尿液检查　尿比重＜1.010，尿Na^+、Cl^-含量明显减少，中度或重度缺钠者尿中几乎不含Na^+和Cl^-。

（四）治疗原则

1. 积极治疗原发病，去除病因。

2. 静脉输注含盐溶液或高渗盐水，以恢复细胞外液的渗透压。如已出现休克，按休克的处理原则积极救治。

（五）护理诊断/问题

1. 体液不足　与长期大量呕吐、胃肠减压等导致的体液慢性丢失有关。

2. 有受伤的危险　与低血压、意识障碍有关。

3. 潜在并发症   休克。

（六）护理措施

1. 静脉补液

（1）输液种类：具体如下。

1）轻、中度缺钠：一般补充5%葡萄糖盐溶液或等渗盐水。

2）重度缺钠：适量静脉输注浓氯化钠（3%～5%NaCl）溶液。

3）重度缺钠并出现休克：可先输晶体溶液（如复方乳酸氯化钠溶液等），再输胶体溶液（如右旋糖酐等），以补足血容量，最后输注高渗盐水以恢复细胞外液的渗透压。

（2）输液速度：输注高渗盐水时严格控制滴速，不超过100～150ml/h。

（3）补钠量：补钠量计算公式如下。需补钠量（mmol）＝［正常血钠值（mmol/L）－测得血钠值（mmol/L）］×体重（kg）×0.60（女性为0.50），其中17mmol Na^+ ＝1g钠盐。当日先补充缺钠量的1/2，其余1/2量在第2日补充。此外，仍需补给每日氯化钠正常需要量4.5g。

2. 其他护理   参见第二章第二节等渗性脱水的护理措施。

三、高渗性脱水

高渗性脱水（hypertonic dehydration）又称原发性脱水，是水和钠同时丢失，但失钠少于失水，血清钠浓度＞150mmol/L，细胞外液呈高渗状态。

（一）病因

1. 水分摄入不足   如吞咽困难、禁食、过分控制病人的入水量等。

2. 水分丧失过多   经呼吸道失水（过度通气）、经皮肤失水（高热、大量出汗、大面积烧伤暴露疗法）、经肾失水（中枢性或肾性尿崩症、使用大剂量脱水药）。使用大剂量脱水药等可产生渗透性利尿。渗透性利尿是肾小管和集合管内小管液中溶质浓度升高使水重吸收减少而发生的利尿现象。

（二）临床表现

高渗性脱水一般分为轻度脱水、中度脱水、重度脱水3度。

1. 轻度脱水   脱水量占体重的2%～4%。除口渴外，病人无其他症状。

2. 中度脱水   脱水量占体重的4%～6%。病人有极度口渴、黏膜干燥、尿量减少、乏力、皮肤弹性差、眼窝凹陷等。

3. 重度脱水   脱水量大于体重的6%。除上述症状外，病人还出现躁狂、幻觉、谵妄、昏迷，甚至死亡等临床表现。

（三）辅助检查

1. 血清钠测定   血清 Na^+ ＞150mmol/L。

2. 血常规检查   红细胞计数、血红蛋白、红细胞压积轻度升高。

3. 尿液检查   尿比重增高、渗透液增高。

（四）治疗原则

尽早去除原发病，防止体液继续丢失，鼓励病人饮水，不能饮水者经静脉补液。

（五）护理诊断/问题

1. 体液不足　与高热、大量出汗等导致的体液丢失或水分摄入不足有关。
2. 有受伤的危险　与意识障碍有关。

（六）护理措施

1. 静脉补液　遵医嘱静脉输注5%葡萄糖溶液或0.45%氯化钠溶液。补液量的计算方法有2种：①根据临床表现估计失水量占体重的百分比，按每丧失体重的1%，需补液400～500ml计算。②根据血清钠浓度计算，补水量（ml）＝［血清钠测定值（mmol/L）−血清钠正常值（mmol/L）］×体重（kg）×4。计算所得的补液量不宜在当日全部输入，一般可分2日补完。此外，还需补充每日正常需要量2000ml，生理需要量一般用5%～10%的葡萄糖注射液。

2. 其他护理　鼓励病人多饮水，对不能饮水者，做好口腔护理。其余参见第二章第二节等渗性脱水的护理措施。

四、水中毒

（一）病因

1. 水分摄入过多　如静脉补充水分过多、摄入大量不含电解质的液体。
2. 水分排出减少　如急性肾衰竭、抗利尿激素分泌过多。

（二）临床表现

通常分为急性水中毒和慢性水中毒。

1. 急性水中毒　发病急，临床表现为头痛、谵妄、躁动、惊厥或昏迷，严重者可发生脑疝。

2. 慢性水中毒　发病缓慢，临床表现为乏力、嗜睡、恶心、呕吐、泪液和唾液增多等，一般无凹陷性水肿。

（三）辅助检查

1. 血常规检查　红细胞计数、血红蛋白、红细胞压积、血浆蛋白量均降低；平均红细胞平均体积增加，平均红细胞血红蛋白浓度降低。

2. 血清钠测定　血清Na^+＜135mmol/L。

（四）治疗原则

1. 去除病因　积极防治急性肾衰竭、心力衰竭等原发病，根据病情严格限制水分摄入。疼痛、失血、创伤、休克及大手术等因素均可引起抗利尿激素分泌过多，对这类病人进行静脉输液治疗时，避免过量。

2. 脱水治疗　可使用渗透性利尿药或应用透析治疗。

（五）护理诊断/问题

1. 体液过多　与水钠潴留有关

2. 有受伤的危险　与意识障碍有关。

（六）护理措施

1. 去除病因及诱因　停止可能继续增加体液量的各种治疗，严格按照治疗计划补充液体，切忌过量、过快。

2. 纠正体液过多　严格控制水的摄入量，必要时遵医嘱给予高渗溶液和利尿药，对进行透析治疗者予以透析护理。

3. 病情观察　治疗期间需动态观察尿量变化，注意观察有无脑水肿、肺水肿的表现，及时评估其变化趋势。

第三节　其他电解质代谢紊乱

除钠外，其他对人体非常重要的电解质还有钾、钙、磷、镁。常见的代谢紊乱包括低钾血症、高钾血症、低钙血症、高钙血症、低磷血症、高磷血症、低镁血症、高镁血症。

一、低钾血症

低钾血症（hypokalemia）指血清钾浓度＜3.5mmol/L。

（一）病因

1. 钾摄入不足　如长期进食不足或禁食。

2. 钾排出过多　如大量出汗、严重呕吐、腹泻、胃肠减压或长期应用排钾利尿药等。

3. 体内钾分布异常　如大量输入胰岛素或葡萄糖造成代谢增加或代谢性碱中毒，钾向细胞内转移。

（二）临床表现

1. 肌无力　是最早的临床表现，首先出现四肢软弱无力，之后累及躯干和呼吸肌，可造成呼吸困难，甚至窒息，严重者可有软瘫、腱反射减弱或消失。

2. 消化道功能障碍　出现肠麻痹表现，如食欲缺乏、恶心、呕吐、腹胀、肠鸣音消失等。

3. 心功能异常　出现血压下降，窦性心动过速、节律异常等，严重者可发生收缩期停搏或心室颤动。

4. 代谢性碱中毒　血清钾过低时，K^+从细胞内移出，H^+移入细胞内，使细胞外液的H^+浓度下降；肾远曲小管Na^+-K^+交换减少，Na^+-H^+交换增加，排H^+增多，尿液呈酸性，称反常性酸性尿。

（三）辅助检查

1. 血清钾测定 血清 K^+ < 3.5mmol/L。

2. 心电图检查 典型心电图早期出现 T 波降低、增宽或倒置，随后出现 ST 段降低、Q-T 间期延长。出现 u 波具有诊断价值。

（四）治疗原则

寻找消除原发病，并及时补钾，常用的口服补钾药物为氯化钾缓释片。

（五）护理诊断/问题

1. 活动无耐力 与低钾血症导致的肌无力有关。
2. 有受伤的危险 与软弱无力有关。
3. 潜在并发症 心律失常等。

（六）护理措施

1. 恢复血清钾浓度

（1）减少钾丢失：治疗原发病，遵医嘱给予止吐、止泻等治疗。

（2）遵医嘱补钾：尽量口服补钾，常选用 10% 氯化钾或氯化钾缓释片口服，同时鼓励病人多进食含钾丰富的食物，如肉类、牛奶、香蕉等。对不能口服者，采用静脉补钾。静脉补钾原则如下。①见尿补钾：尿量 > 40ml/h 或 > 500ml/d 时方可补钾。②浓度不宜过高：静脉补钾时通常浓度不超过 0.3%，即 1000ml 溶液中最多加入 10% 氯化钾 30ml。③速度不宜过快：成人静脉补钾的速度一般不宜超过 60 滴/分。④严禁直接静脉注射 10% 氯化钾溶液，以免导致心搏骤停。

2. 减少受伤的危险 参见第二章第二节等渗性脱水的护理措施。

3. 病情观察 密切观察病人生命体征、精神状态、肌张力、心电图等变化，动态监测血清钾浓度，如出现异常，及时报告医师进行处理。

4. 健康教育 给病人介绍钾的作用及相关知识，防止跌倒。

二、高钾血症

高钾血症（hyperkalemia）指血清钾浓度 > 5.5mmol/L。

（一）病因

1. 钾摄入过多 如补钾过多或输入大量库存血等。
2. 钾排出减少 急、慢性肾衰竭，长期应用保钾利尿药等。
3. 钾分布异常 如严重挤压伤、代谢性酸中毒、大面积烧伤等。

（二）临床表现

高钾血症可表现为低血压，皮肤苍白、湿冷、发绀；重度高钾血症则表现为神志淡漠、肌肉软弱无力，甚至弛缓性瘫痪。同时心血管方面表现为心动过缓、房室传导阻滞或快速性心律失常，严重时可引起心搏骤停。

（三）辅助检查

1. 血清钾测定　血清 K^+ ＞ 5.5mmol/L。

2. 心电图检查　心电图早期表现为 T 波高而尖，Q-T 间期缩短，随后出现 QRS 波增宽。

（四）治疗原则

1. 病因治疗　积极治疗原发病，改善肾功能。

2. 禁钾　立即停用一切含钾药物，避免进食含钾量高的食物。

3. 降低血钾浓度

（1）促进钾转入细胞内：静脉给予 5% 碳酸氢钠溶液或 25% 葡萄糖溶液 100 ～ 200ml，以每 5 克糖加入胰岛素 1U 静脉滴注，必要时每 3 ～ 4 小时重复给予。

（2）促进钾排泄：呋塞米 40mg 静脉推注、阳离子交换树脂口服或保留灌肠，必要时行腹膜透析、血液透析。

4. 对抗心律失常　可用 10% 葡萄糖酸钙 20ml 加等量 25% 葡萄糖溶液缓慢静脉推注，必要时可重复使用。

（五）护理措施

1. 恢复血清钾浓度　指导病人停用含钾药物，避免进食含钾量高的食物；遵医嘱用药降低血钾水平，并应用抗心律失常药；对需行透析治疗者，予以透析护理。

2. 病情观察　严密监测病人的生命体征、血清钾及心电图改变。一旦发生心律失常应立即通知医师，积极协助治疗。

3. 健康教育　告知肾功能减退或长期使用保钾利尿药的病人，应限制含钾食物或药物的摄入，定期监测血清钾浓度，以免发生高钾血症。

三、低钙血症

低钙血症（hypocalcemia）指血清钙浓度＜ 2.25mmol/L。

（一）病因

1. 维生素 D 缺乏　食物中缺少维生素 D 或紫外线照射不足；慢性腹泻、梗阻性黄疸、肝硬化等疾病造成维生素 D 肠道吸收障碍或维生素 D 羟化障碍。

2. 慢性肾衰竭　慢性肾衰竭时血磷升高，从而引起血钙降低。

3. 甲状旁腺功能减退　临床常因手术误切除甲状旁腺而引起。

4. 急性胰腺炎　急性胰腺炎时，机体对甲状旁腺素的反应性下降，胰腺炎症和坏死释放出的脂肪酸与钙结合形成钙皂而影响钙吸收。

（二）临床表现

病人表现为情绪易激惹、烦躁不安、肌肉抽动、手足抽搐、骨骼疼痛、腱反射亢进及面神经叩击征阳性。严重时可导致喉、气管痉挛、癫痫发作，甚至呼吸暂停。心血管方面可表现为房室传导阻滞等心律失常，严重时可出现心室颤动、心力衰竭。还可以出现认知能力减退等精神症状、病理性骨折等其他临床表现。

（三）辅助检查

1. 血清钙测定　血清钙＜2.25mmol/L，有诊断价值。
2. 血清甲状旁腺素测定　部分病人可伴有血清甲状旁腺素水平低于正常。
3. 心电图检查　表现为Q-T间期、ST段明显延长。

（四）治疗原则

1. 病因治疗　积极治疗原发病。
2. 及时补充钙剂

（1）静脉补钙：常先用10%葡萄糖酸钙10～20ml稀释后缓慢静脉注射，后再用10%葡萄糖酸钙稀释于5%葡萄糖溶液中静脉滴注，调整滴速直至血清钙浓度达到正常值下限。

（2）口服补钙：可口服钙剂和维生素D制剂，如骨化三醇加碳酸钙或葡萄糖酸钙等。

（五）护理措施

1. 监测血清钙　动态监测血清钙浓度的动态变化，如有异常，及时处理。
2. 遵医嘱补钙　口服补钙者指导其正确服药，并鼓励病人进食钙含量丰富的食物，如牛奶、豆制品等。静脉治疗者在注射钙剂时应避免局部渗漏，速度宜慢。
3. 并发症观察　严重低钙血症时可累及呼吸肌，注意观察呼吸频率，防止窒息。

四、高钙血症

高钙血症（hypercalcemia）指血清钙浓度＞2.75mmol/L。

（一）病因

1. 甲状旁腺功能亢进症　常见于甲状旁腺腺瘤或增生。
2. 恶性肿瘤　如白血病、多发性骨髓瘤等，是引起血钙升高最常见的原因。
3. 其他　如维生素D中毒、肾上腺皮质功能不全等。

（二）临床表现

高钙血症早期无特异性表现，可出现恶心、呕吐、食欲缺乏等表现。随血清钙浓度升高，可出现口渴、多尿、便秘和头痛、四肢疼痛等表现。血清钙＞4.5mmol/L可发生高钙血症危象，严重时可引起心搏骤停、肾衰竭等。

（三）辅助检查

1. 血清钙测定　血清钙＞2.75mmol/L。
2. 血清甲状旁腺素测定　部分病人血清甲状旁腺素明显升高。
3. 心电图检查　表现为Q-T间期缩短及房室传导阻滞。

（四）治疗原则

1. 病因治疗　积极治疗原发病。
2. 降低血清钙浓度　进行静脉补液、利尿以促进尿钙排出；遵医嘱使用降钙素可抑制骨吸收；遵医嘱使用糖皮质激素、口服磷制剂可降低肠道对钙的吸收；必要时进行透析治疗。

（五）护理措施

1. 监测血清钙　动态监测血清钙浓度的变化，如有异常，及时处理。
2. 遵医嘱补液及用药　指导病人采取低钙饮食，多饮水，多食粗纤维食物以利于排便，必要时给予导泻或灌肠。

五、低磷血症

低磷血症（hypophosphatemia）指血清磷浓度＜0.8mmol/L。

（一）病因

1. 磷摄入不足或吸收减少　如呕吐腹泻、维生素D缺乏、长期补充不含磷的营养物等。
2. 磷排出增加　如甲状旁腺功能亢进、使用糖皮质激素或利尿药等、肾小管性酸中毒。
3. 磷向细胞内转移　如呼吸性碱中毒、大量葡萄糖及胰岛素输入时。

（二）临床表现

轻度低磷血症无特异性表现。神经肌肉症状主要为肌无力。也可引起代谢性脑病，表现为易激惹、神志障碍、昏迷等。胃肠道症状主要为食欲缺乏、恶心、呕吐、腹泻等。重度低磷血症还可出现心律失常、休克、心搏骤停等表现。

（三）辅助检查

实验室检查示血清磷＜0.8mmol/L，常伴血清钙浓度升高。

（四）治疗原则

1. 病因治疗　积极治疗原发病。
2. 及时补充磷　根据严重程度给予口服或静脉补充磷。

（五）护理措施

1. 加强监测　动态监测血清磷浓度的变化，如有异常，及时处理。
2. 饮食宣教　鼓励病人进食含磷量丰富的食物，如蛋黄、香菇、牛奶、豆类等。

六、高磷血症

高磷血症（hyperphosphatemia）指血清磷浓度＞1.6mmol/L。

（一）病因

1. 磷摄入或者吸收过多　如维生素D中毒。
2. 磷排出减少　如甲状旁腺功能减退症、肾功能不全等。
3. 磷向细胞外液转移　如糖尿病酮症酸中毒、挤压伤、淋巴细胞白血病等。

（二）临床表现

临床表现不典型，可出现低钙血症的临床表现。

（三）辅助检查

血清磷浓度＞1.6mmol/L，常伴有血清钙浓度降低。

（四）治疗原则

1. 病因治疗　积极治疗原发病。
2. 促进磷的排出　如利尿或透析治疗。
3. 应用磷结合剂　如氢氧化铝凝胶、碳酸镧、司维拉姆等。

（五）护理措施

1. 病情监测　动态监测血清磷浓度的变化，如有异常，及时处理。
2. 饮食宣教　限制食物中磷的摄入；指导病人磷结合剂不宜空腹服用，注意观察药物的不良反应。
3. 对进行透析治疗者，予以透析护理。

七、低镁血症

低镁血症（hypomagnesemia）指血清镁浓度＜0.75mmol/L。

（一）病因

1. 镁摄入不足　见于长期禁食、食欲缺乏或未及时补充镁。
2. 镁排出过多　见于腹泻、呕吐、长期胃肠减压、长期应用利尿药、高钙血症、糖尿病酮症酸中毒、甲状腺功能亢进症、酒精中毒等。
3. 细胞外镁转入细胞内　如使用胰岛素治疗糖尿病酮症酸中毒时。

（二）临床表现

低镁血症临床表现与低钙血症相似。表现为神经系统和肌肉兴奋性增强，如情绪易激惹、手足抽搐、眼球震颤、腱反射亢进等，并伴有血压升高、心律失常等。在排除或纠正缺钙之后，以上表现仍未改善者，应考虑是否存在镁缺乏。

（三）辅助检查

1. 血清电解质测定　血清镁浓度＜0.75mmol/L，常伴有低钾血症和低钙血症。
2. 心电图检查　表现为Q-T间期延长、QRS波增宽。
3. 镁负荷试验　正常人在静脉输注氯化镁或硫酸镁后，注入量的90%很快从尿中排出，而缺乏镁者尿镁却很少。对低镁血症有诊断价值。

（四）治疗原则

1. 病因治疗　治疗原发病。

2. 适当补镁　轻者可口服或肌内注射镁剂，严重者可静脉补充，临床常用5%葡萄糖溶液中加入25%硫酸镁5～10ml缓慢静脉滴注，同时注意适量补充钾和钙。

（五）护理措施

1. 病情监测　动态监测血清镁浓度的变化，如有异常，及时处理。
2. 遵医嘱补镁　静脉输注时应避免过量、速度过快，以防镁中毒和心搏骤停。

八、高镁血症

高镁血症（hypermagnesemia）指血清镁浓度＞1.25mmol/L。

（一）病因

1. 镁排出过少　肾衰竭、严重脱水、甲状腺功能减退症等。
2. 镁摄入过多　偶见于用硫酸镁治疗子痫的过程中。
3. 细胞内镁转移至细胞外　多见于分解代谢占优势的疾病，如糖尿病酮症酸中毒。

（二）临床表现

高镁血症表现为疲乏、软弱无力、血压下降、肌肉软瘫、腱反射减退或消失。严重者可出现呼吸肌麻痹、昏迷。对心血管的影响表现为抑制房室和心室内传导，降低心肌兴奋性，严重时出现血压下降，甚至心搏骤停。

（三）辅助检查

1. 血清电解质测定　血清镁浓度＞1.25mmol/L，常伴有血清钾浓度升高。
2. 心电图检查　表现为QRS波增宽、P-R间期延长和T波增高。

（四）治疗原则

1. 病因治疗　治疗原发病，立即停用镁剂。
2. 促进镁排出　遵医嘱补充血容量和利尿药，必要时行透析治疗。
3. 保护心肌　有心血管症状的病人应立即静脉注射钙剂，常用10%葡萄糖酸钙或氯化钙溶液10～20ml缓慢静脉注射。

（五）护理措施

1. 病情监测　动态监测血清镁浓度的变化，如有异常，及时处理。
2. 遵医嘱用药　缓慢静脉推注钙剂。
3. 对进行透析治疗者，予以透析护理。

第四节　酸碱平衡失调

pH、HCO_3^-、$PaCO_2$是反映酸碱平衡的基本因素，其中HCO_3^-反映代谢性因素，HCO_3^-原发性减少或增加，可引起代谢性酸中毒或碱中毒；$PaCO_2$反映呼吸性因素，$PaCO_2$原发性增高或减少，可引起呼吸性酸中毒或碱中毒。

一、代谢性酸中毒

代谢性酸中毒（metabolic acidosis）是细胞外液 H^+ 增加和/或 HCO_3^- 丢失引起的 pH 下降，是最常见的酸碱平衡失调类型。

（一）病因

1. 酸性物质产生增多　是代谢性酸中毒的最主要原因。常见于由休克、低氧血症、心搏骤停、严重的损伤等引起的乳酸性酸中毒；也常见于因糖尿病、酒精中毒、严重饥饿等引起的酮症酸中毒。

2. 酸性物质排出减少　见于急、慢性肾功能不全，肾小管性酸中毒或应用肾毒性药物而影响 H^+ 的排出或 HCO_3^- 的重吸收。

3. 碱性物质丢失过多　见于严重腹泻、肠瘘、胆瘘或胰瘘等使大量碱性消化液丧失。

4. 高钾血症　K^+ 与细胞内 H^+ 交换，引起细胞外液 H^+ 增加，导致代谢性酸中毒。

5. 外源性固定酸摄入过多　如大量摄入阿司匹林等药物，HCO_3^- 缓冲消耗过多。

（二）临床表现

1. 呼吸代偿表现　表现为呼吸加深加快［库斯莫尔（Kussmaul）呼吸］，呼吸频率可高达 40～50 次/分，有时呼气有酮味。

2. 中枢神经系统表现　表现为疲乏、嗜睡、感觉迟钝或烦躁不安。严重者可神志不清、昏迷，伴对称性肌张力减弱、腱反射减弱或消失。

3. 心血管系统表现　表现为面色潮红、心率加快、血压偏低，病人易发生休克、心律失常和急性肾功能不全，一旦发生不易纠正。

（三）辅助检查

1. 动脉血气分析　血液 pH ＜7.35，HCO_3^- 明显下降，$PaCO_2$ 代偿性降低。

2. 血清电解质测定　血清钾浓度升高。

（四）治疗原则

1. 治疗原发病　针对原发病采取相应措施，是治疗代谢性酸中毒的基本原则和主要措施。

2. 逐步纠正代谢性酸中毒　对于轻症病人（血浆 HCO_3^- 16～18mmol/L），在适当补液后可自行纠正；对于重症病人（血浆 HCO_3^- ＜15mmol/L），在补液的同时需应用碱剂治疗。

3. 维持 Ca^{2+}、K^+ 平衡　在纠正酸中毒的过程中，应及时防治低钾血症和低钙血症。

（五）护理诊断/问题

1. 低效性呼吸型态　与代谢性酸中毒引起的呼吸深快有关。

2. 潜在并发症　高钾血症、代谢性碱中毒。

（六）护理措施

1. 病情观察　动态监测病人的生命体征、动脉血气分析、血清电解质等指标的变化，准确记录24小时出入量，及时发现高钾血症等并发症，并配合医师治疗。

2. 用药护理

（1）遵医嘱应用碱性药物：常选用5%碳酸氢钠溶液，补碱不宜过速、过量，一般首次剂量100～250ml，如输注时若局部出现疼痛、肿胀，立即更换注射部位，以免引起局部软组织坏死。

（2）维持钙钾平衡：补充碳酸氢钠溶液后，监测钙或钾浓度的变化，一旦发生低钾血症或低钙血症，及时遵医嘱用药。

3. 心理护理　根据病人情况及时做好心理护理，消除病人恐惧与不安心理，主动配合治疗与护理。

二、代谢性碱中毒

代谢性碱中毒（metabolic alkalosis）是细胞外液HCO_3^-增加和/或H^+丢失引起的pH升高。

（一）病因

1. 酸性物质丢失过多　如幽门梗阻、剧烈呕吐、长时间胃肠减压等使大量的H^+、Cl^-丢失，造成碱中毒；或长期应用呋塞米、噻嗪类药物等利尿药时可导致H^+、Cl^-经肾丢失，造成碱中毒。

2. 碱性物质摄入过多　如长期服用碱性药物、静脉补充过多碳酸氢钠或大量输注库存血，造成碱中毒。

3. 低钾血症　低钾血症时，K^+向细胞外液转移，而细胞外液中的H^+向细胞内转移，造成碱中毒。

（二）临床表现

轻者常无明显表现，有时病人表现为烦躁不安、谵妄、精神错乱或嗜睡，严重者可发生昏迷；抑制呼吸中枢时呼吸变浅、变慢；可伴有低钾血症和脱水的表现。

（三）辅助检查

1. 动脉血气分析　血液pH＞7.45，HCO_3^-明显增高，碱剩余（base excess，BE）正值加大，$PaCO_2$代偿性增高。

2. 血清电解质　可伴有血清钾、血清氯浓度降低。

（四）治疗原则

1. 病因治疗　治疗原发病。

2. 应用酸性药物　严重代谢性碱中毒者（pH＞7.65）应用稀释的盐酸溶液尽快中和细胞外液中过多的HCO_3^-。

3. 纠正低钾血症　根据血清钾浓度按需补钾。

（五）护理诊断/问题

1. 低效性呼吸型态 与呼吸代偿反应有关。
2. 有受伤的危险 与意识障碍有关。
3. 潜在并发症 低钾血症、低钙血症。

（六）护理措施

1. 纠正碱中毒 遵医嘱用药，可将1mol/L盐酸150ml溶入1000ml生理盐水或5%葡萄糖溶液中，配制成稀释盐酸溶液（浓度为0.15mol/L），然后从中心静脉导管缓慢滴入（25～50ml/h），严禁经外周静脉输入，以防渗漏导致皮下组织坏死。

2. 病情观察 动态监测病人的生命体征、意识状况、动脉血气分析及血清电解质等，及时发现低钾血症、低钙血症等并发症，并配合医师治疗。

3. 心理护理 根据病人情况及时做好心理护理，消除病人的恐惧与不安心理，使病人主动配合治疗与护理。

三、呼吸性酸中毒

呼吸性酸中毒（respiratory acidosis）是因CO_2排出障碍或吸入过多引起的pH下降。

（一）病因

1. 呼吸中枢抑制 如全身麻醉过深、镇静药过量、脑损伤、重症肌无力等。
2. 呼吸道阻塞 如喉痉挛和水肿、支气管异物、慢性阻塞性肺疾病等。
3. 肺部疾病 如严重胸壁损伤、急性肺水肿、胸腔积液等。
4. 呼吸机使用不当 如通气量过小导致CO_2排出困难。

（二）临床表现

慢性呼吸性酸中毒的临床表现常被原发病掩盖。病人表现为胸闷、气促、呼吸困难、发绀等，严重者可伴血压下降、谵妄、昏迷等。因CO_2潴留引起脑血管扩张、颅内压增高，病人可出现持续性头痛。严重脑缺氧可致脑水肿、脑疝，甚至呼吸骤停。

（三）辅助检查

动脉血气分析显示血液pH降低、$PaCO_2$明显增高、HCO_3^-正常或代偿性增高。

（四）治疗原则

1. 病因治疗 治疗原发病。
2. 慎用碱性药物 在通气功能未改善前，谨慎使用碳酸氢钠等可产生CO_2的碱性药物，以免增加CO_2潴留。
3. 改善通气功能 必要时行气管插管或气管切开。

（五）护理诊断/问题

1. 气体交换受损 与呼吸抑制、呼吸道梗阻等致通气量不足有关。

2. 有受伤的危险　与意识障碍有关。

（六）护理措施

1. 改善通气功能　鼓励病人深呼吸，改善换气，遵医嘱给予低流量持续给氧，注意吸入氧浓度不宜过高，同时协助病人进行体位引流、雾化吸入等措施促进排痰，做好气管插管及气管切开的护理。

2. 用药护理　静脉输注三羟甲基氨基甲烷时，速度不宜过快，否则可引起低血压及呼吸中枢抑制。

3. 病情观察　动态监测病人呼吸频率、深度和呼吸肌运动情况，定期监测生命体征、动脉血气分析、血清电解质，并配合医师治疗。

4. 心理护理　参见第二章第四节代谢性酸中毒护理措施。

四、呼吸性碱中毒

呼吸性碱中毒（respiralory alkalosis）是通气过度引起的 $PaCO_2$ 降低、血浆 H_2CO_3 浓度降低，导致 pH 升高。

（一）病因

1. 中枢神经系统疾病　如脑外伤等使肺过度通气，或者某些药物如水杨酸、铵盐类药物兴奋呼吸中枢导致肺通气增强。

2. 代谢旺盛　见于高热、甲状腺功能亢进症、创伤等。

3. 呼吸机使用不当　呼吸机辅助通气过度。

4. 低氧血症　肺炎、肺水肿、环境氧分压低（如高原地区）等引起的低氧血症。

（二）临床表现

一般无症状，多数病人表现为呼吸急促、心率加快。神经系统功能障碍可表现为眩晕、意识障碍等。神经肌肉兴奋性增强表现为手足麻木、肌肉震颤等。危重症者急性呼吸性碱中毒常提示预后差。

（三）辅助检查

动脉血气分析提示血液 pH 升高、$PaCO_2$ 下降、HCO_3^- 正常或代偿性下降。

（四）治疗原则

1. 病因治疗　治疗原发病。

2. 吸入含 CO_2 的气体　急性呼吸性碱中毒时，吸入含 5% CO_2 的混合气体或嘱病人反复屏气，使其反复吸回呼出的 CO_2 以维持血浆 H_2CO_3 的浓度，症状可迅速得到控制。

3. 纠正低钙血症　有手足抽搐者，可静脉注射 10% 葡萄糖酸钙进行治疗。

（五）护理诊断/问题

1. 低效性呼吸型态　与呼吸深快或不规则有关。

2. 有受伤的危险 与中枢神经和肌肉兴奋性增高有关。

（六）护理措施

1. 病情观察 动态监测病人呼吸频率、呼吸深度情况，定期监测生命体征、血气分析、心血管功能及脑功能改变，并配合医师治疗。

2. 维持正常的气体交换型态 解除致病因素，指导病人深呼吸，教会病人使用纸袋呼吸的方法。如因呼吸机使用不当造成，应立即调整呼吸机参数。

 知识拓展

混合型酸碱平衡失调

混合型酸碱平衡失调是指同时发生2种或2种以上的酸碱平衡失调，包括双重性酸碱平衡失调和三重性酸碱平衡失调两类。双重性酸碱平衡失调常见类型：①呼吸性酸中毒合并代谢性酸中毒。②呼吸性碱中毒合并代谢性酸中毒。③呼吸性酸中毒合并代谢性碱中毒。④呼吸性碱中毒合并代谢性碱中毒。⑤代谢性酸中毒合并代谢性碱中毒。三重性酸碱平衡失调常见类型：①呼吸性酸中毒＋代谢性酸中毒＋代谢性碱中毒。②呼吸性碱中毒＋代谢性酸中毒＋代谢性碱中毒。

资料来源：陈孝平，汪建平，赵继宗.外科学［M］.9版.北京：人民卫生出版社，2018.

 本章小结

思考题

1. 病人，男，40岁。体重63kg，肠梗阻术后第3日，肠蠕动尚未恢复，仍予禁食、胃肠减压。病人自诉头晕、四肢无力、尿少。体格检查：T 36.9 ℃，P 115次/分，R 23次/分，BP 82/53mmHg。血电解质检查：血清钠131mmol/L，血清钾2.9mmol/L。

请问：

（1）该病人出现了哪种类型的水、电解质代谢紊乱？

（2）该病人目前主要的护理诊断/问题是什么？

（3）针对该病人的护理诊断/问题，如何进行护理？

2. 病人，男，60岁。因"急性腹膜炎"入院。病人腹痛难忍，呼吸深快，呼气时有酮味。体格检查：T 39.5 ℃，P 120次/分，R 30次/分，BP 79/51mmHg。动脉血气分析检查：pH 7.29，HCO_3^- 12mmol/L，$PaCO_2$ 21mmHg。

请问：

（1）该病人出现了哪种类型的酸碱平衡失调？

（2）该病人目前主要的护理诊断/问题是什么？

（3）针对该病人的护理诊断/问题，如何进行护理？

更多练习

（陈茜茜）

第三章 外科休克病人的护理

教学课件

学习目标

1. 素质目标

在抢救外科休克病人时，具有临危不惧、沉着冷静的工作作风。

2. 知识目标

（1）掌握：外科休克的概念、病因、分类及临床表现。

（2）熟悉：外科休克的治疗原则。

3. 能力目标

能运用护理程序对外科休克病人实施整体护理。

案例

【案例导入】

病人，男，36岁。因车祸导致腹部外伤1小时急诊入院。病人面色苍白、四肢寒冷、烦躁不安。体格检查：T 36.2℃，P 92次/分，R 26次/分，BP 80/55mmHg，腹部有压痛及反跳痛，腹腔穿刺抽出不凝固血液。

【请思考】

如何对该病人落实整体护理？

【案例分析】

第一节 概　　述

休克是机体受到强烈的致病因素侵袭，导致有效循环血量锐减、微循环灌流不足所引起的以微循环代谢障碍、细胞代谢紊乱、重要器官功能障碍为特征的病理生理综合征。休克发病急，发展迅速，并发症凶险，如果不及时发现、治疗，则可导致死亡。

一、分类

休克的分类方式较多，根据其病因可以划分为5大类：低血容量性休克、感染性休克、心源性休克、神经性休克和变应性休克。其中低血容量性休克包括失血、失液和创伤引起的休克。外科最为常见的休克是低血容量性休克和感染性休克，通常被称为外科休克。按照发生的始动因素，休克可分为低血容量性休克、心源性休克、心外阻塞性休克和分布性休克。根据血流动力学的表现，休克可划分为两种：一种是冷性休克，也被称作低动力性休克，在临床实践中非常普遍；另一种是暖性休克，也被称作高动力性休克。

二、病理生理

休克的共同病理生理基础包括有效循环血量锐减、组织灌流量不足，以及由此引发的微循环代谢问题、代谢变化和重要器官的继发性损伤。

（一）微循环障碍

当有效循环血液量不足导致休克时，占总循环血液量20%的微循环也会发生相应的变化。按微循环障碍发展过程，休克病程分为3期。

1. 微循环收缩期　又称微循环缺血期、休克代偿期。全身小血管发生收缩痉挛，特别是毛细血管的前阻力血管（微动脉、后微动脉）收缩力更加明显，大量的真毛细血管网关闭，组织灌注量明显减少。因为有效循环血量明显减少，血压下降，大量的儿茶酚胺释放使心率加快、心排血量增加，以满足心、脑等重要器官的供血供氧，但除心、脑之外的许多组织仍处于低灌注、缺氧状态。特点是少灌少流、灌少于流，微循环缺血缺氧。若能在此时积极复苏，去除病因，休克较容易纠正。

2. 微循环扩张期　又称淤血缺氧期、休克抑制期。若休克未得到纠正，病情持续发展，细胞因为严重的缺氧处于无氧代谢状况，酸性代谢产物生成过多。一方面微循环小动脉开放使大量血液涌入微循环，另一方面微循环小静脉开放缓慢使血液出口受阻，此期微循环呈现"灌而少流，灌大于流"的特点。严重的低灌流状态进一步降低回心血量，致心排血量继续下降，心、脑器官灌注不足，休克会进一步加重而进入休克抑制期。

3. 微循环衰竭期　又称弥散性血管内凝血（disseminated intravascular coagulation，DIC）期、休克失代偿期。随着病情持续发展，休克将进入难以治愈期或不可逆阶段。微循环在一些器官中的阻塞更为显著，这是因为组织缺乏血液供应，导致细胞处于严重的氧气和能量短缺的状态，从而引发细胞间的自溶并对周围的其他细胞造成伤害。在酸性环境中，血液始终保持高凝状态，这使得红细胞和血小板更容易在血管内皮聚集，从而形成微血栓，甚至可能导致广泛的血管内凝血。DIC可能会消耗大量的血液凝固因子，刺激纤维溶解系统，并可能导致严重的出血风险，终究导致组织、全身，甚至多个器官的功能受损。

（二）代谢改变

1. 代谢性酸中毒　当组织灌流量不足、细胞缺氧时，将发生无氧糖酵解，产生的三磷酸腺苷（adenosine triphosphate，ATP）大大减少，乳酸生成增多，易出现代谢性酸中毒。

2. 能量代谢障碍 在休克期间，身体会遭受压力，这会引发下丘脑-垂体-肾上腺皮质轴以及交感神经-肾上腺髓质系统的活跃，从而导致身体儿茶酚胺和肾上腺皮质激素的分泌大幅增加，刺激糖的产生，并阻止其分解，最终引发血糖升高。同样，这也会阻止蛋白质的形成，并推动蛋白质的分解，以此来满足身体所需的能源。然而，在具备特定功能的酶蛋白质被耗尽后，就无法执行复杂的生理过程，从而引发多器官功能障碍综合征（multiple organ dysfunction syndrome，MODS）。脂肪的分解代谢显著提升，成为身体能量的主要来源。

（三）炎症介质释放和缺血再灌注损伤

由于严重的创伤或感染，身体会产生大量的炎症介质，这些介质主要有白介素、肿瘤坏死因子、集落刺激因子、干扰素以及NO等，这些都会导致"瀑布式"的联合放大效应。活性氧代谢产物则可造成脂质的过氧化和细胞膜破裂。

休克时因无氧代谢增加、ATP产生不足，进而影响细胞各种膜的屏障保护功能。一旦细胞膜受损，不仅可能导致其透明度提高，还可能引发细胞膜上的离子泵（Na^+-K^+泵、钙泵）功能受阻，这将导致细胞内外离子和体液的分布出现异常。当Na^+-K^+泵在细胞膜上的作用出现问题时，会导致钾离子无法顺利地进入细胞，同时，钠离子也会随着细胞外液流入细胞，这将导致细胞外液的钠离子数量下降，以及细胞的肿胀和死亡。另外，溶酶体膜、细胞膜、线粒体膜等质膜遭到破坏，当溶酶体膜破裂时，释放的水解酶会导致细胞自溶和组织损伤，从而进一步加剧休克症状。

（四）内脏器官的继发性损害

多器官功能障碍综合征是机体在遭受休克、大手术、感染、创伤、烧伤等严重损伤或危重疾病后，短时间内发生两个或两个以上器官或系统同时或序贯发生功能障碍的临床综合征。

1. 肺 肺部缺血缺氧可损伤肺泡上皮细胞和肺毛细血管的内皮细胞。肺泡上皮细胞损伤可影响肺泡表面活性物质的生成，内皮细胞损伤使血管壁通透性增强而致肺间质的水肿，从而使肺泡表面张力增高，肺顺应性降低，继发肺泡萎陷，导致局限性肺不张。进而发生氧弥散障碍，肺通气/血流比例失调，具体表现为进行性的呼吸困难和难以纠正的低氧血症，称为急性呼吸窘迫综合征（acute respiratory distress syndrome，ARDS）。

2. 肾 休克时儿茶酚胺等物质的分泌会增加，促使肾血管收缩，从而肾血流量减少，肾小球滤过率降低，水钠潴留、尿量生成减少。在肾中，血液的重新分配主要集中在肾髓质，而近髓端的动静脉短路大规模开放，这使得肾皮质的血液供应显著减少，从而导致肾小管上皮细胞出现缺血和坏死，最终诱发急性肾衰竭。

3. 心 冠状动脉血流减少，心肌因缺血缺氧而受损，在心肌微循环内血栓形成后，则可引起心肌的局灶性坏死和心力衰竭。

4. 脑 休克晚期，脑血流量下降，缺氧、酸中毒等会引起脑部微循环障碍，脑细胞肿胀，从而导致脑水肿和颅内压增高。病人主要表现为意识障碍，严重者可发生脑疝。

5. 肝 肝血流灌注减少，肝细胞缺血缺氧，肝小叶发生坏死从而引起肝功能障碍，严重时出现肝性脑病和肝功能衰竭。

6. 胃肠道　胃肠黏膜因灌注不足，缺血缺氧使胃肠道上皮细胞的屏障功能受到损伤，并发急性胃肠黏膜糜烂或应激性溃疡。由于肠黏膜的屏障功能受损，肠内毒素或细菌移位，从而引起肠源性感染。

三、临床表现

临床上根据休克的发病过程可分为休克代偿期和休克失代偿期。

1. 休克代偿期　主要表现为神志兴奋或烦躁不安、四肢冰凉、皮肤苍白、呼吸和心率加快、脉压缩小、尿量正常或减少。此刻，若能立即应对，休克的情况将得到缓和。否则，病情持续发展，则可进入休克失代偿期。

2. 休克失代偿期　神志由兴奋转为淡漠、面色由苍白转为发绀，皮肤湿冷，脉搏细速，血压下降，尿量减少。如不及时治疗病情进一步加重，则神志转为昏迷，四肢厥冷，皮下瘀点、瘀斑，出现"三无"症状，即无脉搏、无血压、无尿。若出现进行性呼吸困难，应考虑并发急性呼吸窘迫综合征。

四、辅助检查

1. 实验室检查

（1）血常规：红细胞、血红蛋白持续性下降则提示进行性出血，白细胞计数及中性粒细胞比例升高提示感染。

（2）尿常规：尿比重增高提示血液浓缩或血容量不足。

（3）粪便常规：粪便隐血试验阳性或黑便提示消化系统出血。

（4）动脉血乳酸盐：正常值为1.0～1.5mmol/L，主要反映细胞的缺氧程度。随着休克持续进行，血流的供应受到更大的影响，动脉血中的乳酸盐含量也相应增加。乳酸的水平越高，提示病情严重，预后越差。

（5）血气分析：正常的动脉血pH为7.35～7.45，动脉血氧分压（PaO_2）为80～100mmHg，动脉二氧化碳分压（$PaCO_2$）为36～44mmHg。休克时，过度换气导致$PaCO_2$过低。若$PaCO_2$超过45～50mmHg，而通气良好，则提示严重的肺功能不全。如果$PaCO_2$低于60mmHg，吸入纯氧后仍未见明显改善，通常是ARDS的警示信号。

（6）凝血功能：疑有DIC时，检测凝血时间、血小板计数、凝血酶原时间、纤维蛋白原及其他凝血因子。出现下述中任何3项者即可确诊为DIC：血小板计数不足$80×10^9/L$，纤维蛋白原含量不足1.5g/L，凝血酶原的作用时间比正常情况多3秒以上，血浆鱼精蛋白的副凝试验呈阳性，以及血液样本中的破裂红细胞比例超过2%。

（7）胃肠黏膜pH（pHi）：胃肠道对缺血、缺氧较为敏感，测定胃肠道黏膜内pH，可反映组织缺血、缺氧的情况，有助于隐匿型代偿性休克的诊断。pHi的正常值为7.35～7.45。

2. 血流动力学监测

（1）中心静脉压：中心静脉压（central venous pressure，CVP）代表右心房或上下腔静脉内的压力，正常值为5～12cmH_2O，可反映全身血容量及右心功能。CVP低于5cmH_2O，提示血容量不足；CVP高于15cmH_2O，提示心功能不全或循环阻力增高；CVP高于20cmH_2O，提示存在充血性心力衰竭。

（2）肺毛细血管楔压：肺毛细血管楔压（pulmonary capillary wedge pressure，PCWP）能够揭示肺静脉、左心房以及左心室的压力，其正常值为6～15mmHg。若PCWP低于正常值，则提示血容量不足，高于正常值则提示肺循环阻力增加。

（3）心排血量和心脏指数：心排血量（cardiac output，CO）和心脏指数（cardiac index，CI）应用肺动脉导管［又称斯旺-甘兹（Swan-Ganz）导管］由热稀释法测得，CO＝心率×每搏输出血量。正常成人CO值为4～6L/min。单位体表面积的CO为CI，正常值为2.5～3.5L/（min·m²）。在休克状态下，CO和CI值通常会减少，然而，某些感染性休克的发生率却会上升。

3. 影像学检查　X线、B超、CT、MRI检查有助于诊断内脏器官的损伤及感染情况，及时找到病因。

4. 诊断性穿刺　疑有腹腔、胸腔内脏器或大血管损伤时，可行诊断性穿刺；疑有异位妊娠破裂出血者，可行阴道后穹隆穿刺。

五、治疗原则

治疗休克的关键是尽早去除发病原因、补充血容量、纠正微循环障碍、增强心肌功能、恢复正常代谢，防止MODS发生。

1. 急救

（1）现场急救：积极处理原发病，如制动创伤部位、控制大出血，必要时使用抗休克裤；保持呼吸道通畅，清除呼吸道分泌物，给予鼻导管或面罩吸氧。

（2）体位：采取中凹卧位，以增加静脉回心血量。

（3）保暖：注意保暖，但高热者应采取降温措施。

2. 补充血容量　迅速建立2条或2条以上的静脉通路，给病人补血、补液。遵循及时、快速、足量、先晶后胶的静脉补液原则。

3. 处理原发病　有效循环血量恢复后，积极处理原发病，如内脏器官破裂出血、胃肠道穿孔、重症胰腺炎等。应在积极抗休克的同时做好术前准备，以免延误手术最佳时机。

4. 纠正酸碱平衡失调　纠正酸中毒的根本是去除病因，改善组织灌注，积极扩容，故早期不主张使用碱性药物。目前，酸碱平衡的管理主张避免过度酸化，因为酸化的环境可以促进血红蛋白和氧的分离，进一步提高了向身体内部的氧气供应，这样更有助于身体的恢复。此外，在使用碱性药物时，首要任务是确保呼吸功能的完整性，否则可能会引发CO_2积聚和继发性呼吸性酸中毒。

5. 应用血管活性药

（1）血管收缩药：目前主要用于部分早期休克的病人，以维持短期重要脏器灌注为目的。此外，它还能被视为早期的休克处理方法，然而，其持续性和剂量都需要适度控制。常用的药物有多巴胺、间羟胺（阿拉明）、多巴酚丁胺、去氧肾上腺素（新福林）、去甲肾上腺素等，使用时应从小剂量、低浓度开始。

（2）血管扩张药：其主要作用是增强毛细血管的前括约肌，从而促进组织的流通。这种药物适用于CVP在扩大体积后显著增加，但临床症状并未改善、交感神经活动过度、心排血量大幅减少，或者存在心力衰竭和肺动脉高压的病人。常用的药物有酚妥拉明（苄胺唑啉）、异丙基肾上腺素、酚苄明、山莨菪碱、东莨菪碱、阿托品、硝普钠、硝酸甘油、异山梨酯（消心痛）、氯丙嗪等。在使用血管扩张药时，首要任务是保证容量充足，否则将导致血压明显下降，用量和使用浓度也应从最小开始。

（3）强心药：常用毛花苷C（西地兰），可增强心肌收缩力，减慢心率，适用于休克合并心功能不全的病人。

6. DIC的治疗　针对诊断明确的 DIC，可以使用肝素抗凝，一般1.0mg/kg，6小时1次。在DIC晚期，如果纤维蛋白溶解系统功能过度活跃，应当采用抗纤溶药，例如氨基己酸、氨甲苯酸，以及阿司匹林、双嘧达莫和低分子右旋糖酐等，这些药物能够阻止血小板的聚集和黏附。

7. 应用皮质类固醇　主要用于感染性休克和其他较严重的休克。其主要功能是扩大血管，优化微循环；保护细胞内的溶酶体，避免溶酶体破裂；提升心脏的收缩能力，进一步提高心排血量；提升线粒体的功能，并避免白细胞凝固；推动糖异生，缓解酸性中毒。

8. 其他　加强营养支持和免疫调节治疗；给予钙通道阻断药、氧自由基清除药、吗啡类拮抗药、三磷酸腺苷－氯化镁等，对改善组织灌流、防止细胞损害和恢复细胞功能均有一定作用。

六、护理诊断/问题

1. 体液不足　与大量失血、失液有关。
2. 组织灌注量改变　与有效循环减少有关。
3. 气体交换障碍　与微循环障碍、缺氧和呼吸形态改变有关。
4. 体温异常　与感染、组织灌注不良有关。
5. 有感染的危险　与免疫力降低、侵入性治疗有关。
6. 有受伤害的危险　与烦躁不安、意识不清等有关。

七、护理措施

1. 迅速补充血容量，维持体液平衡

（1）建立静脉通路：迅速建立2条或2条以上的静脉通路。如果周围血管塌陷或穿刺困难，则应立即行中心静脉置管，同时可监测中心静脉压。

（2）合理补液：适当的液体补充是纠正休克导致的组织流量不足和缺氧的核心。补液的原则为及时、快速、足量、先晶后胶，必要时进行成分输血或输入新鲜全血。根据动脉血压、CVP 和尿量，结合病人的神志、末梢循环、皮肤温度、脉率及毛细血管充盈时间等情况，估算补液量、补液种类和判断补液效果（表3-1）。

（3）病情观察：定时监测病人的神志、生命体征、面色、肢端温度、尿量及CVP，以判断补液的效果，根据补液的效果随时调整补液速度及量。

（4）记录出入液体量：准确记录出入液体的种类、数量、时间、速度，并且详细记录24小时出入量，作为后续治疗的依据。

表3-1 中心静脉压、血压与补液的关系

中心静脉压	血压	原因	处理原则
低	低	血容量严重不足	充分补液
低	正常	血容量不足	适当补液
高	低	心功能不全或血容量相对过多	给强心药，纠正酸中毒，舒张血管
高	正常	容量血管过度收缩	舒张血管
正常	低	心功能不全或血容量不足	补液试验*

注：*补液试验检查方法及结果如下。取等渗盐水200～250ml，于5～10分钟内经静脉输入，如果血压升高而中心静脉压不变，则提示血容量不足；如果血压不变而中心静脉压升高3～5cmH$_2$O，则提示心功能不全。

2. 改善组织灌注

（1）休克体位：通常取平卧位；必要时采取中凹卧位，头和躯干抬高20°～30°、下肢抬高15°～20°，不仅有利于呼吸和下肢静脉回流，也能增加脑部的供血和供氧。

（2）抗休克裤：通过加压的原理控制腹部和下肢的出血，同时有利于静脉血液回流，改善重要脏器供血供氧。休克缓解后可缓慢放气，避免放气过快引起血压过低（图3-1）。

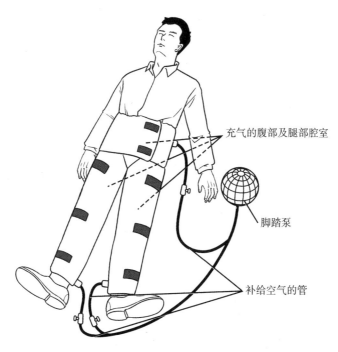

充气的腹部及腿部腔室

脚踏泵

补给空气的管

图3-1 抗休克裤示意图

3. 用药护理 使用血管收缩药时，应避免药物外渗，如果出现注射部位红肿、疼痛，应立即拔针并更换注射部位，同时患处使用0.25%普鲁卡因封闭，以免引起组织坏死。在病人的血压稳定之后，可以逐步降低滴药速度直到停止，注意防止突然停药导致血压波动。使用血管扩张药时必须保证充足的血容量，否则容易造成血容量相对不足引起血压下降。使用毛花苷C等强心药时，应注意观察心率、心律变化，有无其他不良反应。血管活性药应从低浓度、低速度开始使用，建议每5～10分钟测量一次血压，等待血压平稳后改成每15～30分钟测一次，并按药物浓度严格控制滴速，防止血压出现过大波动。

4. 维持有效的气体交换

（1）保持呼吸道通畅：鼓励病人多饮水，稀释痰液；定时翻身叩背，必要时雾化吸入。对于昏迷的病人，应将头部偏向一侧，以防止舌后坠、呕吐物、气道分泌物等导致呼吸道梗阻。病人在进行气管插管或气管切开手术后，应立即进行吸痰。

（2）改善缺氧：遵医嘱吸氧，氧流量为6～8L/min，浓度为40%～50%，以提高肺静脉血氧浓度。在出现严重呼吸问题时，可以选择进行气管插管或气管切开手术，并尽快使用呼吸机进行辅助呼吸。

5. 防治感染　①严格执行各项无菌技术操作。②有创面或伤口者，及时更换敷料，防止伤口感染。③协助病人翻身叩背、排痰，必要时雾化吸入，每日3～4次，有利于痰液稀释和排出，防止肺部感染。④合理使用抗生素。⑤加强营养，增强免疫力。

6. 维持正常体温

（1）监测：每4小时测一次体温，密切观察体温变化。

（2）保暖：体温过低者可采用加盖棉被、提高室温的方法；切忌使用热水袋、电热毯等方式进行局部加温，以免造成烫伤或皮肤血管扩张，进一步减少重要脏器的血液灌注，不利于休克的纠正。

（3）降温：高热病人给予物理降温，并及时更换被汗浸湿的衣裤，防止受凉。鼓励病人多饮水，必要时使用药物进行降温。

7. 镇静、镇痛　保持病人安静，避免不必要的搬动，必要时给予镇静。疼痛剧烈者，适当使用镇痛药。

8. 监测血糖　部分病人因胰岛素抵抗可能会出现血糖升高，从而导致严重的感染、多发性神经损伤、MODS，甚至死亡。应密切监测血糖变化，遵医嘱应用胰岛素控制血糖。

9. 预防意外伤害和压力性损伤　神志不清或烦躁的病人，应使用床旁护栏以防坠床；必要时可使用约束带固定四肢，防止病人将输液管道或引流管等自行拔出。病情允许时，协助病人每2小时翻身1次，及时按摩受压部位皮肤以预防压力性损伤。

10. 健康教育　向病人及家属详细讲解休克发生的原因、治疗原则及护理措施。宣传意外损伤后现场急救的方法。指导病人出院后注意休息，加强营养，保持心情舒畅。

第二节　低血容量性休克

低血容量性休克（hypovolemic shock）是多种原因引起短时间内大量出血或体液丢失，或液体存积于第三间隙，导致有效循环血量降低所致。低血容量性休克包括失血性休克和创伤性休克两类。

一、失血性休克

由大血管或脏器出血引起的急性大出血所致的休克称失血性休克（hemorrhagic shock）。

（一）病因

常见于大血管破裂，由腹部损伤引起的肝、脾破裂，食管静脉曲张破裂，消化性溃疡出血，妇产科疾病所引起的出血等。休克的发生与否不仅取决于失血的数量，也与失血的速度有关。通常，休克是在大量且快速的失血（超过总血容量的20%）后，短时间内无法得到及时补充而引发的。

（二）治疗原则

1. 补充血容量　可根据血压和脉率变化估计失血量。可先经静脉快速输注平衡盐溶液和人工胶体液（如羟乙基淀粉）。

2. 止血　当出现活动性出血时，应迅速控制出血。可先采用非手术方法，如包扎止血、止血带止血、纤维内镜止血、三腔二囊管止血等。如果是大血管或重要内脏器官（如肝、脾等）出现破裂的情况下，应积极应对休克并做好手术前的准备，以便尽快进行止血手术。

（三）护理措施

1. 补充血容量　迅速建立1～2条静脉通路，对静脉穿刺困难者，需要进行中心静脉插管，密切监测CVP。合理规划补液的量和速度，按照先快后慢、先晶后胶的补液原则。根据血压和血流动力学的监控结果来调节输液的速度。

2. 观察　严密观察病人的生命体征。

3. 术前准备　做好充分的术前准备，根据病情变化随时进行手术。

4. 其他护理　补充血容量、改善组织灌注、维持有效气体交换、防治感染、维持正常体温、预防并发症等详见本章第一节。

二、创伤性休克

由严重创伤致使血液或血浆丢失而引起的休克称为创伤性休克（traumatic shock）。

（一）病因

主要见于各种严重创伤，如大范围组织挫伤、大面积撕脱伤、挤压伤、复杂性骨折或大手术等。

（二）治疗原则

1. 急救处理　对于危及生命的创伤，如大血管破裂出血、气胸、心脏压塞、连枷胸等，要及时手术。骨折病人需妥善固定，以预防继发性损伤。

2. 补充血容量　创伤性休克的首要治疗措施是积极补液，补液的种类及量应根据病人的临床表现、创伤、血流动力学指标等情况综合考虑。

3. 镇痛　创伤后剧烈的疼痛可加重应激反应，可酌情使用镇痛药。

4. 手术治疗　一般在血压稳定或初步回升后进行。

5. 预防感染　尽早使用抗生素，控制全身炎症反应的进展恶化。

（三）护理措施

1. 急救护理　优先处理危及生命的问题，保持呼吸道通畅，迅速控制外出血，妥善固定，采取休克卧位以增加回心血量。对需急诊手术者，要做好充分的术前准备。

2. **疼痛护理**　给予镇痛处理。如呼吸功能障碍者禁用吗啡，以免抑制呼吸。

3. **心理护理**　由于疾病发生突然，休克病人常处于焦虑、恐惧、极度紧张等心理状态，护士应保持镇静的心态，理解病人并鼓励病人发泄情绪，做好解释安慰工作，使病人和家属了解病情并给予支持和配合。

4. **其他护理**　补充血容量、改善组织灌注、维持有效气体交换、防治感染、维持正常体温、预防并发症等详见本章第一节。

 知识拓展　●●●

液体复苏

创伤性休克的治疗首选晶胶复合液，霍姆复合液是其代表，其主要成分是4.2%氯化钠和7.6%羟乙基淀粉，渗透浓度为1440mmol/L，主要是通过合理的晶体与胶体配比，同时提高机体晶体与胶体的渗透压，迅速增加机体的有效循环血容量，减少组织细胞水肿，使传统的液体复苏不能解决的细胞外液减少和细胞内液增加的问题得以解决。同时，高渗氯化钠可以促进机体Na^+，K^+-ATP酶活性的恢复，增加心肌细胞的收缩力，而且高渗晶胶复合液中的胶体成分产生的胶体渗透压，不仅可以延长重新分布的液体在血管内的滞留时间，还能减少炎症因子和细胞因子的释放，延缓凝血功能恶化，阻止休克后多器官功能障碍的发生，提高休克病人的生存率。

资料来源：Health Emergency Committee Of Chinese.创伤性休克急救复苏创新技术临床应用中国专家共识［J］.实用休克杂志（中英文），2019，3（4）：240-245.

第三节　感染性休克

感染性休克（septic shock）又称内毒素性休克，是由病原微生物及其毒素在人体内引起的一种微循环障碍，导致组织缺氧、细胞损伤和代谢紊乱。感染性休克在外科较常见，病死率超过50%。

一、病因

常继发于腹腔内感染（如急性腹膜炎、急性化脓性阑尾炎、急性梗阻性化脓性胆管炎等）、尿路感染、烧伤脓毒症等，也可由污染的手术或输液等引起。主要致病菌为革兰阴性杆菌。

二、临床表现

感染性休克可以分为2种类型：低排高阻型（低动力型）和高排低阻型（高动力型）。低排高阻型主要表现为周围血管阻力增大，心排血量减少，微循环阻塞，大量毛细血管渗出，从而导致血容量下降；而高排低阻型则是周围血管阻力减小，心排血量增加（表3-2）。

1. **低排高阻型休克**　较常见，也较严重，常见于革兰阴性杆菌严重感染或休克晚期。由于皮肤血管收缩，血流量减少，从而使皮肤温度降低，因此又称冷休克。病人主要表现为烦躁不安、神志淡漠或嗜睡，体温下降，面色苍白，皮肤发绀或出现瘀点、瘀斑，皮肤湿冷，脉搏细数，血压下降，脉压减小，尿量减少。

2. **高排低阻型休克**　又称高动力型休克。外周血管扩张导致外周血管阻力降低，心排血量正常或增加，由于皮肤血管扩张，血流量增多，使皮肤温度升高，因此又称暖休克。常见于革兰阳性菌感染引起的早期休克。表现为病人神志清楚、面色潮红、四肢温暖、血压下降、脉搏慢而有力，尿量不减。

表3-2　感染性休克的分类及临床表现

临床表现	冷休克（低动力型）	暖休克（高动力型）
神志	躁动、淡漠或嗜睡	清醒
皮肤色泽	苍白、发绀或花斑样发绀	淡红或潮红
皮肤温度	湿冷或冷汗	较温暖、干燥
毛细血管充盈时间	延长	1～2秒
脉搏	细速	慢、有力
脉压	<4mmHg	>4mmHg
尿量	每小时尿量<25ml	每小时尿量>30ml

三、处理原则

感染性休克的发病机制复杂、病死率高、治疗比较困难。需要在积极抗休克的同时做好术前准备、及时进行手术、早期行切开减压、引流脓液等治疗。

1. **控制感染**　在休克未纠正前，积极治疗休克的同时控制感染；在休克好转后，重点是控制感染，包括处理原发病灶、应用抗生素。在致病菌尚未明确时，可选用广谱抗生素，可考虑选用第三代头孢菌素，如头孢拉定、头孢哌酮钠，加用甲硝唑、替硝唑等药物；后期可根据细菌的种类和药物敏感试验选择敏感而较窄谱的抗生素。早期处理原发感染病灶才能纠正休克和巩固疗效。

2. **补充血容量**　基本原则见本章第一节。

3. **纠正酸中毒**　感染性休克病人，常伴有严重的酸中毒，且发生较早。酸中毒可加重微循环的障碍，不利于血容量的恢复。一般可在积极扩容的同时，从另一静脉通路中滴注5%碳酸氢钠溶液，并可根据动脉血气分析结果再作补充。

4. **应用血管活性药**　在补充血容量、纠正酸中毒后，休克如果仍未见好转，应使用血管扩张药治疗。但应先补充足量的循环血量，并注意观察血压的变化。可以联合使用心血管药，如山莨菪碱、多巴胺与间羟胺、去甲肾上腺素合用，或去甲肾上腺素和酚妥拉明合用。这样既可以保持、增强β受体兴奋作用，又不会导致使心率过快。心功能受损时，可用强心药和多巴酚丁胺。

5. **应用糖皮质激素** 糖皮质激素能抑制多种炎症介质的释放和稳定溶酶体膜，但注意应早期、大剂量使用，使用量可达到正常剂量的 10 ～ 20 倍，用药时间不宜超过 48 小时，否则容易发生免疫抑制和急性胃黏膜损害等严重并发症。

6. **其他治疗** 包括给予静脉营养支持疗法，对并发的 DIC、MODS 的处理等。

四、护理措施

1. **正确采集标本** 局部发生感染者，可采集分泌物或局部穿刺抽取脓液，后期进行细菌培养。如果有全身脓毒血症者，一般选择在寒战、高热发作时采集血标本，阳性率更高。抗生素使用前应进行细菌学标本的采集，并及时送检。

2. **给氧** 是感染性休克病人的重要护理措施，可减轻酸中毒，改善组织缺氧。注意监测末梢血液循环情况、血氧饱和度等，血氧饱和度应维持在 95% 以上。

3. **其他护理** 补充血容量、改善组织灌注、维持有效气体交换、防治感染、维持正常体温、预防并发症等详见本章第一节。

本章小结

思考题

1. 病人，女，26 岁。因车祸撞伤左侧季肋区来院急诊。病人主诉腹痛、头晕。体格检查：T 35.8℃，P 118 次/分，R 26 次/分，BP 70/48mmHg，面色苍白、神志不清，皮肤湿冷。

请问：

（1）该病人目前主要的护理诊断/问题是什么？

（2）针对以上护理诊断/问题，如何进行护理？

2. 病人，男，36 岁。因腹痛、发热 48 小时入院。体格检查：T 39.5℃，P 108 次/分，R 24 次/分，BP 80/60mmHg，神志清楚，面色苍白，四肢湿冷，全腹肌紧张，肠鸣音消失。

请问：

（1）该病人出现了什么问题？属于何种类型？

（2）如何对该病人进行治疗？

更多练习

（李 因）

第四章　手术室管理和护理工作

教学课件

学习目标

1. 素质目标

具有主动保护病人安全，理解、尊重、关爱病人的能力；具备团队合作意识及严谨的工作态度。

2. 知识目标

（1）掌握：手术室无菌操作原则、手术病人及手术人员的准备。

（2）熟悉：手术室安全管理、手术人员职责。

（3）了解：手术室布局与环境、手术物品及其消毒灭菌处理。

3. 能力目标

能正确执行无菌技术，完成外科手消毒、穿/脱无菌手术衣及戴/脱无菌手套操作；能为不同病人安置不同的手术体位。

案例

【案例导入】

病人，女，52岁。体检发现右乳房外上象限可触及一3cm×5cm大小肿块，质地坚硬、表面粗糙、边缘模糊，活动受限，无明显压痛。局部皮肤无红肿破溃，无橘皮样变，取活检，病理结果为右乳腺浸润性导管癌，医师拟行乳腺癌改良根治术。

【请思考】

1. 该病人应在哪种级别的手术室进行手术？

2. 作为手术室护士应如何为其安置合适的手术体位？

【案例分析】

第一节　概　述

手术室是外科诊治和抢救病人的重要场所，也是医院的重要技术及仪器装备部门。为确保手术的安全性和高效性，不仅要求有科学合理的建筑位置、结构和布局，先进齐全的仪器设备，还要求有严密的组织和严格的无菌技术管理制度。同时，手术室护理工作具有业务面广、技术性高、无菌操作严格等特点，因此手术室护士要具备娴熟的业务水平、稳重谦和的心理素质、严谨认真的工作态度和科学的管理能力，以保证给手术病人提供高质量的护理服务。

一、手术室布局与环境

（一）位置

手术室宜选择在空气洁净、环境安静的地方，为降低室内尘埃密度和防止空气污染，朝向应避开风口，一般设在低层建筑的中上层或顶层、高层建筑的 2 ～ 4 层。手术室应紧邻外科及其他手术科室的病房、监护室、病理科、放射科、消毒供应中心（室）、血库、检验科等，有直接通道或通信设备，以实现病人接送及工作联系的便捷性。手术间的照明条件应保证充足且适中，以避免阳光直接照射，同时有利于人工照明的运用。

（二）布局

手术室的设计以手术间为核心，配以各类辅助房间，共同构建一个完整的体系。整体平面布局需遵循易于疏散、功能流程合理以及洁污流线分明的原则，力求降低交叉感染的风险。

1. **手术室出入线路**　设有医护人员、病人、无菌物品供应出入口及手术后器械、敷料等污物出口。设立救治病人专用绿色通道，确保危重病人得到及时救治。

2. **分区**　手术室的进出往来须严格控制，按照功能流程及洁净程度划分为三个区域，即限制区（洁净区）、半限制区（准洁净区）和非限制区（非洁净区）。手术室内人员和物品的流动均不能随意跨越各区。

（1）限制区：在手术室的内侧布局手术间、无菌物品存放处、手术间内部通道、药品储存室以及麻醉准备室等区域。此区内的所有人员及其活动都必须严格遵守无菌原则。

（2）半限制区：设在手术室的中间，包括麻醉医师办公室、护士办公室、器械准备室、消毒室、敷料准备室、手术间外走廊、石膏室、复苏室、标本室。该区域为半限制区与限制区之间的过渡地带，进入此区域者务必保持肃静，已实施无菌措施者严禁入内。

（3）非限制区：位于手术室最外侧，涵盖会议室、值班室、更衣室、医护人员休息室、卫生间、病人接收处、污物清洗区以及家属等候室等功能区域。

（三）手术间的设置

1. **建筑要求**　依据具体用途规划手术室的规模，一般大手术间面积为 50 ～ 60m²，中手术间面积为 30 ～ 40m²，小手术间面积为 20 ～ 30m²。手术间内净高度 2.8 ～ 3.0m，门净宽度不少于1.4m，走廊宽度不少于2.5m，以便平车进出及人员走动，最好采用自动感应开启门。地面与墙面应当平整无缝，易于清洁，且具备抗化学消毒剂侵蚀的特性。墙面优选采用涂料或大型瓷砖装饰，避免凹凸纹理；地面可选用水磨石材料，无须设置地漏。天花板、墙面与地面的交界处应呈现弧度，以减少尘埃积聚。为避免各手术间相互干扰和空气交叉污染，手术间内应设有隔音及空气过滤净化装置。

2. 装备与设施　手术间的大小和数量取决于医院的规模和经济状况。通常，手术间的数量与手术科室床位数的比例为1：（20～25）。手术间布置应简洁，只放置必要的设备和物品，如手术床、无影灯、麻醉机、监护仪、器械台、阅片灯、垫脚凳、器械药品柜、输液架、污物桶、温湿度显示器、空调等。手术间还配备完善的设施，如中心供氧、中心供气、中心负压吸引、中心压缩空气及双路电源等。随着现代医疗技术的不断发展，新颖的手术工具层出不穷，如各类内窥镜下的手术显微镜、自体血回收机、导航设备、立体定位系统、手术机器人等微创手术辅助设备。手术室内保持恒定的温度在22～25℃，相对湿度控制在50%～60%。

（四）洁净手术室

洁净手术室（clean operating department）指通过采用空气净化技术，有效调控室内温、湿度及尘粒，将环境空气中的微生物粒子和微粒总量降至允许水平的专用手术场所。为实现手术环境的洁净，降低手术感染风险，提升手术质量，现代外科手术对此提出了相应需求。

1. 空气净化技术　利用初、中、高级别的过滤网，借助不同的气流通道和换气频次，实现对手术室空气的精细过滤，从而有效控制尘埃颗粒的数量，保证手术室内空气的洁净度达到既定的标准。

（1）空气过滤器：空气过滤作为一种高效、安全、经济且便捷的杀菌方法，在实践中得到了广泛应用。在手术室，空气在进入前需经初、中、高效多级过滤系统，以确保最大限度地消除空气中的悬浮微粒或微生物，同时有效防止室外颗粒进入室内，营造洁净的手术环境。初效过滤器安装在新风口，对空气中粒径≥5μm微粒的过滤效率超过50%；中效过滤器位于回风口，对手术间回流空气中粒径≥1～10μm微粒的过滤效率在50%～90%；高效过滤器设于送风口，对空气中粒径≥0.5μm微粒的过滤效率高达95%以上。细菌多附着在粒径1μm左右的尘埃上，经过高效过滤器处理后的空气洁净度可达99.89%，从而显著降低外科手术切口感染率。

（2）净化空气的气流方式

1）乱流式气流：气流非平行、流速非均匀、方向多样化，存在交叉回旋气流通过工作区域截面。除尘效果相对较差，适用于洁净度等级不超过7级的手术室。

2）层流式气流：分为垂直层流和水平层流两类。垂直层流是将高效过滤器置于手术室顶部，实现垂直向下送风，两侧墙下回风；水平层流则将高效过滤器安装在送风面上，实现水平气流吹送。送风气流流线平行、流速均匀，微粒和尘埃通过回风口被带出手术室，可防止涡流生成，从而无浮动尘埃，具有较高的净化程度。适用于洁净度等级为5～7级的手术室。

2. 净化标准及适应范围　空气质量的评估以其含尘浓度为标准，含尘浓度越低，代表空气洁净度越高；反之越低。根据每立方米空气中粒径≥0.5μm的灰尘粒子数量，洁净手术室可分为四个等级（表4-1）。

表4-1　洁净手术室用房的分级标准

| 等级 | 手术室名称 | 沉降法（浮游法）细菌最大平均浓度 | | 空气洁净度级别 | | 参考手术 |
		手术区	周边区	手术区	周边区	
I	特别洁净手术室	0.2cfu/30min·φ90皿（5cfu/m³）	0.4cfu/30min·φ90皿（10cfu/m³）	5级	6级	假体植入、某些大型器官移植、手术部位感染可直接危及生命及生活质量等手术
II	标准洁净手术室	0.75cfu/30min·φ90皿（25cfu/m³）	1.5cfu/30min·φ90皿（50cfu/m³）	6级	7级	涉及深部组织及生命主要器官的大型手术
III	一般洁净手术室	2cfu/30min·φ90皿（75cfu/m³）	4cfu/30min·φ90皿（150cfu/m³）	7级	8级	其他外科手术
IV	准洁净手术室	6cfu/30min·φ90皿		8.5级		感染和重度污染手术

注：沉降法（cfu/30min·φ90皿）/浮游法（cfu/m³）。

二、手术室安全管理

1. **手术安全核查**　由手术医师、麻醉医师和巡回护士分别在麻醉实施前、手术开始前和病人离开手术室前，共同完成对手术病人姓名、部位等内容的核查，确保手术病人、部位、手术方式等正确。

2. **手术物品清点**　巡回护士与器械护士共同做好物品清点工作，防止手术用物遗留病人体内。

3. **手术标本管理**　规范标本留存、送检等流程，避免发生差错。

4. **病人体位安全管理**　对于手术病人，须确保其手术体位合适，以避免不当体位导致的神经、皮肤及四肢损伤。

5. **术中安全用药**　手术过程中用药及输血，应依据病人具体情况由麻醉医师或手术医师下达处方，并予以翔实记录。此后，巡回护士与麻醉医师需共同进行核对。加强特殊药品的管理，专人负责，避免用药错误。

6. **手术分级管理**　根据手术技术难度、复杂程度和风险水平，对手术进行分级，并根据手术级别安排相应手术医师及手术助手，确保病人安全。

7. **易燃、易爆物品管理**　严格控制与管理易燃易爆设备、设施以及气体，消除潜在安全隐患，切实降低手术过程中病人遭受意外灼伤的风险。

8. **突发事件应对**　制定并优化应急预案与处理流程，提升风险防控水平。

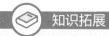

知识拓展

数字一体化复合手术室

智慧医院数字一体化复合手术室建设是我国医院信息化发展的必然趋势。这种手术室融合了现代医学与工程技术，通过整合不同技术服务并发挥各自优势，将开放手术、介入手术与影像学检查相结合，形成新颖的治疗手段。目的是提高手术治疗效率，降低病人在转运中的医疗风险。结合信息和智能技术手段，复合手术室可实现洁净化、数字化、智能化及人性化手术过程，提升工作效率、医疗精确度和质量，确保医疗安全。

资料来源：彭盼，杨晓文，吕晋栋.基于多信息融合技术的数字一体化复合手术室的设计与应用［J］.中国数字医学，2020，15（10）：17-21.

第二节　手术物品消毒灭菌

手术物品包括布单类、敷料类、缝针和缝线及器械类等。在手术过程中，所有器械与物品均需经过严格的灭菌处理，以防止手术切口受到感染。灭菌方式多种多样，对于耐湿耐热的器械、器具和物品，首选高压蒸汽灭菌。此外，环氧乙烷灭菌法、过氧化氢低温等离子灭菌法以及干热灭菌法等均是常见的灭菌方法。

一、布单类

布单包括手术衣和各种手术单。布料由高密度聚酯纤维织物制成，具有流水性和抗静电性能，耐水洗且不易脱绒。颜色通常选择深绿色或深蓝色。

布单类经高压蒸汽灭菌处理，保存时限夏季7日、冬季10～14日，过期物品，必须进行重新灭菌。环氧乙烷低温灭菌后的密封包装有效期为半年至一年。对于乙型肝炎e抗原（hepatitis B e antigen，HBeAg）阳性或恶性肿瘤病人手术用品等严重污染布类，应先在专用污物池中用500mg/L有效氯浸泡30分钟，然后清洗。一次性手术衣帽和布单则无须清洗、折叠、包装和再消毒，可直接使用。

二、敷料类

敷料包括脱脂纱布和脱脂棉花，是手术中常用的止血、擦拭和包扎材料。脱脂纱布有块、球、垫、条等，有不同规格；脱脂棉花则有棉垫、带线棉片、棉球和棉签等多种形式，以满足不同手术需求。

各敷料制作后包装成小包，进行高压蒸汽灭菌。特殊敷料如碘仿纱条，因碘仿在高温条件下易升华失效，禁止使用高压蒸汽灭菌。此类敷料需采用无菌操作制作，并妥善保存在消毒密闭的容器中，或由厂家射线灭菌后一次性包装。用过的敷料按医疗垃圾处理，感染性手术敷料需放入大塑料袋中，标明"特异性感染"，及时送至指定地点焚烧处理。

三、缝针和缝线

手术所需的缝针与缝线在生产完成后，已分别进行独立包装及灭菌处理，因此在手术过程中可直接使用。

1. **缝针** 临床常用的是圆针和三角针。圆针适用缝合神经、腹膜、胃肠及内脏等软组织；三角针适用于缝合皮肤、韧带等坚韧组织。以上缝针均有弯针和直针两种，有不同的弧度、长短及粗细，可根据缝合的组织选择合适的缝针。

2. **缝线** 在手术过程中主要用于结扎止血、缝合止血以及组织缝合，分为可吸收缝线与非吸收缝线。普通肠线、铬肠线，以及人工合成可吸收缝线属于可吸收缝线；非吸收缝线则包括医用丝线、聚丙烯缝线、聚酯缝线、尼龙线、金属线等。缝线的粗细以号码进行标识，其中，粗线分为1至10号线，号码越大，线径越粗；细线则以0进行标识，0的数量越多，线径越细。所有缝线均不应重复进行灭菌处理。

四、器械类

手术器械的处理应遵循标准的操作程序，即先进行彻底的清洗，再进行消毒。

1. **基础手术器械** 包括刀、剪、钳、镊、针、钩六大类，多为不锈钢材质，术后须及时清除血渍和油垢，送往消毒供应中心（科）进行清洗、消毒及灭菌。常规使用多酶溶液浸泡、刷洗后再用清水冲洗干净，具有关节、齿槽和缝隙的器械，尽量展开或拆卸，并进行全方位的清洁处理。有条件的医院，可以采用超声清洗和压力清洗等方法。清洗干净的器械经过干燥后，可以使用水溶性润滑剂进行保护，然后进行分类打包，并进行高压蒸汽灭菌。尖锐的手术器械、不耐高温的手术材料或各类导管可采用化学灭菌方法，如使用2%的戊二醛溶液浸泡10小时，随后用灭菌水冲洗干净后方可使用。

2. **精密手术器械** 包括腔镜器械、显微器械、五官科内耳器械、各专科动力系统器械、移植手术器械、达芬奇手术器械等。清洗、消毒、灭菌宜遵循生产厂家提供的使用说明或指导手册进行。

3. **特殊感染手术器械** 在医院感染管理部门指导进行处理后，再按普通手术器械处理方法处理。同时医务人员做好职业防护。

（1）朊病毒污染的器械：浸泡于1mmol/L氢氧化钠溶液内60分钟，清水漂洗后，放在开口盘内，下排气或预排气高压蒸汽灭菌器进行121℃或134℃灭菌60分钟，再清洗并按常规程序灭菌。

（2）气性坏疽污染的器械：消毒可采用含氯消毒剂1000～2000mg/L浸泡消毒30～45分钟，有明显污染物时应采用含氯5000～10 000mg/L浸泡消毒≥60分钟。然后按规定清洗，灭菌。

（3）突发原因不明的传染病病原体污染的器械：在传播途径尚不明确的情况下，应根据多种传播途径来确定消毒范围和器械；依据病原体所属微生物类别中抵抗力最强的微生物来设定消毒液的浓度和剂量。消毒完成后，再按照普通器械的处理流程进行后续操作。

第三节　手术病人的准备

一、一般准备

病人需要提前送入手术室，护士仔细核对病人的信息，确保手术部位、药品等准确无误。护士需重视对手术病人的心理护理，缓解其焦虑与恐惧情绪，以便手术顺利进行。

二、手术体位准备

巡回护士根据手术部位安置手术体位，调整手术床，使用体位垫、固定带。

（一）手术体位安置原则

1. 维持病人正常的生理弯曲和轴线，保持各肢体和关节处于功能位，从而最大限度地提升病人的舒适度和安全性。

2. 充分显露手术野，保护病人隐私。

3. 保持病人呼吸通畅，循环稳定，不影响麻醉医师观察和监测。

4. 妥善固定，松紧度适宜（以容纳一指为宜），避免血管及神经受压、压力性损伤等并发症，防止术中移位、坠床。

（二）手术室常用的手术体位

1. 仰卧位　　是一种将病人头部置枕头并处于中立、双臂置于躯干两侧、双腿自然伸直的体位。根据手术部位和方式的差异，可调整成各类特殊仰卧位，如头（颈）后仰卧位、头高足低仰卧位以及人字分腿仰卧位等。

（1）水平仰卧位：适用于四肢、头颈部、胸腹部等手术（图4-1）。

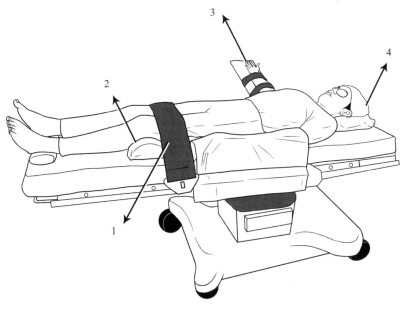

图4-1　水平仰卧位

注：1，膝关节上5cm处用约束带固定。2，膝下垫膝枕。3，外展置于托手板上，掌面向上，远端关节略高于近端关节。4，头部置头枕并处于中立，高度适宜。

（2）头（颈）后仰卧位：适用于口腔、颈前入路等手术（图4-2）。

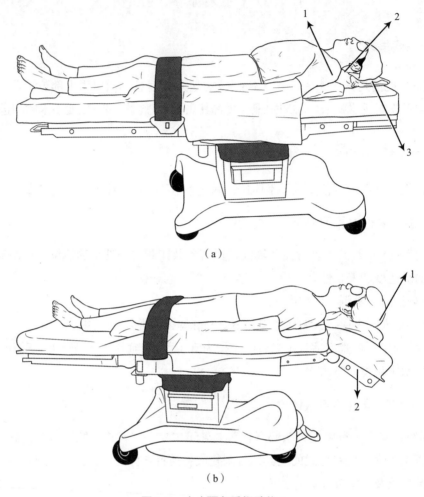

（a）

（b）

图4-2　头（颈）后仰卧位

注：（a）1，肩下置肩垫。2，颈下置颈垫。3，头后仰，头枕固定，保持头颈伸直。（b）1，头部置头枕。2，按需调低手术床头板。

（3）头高足低仰卧位：适用于上腹部手术（图4-3）。

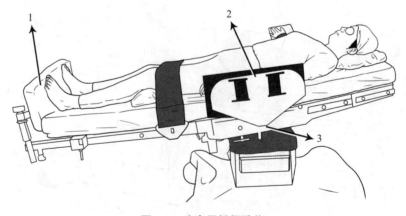

图4-3　头高足低仰卧位

注：1，足部可用脚挡固定。2，倾斜侧使用护手板。3，调节手术床至适宜倾斜角度。

（4）头低足高仰卧位：适用于下腹部手术（图4-4）。

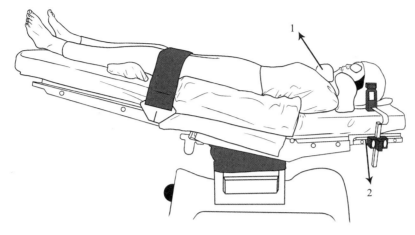

图4-4　头低足高仰卧位
注：1，肩部用肩挡固定。2，头板调高约15°。

（5）人字分腿仰卧位：①单纯人字分腿仰卧位，如开腹Dixon手术等。②头低足高人字分腿仰卧位，如腹腔镜下结直肠手术等。③头高足低人字分腿仰卧位，如腹腔镜下胃、肝、脾、胰等器官手术（图4-5）。

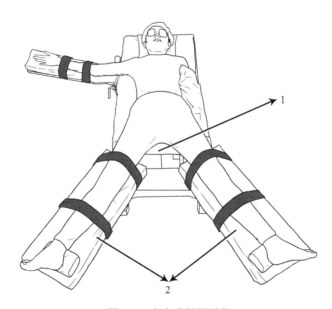

图4-5　人字分腿仰卧位
注：1，骶尾部超出手术床背板与腿板折叠外约5cm。2，调节腿板，使双下肢分开不超过90°。

2. 侧卧位　将病人侧卧，头部朝向健侧，双下肢自然弯曲，前后交错摆放，双上肢自然向前伸展，使病人脊柱处于水平线状态并保持生理弯曲。根据不同的手术部位及方式，调整至相应的特殊侧卧位。

（1）一般侧卧位：适用于颞部、肺、食管、侧胸壁、髋关节等部位的手术（图4-6）。

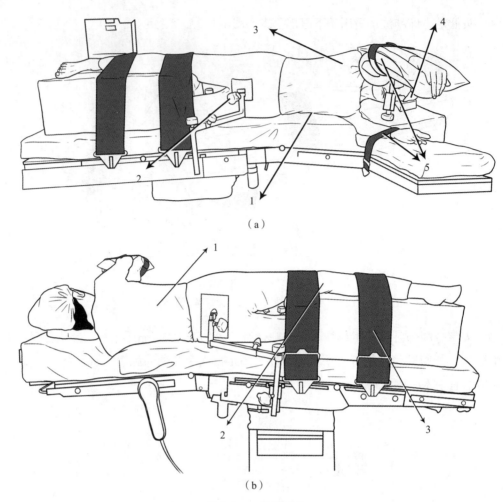

图 4-6　一般侧卧位

注：(a) 1，腋下距肩峰 10cm 处垫胸垫。2，腹侧用固定挡板支持耻骨联合。3，肩关节外展不超过 90°，两肩连线和手术台成 90°。4，头下置头枕，高度平下侧肩宽。5，术侧上肢屈曲呈抱球状置于可调节托手架上，远端关节稍低于近端关节，下侧上肢外展于托手板上，远端关节高于近端关节。(b) 1，背侧用挡板固定骶尾部或肩胛区（离术野至少 15cm）。2，双下肢约 45° 自然屈曲，前后分开放置，保持两腿呈跑步时姿态屈曲位。3，两腿间用支撑垫承托上侧下肢，小腿用约束带固定。

（2）腰部手术侧卧位：适用于肾、输尿管等部位的手术（图 4-7）。

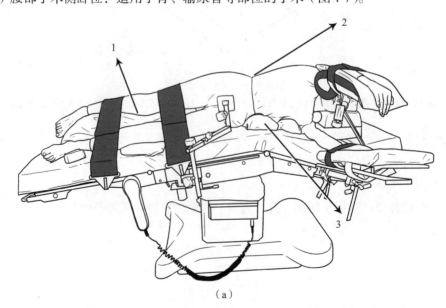

（a）

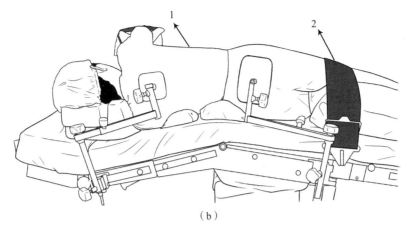

（b）

图4-7　腰部手术侧卧位

注：（a）1，双下肢屈曲约45°错开放置，下侧在前，上侧在后。2，手术部位对准手术床背板与腿板折叠处。3，病人侧卧，腰下置腰垫。（b）1，调节手术床：先整体头高脚低，然后使床头摇低，呈"︿"形，使病人凹陷的腰区逐渐变平。2，双腿间垫一大软枕，约束带固定肢体。

（3）45°侧卧位：适用于胸部、肾、腹部等部位的手术（图4-8）。

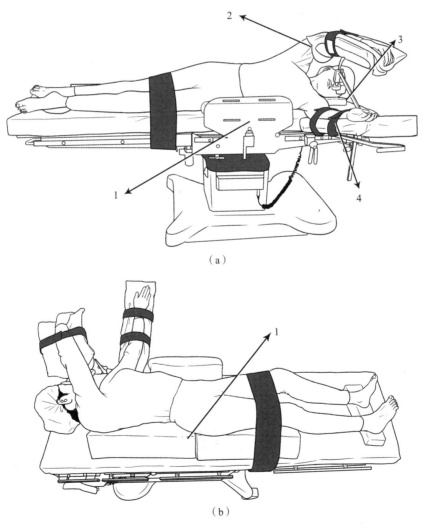

（a）

（b）

图4-8　45°侧卧位

注：（a）1，健侧大腿上端用挡板固定。2，术侧手臂用棉垫保护后屈肘呈功能位固定于麻醉头架上。3，头部置头圈。4，健侧手臂外展置于托手板上。（b）1，手术部位下沿手术床纵轴平行垫胸垫，使术侧胸部垫高约45°。

3. 俯卧位 病人俯卧，面朝下，背朝上，双下肢自然弯曲，确保胸腹部无受压。适用于头颈部、脊柱后路、盆腔后路及背部手术（图4-9）。

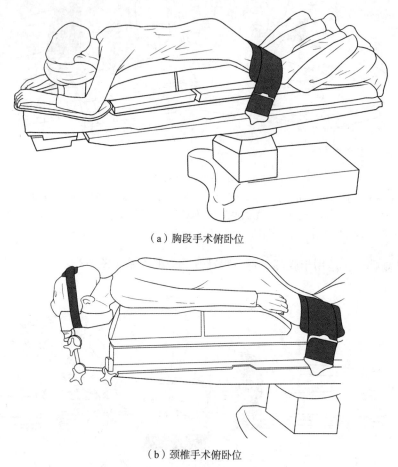

（a）胸段手术俯卧位

（b）颈椎手术俯卧位

图4-9 俯卧位

4. 截石位 病人仰卧，双腿放置于腿架上，臀部与手术床边缘平齐，充分显露会阴部，常用于肛肠手术和妇科手术（图4-10）。

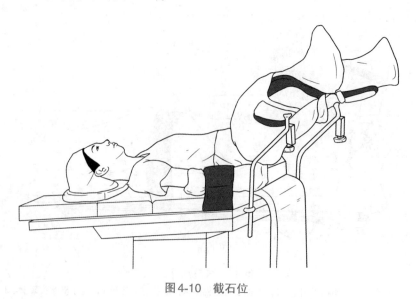

图4-10 截石位

5. 膝胸卧位　病人双腿稍分开，胸部、膝部和小腿贴于床面，大腿与床垂直。适用于肛门、直肠检测治疗及妇科矫正胎位、促进子宫复原（图4-11）。

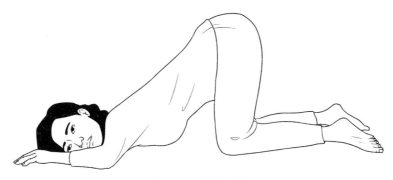

图4-11　膝胸卧位

三、手术区皮肤消毒

皮肤消毒的核心目标是清除手术切口及周边皮肤上的暂居菌，同时抑制常居菌的扩散，最大限度地降低手术部位感染的风险。

1. 消毒剂　常见皮肤黏膜消毒剂有碘类、醇类、胍类及过氧化氢类消毒剂。目前临床上普遍使用碘类消毒剂（0.5%～1.0%聚维酮碘、2%～3%碘酊），它属于中效消毒剂，可直接用于皮肤、黏膜和手术切口消毒。

2. 消毒方法　按先以2%～3%的碘酊涂擦手术区，待干燥后，再以75%的医用乙醇进行涂擦的顺序，如此循环往复2～3次；或直接使用0.5%～1.0%的聚维酮碘涂擦手术区，次数不少于2次。在进行植皮手术时，供皮区皮肤应使用75%的乙醇进行3次消毒。对婴幼儿、面部、会阴部皮肤及口鼻腔黏膜的手术消毒一般选用0.5%安尔碘。

3. 消毒范围　至少覆盖手术切口周围皮肤15～20cm的区域，若术中有延长切口的可能，应相应地扩大消毒范围。

4. 消毒原则

（1）尽量脱去病人的衣服，充分暴露消毒区域。

（2）清洁切口皮肤消毒从中心向四周涂擦，污染手术或感染伤口则从外围向中心涂擦，污染后的消毒纱球不得再用于清洁区域。

第四节　手术人员的准备

一、一般准备

手术人员进入手术室需更换专用衣裤和鞋，戴口罩和手术帽，头发、口鼻不可外露，剪短指甲并保持清洁。

二、外科手消毒

外科手消毒是手术中的关键步骤，目的是清除或杀灭手术人员手部的暂居菌，减少常居菌，防止细菌进入手术切口，有效预防手术部位感染。

外科手消毒指在手术前，医护人员使用流动水和洗手液，对双手、前臂至上臂下1/3进行揉搓冲洗，再用手消毒剂，以清除或杀灭手部、前臂至上臂下1/3的暂居菌，并减少常居菌的过程。应遵循的原则：先洗手后消毒；不同病人手术之间、手套破损或手被污染时，应重新进行外科手消毒。外科手消毒常用方法为外科冲洗手消毒和外科免冲洗手消毒。外科洗手采用"六步洗手法"（图4-12）。

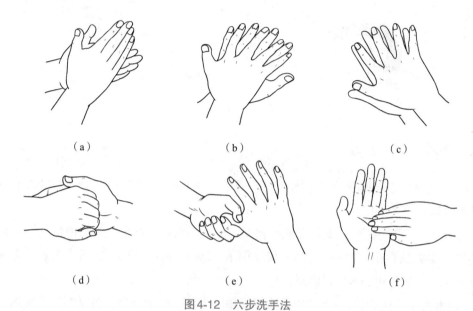

图4-12　六步洗手法

注：（a）掌心相对，手指并拢相互揉搓。（b）手心对手背沿指缝相互揉搓。（c）掌心相对，手指交叉，指缝相互揉搓。（d）弯曲手指关节，在掌心旋转揉搓。（e）拇指在掌心旋转揉搓。（f）五指并拢，指尖在掌心旋转揉搓。

1. **外科冲洗手消毒**　按"六步洗手法"完成外科洗手。取适量手消毒剂涂抹至双手各部位、前臂以及上臂下1/3区域，认真揉搓3～5分钟。再以流动水从指尖向手肘方向单向冲洗双手、前臂及上臂下1/3，最后用无菌巾擦干。流动水质量需符合GB 5749—2022规定标准。若水质不达标，手术人员在佩戴手套前应使用速干手消毒剂消毒双手。手消毒剂的取液量、揉搓时间及使用方法均需遵循产品说明书。

2. **外科免冲洗手消毒**　完成外科洗手后，取适量手消毒剂于左手掌，将右手指尖浸泡至少5秒，均匀涂抹手消毒剂至右手、前臂直至上臂下1/3，环形运动进行涂擦，揉搓10～15秒至干燥。重复此过程于左手。再取适量手消毒剂，揉搓双手至手腕至干燥。手消毒剂的取液量、揉搓时间及使用方法均需遵循产品说明书。

三、穿无菌手术衣

1. **传统对开式手术衣**　①取手术衣，双手握住衣领两角，抖开手术衣。②向上轻抛手术衣，双手顺势插入袖中，双臂平行前伸，手指不露出袖口，不可高举过肩。③巡回护士在背侧抓住衣领内面，协助穿衣者拉袖口，并将衣领后带系好。④穿好手术衣和无菌手套，双手交叉，身体前倾，递腰带至后方，由巡回护士接住并系好。⑤穿好无菌手术衣后，双手应保持在腰部至肩部之间的区域（图4-13）。

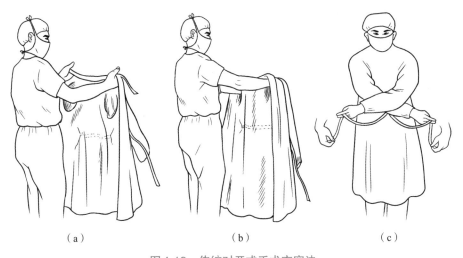

（a）　　　　　　　　　（b）　　　　　　　　　（c）

图4-13　传统对开式手术衣穿法

注：（a）手提衣领两端抖开全衣。（b）双手伸入衣袖中。（c）提起腰带，由他人系带。

2. **遮背式手术衣**　①拿取无菌手术衣，选择宽敞处站立，面向无菌台。手提衣领并抖开，让另一端下垂。②双手提衣领，展开手术衣至与肩平，内侧面朝自己。双手插袖，臂平伸，手指不露出袖口，不可高举过肩。③巡回护士在穿衣者背侧抓住衣领内面，协助将袖口后拉，系好领口和左叶背部与右侧腋下的系带。④穿衣者戴好无菌手套。⑤解开腰带结，递给已戴无菌手套的医师或器械护士，或用手套纸包好递给巡回护士，或巡回护士用无菌持物钳夹持，原地旋转一周后接过，系于胸前，确保外片遮盖内片（图4-14）。

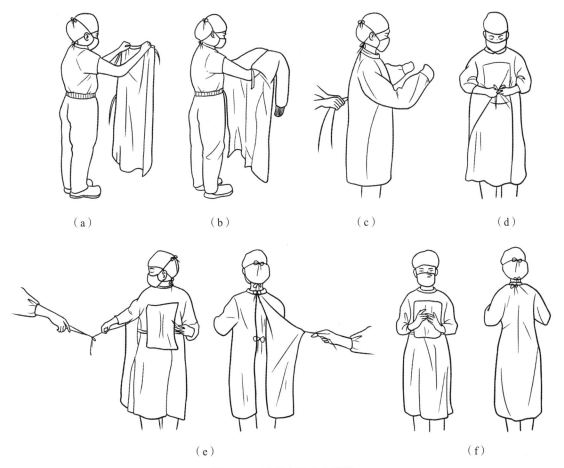

（a）　　　　　　　　（b）　　　　　　　　（c）　　　　　　　　（d）

（e）　　　　　　　　　　　　　　　　　　　　（f）

图4-14　遮背式手术衣穿法

3. 穿无菌手术衣注意事项

（1）穿无菌手术衣须在相应手术间进行。

（2）严禁触及非无菌区域，如有疑虑，应立即进行更换。

（3）有破损或可疑污染的无菌衣，应立即更换。

（4）巡回护士向后拉衣领时，不可触及手术衣外面。

（5）穿无菌手术衣者须穿戴无菌手套，才能解开腰部活结或取下腰带。若未戴无菌手套，其双手不得触碰手术衣袖或其他无菌区域。

（6）无菌手术衣的无菌区范围为肩以下、腰以上及双侧腋前线之间。

四、戴无菌手套

流程为先穿手术衣后戴手套，按照戴手套者的手是否直接接触手套，分为无接触式和开放式2种。

1. 无接触式戴无菌手套方法

（1）自戴无菌手套方法：①穿无菌手术衣时双手包裹在袖口内。②取手套放在同侧的掌侧面，指端朝手臂，反折边与袖口平齐，隔衣袖抓住手套边缘，并将手套翻转包裹手及袖口（图4-15）。

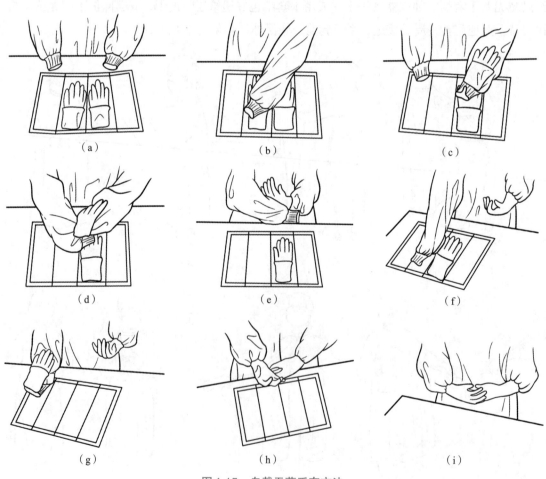

图4-15　自戴无菌手套方法

（2）协助戴无菌手套方法：已戴手套者将手套撑开，被戴者对准手套，直接插入手套中（图4-16）。

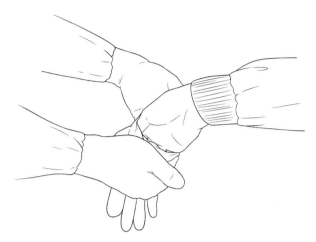

图4-16　协助戴无菌手套方法

2. 开放式戴无菌手套方法　①左手抓住右侧手套反折部，右手插入手套内，戴好手套。②已戴好手套的右手拇指外展，其余手指插入左手手套反折部的内面，左手插入并戴好。③分别将左、右手套的反折部翻回，并盖住手术衣的袖口。④用无菌生理盐水冲洗手套上的滑石粉，检查手套完整性，如有破损，须立即更换（图4-17）。

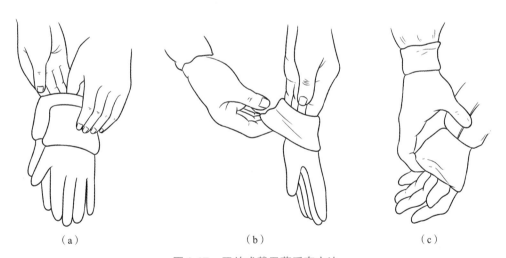

（a）　　　　　　　　　　　　　（b）　　　　　　　　　　　　　（c）

图4-17　开放式戴无菌手套方法

注：（a）先将右手插入手套内。（b）已戴好手套的右手指插入左手套的翻折部，帮助左手插入手套内。（c）将手套翻折部翻回盖住手术衣袖口。

3. 戴无菌手套的注意事项

（1）未戴无菌手套的手不可触及无菌手套外面（无菌面）和已戴无菌手套的手。

（2）应先戴好无菌手套后，再协助他人戴无菌手套，并避免触及其皮肤。

（3）无菌手套口要严密地包裹住袖口，腕部不可裸露。

（4）戴好后应检查手套有无破损，如有破损，须立即更换。

五、脱手术衣及手套

1. 脱手术衣

（1）自行脱手术衣法：握住手术衣的左肩部分，并向下拉动，使得衣袖翻转向外，与此同时，同法操作右侧肩部，将手术衣脱下，使得内里翻转向外，从而确保手臂及洗手衣裤免受手术衣污染面的影响。

（2）他人协助脱手术衣法：术者双手抱肘，巡回护士帮助翻转手术衣肩部至肘部，并向手部方向拉动，脱下手术衣和手套。

2. 脱手套

（1）用戴手套的手抓取另一手的手套外侧翻转摘除。

（2）用已摘手套的手伸入另一手套内侧翻转摘除，确保手不被外侧污染。

第五节　手术室无菌操作原则及手术配合

手术室人员掌握无菌技术、执行无菌操作原则，是预防切口感染、确保病人安全和手术成功的关键。

一、手术室无菌操作原则

（一）无菌器械台铺置

1. 铺置前准备

（1）根据手术性质及范围，选用适宜的器械车，所需无菌物品准备齐全。

（2）将无菌包放置在器械车中央，对无菌包名称、灭菌期限及外包化学指示物进行仔细核验，确保无菌包处于完整、干燥、无破损状态。

2. 铺置流程及注意事项

（1）打开无菌包外层，器械护士用无菌持物钳打开内层，先开近侧，检查内部灭菌指示物合格后，再开对侧，将无菌物品打至无菌器械台，随后将台置于无人区域，再进行外科手消毒。

（2）将器械物品按使用顺序、频率、分类进行摆放于无菌器械台面。无菌器械台的无菌巾共4～6层，无菌单应下垂台缘30cm以上，无菌单下缘在回风口以上。若无菌巾浸湿，应及时更换或加盖干的无菌巾。

（二）手术区铺单法

在手术切口或有创操作部位铺盖手术单，以暴露必要的最小皮肤区域并建立无菌屏障，从而防止和减少术中污染。

1. 铺盖手术单的原则

（1）手术切口巾距离手术切口2～3cm铺置。

（2）术区周围应覆盖4～6层手术单，其他部位至少覆盖2层。

（3）手术单应下垂至手术床左右缘30cm以上。

（4）手术单上方头端覆盖麻醉头架、下方足端覆盖器械托盘。

（5）若术中手术单被水或血液污染，须及时覆盖另一手术单，以隔离无菌区。

（6）遵循先污后洁，即先铺相对不洁区（如下腹部、会阴部），最后铺靠近操作者的一侧。

（7）已铺好的手术单如需移动，只能由手术区向外移动，不可向内移动。

2. 铺无菌巾　一般用4块无菌巾将切口周围遮盖。

（1）器械护士按顺序传递无菌巾给第一助手：第1、2、3块无菌巾折边1/3朝助手，第4块无菌巾折边朝自己。

（2）第一助手接过折边的无菌巾，分别铺于切口下方、上方及对侧，最后铺自身侧。每块巾的内侧缘距切口线 3cm 以内。若手术医师已穿好无菌手术衣，则铺巾顺序为先下后上，再近侧后对侧。

（3）手术巾的4个交角处分别用布巾钳固定或用无菌手术薄膜粘贴。手术医师铺切口巾后，再次进行外科手消毒，穿无菌手术衣和戴无菌手套，并与器械护士铺置其他层次的无菌手术单。

2. 铺手术中单　将2块无菌中单分别铺于切口的上、下方。铺巾者需注意避免自己的手接触非无菌物品。

3. 铺手术洞单　将有孔洞的剖腹大单置于切口，短端向头，长端向下。自上下分别展开，手在包裹在大单里面以防污染。短端盖麻醉架，长端盖器械托盘，两侧和足端超手术台边缘30cm。

（三）手术中的无菌技术原则

1. 明确无菌范围

（1）手术人员完成无菌准备后，应避免接触未消毒物品。穿好手术衣后，无菌操作区域限于肩以下、腰以上及双侧腋前线内。手臂不得高举过肩或下垂过腰、交叉于腋下。

（2）无菌桌或手术台仅桌缘平面以上属无菌区，参加手术人员不得扶持无菌桌的边缘，取用无菌物品时不可触及。凡掉落台面以下的器械、敷料及缝线等一概不能再使用。

2. 保持无菌物品的无菌状态　无菌区内所有物品必须严格灭菌。手套、手术衣及手术用物，如有污染、破损、潮湿，均视为有菌，应立即更换。无菌物品仅供单人使用，一旦打开未用，也不能给其他病人使用，需重新灭菌。

3. 保护切口皮肤　常规消毒后仍有细菌残留，切开皮肤前可粘贴无菌手术薄膜。切开后，用无菌大纱布垫或手术巾遮盖并固定切口，或使用切口保护器保护切口，仅显露手术野。如需延长切口或缝合前，用75%乙醇再次消毒。手术暂停时，用无菌巾覆盖切口。

4. 正确传递物品和调换位置　传递器械及手术用品时，不得在手术人员背后或头顶方向进行。手术人员面向无菌区，并在规定范围内活动。如需交换位置，同侧手术人员应一人先退后一步，背对背转身调换位置；对侧手术人员则需通过器械台侧交换位置。

5. 减少空气污染　手术间门随时保持关闭状态，室内空调机风口不能吹向手术台，回风口无遮挡；手术过程中应保持安静，咳嗽、打喷嚏时须将头转向非无菌区。

二、手术配合

每台手术人员配备包括麻醉医师、手术医师、护士及工勤人员等，手术人员均有明确的分工和职责，同时要相互协作和配合，以确保手术过程的安全和顺利进行。

（一）巡回护士

巡回护士又称辅助护士，在台下负责手术全过程中手术用物的供给，根据手术需要协助完成输液、输血，对病人实施整体护理。同时监督手术团队及其他成员遵守无菌操作原则，保证手术顺利、安全进行。具体职责如下。

1. 手术前

（1）了解拟实施手术名称、麻醉方式及病人相关信息，器械护士下夜班或休息时，由巡回护士按要求访视病人。

（2）认真检查手术所需物品、设备等是否齐全，调试好术中需用的各种仪器以及手术间内光线和温湿度。

（3）执行手术病人交接制度，与病房护士进行交接，核对药品、影像资料等，确保病人无义齿、饰品等物品，并在交接单上予以签名。

（4）核对病人信息，如姓名、性别、年龄、血型、过敏史、病区、床号、住院号、诊断和手术详情。检查病人皮肤完整性和肢体活动情况，以及手术区域皮肤准备。建立静脉通路并输液，核对血型和交叉配血结果。做好保暖和隐私保护。

（5）严格执行手术物品清点制度，分别于手术开始前、术中关闭体腔前后、缝合皮肤后，与器械护士共同清点器械、敷料数量并准确记录。

（6）正确连接各种仪器设备连线，安排手术人员就位，协助开台。

2. 手术中

（1）执行《手术安全核查制度》，在麻醉前、手术开始前、病人离室前，与麻醉医师、手术医师共同核对病人信息，确保病人、手术部位、手术方式等正确无误。

（2）协助器械护士、手术医师穿无菌手术衣；协助实施麻醉，并与手术医师共同安置手术体位，实施必要的保护和约束措施，防止病人坠床。密切观察术中情况，注意保持静脉输液通畅。

（3）准确执行术中医嘱，在操作前应口头重复医嘱，认真核对药名、剂量及用法，输血时与麻醉医师核对并签名。妥善管理手术标本，督促及时送检。

（4）及时补充手术所需用物，及时记录。

（5）监督手术人员在执行手术过程中严格遵守无菌操作规程，保持手术间环境整洁，室温适宜。

（6）密切观察术中病人病情变化和填写护理记录。

3. 手术后

（1）保持病人衣物整齐，注意保护病人隐私和保暖。

（2）检查病人皮肤，妥善固定各引流管，整理其随带物品（药物、影像资料、衣服），护送病人至复苏室或病房，并认真与复苏室护士或病房护士交班。

（3）整理手术间，将物品归于原处，及时补充各种备用药品及物品，进行常规清洁及空气消毒。

（二）器械护士

器械护士又称洗手护士，需进行刷手、穿戴无菌手术衣和手套等无菌准备，配合手术医师完成手术。具体职责如下。

1. 手术前

（1）术前1日访视病人，了解手术名称、病情、麻醉和手术方式等，必要时参加病例讨论。

（2）备齐手术物品，请术者确认关键器械和物品，检查无菌物品及器械的灭菌标识和有效期。

（3）协助巡回护士安置病人，术前15～20分钟洗手、穿无菌手术衣、戴无菌手套，铺好无菌器械台，检查并摆放好各种器械、敷料，协助手术医师进行手术区皮肤消毒和铺无菌手术单。

（4）严格执行手术物品清点制度，在手术开始前、关闭体腔前、关闭体腔后及缝合皮肤后，与巡回护士共同清点器械、纱布、棉球、缝针等数目及完整性。术中追加物品时，须与巡回护士共同即刻清点，无误后使用。

2. 手术中

（1）关注手术进程，掌握手术步骤及主刀医师习惯，正确向术者传递器械、敷料、缝针等手术用物，做到主动、准确、敏捷、心中有数。

（2）手术用物使用后及时收回擦净，在传递前和使用后均需检查器械完整性。

（3）将暂时不使用的器械放置于器械台的边缘区域。若器械接触过污染部位，为防止污染扩散，应予以单独放置。

（4）紧密关注手术进程，若发生大出血、心搏骤停等紧急状况，须保持镇定自若，备齐抢救器械，全力配合医护人员实施救治。

（5）妥善保管术中切下的组织或标本，监督手术台上人员的无菌操作和手术医师对特殊器械及电外科的安全使用。

3. 手术后

（1）协助手术医师包扎伤口，清洁术区皮肤，连接各种引流袋。

（2）按要求分类处理各种用物、敷料等，做好器械整理，及时与消毒供应人员交接。

（3）术后2～3日进行术后回访。

 知识拓展

达芬奇机器人手术的术中配合

1. 巡回护士的配合　协助器械护士完成达芬奇机器人光源线、摄像头以及气腹、电刀等附加设备的连接，将机器人手术平台推入合适区域；密切观察手术全过程，及时提供所需物品，提前检查所需高值耗材准备情况。

　　2. 器械护士的配合　与巡回护士一起套好达芬奇机器人系统各机械臂和镜头臂的无菌保护套，连接机器人专用镜头、单极电凝、超声刀等仪器设备。协助医师建立气腹并置入套管针，连接机器人镜头臂，完成目标定位操作，再将机械臂连接相应的套管针，置入操作器械。同时根据手术进程和术者习惯，及时传递超声刀、锁扣钳、剪刀、达芬奇专用腔内直线切割闭合器、持针器及一次性切口保护套等。

　　资料来源：冯新新，张海伟.达芬奇辅助左半结肠癌根治全腔内重叠侧侧吻合术的护理配合［J］.中国微创外科杂志，2023，23（9）：718-720.

本章小结

思考题

　　1. 病人，男，32岁，因甲状腺功能亢进症拟行甲状腺大部分切除术。

　　请问：

　　（1）作为巡回护士，你应如何安置该病人的手术体位？

　　（2）在安置体位过程中，应遵循的要求有哪些？

　　2. 实习护士进入手术室实习，跟随带教老师熟悉手术室无菌操作技术。

　　请问：

　　（1）实习护士在做好外科手消毒后，可以进入的区域是哪里？

　　（2）实习护士在穿无菌手术衣时应注意哪些问题？

更多练习

（曾芬莲）

第五章　麻醉病人的护理

教学课件

学习目标

1. 素质目标

具有洞察麻醉病人的心理以及防范麻醉过程中及麻醉后风险的管理意识。

2. 知识目标

（1）掌握：局部麻醉药中毒的急救处理及预防毒性反应和导致毒性反应的原因；椎管内麻醉的分类和并发症；蛛网膜下腔阻滞麻醉和硬膜外腔阻滞麻醉的异同点；全身麻醉病人的监测和护理。

（2）熟悉：麻醉前常用药物的种类及呼吸道准备、肠道准备；局部麻醉药毒性反应的处理。

（3）了解：麻醉药的作用特点；临床麻醉深度的判断。

3. 能力目标

能运用护理程序为全身麻醉后病人实施麻醉后护理。

案例

【案例导入】

病人，女，41岁。因健康体检时肝胆B超检查发现胆囊息肉，大小8mm×10mm，自诉无腹痛、腹胀等不适。检查：T 36.2℃，P 80次/分，R 18次/分，BP 116/64mmHg，腹平软，右上腹无压痛、反跳痛。诊断为胆囊息肉，医嘱予完善术前各项检查，拟全身麻醉下行腹腔镜下胆囊切除术。

【请思考】

该病人麻醉前需要评估哪些内容并落实相关常规准备？

【案例分析】

麻醉学（anesthesiology）是运用麻醉的基本理论、基本知识和临床技能减轻或消除病人的手术疼痛，为手术创造良好条件，确保病人安全的一门学科。现代麻醉学涵盖临床麻醉、疼痛治疗、急救复苏和重症治疗4个分支，临床麻醉是其主要分支。临床麻醉根据麻醉的作用部位和使用药物的不同分为全身麻醉（简称全麻）、局部麻醉（简称局麻）、椎管内麻醉及复合麻醉。随着外科技术和麻醉学的不断发展，麻醉技术和理论不仅应用于手术中，也应用在其他领域，其工作范围也从单纯的手术室扩展到病房、门诊、急诊等更多场所。

第一节　麻醉前准备

任何麻醉都可能存在风险，需要在麻醉前做好各项评估，完善各项准备工作，提高病人对手术麻醉的耐受性，避免发生麻醉意外，确保病人在麻醉期间的安全。

一、麻醉前评估

良好的麻醉前评估可减少病人住院时间和不必要的检查，降低手术取消率，减少医疗资源的不必要浪费。麻醉医师通过麻醉前访视，根据病人的诊断、病史记录、麻醉有关的检查结果以及手术方式、范围等综合因素对病人的全身情况和麻醉耐受力做出全面的评估，制定最佳麻醉方案。

二、麻醉前准备事项

1. 病人准备

（1）心理准备：病人在实施麻醉和手术前会有紧张、焦虑等不良应激心理，可能对围手术期产生不良影响，需要积极给予关心、鼓励，必要时给予药物治疗，出现心理障碍时请心理医师干预。

（2）身体准备：麻醉前给予营养支持，改善病人营养状态，纠正脱水、电解质紊乱和酸碱平衡失调，如果合并内科疾病需积极干预治疗，使病人各脏器处于良好状态应对麻醉和手术。做好呼吸道及消化道准备。术前戒烟2周以上。教会病人腹式呼吸，有效咳痰方法，改善肺通气功能、减少术后呼吸道分泌物，预防术后发生肺炎和肺不张。择期手术病人麻醉前禁食6～8小时，禁饮2小时，减少术中、术后发生呕吐和误吸导致窒息。急诊手术的病人，在时间允许下充分禁食水。饱食后的急诊手术病人可以采取局部麻醉方式，保障安全。

2. 相关设备、用具和药品准备　麻醉前应检查并确保麻醉机、麻醉用品，急救设备、药品，监测设备均处于备用状态，性能良好，防止意外。

3. 麻醉用药确定　根据麻醉方法和病情选择合适的麻醉药，一般全麻病人选用镇静药和抗胆碱药，有剧痛者适当使用镇痛药；蛛网膜下腔阻滞麻醉（简称腰麻）病人以镇静药为主，硬膜外腔阻滞（简称硬麻）麻醉者酌情给予镇痛药。一般状况差者如年老体弱、恶病质及甲状腺功能减退症（简称甲减）的病人应酌情减少麻醉药用药量，而年轻体壮及甲状腺功能亢进症（甲亢）病人酌情增加用药量。常用药物有镇静催眠药、镇痛药、抗胆碱能药及抗

组胺药四类。

（1）镇静催眠药：镇静药主要使用苯二氮䓬类药物，如地西泮（安定）及咪达唑仑（咪唑安定）可口服或静脉注射，根据年龄和体重合理使用剂量。催眠药主要使用巴比妥类药物，如苯巴比妥（鲁米那）及司可巴比妥（速可眠），肌内注射，根据年龄和体重合理使用剂量。

（2）镇痛药：具有镇静及镇痛作用，与全身麻醉药有协同作用，可减少麻醉药用量。椎管内麻醉时作为辅助用药，以减轻内脏牵拉反应。常用药物有吗啡、哌替啶。

（3）抗胆碱药：阻断M胆碱受体，抑制腺体分泌，解除平滑肌痉挛及迷走神经兴奋对心脏的抑制作用。常用药物有阿托品、东莨菪碱，以肌内注射为宜。

（4）抗组胺药：拮抗或阻滞组胺释放，解除平滑肌和血管痉挛。常用药物有异丙嗪，肌内注射为宜。

4. 知情同意　麻醉需签署麻醉知情同意书，告知病人及家属麻醉方式、可能出现的意外情况和并发症等。

 知识拓展

围手术期血压控制目标

高血压是常见的心血管疾病，是威胁中老年人健康的主要疾病之一。围手术期高血压可增加手术出血，诱发或加重心肌缺血，导致脑卒中以及肾衰竭等并发症。血压控制的目标：年龄＜60岁，血压＜140/90mmHg；年龄＞60岁，如不伴糖尿病、慢性肾脏病，收缩压应＜150mmHg；年龄＞80岁，收缩压维持在140～150mmHg，如伴糖尿病、慢性肾脏病，血压＜140/90mmHg。进入手术室后血压仍高于180/110mmHg的择期手术病人，建议推迟手术，如确有手术需要（如肿瘤伴少量出血），家属同意可手术。

资料来源：中国心胸血管麻醉学会，北京高血压防治协会.围术期高血压管理的指导建议［J］.中华麻醉学2023，43（12）：1421-1427.

第二节　全身麻醉

全身麻醉是目前临床上最常用的麻醉方法。全身麻醉病人表现为神志消失、全身的痛觉丧失、遗忘、反射抑制和一定程度的肌肉松弛。

一、分类

1. 吸入麻醉　挥发性麻醉药或气体经呼吸道吸入肺内，再经肺泡毛细血管吸收入血，到达中枢神经系统产生全身麻醉。常用的吸入麻醉药：①氧化亚氮又称笑气，常与强效吸入全身麻醉药复合应用，以降低后者的用量，减少副作用，并可加快麻醉诱导和苏醒。②七氟烷又称七氟醚，其麻醉效能较强，用于麻醉诱导和维持，麻醉后苏醒迅速，苏醒过程平稳，恶心、呕吐发生率低。②地氟烷又称地氟醚，其麻醉效能较弱，用于麻醉诱导和维持，麻醉诱导和苏醒都非常迅速。

2. 静脉麻醉 麻醉药经静脉注射进入体内，通过血液循环作用于中枢神经系统而产生全身麻醉。常用的药物有以下5种。

（1）氯胺酮：镇痛作用强，适用于全麻诱导和维持、小儿基础麻醉、体表小手术等。使用该药可能会引起一过性呼吸暂停，幻觉、噩梦，增高眼压和颅内压，因此癫痫、高眼压、颅内压增高及缺血性心脏病病人应慎用。

（2）依托咪酯：又称乙咪酯，属于短效催眠药，无镇痛作用。主要用于全麻诱导，适用于年老体弱和危重病人。注射该药物后可引发肌阵挛，引起注射部位局部疼痛，术后易发生恶心、呕吐，反复用药和持续静脉滴注后可能抑制肾上腺皮质功能。

（3）异丙酚：又称丙泊酚，具有镇静、催眠及轻微镇痛作用。主要用于全麻的诱导与维持、门诊小手术和检查的麻醉。老年人及术前循环功能不全者应减量。

（4）咪达唑仑：为苯二氮䓬类药物，具有短效麻醉镇痛作用，随剂量增加，可产生抗焦虑、镇静、催眠、顺行性遗忘、抗惊厥和中枢性肌松弛等不同作用，无蓄积现象。主要用于术前镇静、麻醉诱导和维持。

（5）右旋美托咪定：具有镇静、抗焦虑和镇痛效应，用于术中镇静和全麻辅助用药。

二、适应证

全身麻醉能满足全身各部位手术需要，较之局部和椎管内麻醉更舒适、安全。

三、护理诊断/问题

1. 焦虑、恐惧 与手术室环境陌生、担忧麻醉效果和预后等有关。
2. 知识缺乏 与缺乏有关麻醉及麻醉配合的相关知识有关。
3. 有受伤的危险 与麻醉未完全清醒或感觉未完全恢复有关。
4. 潜在并发症 反流与误吸、呼吸道梗阻、低氧血症、苏醒延迟等。

四、护理措施

1. 一般护理 全麻后病人应取侧卧位或者去枕平卧位，头偏向一侧至完全清醒，以防恶心、呕吐时造成误吸，麻醉清醒后根据手术方式和病情选择卧位。了解术中情况，密切监测生命体征，包括体温、心率、血压、呼吸、血氧饱和度等，通常全麻术后每隔15～30分钟测量一次生命体征，待病情稳定后可1～2小时测量一次。

2. 呼吸道护理 一般情况下给予低流量给氧，氧流量以1～2L/min为宜，根据病人的呼吸及血氧饱和度水平进行调节，及时清除口咽部分泌物，保持呼吸道通畅，观察有无舌后坠、痰液堵塞。术后2小时内尽量保持病人神志清醒，以免病人熟睡影响呼吸功能。

3. 防止意外伤害的护理 病人苏醒过程中常出现躁动不安或幻觉，容易发生意外伤害。应注意评定病人的苏醒进展，适当防护，必要时加以约束，防止病人发生坠床、碰撞及不自觉地拔出输液或引流管等意外伤害。

4. **注意保暖**　病人术中基础代谢率低，术后易出现四肢冰冷、寒战等低体温现象，应当加盖被子保暖，保持病房温度适宜。

5. **预防并发症及护理**　观察病人术后是否存在呼吸困难、打鼾等症状，这些症状往往由舌后坠引起，可使用口咽通气管、托起下颌或垫高肩部使头后仰改善。当出现喉痉挛时，病人会发出尖锐的哮鸣音，应立即去除病因，加压给氧或气管插管等处理。全麻术后及时清理呼吸道分泌物，保持呼吸道通畅，避免呼吸道梗阻。鼓励病人深呼吸、有效咳嗽，以防肺部感染。

6. **基础护理**　全麻术后应保持口腔清洁，加强翻身，尽早活动，避免压力性损伤及静脉血栓的发生。

 知识拓展　　● ● ●

苏醒延迟

病人麻醉后出现苏醒延迟最常见的原因是麻醉药的影响。检测血气分析、血糖、血清电解质和血红蛋白浓度等可以排除代谢原因。麻醉药物引起的苏醒延迟可以使用以下几类药物逆转。

1. **拮抗苯二氮䓬类药物作用**　氟马西尼通过竞争性抑制苯二氮䓬类受体而阻断苯二氮䓬类药物的中枢神经系统作用。

2. **拮抗阿片类镇痛药作用**　纳洛酮用于改善阿片类镇痛药引起的呼吸抑制时，应从最小剂量开始，注意其可能导致的疼痛、高血压、心动过速和急性肺水肿等不良反应。

3. **拮抗肌松药作用**　常用新斯的明拮抗肌松药残留阻滞，同时使用阿托品；如有需要，可以使用舒更葡萄糖钠逆转罗库溴铵和维库溴铵的肌松作用。苏醒延迟原因不明时，应进行头部CT扫描以分辨是不是颅内疾患引起的。

资料来源：中华医学会麻醉学分会.麻醉后监测治疗专家共识［J］.临床麻醉学杂志，2021，37（1）：89-94.

第三节　局部麻醉

局部麻醉（简称局麻）是指用局部麻醉药暂时阻断某些周围神经的冲动传导，使这些神经所支配的区域产生麻醉作用，是一种简便易行、安全有效、并发症少的麻醉方法，局麻时病人意识清醒，适用于较浅表、局限的手术。

一、局麻药分类

局麻药根据分子结构中间链的不同可分为酯类和酰胺类两类。

1. **酯类**　酯类药包括普鲁卡因、丁卡因等，因其在血浆内被胆碱酯酶分解，使用该类药物时需谨慎。

2. 酰胺类　酰胺类药物包括利多卡因、布比卡因等，因其在肝内被肝微粒体酶系水解，肝功能不全者应慎用。

二、局麻方法

1. 表面麻醉　是将渗透性强的局麻药与黏膜接触，作用于神经末梢产生麻醉作用，常用于眼睛、鼻、咽喉、气管和尿道等处的浅表手术或者内镜检查。

2. 局部浸润麻醉　是将局麻药注射于手术部位的组织内，分层阻滞组织中的神经末梢，产生麻醉作用，适用于表浅手术，以及有创性的检查和治疗，但不适用于感染及癌肿部位。

3. 神经阻滞麻醉　是将局麻药注射至神经干、神经丛或神经节旁，暂时阻断该神经的传导功能，使受该神经支配的区域产生麻醉作用。

4. 静脉局部麻醉　是在肢体上结扎止血带后通过静脉注入局麻药，使止血带远端肢体得到麻醉的方法，由于受止血带结扎时间的限制，只能用于四肢、肘或膝以下的短时手术。

三、护理诊断/问题

1. 知识缺乏　缺乏局部麻醉的相关知识。
2. 潜在并发症　局麻药的毒性反应、变态反应。

四、护理措施

1. 一般护理　局麻对机体影响小，麻醉后体位和饮食没有特殊要求，根据所实施的手术给予相应术后护理。门诊手术病人应在手术室外留观一段时间，无异常反应方可离开，并做好病人告知，如有不适，及时就诊。

2. 局麻药毒性反应的护理　局麻药吸收入血后，单位时间内血中局麻药浓度超过机体耐受量就会发生毒性反应，病人出现口唇麻木、头痛、头晕、耳鸣、视物模糊、口齿不清、肌肉抽搐、血压下降、意识模糊、惊厥、昏迷，甚至出现心搏、呼吸骤停，需要及时识别与抢救，关键在预防。

（1）预防：①麻醉前给予苯巴比妥钠、巴比妥类、抗组胺等药物，以预防减轻毒性反应。②一次给药量不超过限量。③避免注入血管，注药前回抽确认无回血方可推注。④如无禁忌，可在100ml局麻药内加入0.1%肾上腺素0.1～0.3ml，减慢局麻药吸收，延长局部麻醉时间，但对指（趾）、阴茎等末梢动脉供血的部位忌用，以免缺血坏死。

（2）急救：一旦发生毒性反应，立即停药，给氧。毒性反应轻者可静脉注射地西泮或咪达唑仑预防和控制抽搐。若病人出现抽搐或惊厥，静脉注射硫喷妥钠控制痉挛，必要时气管插管。当病人出现低血压，可用麻黄碱或间羟胺等维持血压。心率缓慢者则静脉注射阿托品。一旦呼吸、心搏骤停，应立即心肺复苏。

3. 局麻药变态反应的护理　变态反应是使用局麻药后另一个比较严重的不良反应，病人出现荨麻疹、咽喉水肿、支气管痉挛、低血压及血管神经性水肿等，严重时可危及生命。发生后要及时处理，避免引发严重后果。

（1）预防：首先做好评估，若病人既往有过敏史，可选用酰胺类局麻药。局麻药皮肤试验假阳性率高，因此使用前无须常规皮试。

（2）处理：一旦发生，马上停药，保持呼吸道通畅，给氧；遵医嘱注射肾上腺素，同时给予糖皮质激素和抗组胺药；维持循环稳定，适量补充血容量，紧急时可适当选用血管加压药。

4. **健康指导**　宣教局麻药的相关知识及局麻配合注意事项。

第四节　椎管内麻醉

将麻醉药注入椎管的蛛网膜下腔或硬膜外腔，脊神经根受到阻滞使该神经根支配的相应区域产生麻醉作用，统称为椎管内麻醉，可分为蛛网膜下腔阻滞麻醉、硬膜外腔阻滞麻醉。

一、蛛网膜下腔阻滞麻醉

（一）方法

将局麻药注入蛛网膜下腔，直接作用于脊神经根和脊髓表面，使麻醉平面以下所有脊神经阻滞而产生麻醉作用，为了避免腰椎穿刺时损伤脊髓，成人一般选择$L_3 \sim L_4$或$L_4 \sim L_5$棘间隙穿刺；由于腰麻平面以下大量血管扩张，对循环功能影响较大，术中易发生血压下降。

（二）适应证和禁忌证

1. **适应证**　下腹部、盆腔、下肢及肛门会阴部手术，手术时间3小时以内。
2. **禁忌证**　脊髓病变、颅内压增高者，败血症、穿刺部位或者附近皮肤感染者，有休克、凝血功能异常或腹内压明显增高者，精神疾病或者不合作的儿童等。

 知识拓展

腰椎穿刺术

病人侧卧在手术台上，取低头、弓腰、抱膝姿势。选择$L_3 \sim L_4$腰椎或$L_4 \sim L_5$棘突间隙为穿刺点。消毒穿刺点及周围15cm范围的皮肤，铺无菌孔巾。穿刺点确定后，在局麻下用腰椎穿刺针垂直依次刺入皮肤、皮下组织、棘上韧带、棘间韧带、黄韧带、硬脊膜和蛛网膜。当穿破黄韧带和硬脊膜时有突破感，进针刺破硬脊膜和蛛网膜，拔出针芯后见脑脊液滴出，说明穿刺成功。随后将一定浓度和剂量的局麻药经腰椎穿刺针注入蛛网膜下腔。

资料来源：腰脊神经根阻滞疗法中国专家共识编写专家组，陈黔，郑拥军，等.腰脊神经根阻滞疗法中国专家共识（2023版）［J］.中华疼痛学杂志，2023，19（6）：897-906.

外科护理学

（三）护理诊断/问题

1. 焦虑、恐惧　与手术室环境陌生、担忧麻醉效果和预后等有关。

2. 知识缺乏　与缺乏有关麻醉及麻醉配合的相关知识相关。

3. 潜在并发症　血压下降或心率减慢、呼吸抑制，恶心、呕吐，腰麻后头痛、尿潴留等。

（四）护理措施

1. 一般护理　严密监测病情变化，观察生命体征、手术情况、术中出血量等，常规监测皮肤和黏膜色泽、血氧饱和度，以及听诊肺部呼吸音等。建立静脉通道，遵医嘱补液，保证足够的循环血量。

2. 并发症护理

（1）血压下降或心率减慢：血压下降常发生在高平面腰麻，因脊神经被阻滞后，麻醉区域的血管扩张，回心血量减少，心排血量减少所致。若麻醉平面超过T_4，交感神经被阻滞，迷走神经相对亢进，引起心率过缓。血压下降者，可先快速输液200 ～ 300ml，以扩充血容量；必要时静脉注射麻黄碱，以收缩血管，维持血压。心率过缓者，可静脉注射阿托品。

（2）呼吸抑制：常见于胸段脊神经阻滞，表现为肋间肌麻痹、胸式呼吸减弱、胸闷气促、说话费力、咳嗽无力、发绀等，全脊椎麻醉病人可出现呼吸停止、血压下降，甚至心搏骤停。呼吸功能不全时应给氧，借助面罩辅助呼吸。一旦呼吸停止立即行气管插管、人工呼吸。

（3）恶心、呕吐：病人出现恶心、呕吐的常见原因如下。①麻醉平面过高，发生低血压和呼吸抑制，造成脑缺血缺氧而呕吐。②迷走神经功能亢进，胃肠道蠕动增强。③术中牵拉腹腔内脏。④对术中辅助用药较敏感等。术前可用阿托品预防，一旦发生，应针对原因进行处理，如给氧，升高血压，暂停手术牵拉以减少迷走刺激，必要时用氟哌利多、昂丹司琼等药物预防和治疗。

（4）腰麻后头痛：发生率为3% ～ 30%，常出现在术后2 ～ 7日。病人出现头痛的原因主要是腰椎穿刺时刺破硬脊膜和蛛网膜，脑脊液流失，颅内压下降，颅内血管扩张刺激所致。病人头痛常位于枕部、顶部或额部，呈搏动性，抬头或坐立位时头痛加重，平卧时减轻或消失。麻醉时采用细穿刺针，麻醉医师提高穿刺技术，避免反复穿刺，围手术期输入足量液体避免脱水，同时术后去枕平卧6 ～ 8小时均可预防头痛。当病人出现头痛，可指导病人卧床休息，增加补液或饮水，必要时给予镇痛或地西泮类药物。

（5）尿潴留：病人出现尿潴留的原因是支配膀胱的副交感神经恢复较迟，下腹部、肛门或会阴部手术后切口疼痛，手术刺激膀胱及病人不习惯床上排尿。术前指导病人练习床上排尿，嘱术后有尿意，及时排尿不憋尿。如果术后出现尿潴留。可经针刺足三里穴、三阴交等穴位，或热敷、按摩下腹部和膀胱区促进排尿，遵医嘱肌内注射副交感神经兴奋药卡巴胆碱，必要时留置导尿管。

3. 健康教育　指导病人麻醉相关知识，如果术后出现头痛、小便自解困难等现象，及时告知医护人员，及时处理。麻醉后返回病人，安置合适的体位，注意有无不适，确保安全。

二、硬膜外腔阻滞麻醉

（一）方法

是将局麻药注入硬膜外腔，阻滞部分脊神经的传导，使其支配区域的感觉和/或运动功能消失的麻醉方法，有单次法和连续法两种，临床常用连续法，其受抑制的脊神经较腰麻少，因此生理干扰程度较轻。根据硬膜外腔阻滞部位的不同，可分为高位、中位、低位及骶管阻滞。

1. 高位阻滞　穿刺部位在$C_5 \sim T_6$，适用于甲状腺、上肢或胸壁手术。

2. 中位阻滞　穿刺部位在$T_6 \sim T_{12}$，适用于腹部手术。

3. 低位阻滞　穿刺部位在腰部各棘突间隙，适用于下肢及盆腔手术。

4. 骶管阻滞　经骶裂孔将局麻药注入骶管腔内，阻滞骶脊神经，适用于直肠、肛门和会阴部手术。

（二）适应证和禁忌证

1. 适应证　横膈以下各种腹部、腰部和下肢手术选择硬膜外腔阻滞麻醉方式，颈部、上肢和胸壁手术也可应用该方式，但在管理上较复杂。

2. 禁忌证　严重贫血、高血压及心功能不全者慎用；低血容量、进针部位感染、菌血症、凝血功能障碍、精神疾病及不合作者等禁用。

（三）护理诊断/问题

1. 焦虑、恐惧　与手术室环境陌生、担忧麻醉效果和预后等有关。

2. 知识缺乏　与缺乏有关麻醉及麻醉配合的相关知识有关。

3. 潜在并发症　全脊椎麻醉、局麻药毒性反应、脊神经根损伤、硬脑膜外血肿、导管拔除困难或折断等。

（四）护理措施

1. 一般护理　严密监测病情变化，观察生命体征、手术情况、术中出血量等，常规监测皮肤和黏膜色泽、血氧饱和度，以及听诊肺部呼吸音等。建立静脉通道，遵医嘱补液，保证足够的循环血量。

2. 并发症护理

（1）全脊椎麻醉：是硬膜外麻醉最危险的并发症，往往由局麻药全部或部分注入蛛网膜下腔引起。病人在注药后迅速出现呼吸困难、血压下降、意识模糊或消失，甚至呼吸、心搏停止。如果出现上述情况，应立即停药，面罩正压通气，必要时气管插管维持呼吸，加快补液速度，遵医嘱给予升压药，维持循环功能。

（2）局麻药毒性反应：多因导管误入血管内或局麻药吸收过快所致。因此注药前必须回抽，检查硬膜外导管内有无回血。

（3）脊神经根损伤：穿刺针可直接创伤或因导管质硬而损伤脊神经根或脊髓。病人在穿刺或置管过程有电击样异感并向肢体放射，继而出现局部感觉和/或运动障碍，并与神经分布相关。一旦出现上述情况，应立即停止进针，调整进针方向，以免加重损伤。如果症状持续且无改善，应放弃阻滞麻醉。脊神经根损伤者，予对症治疗，数周或数月可自愈。

（4）硬脑膜外血肿：硬膜外穿刺置管时，损伤血管可引起硬膜外血肿，病人出现剧烈背痛，进行性脊髓压迫症状，伴肌无力、尿潴留、括约肌功能障碍，如果血肿压迫脊髓可并发截瘫。一旦出现上述情况，应尽早行硬膜外穿刺抽出血液，必要时切开椎板，清除血肿。

（5）导管拔除困难或折断：因椎板、韧带及椎旁肌群强直或置管技术不当、导管质地不良、拔管用力不当导致导管难以拔除或者折断。如遇到拔管困难，切忌使用暴力，可将病人置于原穿刺体位，热敷或在导管周围注射局麻药后再行拔出；若导管折断，无感染或神经刺激症状者，可不取出，但应密切观察。

3. 健康教育　指导病人麻醉相关知识，如果术后出现呼吸困难、血压下降，及时告知医护人员，及时处理。麻醉后返回病人，安置合适的体位，注意有无不适，确保安全。

第五节　麻醉恢复期的监测管理

大多数病人都会经历一个平稳的麻醉苏醒期，但术后突发的且危及生命的并发症随时可能发生。麻醉后恢复室（postanesthesia care unit，PACU）可在病人从麻醉状态到完全清醒，以及最后被送回普通病房之前提供良好的密切监测和处理。PACU通常由包括麻醉医师、护士和急救人员在内的专业队伍组成。它紧邻手术室，并有X线检查和实验室设备，基础生命支持（氧气、吸引装置、监测系统）和进一步生命支持（呼吸机、压力换能器、输液泵、心肺复苏抢救车）的药物和设备均处于完好备用状态。

麻醉恢复期的标准监测包括用阻抗体积描记器测定呼吸频率、连续监测心电图、手动或自动血压测定、脉搏血氧仪和体温监测。必要时可进行有创监测，动脉内置管可在血压很低的情况下连续测定病人血压，而且有助于采集血液样本。对原因不明的血流动力学不稳定病人，需要给予血管活性药时，也可考虑中心静脉或肺动脉置管。如果病人的恢复时间延长或者需监测的项目增多，应将病人转入加强监护病房（intensive care unit，ICU）。麻醉恢复期需要密切监测生命体征，麻醉后早期每15～30分钟测1次血压、脉搏、呼吸，并做好记录，病情稳定后可延长监测的间隔时间。关注病人呼吸及循环功能，同时还要观察尿量、体温、肢体的感觉和运动情况，各种引流液的颜色、性状和量。如有异常，应及时报告医师。因此，麻醉恢复期的监测管理需要麻醉医师、麻醉护士共同参与、严密监测、安全转运、严格交接，保障病人安全。

本章小结

思考题

1. 病人,男,32岁。在局部浸润麻醉下行左大腿纤维瘤切除术,局部注入利多卡因后约5分钟,病人出现眩晕、寒战、四肢抽搐,继而出现呼吸困难、血压下降,心率缓慢。

请问:

(1)该病人目前出现什么问题?

(2)如何预防这种情况的发生?

(3)作为责任护士,该如何处理?

2. 病人,男,30岁。1周前B超检查发现胆囊息肉,大小约0.2cm×0.6cm,无腹痛等症状。今日在全麻下行腹腔镜胆囊切除术,术后返回病房病人出现打鼾症状。

请问:

(1)该病人目前出现什么问题?

(2)作为责任护士,该如何处理?

更多练习

(包雪青)

第六章 围手术期病人的护理

教学课件

学习目标

1. 素质目标

能够与其他医务工作者建立良好合作，共同解决病人围手术期的问题。

2. 知识目标

（1）掌握：手术前和手术后病人护理评估要点，综合手术前、手术后病人的问题并提出有针对性的术前和术后护理措施。

（2）熟悉：术后常见并发症及其护理。

（3）了解、围手术期的概念和围手术期各阶段的护理特点；手术分类，手术前特殊病人的准备与护理。

3. 能力目标

能灵活运用护理程序，建立临床护理思维，为手术前病人提供最佳护理。

案例

【案例导入】

　　病人，男，52岁。因胸闷、咳嗽、痰中带血、低热半个月入院。经检查诊断为右侧中央型肺癌。该病人既往有高血压和糖尿病，长期服用降压和降糖的药物。体格检查：T 36.6℃，P 74次/分，R 22次/分，BP 150/90mmHg，营养状况中等，神志清楚，能够合作，浅表淋巴结无肿大，心、肺、腹部检查无异常。该病人在全麻下行右全肺叶切除术加淋巴结清扫术。术后麻醉清醒拔除气管插管返回病房后，病人主诉疼痛、胸闷、咳嗽且难以咳出痰液，呼吸费力；痛苦面容，口唇发绀，双肺均可闻及痰鸣音。

【请思考】

　　1. 如果你是该病人的责任护士，手术前、手术后你应该从哪几个方面进行护理评估？

　　2. 该病人术后主要的护理诊断是什么？如何进行护理？

【案例分析】

第一节　概　　述

经历手术对于所有病人来说均为一种重要应激，外科护士术前、术后给予专业的护理照顾能帮助病人处理好生理、心理等方面的各种反应，较好地度过手术阶段，有利于他们病情的恢复及回归社会。

一、基本概念

1. **围手术期**　围手术期是一个持续健康照顾过程。狭义上是指自决定手术开始到本次手术相关治疗基本完成这段时间，由手术前、手术期和手术后三个阶段组成；广义上是指自病人离家去医院就诊，直至全部治疗完毕、出院返家、延续照护，直至回归社会的过程。

2. **围手术期护理**　围手术期护理是指术前至术后整个治疗期间以病人为中心的护理。包括对病人在手术前、手术中及手术后进行综合护理评估，有针对性地采取一系列行之有效的护理措施来维持机体功能，增加手术安全性，降低手术后并发症的发生率，促进病人恢复。

二、手术的分类

1. **根据手术目的分类**

（1）诊断性手术：为了明确诊断而进行的手术。

（2）根治性手术：一种旨在彻底治愈疾病的手术。

（3）姑息性手术：是一种在条件受限且无法进行根治性手术的情况下，为减轻病人症状的手术方法，例如在晚期肝癌病人中，姑息性手术可以解除胆道梗阻的症状，但并不需要切除肿瘤。

2. **根据手术时限分类**

（1）急症手术：病人病情严重，要求在最短的时间内完成必要的术前准备，然后施行手术抢救病人的生命，例如胸腹腔大血管破裂。

（2）限期手术：手术时间可选，但是有所限制，时间不能太长，以免贻误手术时机。术前准备工作要在规定期限内进行，例如各类恶性肿瘤根治术。

（3）择期手术：不限手术时间，可选最佳时期，做好术前充分准备，例如腹股沟疝修补术。

三、手术前及手术后的护理要点

1. **手术前的护理**　对病人各器官功能及心理状况需由护士进行系统评估，找出影响手术安全的危险因素，及时应对，并做好术前充分的准备。

2. **手术后的护理**　外科护士需要严密观察情况，降低病人术后的不适感，预防、识别和处理术后并发症的发生，促进病人生理，心理功能的康复。

第二节　手术前病人的护理

每一位病人经历手术后会有不同的反应，作为外科护士有必要对病人术前做出系统而全面的评估，发现病人生理、心理、精神及家庭、社会等方面的问题，了解病人对手术的耐受力情况；并根据护理程序制定个性化护理方案，帮助病人及家属更好地处理病情及手术。

一、护理评估

（一）健康史

主要是对与本疾病相关可能会影响病人手术耐受力的病史和手术后病情进展情况进行评价。

1. **一般情况**　包括性别、年龄、职业、婚姻、生活习惯、兴趣嗜好等，女性病人还需了解月经史以及生育史。

2. **现病史**　此次发病后健康问题的发生，发展和应对的过程以及当前的营养状况。

3. **既往史**　过去的疾病和治疗过程，例如外伤手术史以及药物过敏史。

4. **用药史**　掌握病人当前使用的药物情况和不良反应，如抗凝药、抗生素、降压药、利尿药、镇静药、皮质激素类化合物（如类固醇）等。

5. **家族史**　家庭成员中是否有类似疾病、遗传病史等。

（二）身体状况

1. **主要器官和系统的功能状况**　主要是对本疾病相关系统结构和功能状况以及人体重要器官和系统功能进行评估。

（1）循环系统：脉搏、血压、心率、心律，以及身体血液循环状况等。

（2）呼吸系统：呼吸的频率、节律、深度及形态，是否有呼吸困难、发绀、咳嗽、咳痰、哮鸣音、胸痛等。

（3）神经系统：意识状态、感觉和运动功能，是否有眩晕、头痛等。

（4）其他系统：包括消化系统、泌尿系统、血液系统、内分泌系统以及皮肤和运动系统的功能评定等方面。

2. **辅助检查**　了解实验室各项检查结果，例如血、尿、便常规与血生化的检查结果，超声、CT及MRI等影像学检查结果，以及其他特殊检查结果。

（三）心理－社会状况

术前对病人心理状况进行评定，通过观察和询问，评估病人的心理状态，如有无过度紧张、焦虑及恐惧等，是否给疾病治疗带来不确定性，以及病人是否过于担忧手术可能带来风险和并发症等。此外，应评估病人的社会支持系统，以确定家庭成员和同事是否对病人给予了关心和支持，并对家庭经济承受能力进行评估等。

二、护理措施

（一）术前常规护理

1. **建立良好护患关系**　面对病人时，要主动听取病人的想法，及时发现并解决病人可能出现的各种生理和心理问题。

2. **加强营养和促进休息**　确保病人得到充足的营养，鼓励他们摄入营养价值高且容易消化的食品；营造宁静而舒适的环境。对于病情允许的人，可以适度进行活动。

3. **维持水、电解质及酸碱平衡**　对于存在水、电解质代谢紊乱及酸碱平衡失调或贫血、低蛋白血症者，术前均应予以纠正。

 知识拓展

外科病人围手术期液体治疗的目的及原则

液体治疗是外科病人围手术期治疗的重要组成部分，目的在于维持电解质平衡，纠正液体失衡。液体治疗能够对外科病人的预后产生积极影响。对于围手术期病人，应该避免因低血容量导致的组织灌注不足或器官功能损害，同时也应避免容量负荷过多所致的组织水肿或肺水肿。临床上，应针对不同病人的特征，制定和实施个体化的液体治疗方案，并反复评估，依据治疗目的、疾病状态及阶段不断对液体治疗方案进行调整和修正。

围手术期液体治疗分为针对脱水的补液治疗及针对有效循环血量减少的复苏治疗，在补充细胞外液及有效循环血量的同时，应积极纠正并发的电解质紊乱。液体治疗的原则可用"5R"概括，即复苏（resuscitation）、常规维持（routine maintenance）、纠正失衡（replacement）、重分布（redistribution）及再评估（reassessment）。

资料来源：中华医学会外科学分会.外科病人围手术期液体治疗专家共识（2015）[J].中国实用外科杂志，2015，35（9）：960-966.

4. **完善术前检查和血液准备**　遵照医嘱帮助病人做好术前各种心脏功能、肺功能、肝肾功能和凝血功能的检查。拟进行大、中规模手术之前，应遵照医嘱进行血型鉴定及交叉配血实验，准备好血液。

5. **术前胃肠道准备**　术前2小时禁饮，术前6～8小时禁食（不包括急诊手术病人）。消化道手术参见具体疾病的护理。手术前，病人通常不需要放置胃管，但消化道手术或某些特殊疾病（例如急性弥漫性腹膜炎和急性胰腺炎等），应放置胃管。在非消化道手术之前，通常对食物种类没有限制。

6. 积极预防感染　吸烟者术前2周应戒烟，以防因手术后呼吸道分泌物过多而导致肺部感染。手术前病人要增强体质，同时防止受凉；及时对已知感染进行积极治疗和护理；避免和其他感染者接触；严格遵守无菌技术的原则；存在感染风险的病人应遵循医嘱，合理使用抗生素进行预防性治疗。

7. 强化术前健康教育

（1）提供有关疾病与手术方面的知识：说明手术必要性，介绍医院技术水平、手术成功案例等，以增强病人成功救治的信心；有助于病人充分了解手术风险和潜在并发症，做好心理准备。

（2）为病人提供适应性训练：①指导病人床上正确使用便盆，以适应手术后床上排尿和排便需求。②指导病人进行手术体位训练。③教会病人自行调整卧位和床上翻身等，使其适应手术后的体位改变。④指导病人进行深呼吸和有效咳嗽训练，即用手轻轻按压住季肋部或者切口两侧，限制咳嗽时胸、腹部的活动度，保护手术切口的同时，缓解咳嗽震动造成的切口疼痛，几次短暂轻咳之后，再次深吸气用力咳痰并做间断深呼吸，该措施能够促进手术后肺部扩张，防止术后肺不张及肺部感染。

8. 手术区皮肤准备　手术前先洗浴，清洁皮肤。对于特定的区域，例如面部和会阴，可以使用氯己定（洗必泰）进行多次清洁。普通手术区域可以不刮毛；特殊手术区域，如头部和会阴部等，毛发会干扰手术的正常进行，手术前应剃除毛发。手术区皮肤准备范围为切口周边至少15cm处（表6-1）。

表6-1　常用的手术区皮肤准备范围

手术部位	备皮范围
颅脑手术	剃除全部的头发及颈部毛发，可保留眉毛
颈部手术	上自唇下，下至乳头水平线，两侧至斜方肌前缘
胸部手术	上自锁骨上及肩上，下至脐水平，包括患侧上臂和腋下，胸背均超过中线5cm以上
上腹部手术	上自乳头水平，下至耻骨联合，两侧至腋后线
下腹部手术	上自剑突，下至大腿上1/3前内侧及会阴部，两侧至腋后线，剃除阴毛
腹股沟手术	上自脐平线，下至大腿上1/3内侧及会阴部，两侧至腋后线，剃除阴毛
肾手术	上自乳头平线，下至耻骨联合，前后均过正中线
会阴部及肛门手术	上自髂前上棘，下至大腿上1/3，包括会阴部和臀部，剃除阴毛
四肢手术	以切口为中心上、下各20cm以上，通常超过远、近端关节或整个肢体

（二）术日晨护理

1. 加强病情观察　血压上升时要严密观察病人的反应，体温升高或女性病人月经来潮时应遵照医嘱推迟手术时间。

2. 做好入手术室前相关准备　遵照医嘱给予手术前用药；指导病人排尽小便，必要时手术前保留导尿管；胃肠道和上腹部手术的病人保留胃管；与手术室的接诊人员仔细核对病人、手术标记、手术部位和名称等，并做好交接工作；取出活动性义齿、发夹、手表、眼镜、首饰等贵重的物品。

3. **准备好需携带进手术室的物品**　手术过程中所必需的病历、影像学资料、特殊药物等，应随病人带入手术室。

4. **做好病人术后回病房的准备**　为保障病人手术后能够顺利返回病房，需要为他们准备好麻醉床和其他床边设备，例如心电监护仪和呼吸机等。

（三）特殊病人的准备与护理

1. **糖尿病**　糖尿病病人容易发生感染，术前必须加强血糖监测工作，术前应积极控制随机血糖水平在5.6～11.2mmol/L，重症病人控制在7.77～9.99mmol/L。糖尿病病人发生低血糖危险性较高，手术中监测血糖，调整胰岛素的使用。积极处理糖尿病并发症，如心血管和肾病变。伴酮症酸中毒的病人需要急诊手术时，要尽量纠正酸中毒、血容量不足及水、电解质紊乱等。

2. **高血压**　血压低于160/100mmHg的高血压病人，可不做特殊的准备。如果病人血压超过180/100mmHg，则手术前应选择合适的降压药将血压稳定于某一水平。如果病人的血压在手术当天急骤上升，则需要告知医师，以决定施行手术或推迟手术。

3. **营养不良**　营养不良的病人手术后容易合并感染；营养不良多伴有低蛋白血症能导致组织水肿而影响手术后机体的愈合。故术前对病人营养状况进行评定是十分重要。需对手术前病人的食欲、营养摄取、营养相关症状、自发病以来体重的变化，以及血清中的白蛋白、前白蛋白、转铁蛋白等实验室检查结果进行详细的了解。发现营养不良的病人，尽量在手术前给予合适的营养支持，在改善营养状况后再行手术治疗有利于术后康复。

4. **凝血功能障碍**　存在凝血功能障碍会导致病人手术时出血、手术后出血或血栓形成等情况，所以需要在手术前对凝血功能进行监测。术前评估病人抗凝药使用情况及反应，术前2～3日应停用非甾体抗炎药（如布洛芬）；术前7日应停用阿司匹林；术前10日停用抗血小板药（如氯匹定和氯吡格雷）；应用华法林抗凝的病人保持国际标准化比值接近正常值，小手术就能安全施行；大手术前4～7日内停止使用华法林，可以用肝素替代。抗凝治疗期间需急诊手术的病人，通常需要终止抗凝治疗。使用肝素抗凝的病人可使用鱼精蛋白拮抗；对于使用华法林进行抗凝治疗的病人，可以选择使用维生素K或者血浆和凝血因子制剂来进行拮抗。

第三节　手术后病人的护理

手术后是将病人从手术室送进麻醉复苏室、ICU或外科病房，直至病人出院或转到社区康复机构进行康复的这一段时期。病人术后护理要点在于严密观察病情、及时发现可能存在的问题、缓解术后不适、防止并发症的发生，并及时对潜在或已发生并发症进行处理，以促进病人愈合与恢复。

一、护理评估

（一）术中状况

了解手术方式及麻醉类型，手术过程是否顺利，手术中出血、输血、补液量以及留置引流管情况等。

（二）身体状况

1. 一般情况　对病人生命体征及意识状态进行评估，并了解病人手术后感知觉和运动功能的恢复。对病人营养状况进行评定，确定手术后每天营养素摄入的方式、数量及种类，并了解手术前后体重的改变情况。

2. 手术部位评估　了解伤口及其周围的皮肤、敷料的包扎等情况，是否有渗血和渗液现象；引流管的安放位置和功能、类型、数量，以及引流是否畅通和引流液的数量、性状和颜色。

3. 液体出入量　通过评估手术后病人的尿量、各种引流的丢失量、失血量，以及术后的补液量和种类，初步判断病人是否出现水、电解质代谢紊乱和酸碱平衡失调的情况。

4. 术后不适　了解有无术后不适症状及其程度，包括但不限于发热、恶心、呕吐、疼痛、腹胀以及呃逆等。

5. 术后并发症　评估是否存在手术后出血、伤口感染与裂开，肺部感染与肺不张，尿路感染与深静脉血栓形成等并发症及其危险因素。

6. 辅助检查　了解血常规、尿常规、生化检查、血气分析等实验室结果。

（三）心理-社会状况

评价手术后病人及其家属对于手术的理解与认知，了解病人手术后心理感受并进一步评估是否存在导致手术后心理改变的因素。常见的引起心理变化的原因：①担心不良的病理检查结果、预后差或危及生命。②手术引起正常生理结构与功能的改变，担忧手术会给以后的生活、工作及社交造成不良影响，例如截肢、结肠造口等。③手术后出现创口疼痛及其他各种不适症状。④身体恢复缓慢，担心发生并发症。⑤担心住院费用高，经济能力难以维持后续治疗。

二、护理诊断/问题

1. 急性疼痛　与手术创伤、特殊体位等因素有关。
2. 舒适度减弱　与手术后卧床留置各类导管及创伤性反应等因素有关。
3. 体液不足　与手术造成失血、体液丢失、禁食禁饮及液体量补充不足等有关。
4. 低效性呼吸型态　与手术后卧床、活动量减少、伤口疼痛和呼吸活动受限等有关。
5. 营养失调：低于机体需要量　与术后禁食及创伤后机体代谢率增加有关。
6. 焦虑与恐惧　与术后不适、预后差等有关。
7. 潜在并发症　术后出血、切口并发症（如切口感染或裂开）、肺部感染、泌尿系统并发症（尿路感染和尿潴留）、消化系统并发症（如急性胃扩张和肠梗阻），以及深静脉血栓形成等。

三、护理措施

（一）一般护理

1. 安置合适体位　与麻醉医师和手术室护士做好床旁交接，对每个引流装置进行正确的衔接和固定，检查输液畅通情况。按照麻醉类型和手术方式安置病人处于合适的体位。

（1）全麻未清醒者：平卧位，头偏向一侧，有利于口腔分泌物或者呕吐物的排出，以免误吸。

（2）蛛网膜下腔阻滞麻醉者：去枕平卧位或头低卧位并持续6～8小时，以防止脑脊液外渗导致的低压性头痛。

（3）硬膜外腔阻滞麻醉者：平卧4～6小时后，局麻和全麻清醒者，体位可以随手术部位、病人情况等进行调整。

2. 加强病情观察　术后加强病人病情观察，并确保详细记录。

（1）生命体征及意识：中、小型手术病人，手术当日每1小时测量1次脉搏、呼吸、血压，监测6～8小时直至生命体征平稳。对大手术的全麻及危重病人进行24小时心电监护，并每隔15～30分钟测量1次脉搏、呼吸、血压、瞳孔及神志，直至病情平稳。

（2）液体出入量：评估术后病人尿量，各项引流的丢失量、失血量，以及术后补液量与种类等，中、大型手术病人详细记录24小时内液体出入情况，观察并记录每小时尿量情况。

（3）特殊监测：根据原发病及手术情况而定。若术中血液和体液丢失较多，则术中前期要对中心静脉压进行监测。呼吸功能或心功能不全病人可用Swan-Ganz导管监测肺动脉压、肺动脉楔压和混合静脉血氧分压。糖尿病病人需要在手术后定时进行血糖和尿糖的监测。

3. 静脉补液　根据手术的大小、器官功能状态和疾病严重程度决定术后输液的量、成分和输注速度，必要时应遵照医嘱输注血浆及浓缩红细胞等，以维持有效循环血量。

4. 强化饮食护理　手术后的饮食护理取决于手术部位、手术大小、麻醉方法和病人全身反应等因素。

（1）非消化道手术：局部麻醉的病人，如果没有任何不适，手术后即可进食。椎管内麻醉的病人，在没有恶心、呕吐的情况下，可以在手术后的3～6个小时内进食。全身麻醉和大手术的病人，在麻醉清醒后没有恶心、呕吐时，才能进食；通常先予流质饮食，然后再逐渐过渡到半流质饮食、普食。

（2）消化道手术：通常需要禁食24～48小时。在肠道的蠕动逐渐恢复并开始排气后，可以摄取少量的流质食物，并逐渐增加至全量流质饮食，建议在第5～6日开始摄取半流质食物，第7～9日可以逐渐过渡到软食，第10～12日开始普食。

外科护理学

胃肠外科病人围手术期营养治疗的适应证

外科病人的营养风险与围手术期并发症发生率、住院时间及病死率等临床结局相密切关，对存在营养风险的胃肠外科病人进行营养治疗可减少并发症发生率，尤其是感染性并发症发生率。推荐对满足以下任意1条的胃肠外科病人实施营养治疗：①既往6个月内体重下降＞10％。②BMI＜18.5。③NRS-2002评分≥5分，或SGA评级C级以上。④无肝、肾功能异常情况下血浆白蛋白＜30g/L。

资料来源：中华医学会外科学分会胃肠外科学组，中华医学会外科学分会结直肠外科学组，中国医师协会外科医师分会上消化道外科医师委员会.胃肠外科病人围手术期全程营养管理中国专家共识（2021版）[J].中国实用外科杂志,2021,41（10）：1111-1125.

5. **伤口护理** 观察伤口的愈合情况，主要包括伤口是否有渗血和渗液的现象，伤口及其周围的皮肤是否发红和肿胀，有无伤口感染和伤口裂开等异常现象。定期进行伤口换药，使伤口敷料保持清洁和干燥，注意观察手术后伤口包扎对胸部和腹部呼吸活动的限制或对指/趾端的血液循环的影响。

（1）根据外科手术切口清洁程度分类

1）清洁切口（Ⅰ类切口）：缝合的无菌切口，例如甲状腺大切除术等。

2）可能污染切口（Ⅱ类切口）：手术时可能带有污染的缝合切口，例如胃大部切除术等。

3）污染切口（Ⅲ类切口）：邻近感染区或组织直接暴露于污染或感染物的切口，例如肠梗阻坏死的手术等。

（2）根据切口愈合等级分类：具体如下。

1）甲级愈合：用"甲"字代表，指愈合良好，没有出现不良反应。

2）乙级愈合：用"乙"字代表，指愈合处有炎症反应，例如红肿、硬结、血肿和积液等，但并未化脓。

3）丙级愈合：用"丙"字代表，指切口出现化脓，需要进行做切开引流等处理。

按照上述伤口分类和分级方法，可记录切口的愈合如下：如"Ⅰ/甲"，即清洁切口甲级愈合；或"Ⅱ/乙""Ⅲ/甲"等。

（3）拆除缝线的时机：根据病人年龄、营养状况、创面位置、局部血液供应等因素而定。老年和/或营养不良病人的拆线时间应适当延迟。一般头、面颈部为术后4～5日拆除，下腹部、会阴部为术后6～7日拆除，胸部、背部为术后7～9日拆除，四肢（在近关节处可以适当延长）为术后10～12日拆除。

6. **引流管护理** 掌握每种引流管放置的位置和功能，妥善固定并做好标记。检查引流管是否扭曲、压迫或阻塞，保持引流通畅。观察并记录引流液的量、性状和颜色，如果出现异常情况，及时通知医师。掌握各种引流管护理及拔管指征。

7. **促进休息与活动** 早期床上活动主要有间歇翻身、四肢主动及被动活动等；逐渐转变为坐在床上活动，争取在短时间内下床活动。特殊病人，例如休克、心力衰竭、严重感染、出血等病人，则不宜早期活动。手术后尽早活动，有利于提高肺活量、刺激肠蠕动的恢复、改善血液循环和促进创口愈合，预防深静脉血栓形成和降低尿潴留的发生。

8. **其他** 做好口腔护理，以避免感染的发生；加强皮肤护理，预防压力性损伤。

（二）术后不适的护理

1. **疼痛** 麻醉作用解除时切口疼痛会更加明显。手术后的疼痛会导致呼吸、循环及胃肠道的功能改变，病人会因手术后的疼痛而不愿行动，有可能导致静脉淤滞，血栓形成及栓塞。手术后疼痛以24小时内为最严重，之后疼痛逐渐缓解。故手术后需对病人疼痛的部位、性质、持续时间及规律进行评估；指导病人采用全身肌肉放松法，听音乐及其他非药物镇痛方法来缓解疼痛；大手术术后1～2日可以连续应用病人自控镇痛泵（patient controlled analgesia，PCA）进行镇痛，常用药包括吗啡、哌替啶、芬太尼等，最常采用静脉、硬膜外等给药途径；小手术可以按照医嘱服用镇静和镇痛药，如地西泮等。

2. **发热** 发热是手术后病人最常见的症状。在手术后24～48小时内，病人的体温低于38℃，通常不需要特别的治疗，这是手术后吸收热量所致。如果术后48小时后，病人体温在38℃以上，则很可能合并术后感染，包括切口感染、肺膨胀不全和肺炎、尿路感染及静脉炎等。术后感染常见危险因素有病人身体虚弱、年龄偏大、营养状况不良、糖尿病、吸烟、肥胖、应用免疫抑制药或原有感染病灶等。因此，手术后应对病人体温及其伴随症状进行严密监测，在物理降温的基础上，遵照医嘱使用退热药物进行退热，积极查找原因，进行针对性的处理。

3. **腹胀** 手术后病人胃肠蠕动受到抑制会导致腹胀的发生，待胃肠蠕动恢复后即可自行减轻。如果手术后数日仍存在腹胀，则有可能是因为腹膜炎或其他原因等引起的肠麻痹。若腹胀伴有阵发性绞痛、肠鸣音亢进等，可能为早期肠黏连或其他原因所导致的机械性肠梗阻，应做进一步检查。手术后应帮助病人多翻身和尽早活动以刺激进胃肠蠕动，必要时遵照医嘱使用促进肠蠕动的药物，如肌内注射新斯的明，进行胃肠减压、肛管排气或高渗溶液低压灌肠等；若是因腹腔内感染或机械性肠梗阻导致的腹胀，通过非手术治疗不能改善腹胀症状，应做好再次手术的准备。

4. **呃逆** 手术后呃逆可能是神经中枢或膈肌直接受到刺激所致，多为暂时性，有时可为顽固性。手术后早期出现呃逆者，可压迫眶上缘，抽吸胃内积气和积液，遵照医嘱给予镇静药或解痉药以减轻呃逆。上腹部手术后出现顽固性呃逆者，则应警惕膈下积液或感染等可能性；顽固性呃逆一旦明确，及时配合医师处理。

（三）术后并发症的护理

本节重点阐述一般手术常见的并发症，其他与手术方式相关的特殊并发症，将在各系统进行详细介绍。

1. **术后出血** 手术后病人有心动过速、血压降低、尿量减少、外周血管萎缩等休克表现或休克代偿期表现，引流量大、色泽鲜红，护士应怀疑手术后出血。出血可能发生在手术切口、空腔脏器或体腔内。可能是由于手术时创面渗血没有得到充分控制、原小动脉断端舒张、结扎线脱落、凝血功能障碍所致。

（1）严密观察病情变化：观察病人生命体征，评估有无低血容量性休克的早期表现，如烦躁、心率增快（常先于血压下降出现）、尿量少、中心静脉压低于$5cmH_2O$等，尤其在输入充足液体及血液后，休克表现仍然没有得到改善或者继续加重，或者好转之后再加重，均表明存在术后出血现象。

（2）加强手术切口及引流液的观察：观察切口敷料有无渗血现象，若有渗血，则需开放敷料查看切口，明确出血情况及病因。定期评估引流液性状、数量及色泽的改变。如胸腔手术后，若胸腔引流血性液体持续超过100ml/h，则提示有内出血。

（3）关注实验室检查结果：当临床症状不明显时，可通过实验室检查结果，如血常规结果、血红蛋白水平，来确定是否存在内出血的情况。

（4）出血后的处理：在判断病人出现术后出血后，加快输液速度，并及时向医师报告。当出血较少时，通常通过更换切口敷料、加压包扎或者全身应用止血药等方法可达到止血的目的；出血量较多时，应按医嘱给予输血或血浆治疗，必要时需配合医师再次手术。

2. **切口并发症**　常见的切口并发症包括切口裂开和切口感染等。切口裂开是指手术切口的任意一层或全层裂开。切口感染是指手术后切口疼痛无缓解反而加重，切口局部出现红、肿、热压痛或波动感等，伴有或不伴有体温上升、脉率增快和白细胞计数增加。病人容易发生切口并发症的局部因素包括切口内留有无效腔、血肿、异物或者局部组织供血不良等；全身因素包括年老体弱、贫血、糖尿病、营养不良或肥胖。

（1）切口裂开

1）预防：对病人切口愈合的情况进行评估，并加强术前的营养支持；手术后对切口进行适当加压包扎，以降低局部张力，推迟拆线时间；手术后尽量避免导致腹压升高的各种因素，比如剧烈咳嗽、便秘；拆线后对切口做好保护。

2）处理：一旦发生切口裂开，应立即稳定病人的情绪，避免恐慌，切口上覆盖无菌生理盐水的纱布，用胸腹带轻轻包扎，并告知医师，需行二期缝合，做好术前准备工作。

（2）切口感染

1）预防：手术前的皮肤准备、手术中的操作应严格遵守无菌原则，手术后保持伤口清洁、敷料干燥，手术前术后需加强营养支持以提高病人抗感染能力，手术后严密观察手术切口情况。

2）处理：如有现切口感染，应严密观察切口情况，并定期更换敷料；遵照医嘱合理应用抗生素；加强切口局部处理，在感染初期进行局部理疗；化脓的切口需充分敞开、清理切口，之后放置凡士林油纱条（布）以引导脓液流出。

3. **肺部感染**　肺部感染为呼吸系统最常见的并发症。手术后因切口疼痛、卧床、包扎过紧等导致呼吸活动受限、呼吸道分泌物蓄积和排出不畅，是导致术后肺部感染的主要原因，尤其多见于胸腹部大手术后、高龄、有长期吸烟史、手术前合并呼吸道感染的病人。

（1）预防：①保持病室环境温湿度适宜，温度为18～22℃、湿度为50%～60%，注意保暖，预防感冒；手术前吸烟者应戒烟。②术前教会病人如何保护切口、深呼吸和有效咳嗽的方法。③手术后卧床期间帮助病人翻身、叩背，并鼓励病人每隔1小时做深呼吸5～10次，以促进气道内分泌物的排出。④每天摄取充足水分，保持2000～3000ml液体摄入量；病情许可下尽早下床活动。

（2）处理：如发生肺部感染，应遵照医嘱使用抗生素和祛痰药；痰液黏稠的给予雾化吸入；体位引流消除痰液；必要时需通过支气管镜抽吸痰液或进行气管切开术。

4. 泌尿系统并发症　常见的并发症包括尿潴留和尿路感染。病人出现尿潴留主要是因为麻醉后排尿反射受到抑制、切口疼痛导致膀胱和后尿道括约肌反射性痉挛以及病人不习惯床上排尿等。若尿潴留得不到及时处理，或者长时间留置导尿管、反复多次导尿，均容易引起尿路感染（如急性膀胱炎和急性肾盂肾炎）。

（1）尿潴留：①稳定病人情绪。②采用诱导排尿法的方法，如热敷下腹部或听流水声等，帮助病人坐在床沿或站起排尿。③遵医嘱应用药物解除切口疼痛，也可用氯贝胆碱类药物促使膀胱壁收缩。④当上述措施无效时，建议予以导尿，一次放尿不超过1000ml，如果尿潴留的时间过长或导尿时尿量超出500ml，建议留置导尿管1～2日。

（2）尿路感染：①加强病情观察。急性膀胱炎主要表现为尿频、尿急、尿痛，伴或不伴有排尿困难；急性肾盂肾炎表现为畏寒、发热、肾区疼痛等。②导尿及留置导尿管操作时应严格遵守无菌原则。③嘱病人多喝水，每日尿量维持1500ml以上。④观察尿液，留取尿标本，并及时送检，依据尿培养及药物敏感试验结果选用有效抗生素控制感染。

5. 消化系统并发症　常见的并发症有急性胃扩张和肠梗阻。受手术麻醉、手术后低钾血症以及活动受限等影响出现胃肠道蠕动迟缓，从而影响了肠道排气、排液。预防措施：①胃肠道手术前留置胃管。②维持水、电解质和酸碱平衡，及时发现并纠正低钾血症、酸中毒等。③手术后及早进行床上运动和下床活动。

6. 深静脉血栓形成　手术后病人出现深静脉血栓，多位于下肢。病人先表现为腓肠肌疼痛并有紧束感或腹股沟区疼痛、压痛，后表现为下肢凹陷性水肿、沿静脉行走有触痛、可扪及条索状硬化的静脉。一旦血栓脱落，易引起肺栓塞而导致病人的死亡。所以要加强对深静脉血栓形成的病情观察和积极防治。

（1）常见原因：①术后血流缓慢，因制动时间过长造成下腔和静脉回流障碍。②手术后血管壁及血管内膜受损，多因手术、外伤、多次穿刺置管、输注高渗性液体或刺激性药物等原因造成。③血液凝集性增加，因手术导致体液大量流失所致。

（2）预防：鼓励病人术后早期下床活动；卧床期间进行主动和被动运动；按摩下肢比目鱼肌和腓肠肌，以改善血液循环；手术后穿着弹力袜，以利于下肢静脉回流；对于血液处于高凝状态的病人，可预防性口服小剂量阿司匹林或复方丹参片。

（3）处理：在病人发生下肢深静脉血栓后，禁止在患肢静脉输液和局部按摩以防血栓脱落；抬高患肢、制动，局部可使用50%硫酸镁进行湿敷，同时结合物理治疗和全身性的抗生素治疗；遵医嘱静脉输注低分子右旋糖酐和复方丹参溶液，以降低血液黏滞度，改善微循环；血栓形成3日内，遵医嘱使用溶栓药（首选尿激酶）及抗凝药（肝素、华法林）进行治疗。

（四）心理护理

建立相互信任的治疗性护患关系，主动倾听病人的意见和需求，恰当解释与安慰、满足病人的合理要求等；为病人提供信息支持并介绍相关手术后康复、疾病等知识帮助病人减轻手术后的不适感；提高病人治疗依从性并告知病人配合治疗及护理要点；鼓励病人增强生活自理能力，引导病人正确对待病情和预后，恢复生活秩序。

（五）健康教育

1. **休息与活动**　保证足够的睡眠，加强术后活动和功能锻炼等，应遵循循序渐进的原则，由少至多，由轻至重，如有不适感，嘱咐病人及时求医治疗。

2. **饮食与营养**　强化营养支持，少量多餐，均衡饮食，忌食生冷辛辣等刺激性食物。

3. **用药指导**　遵医嘱按时、按量服药，不得随意减量或停药。

4. **切口处理**　拆除缝线后用无菌纱布覆盖伤口1～2日，以更好地保护受伤部位的皮肤。对于有开放性切口出院者，向病人及家属交代清楚门诊换药时间及次数。

5. **定期复诊**　告知病人定期复诊的具体时间和注意事项，如果出现异常情况，应立即返回医院。通常手术后1～3个月在门诊随访1次，以评估恢复过程及伤口的愈合情况。

本章小结

思考题

1. 病人，男，36岁。有13年吸烟史，每天1包烟，送外卖时由于逆行被汽车撞倒，车轮碾过右上腹，伤后腹痛，头昏、乏力，急诊入院。体格检查：T 37.2 ℃，P 121次/分，R 21次/分，BP 85/50mmHg，右上腹无伤口，皮肤有瘀斑，移动性浊音阳性，腹部穿刺抽出不凝血。医师怀疑病人可能肝破裂，必要时需要手术治疗。

请问：

（1）该病人目前主要的护理诊断/问题是什么？如果你是他的责任护士，术前如何有针对性护理该病人？

（2）术后医师为其留置胃肠减压管，其目的是什么？如何预防该病人发生肺部感染？

2. 病人，男，73岁。左侧中央型肺癌，在全麻下行右全肺叶切除术加淋巴结清扫术。术后第5日，主诉右小腿胀痛。体格检查：沿静脉可见条索状红肿，右小腿肿胀明显。

请问：

（1）根据病人症状，该病人可能发生了什么术后并发症？

（2）引起该并发症的可能原因是什么？如何护理该并发症？

更多练习

（袁　华）

第七章　外科重症病人的监护

教学课件

学习目标

1. 素质目标

培养护士在外科重症病人监护工作方面的综合技能和责任感。

2. 知识目标

（1）掌握：外科重症病人监护中的各种监测技术和设备。

（2）熟悉：外科重症病人的综合评估和治疗原则。

3. 能力目标

能根据病人的具体情况制订个性化的监护计划。

案例

【案例导入】

　　病人，男，56岁。因车祸导致多发性创伤入院。因腹部剧痛、呼吸困难3小时入院。病人有高血压病史10年，规律服用降压药，无糖尿病、心脏病病史，家族中无类似疾病史。

【请思考】

　　如何对病人进行全面评估、紧急处理、康复管理以及转出监护室随访？

【案例分析】

第一节　概　　述

　　外科重症病人的监护是一个涉及多学科、多技术、高度综合的临床领域，不仅包括外科手术的直接治疗，还涵盖术前准备、术中管理和术后恢复等多个阶段。这一领域的关键在于对病人进行全面评估、及时识别和处理术中及术后可能出现的各种并发症，以及提供有效的生命支持和器官功能支持。在外科重症监护中，医护团队需密切监测病人的生命体征，包括心率、血压、呼吸、体温和意识状态等，同时也要关注病人的实验室检查结果，如血常规、生化检查、凝血功能检查结果，以便及时发现并处理可能出现的问题。此外，对病人进行综合性的疼痛管理、营养支持、多系统管理也是不可或缺的部分。

一、外科重症病人转入标准与流程

（一）转入标准

1. **生命体征不稳定**　首先，如出现严重的低血压、心律失常、严重的呼吸困难等情况，需要即刻的医疗干预。其次，病人需要持续的监测和治疗，如持续血管活性药的支持、呼吸机辅助呼吸等。

2. **重要器官功能衰竭或有较高风险**　如急性肾损伤、重度肝功能异常、多器官功能衰竭、颅脑损伤、脊髓损伤、严重的感染、大面积烧伤等情况。

3. **大型手术后**　如心脏手术、大型腹部手术等，通常也需要在ICU进行术后监护。

（二）转入流程

1. **病情评估**　由主治医师根据病人的病情和上述标准进行评估，并与重症医学科医师讨论，共同决定是否转入ICU。

2. **做好转入前准备**　在决定转入后，需要完成一系列的准备工作，如确保病人状况稳定、通知重症医学科，并准备相关的医疗记录和检查结果。

3. **转运过程中确保病人安全**　在转运过程中，必须使用适当的转运设备和人员，确保病人的安全。

4. **做好交接**　到达ICU后，进行详细交接，包括病情、治疗过程和监测数据等。

二、外科重症病人转出标准与流程

（一）转出标准

1. **能自主呼吸**　病人的呼吸功能恢复，能够自主呼吸，无须呼吸机支持。

2. **生命体征平稳**　病人的生命体征稳定，无须持续血管活性药支持，心率、血压、呼吸等均稳定。

3. **意识清醒**　病人的意识清醒，能够与医护人员交流，无严重意识障碍。

4. **器官功能恢复**　器官功能恢复到可以在普通病房中维持的水平。

（二）转出流程

1. **做好病情评估**　转出ICU前，重症医学科医师和相关科室医师共同评估病人的病情和恢复情况，共同决定转出时间后，完成所有必要的医疗记录和治疗总结。

2. **通知转入科室**　在确定病人符合转出标准后，通知相关的科室，并安排病房床位。

3. **做好病情交接**　转运途中确保安全；同时进行详细的病情交接，包括目前的治疗情况、注意事项、后续治疗计划等。

三、重症监护护理交接班基本要求

外科重症监护病人的护理交接班是一项复杂而细致的工作，需要在准确性、完整性、及时性、系统性、保密性、双向沟通、详细记录及持续性等方面做到严谨细致，以保障病人的安全和提高治疗效果。

1. **准确性**　准确无误地交接病人的基本信息、病情变化、治疗进展、检查结果以及特殊情况或并发症，方便接班护士能迅速而准确地掌握病人的实际情况，为病人提供恰当的护理。

2. **完整性**　所有相关的医疗记录、护理记录和医嘱执行情况都应详尽地交接清楚，以保证病人得到连续和全面的护理。

3. **及时性**　交接班应严格按照规定的时间进行，特别是在病人病情发生重大变化或出现紧急情况时，更需立即通报给下一班护士，以便及时处理。

4. **系统性**　系统交接病情观察、治疗和护理措施、药物使用情况、检查结果，有助于接班护士迅速把握重点，避免混乱与遗漏。

5. **保密性**　是护理交接班中不可忽视的一个方面。交接班必须在相对私密的环境中进行，确保病人的隐私和信息安全。

6. **双向沟通**　交接班不仅是单向的信息传递，还应是双向的沟通过程。接班护士应积极提问，以便更深入地了解病人情况；交班护士应鼓励提问，并耐心解答。

7. **详细记录**　所有重要的交接信息都应该被详细记录下来，这不仅是护理工作的重要依据，也是必要时用于追溯和核查的关键记录。

8. **持续性**　护理交接班须保证护理工作的持续性。接班护士需根据交接班所得信息，继续执行和调整护理计划，确保病人得到连续有效的护理。

四、ICU病人转运中的护理

重症病人由于病情严重和稳定性较差，外出检查或转运过程中可能会出现意外的风险，如生命体征不稳定、突发医疗紧急情况等。因此，在进行外出检查或转运时，必须采取一系列措施以确保病人安全。

1. **详细评估病情**　病人外出检查或转运前，护士需要进行详细评估，以确定病人是否适合外出检查或转运。评估内容包括病人的生命体征稳定性、所需的医疗支持程度、预计的转运风险等。同时，评估检查或转运的必要性和紧急性，权衡风险与收益。

2. **制订转运计划**　在确定病人外出检查或转运的必要性和安全性后，医护团队需要制订详细的转运计划，包括转运路线、所需医疗设备和药物、转运中的监测和处理措施等。此外，应当安排足够的人员陪同，包括具有重症医学知识和经验的医师和护士。转运中使用的医疗设备也应当得到充分考虑，确保所用设备的功能性和安全性，包括便携式监护仪、呼吸机、输液泵等。此外，应当准备好紧急情况下所需的药物和设备，如气管插管设备、心脏除颤器等。

3. **转运中持续监测**　在转运过程中，病人的持续监测至关重要。应当对病人的心率、血压、呼吸、血氧饱和度等生命体征进行持续监测，并随时准备处理可能出现的紧急情况。对于需要呼吸支持或血管活性药维持的病人，应确保转运过程中这些支持措施的连续性。

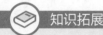 知识拓展

人工智能在外科重症病人监护中的应用

人工智能（artificial insemination，AI）模型算法能够处理大量的病人数据，包括生命体征、实验室检查结果、影像资料等，从而帮助医护人员更快、更准确地诊断病情、评估风险和预测病程发展。此外，AI还可以用于优化医院的资源配置和病人管理。AI模型应用于医疗领域，特别是外科重症病人监护中时，需要确保这些技术的公平性、公正性以及对病人价值观的尊重。然而，为了实现这一目标，需要在设计和实施AI模型时考虑数据多样性和代表性、设计人性化、透明度和可解释性、持续监测和评估、法律法规和伦理指导等关键因素。

资料来源：Johnson-Mann C N，Loftus T J，Bihorac A.Equity and Artificial Intelligence in Surgical Care［J］.JAMA Surg，2021，156（6）：509-510.

第二节　外科重症病人的评估

一、病情严重程度评估

外科重症监护中对病人病情严重程度的评估是一个多方面、综合性的过程，涉及生命体征监测、实验室检查、影像学检查以及评分系统的应用。通过这些方法，护理团队可以更准确地评估病人的病情，协助医师制定合适的治疗方案，并对病情的发展趋势和预后进行预测。

1. 生命体征监测　包括对心率、血压、呼吸频率、体温等持续监测，异常生命体征通常提示病情严重程度，如持续的低血压提示休克、心率过快可能与感染有关。

2. 实验室检查　血常规可以反映感染或炎症情况，生化检查如肝肾功能检查可以评估重要器官功能状态。凝血功能检测可评估出血风险。动脉血气分析能提供有关呼吸功能和酸碱平衡的信息。

3. 影像学检查　如X线、CT、MRI检查等也是评估病情的重要手段。它们帮助医师评估器官的损伤程度、感染范围或其他病理变化，从而更准确地判断病情。

4. 评分系统　例如急性生理学和慢性健康状况评价Ⅱ（acute physiology and chronic health evaluation Ⅱ，APACHE Ⅱ）和脓毒症相关性器官功能衰竭评价（sepsis-related organ failure assessment，SOFA），这些评分系统通过综合考虑病人生理参数、实验室检查结果和器官功能状况来评估病情严重程度和预后。

二、意识状态评估

在外科重症监护中，特别是在神经外科、颅脑外科或其他可能影响中枢神经系统的外

科手术后，对病人的意识障碍进行评估十分重要。意识障碍评估的目的是监测病人的意识水平，了解其变化趋势，从而及时发现可能的并发症或病情变化。

1. 评估工具　主要工具是格拉斯哥昏迷评分（glasgow coma scale，GCS），通过评估病人的眼睛反应、言语反应和运动反应三个方面来给出总分。GCS评分从3分（最低，意味着深度昏迷）到15分（最高，意味着清醒和反应正常）不等。GCS评分分数的下降通常提示病情恶化或新的神经系统问题。除了GCS评分，意识障碍评估还包括对病人反应性的检查，如瞳孔对光反射、对疼痛刺激的反应等。这些检查有助于评估病人的神经功能状态，并可能提示特定的神经学问题。

2. 实际应用　在评估过程中需要仔细观察病人的意识变化，记录其发展趋势，并与病人其他临床表现和检查结果结合起来分析。例如，突发意识障碍可能与颅内出血、脑水肿或颅内压增高有关。持续性意识障碍可能与代谢异常、感染、药物作用或长期脑损伤有关。对外科重症监护病人意识障碍进行综合评估对于确保病人得到及时和适当的治疗至关重要。通过对意识状态的监测和详细的神经系统检查，医护团队可以更好地了解病人的病情，制定合适的治疗方案，并及时应对可能出现的并发症。

三、镇静评估

在外科重症病人监护中，镇静评估的目的是确保病人获得适当程度的镇静，避免镇静过度或不足，从而提高病人的舒适度，减少镇静相关的并发症，且利于病人的恢复。

1. 评估工具　进行镇静评估时，医护人员需要定期监测病人的镇静深度，并根据评估结果调整镇静药的剂量。常用的镇静深度评估工具包括里士满躁动-镇静评分（Richmond agitation-sedation scale，RASS）和拉姆齐镇静量表（Ramsay sedation scale，RSS）等。这些评分系统通过对病人的反应性、意识水平和行为进行评估，来确定病人的镇静状态。RASS是"-5（无反应）到＋4（极度躁动或不安）"的10级评分系统，医护人员可以通过对病人反应性的观察来给出相应的评分。RSS则是从"1（病人焦虑、躁动）到6（无反应）"的评分系统，通过观察病人对外界刺激的反应来评估镇静深度。

2. 实际应用　应用时根据病人的临床状况和治疗需要来确定适当的镇静目标，然后通过定期评估来调整药物治疗，以维持目标镇静水平。此外，对于长期镇静的病人，还需要定期评估其对镇静药的依赖性和耐受性，及时调整治疗方案，避免长期镇静带来的副作用。

四、疼痛评估

疼痛评估对于提高病人的治疗效果和生活质量有显著的影响。疼痛评估不仅有助于及时发现和治疗疼痛，还能监测潜在并发症和评估治疗效果。疼痛评估通常分为定量评估和定性评估两个方面。

1. 定量评估　通过使用标准化的量表来测量疼痛强度。常用的量表有视觉模拟评分法（visual analogue scale，VAS）、数字分级评分法（numerical rating scale，NRS）和面部表情量表。VAS是一条标有"无疼痛"至"最严重的疼痛"等级的直线，病人通过在直线上标记位置来表示其疼痛程度。NRS要求病人用0到10的数字来评估自己的疼痛强度，其中0代表无疼痛，10代表最严重的疼痛。面部表情量表则适用于不能语言表达的病人，医护人员通过观察病人的面部表情来评估疼痛程度。

2. 定性评估　关注疼痛的性质、持续时间、发作频率以及对病人日常活动的影响。这包括询问疼痛的具体位置、感觉（如钝痛、刺痛、烧灼感或电击感）、开始和结束时间，以及任何可能减轻或加剧疼痛的因素。对于重症病人，疼痛评估尤其具有挑战性。他们可能无法有效地表达感受。医护人员需要观察病人行为和生理指标来评估疼痛。例如，使用行为疼痛量表来评估无法沟通的病人的疼痛程度。疼痛评估应该是一个动态且持续的过程，医护人员定期评估病人的疼痛，并根据评估结果调整治疗方案。此外，疼痛评估还应在任何可能影响疼痛感知的治疗措施（如手术、物理治疗）之后进行。通过定期、准确的疼痛评估，协助医师及时调整治疗方案，以改善病人的舒适度和恢复质量，及时发现并处理潜在的并发症。

五、营养评估

在外科重症病人监护中，营养评估与支持对于促进病人的恢复、减少并发症、提高生存率具有重要意义。

1. 评估病人的营养状况　包括测量病人的体重、身高、体重指数，及询问病人食欲和饮食情况。此外，评估还应该包括实验室检测，如血清白蛋白、前白蛋白、淋巴细胞计数等，这些指标可以帮助评估病人营养状况。同时，还需考虑病人疾病类型、手术情况、消化吸收功能、并发症以及个人饮食偏好等因素。

2. 制订营养支持计划　首选经口营养，如果病人无法通过口服摄入足够的营养，考虑使用胃管或空肠营养管喂养。在病人无法进行经口或经管喂养时，可以采用静脉营养。静脉营养可以提供完整的营养，包括氨基酸、脂肪乳剂、葡萄糖以及维生素和矿物质。

六、护理风险评估

外科重症病人病情严重复杂，加之可能的侵入性治疗，他们面临着多种护理风险，包括感染、压力性损伤、营养不良、深静脉血栓、跌倒和意外伤害以及呼吸功能障碍等。外科重症病人监护中的护理风险评估涉及多个方面，需要护士对潜在风险进行细致评估，并采取相应预防和干预措施。通过综合评估和管理，以有效减少并发症，提高病人生存率及生活质量。

1. 感染　是外科重症病人常见的风险之一。由于手术、创伤、插管等因素，这些病人感染的风险较高。为此，感染控制措施，如严格无菌操作、定期更换导管和敷料、合理使用抗生素等都非常重要。同时，医护人员应定期监测病人体温、白细胞计数和其他感染指标，及时发现并处理感染。

2. 压力性损伤　评估病人的压力性损伤风险时，应考虑年龄、营养状况、活动能力和皮肤状况等因素。预防措施包括定期翻身、使用减轻压力的床垫、保持皮肤干燥和清洁等。

3. 营养不良　是重症病人面临的主要问题之一。高代谢状态和无法正常进食使得这些病人容易出现营养不良。进行营养评估时，需监测病人体重、实验室营养指标、食欲和消化吸收情况。营养支持措施包括合适的饮食安排、经管喂养或静脉营养等。

4. 深静脉血栓形成　是由长时间卧床和手术等因素导致的风险。进行风险评估时，需考虑病人年龄、疾病类型、手术情况等。预防措施包括使用抗凝药、低分子量肝素、穿戴弹力袜和物理治疗等。

5. **跌倒和意外伤害**　是由药物作用、设备使用等原因导致的风险。评估时需考虑病人意识状态、活动能力和药物。预防措施包括保持床栏上锁、使用防跌床垫、确保环境安全等。

6. **呼吸功能障碍**　由于手术、药物、肺部疾病等原因，病人可能出现呼吸功能障碍。评估时需监测病人呼吸频率、血氧饱和度、动脉血气等指标。预防和处理措施包括呼吸支持、肺部理疗、吸痰等。

第三节　外科重症病人的监测技术与护理

外科重症病人系统功能监测与护理是一项涉及多个方面的复杂任务，其目标是通过对呼吸系统、循环系统、肾功能及营养状态等生命支持系统的综合监测和积极护理，及时发现并处理可能威胁生命的问题，以最大限度地提高病人生存率并改善生活质量。

一、动脉压的监测与护理

动脉压监测是用于实时血压监测技术，特别是在病情严重或进行重大手术的病人中广泛应用。

1. **监测**　在病人主要动脉（通常是桡动脉）中插入导管，将导管连接到压力传感器和监护仪，连续测量血压，提供动脉压波形的详细信息，包括收缩压、舒张压和平均动脉压。

2. **护理**　动脉压监测提供了宝贵的血流动力学信息，有助于精准评估和管理病人血流状态。例如，在心脏手术、重症监护、大出血或休克状态等情况下，连续动脉压监测能够及时反映病人的血压变化，为临床决策提供支持。此外，动脉压波形分析还可以帮助评估心脏功能、血管顺应性和其他血流动力学参数。然而，动脉压监测也有其风险和并发症，如导管相关感染、血栓形成或动脉损伤，因此必须在专业医护人员严格监护下进行。

二、中心静脉压的监测与护理

中心静脉压（central venous pressure，CVP）监测是评估病人血容量和右心功能的重要手段，尤其在重症病人的液体管理和血流动力学评估中具有重要作用。

1. **监测**　中心静脉压监测通常通过在病人颈内静脉或锁骨下静脉中放置中心静脉导管来实现，该导管的尖端位于上腔静脉或下腔静脉近心端。测量通过连接导管和压力传感器来完成，监护仪会显示压力波形和数值读数。

2. **护理**　中心静脉压监测的主要目的是指导液体治疗，评估病人液体状态和心功能。CVP测量结果可以帮助医师判断病人是否存在容量不足或容量过载，并据此调整输液策略。例如，在休克、重症感染、重大手术或心力衰竭病人中，CVP监测对于维持适宜循环容量和优化心功能至关重要。监测护理包括维护导管通畅、监测插管部位有无感染迹象、定期更换导管和处理导管相关并发症。由于中心静脉导管放置可能引起感染、血栓形成或导管位置移位等并发症，因此必须严格遵守无菌操作规程，并定期评估病人状况。此外，CVP读数受多种因素影响，如病人体位、呼吸状态和胸膜腔内压，在解读CVP数据时需综合考虑这些因素。

三、有创机械通气的监测与护理

有创机械通气是指通过插管（如气管插管或气管切开管）直接进入气道的机械通气方法。这种通气方式主要用于重症病人，如严重呼吸衰竭或需要长期通气支持的病人。有创机械通气的评估和护理需要综合考虑病人的整体状况，包括呼吸功能、血气分析、肺部情况和潜在疾病。护理人员需密切监测病人的生命体征、通气参数和血气分析结果，以及调整呼吸机设置以满足病人的需求。有创机械通气的护理包括气管插管护理、呼吸机设置的调整、呼吸道分泌物的处理和感染控制等多个方面。

1. 监测　根据病人呼吸状态和血气分析结果进行呼吸机设置。护理人员需密切监测病人氧合状态、二氧化碳排出情况和呼吸模式，并根据这些数据调整通气参数，如吸气压力、呼气末正压和呼吸频率等。在进行参数调整时，医护团队紧密合作，确保通气支持既有效又安全。

2. 护理

（1）气管插管护理：是有创机械通气护理的核心部分，包括确保插管位置正确以及定期评估插管相关并发症风险。需要定期检查插管部位，观察有无红肿、渗漏或感染迹象，并适时调整插管固定带以防止插管移位或压力性损伤的发生。

（2）口腔护理：也非常重要，需要定期清洁和消毒，以减少感染的风险。

（3）呼吸道分泌物的处理：呼吸道分泌物可能导致气道阻塞和感染，因此定期吸痰和保持呼吸道通畅必不可少。护理人员需要掌握有效的吸痰技巧，并根据病人的需要定期进行吸痰操作。

（4）控制感染：是有创机械通气护理中的关键环节，因插管病人容易发生呼吸道感染，特别是呼吸机相关性肺炎。为了降低感染风险，护理人员需严格遵守感染控制措施，包括使用无菌技术操作、定期更换通气管路和湿化器、手卫生和个人防护措施。

在护理过程中，还需观察病人是否有感染迹象，如发热、咳痰量增加或痰液性状改变，并及时报告进行相应处理。

综上所述，有创机械通气评估与护理是一个复杂过程，护理人员需要具备专业知识和技能，以确保病人在接受机械通气期间获得最佳护理和支持。

四、连续性肾脏替代治疗的监测和护理

外科重症病房中，连续性肾脏替代治疗（continuous renal replacement therapy，CRRT）对复杂手术术后、严重感染或休克后急性肾损伤病人至关重要。CRRT提供了连续血液净化方法，在维持稳定内环境条件下，连续排出代谢废物和过量液体，适用于血流动力学不稳定的病人。与传统的间歇性血液透析相比，CRRT能够更好地控制病人的液体状态，减轻心脏负担。此外，在外科重症病房中应用CRRT，支持液体精细化管理，有助于优化药物剂量和营养支持，维持代谢平衡和内环境稳定，为外科重症病人恢复和长期康复创造了有利条件。

（一）监测

1. 血流动力学　监测和维持病人血压和心率平稳对预防和管理相关并发症十分重要。通过监测病人血压和心率，医护人员可以调整透析速度，优化循环管理及透析液成分，以维

护血流动力学稳定。此外，精细化液体管理可避免过度脱水或循环负荷过重导致的血流动力学不稳定。

2. 电解质和酸碱平衡　定期监测电解质水平（如钾、钠、钙和磷）及其酸碱平衡是保证治疗安全性和有效性的关键。这些参数反映病人代谢状态变化，是CRRT参数调节的重要参考。适时调整CRRT参数，如透析液的电解质浓度和酸碱状态，以有效纠正电解质代谢紊乱和酸碱平衡失调，维持代谢平衡，预防相关并发症。

3. 抗凝状态监测　监测抗凝药剂量和病人凝血功能，以防止滤器和导管血栓形成。血栓形成可能导致治疗中断，增加病人治疗风险。适当抗凝管理不仅包括选择抗凝药（如肝素或低分子量肝素）和准确使用剂量，还包括监测特定凝血参数，以确保抗凝水平处于理想范围，同时降低出血风险。

（二）护理

1. 仪器操作　顺利、安全实施CRRT依赖于护士对仪器的熟练操作和专业维护。护士需熟悉工作原理、参数设置、报警系统及日常维护，包括定期检查血管通路是否通畅，维持透析管路完整，以及透析液正确配置使用。此外，监测设备运行状态，对于早期发现并解决可能的问题十分关键。有效的设备管理和护理操作能够减少治疗中断的发生，以保证治疗连续性和安全性。

2. 液体管理　CRRT过程中精确的液体管理对于维持病人体液平衡和血流动力学稳定很重要。涉及对病人液体出入量的专业观察和记录，包括透析过程中的透析液输入量和置换的液体量。护士需根据病人临床表现和治疗反应，调整透析速度，以降低脱水或负荷过重的风险。此外，通过准确记录出入量，医护人员可以更准确地评估病人治疗需求，以调整相关治疗方案。

3. 营养支持　由于连续性治疗可能会导致营养物质丢失，因此需特别关注病人有效营养支持。营养支持应综合考虑能量、蛋白质、维生素和矿物质的需求，以补充治疗过程中可能丢失的各类营养素。营养支持计划应由营养师、医师和护理团队共同制订，包括定期评估病人营养动态变化，并根据病人代谢需求和治疗进展进行调整。营养支持不仅有助于改善病人全身症状，还可以在促进其康复的同时降低并发症风险。

4. 并发症预防和管理　CRRT在去除代谢废物、调节水、电解质平衡等方面有明显优势，但治疗过程中可能引发包括循环系统、消化系统和神经系统等多重并发症，如低血压、肌肉痉挛、恶心、呕吐、瘙痒、感染等，有效的预防措施是保证病人安全的核心。并发症预防和管理主要包括监测和调整透析速率以防止低血压；及时补充血容量以维持血流动力学稳定；通过适当营养支持和药物治疗减轻病人恶心、呕吐等症状，保证能量摄入充足和营养吸收有效。同时，严格无菌操作和监控潜在感染源是预防感染的关键。此外，对医护人员进行CRRT操作技术、潜在并发症识别及处理的定期培训是保障治疗安全有效的重点环节。这些综合措施可以降低CRRT相关并发症发生率。

5. 健康教育　病人及其家属对CRRT治疗过程、效果、可能的风险和并发症的正确认识对于治疗顺利开展至关重要。健康教育需包括治疗目的、操作过程、病人可能出现的症状、自我管理方法等。健康教育通过提高病人和家属的知识水平，促进他们积极参与，增强其对治疗的信心，减轻其焦虑和恐惧。健康教育是一项持续动态的过程，需要根据病人的理解能力和情绪状态进行调整。

连续性肾脏替代治疗的监测和护理是一个复杂过程，需要医师、护士、营养师等跨学科团队紧密合作。精细监测和个性化护理计划，可以提高病人的治疗效果和生活质量。

知识拓展

体外膜肺氧合

体外膜肺氧合（extra-corporeal membrane oxygenation，ECMO），又称体外生命支持系统（extracorporeal life support，ECLS），是一种医疗或急救技术，将静脉血引出体外，经过特殊材质体外膜肺氧合旁路氧合后注入病人动脉或静脉系统，起到部分心肺替代作用，可维持人体脏器组织氧合血供。临床上用于心脏功能不全和/或呼吸功能不全的支持，例如重度心力衰竭、重度呼吸衰竭、重度心肺衰竭、心脏外科或胸腔外科手术。体外生命支持组织记录的一个登记册中，有近51 000人接受过体外膜肺氧合治疗。报告称，接受体外膜肺氧合的治疗后，新生儿呼吸衰竭的存活率为75%，小儿呼吸衰竭的存活率为56%，成人呼吸衰竭的存活率为55%。

资料来源：龙村，侯晓彤，赵举.ECMO——体外膜肺氧合［M］.第2版.北京：人民卫生出版社，2016.

本章小结

思考题

1. 病人，女，45岁。因急性胰腺炎入院治疗。入院后，出现呼吸困难，腹痛加重，腹部触诊时紧张，T 37.8℃，P 120次/分，R 30次/分，BP 90/60 mmHg。

请问：

（1）该病人可能出现哪些并发症？

（2）如何护理该病人？需要监测哪些指标？

2. 病人，男，60岁。因胆囊切除术后入院，术后第二天，病人出现恶心、呕吐，肝区疼痛，T 38.2℃，P 110次/分，R 18次/分，BP 100/70mmHg。

请问：

（1）该病人目前主要的护理问题是什么？

（2）对于以上护理问题，应采取哪些护理措施？

更多练习

（赵丽萍）

第八章　外科营养支持病人的护理

教学课件

学习目标

1. 素质目标

具有关注外科病人营养需求和关心营养支持病人主观感受的态度和行为。

2. 知识目标

（1）掌握：肠内营养和肠外营养的适用范围、实施方式、常见并发症及处理。

（2）熟悉：营养诊疗的基本流程、营养筛查及营养评定的基本概念与方法、营养支持的制剂、输注途径与方式。

（3）了解：外科病人的代谢变化特点、营养物质需要量。

3. 能力目标

能运用护理程序对肠内营养和/或肠外营养支持病人实施整体护理。

案例

【案例导入】

病人，女，43岁。进行性吞咽困难3个月、加重1周，纤维食管镜结合病理检查以"食管癌"诊断入院。病人面色苍白、消瘦、乏力，偶有头晕。平时生活规律，喜食热汤、热粥，不吸烟，不饮酒。

体格检查：T 37.2℃，P 88次/分，R 20次/分，BP 95/60mmHg，病人身体发育正常，心肺检查无异常。实验室检查：血常规提示Hb 80g/L，WBC 6.2×10^9/L；血生化提示血清总蛋白60g/L，血清白蛋白32g/L。

【请思考】

如何对该病人落实整体护理？

【案例分析】

第一节　概　述

营养支持（nutritional support，NS）是在饮食摄入不足或不能摄入的情况下，通过肠内或肠外途径补充或提供人体所必需的营养素。外科病人的营养不良比较常见，主要原因是进食障碍或禁食引起机体糖原、脂肪及蛋白质迅速消耗。严重感染、多发性损伤、大手术等都可能使机体处于高代谢状态，尤其是分解代谢增强时，快速出现机体营养不良，因此引起免疫力低下，处于外科感染的高危状态。同时，体内的酶、激素、介质及其他蛋白质的生产量减少，以及能量的匮乏等因素会导致心、肝、肾、胃肠道等器官的功能失常，从而影响对手术的承受力，使得手术后的组织恢复变得异常困难，进而诱发各种并发症。因此，根据病人存在的不同营养状况进行必要的营养支持，不仅可以改善病人术前的营养状态，提高手术的耐受力和效果；还可以减少术后并发症，提高外科病人救治成功率。

一、外科病人的代谢特点

因疾病或手术创伤，外科病人机体处于饥饿和应激状态。

（一）饥饿状态下的机体代谢特点

在非应激状态中，人的身体无法获取所有必需的营养，这就是所谓的饥饿状态。其代谢特点如下。

1. 糖代谢　胰岛素的产生减少，而胰高血糖素、生长激素、儿茶酚胺和糖皮质激素的产生则会相应提高，这有助于糖原的分解。

2. 蛋白质代谢　受内分泌变化的影响，蛋白质分解加速，进入糖异生过程；随着脂肪水解功能增加，其消耗逐渐减少。

3. 脂肪代谢　长期的饥饿，可造成机体水、电解质缺乏；蛋白质、脂肪的持续流失，会导致身体中的酶、激素以及其他关键蛋白质的生产出现缺乏，进一步引发全身的组织、器官的质量增加、功效衰退，严重者可致病人死亡。

（二）应激状态下的机体代谢特点

所谓的应激状态，就是手术、重度感染、再灌注缺血或低血容量等原因导致的全身性非特异性补偿反应。其代谢特点为交感神经兴奋性增高刺激机体代谢发生一系列变化。对物质代谢方面可造成以下代谢特点。

1. 血糖增高　糖异生和糖原分解活跃，导致高血糖。与饥饿的状况相反，此时虽然糖生成增多，但不被胰岛素抑制，进而出现胰岛素抵抗现象，进一步促成高血糖反应。

2. 负氮平衡　蛋白质的分解速度加快，导致负氮平衡的出现。这种情况与饥饿有所区别，因为蛋白质的分解是持续的，并且很难通过常规的外部营养来调整，这种情况被称为自我食用现象。

3. 脂肪动员及分解加强　尽管脂肪的激活和分解增强是身体的能量来源，但与饥饿的情况不同，由于周围组织对脂肪的吸收能力下降，导致脂肪分解的成分无法被完全利用，从而使蛋白质的分解过程持续进行。

4. 水、电解质紊乱　应激反应使抗利尿激素和醛固酮分泌增加，有水钠潴留的倾向。

二、营养物质需要量

实施营养支持时，首先要明确人体的正常营养需要量。可选择以下方法估算病人能量需要量。

1. 基础能量消耗（basal energy expenditure，BEE）　健康成年人按哈里斯-本尼迪（Harris-Benedict）公式（H-B公式）计算，公式如下。

$$男：BEE（kcal）= 66.5 + 5H + 13.8W - 6.8A$$

$$女：BEE（kcal）= 65.5 + 1.9H + 9.6W - 4.7A$$

式中，H为身高（cm），W为体重（kg），A为年龄（岁）。

2. 静息能量消耗（resting energy expenditure，REE）　用仪器直接或间接测定机体静息能量消耗值。

3. 实际能量消耗（actual energy expenditure，AEE）　计算公式如下。

$$AEE = BEE \times AF \times IF \times TF$$

公式中，AF（active factor）为活动因素（完全卧床为1.1，卧床加活动为1.2，正常活动为1.3），IF（injury factor）为手术、损伤因素（中等手术为1.1，脓毒血症为1.3，腹膜炎为1.4），TF（thermal factor）为发热因素（正常体温为1.0，每升高1℃，系数增加0.1）。

4. 简易估算　根据病人性别、估算体重和应激状况进行估算。目前的观点是，对于非肥胖的病人来说，25～30kcal/（kg·d）足以满足大部分住院病人的能量需求。然而，对于BMI≥30的肥胖病人，建议他们的能量摄入量为正常目标量的70%～80%。在使用过程中，需要依据病症和个体特性进行调整，同时监控代谢和器官功能，以保证治疗效果和安全性。

三、营养诊疗的基本流程

营养诊疗的三个主要步骤是营养筛查、营养评定和营养干预。

1. 营养筛查　是首先进行的步骤，用以确定个人是否有与营养有关的风险，以决定是否需要进行详细的营养评定。

2. 营养评定　20%～80%外科手术病人，会出现营养不良的情况，特别是年龄超过65岁，以及患有恶性肿瘤、胃肠道疾病、重症或病理性肥胖的病人，他们的营养不良风险更大。营养不良不仅会对身体的组织和器官造成损害，还可能增加手术的风险、术后并发症的发生率及死亡率，这些都会对病人的临床结局和生活质量产生影响。

3. 营养干预　营养干预是根据营养筛查和营养评定的结果，对具有营养风险的目标人群，设计、制订和实施营养支持计划，具体涵盖了营养咨询、膳食指导、营养支持（肠内营养和肠外营养）等多种形式。在手术期间，适当的营养补充可以缓解病人的分解代谢和组织损失，推动新陈代谢，提升身体的免疫力，加快恢复。

第二节　营养筛查及营养评定

一、营养筛查

营养筛查（nutritional screening）是应用营养筛查工具判断病人营养相关风险的过程。营养筛查包括营养风险筛查和营养不良筛查两类，后者是发现个体有无营养不良或营养不良风险。

（一）营养风险

营养风险（nutritional risk）是指因营养有关因素对病人临床结局产生不利影响的风险。这种情况可以通过两个角度来阐述：①病人在营养风险较高的情况下，其疾病恶化的概率也相应增加。②病人在获得营养支持时，其收益也相应增加。营养风险的概念、内涵与临床结局紧密相关，强调因营养因素出现临床并发症的风险，而不仅仅是出现营养不良的风险。

（二）营养筛查工具

1. 营养风险筛查工具　在进行临床营养筛查时，应根据被检测者的特性和筛查人员的状况来选择合适的筛查工具。外科病人常用营养风险筛查-2022（nutritional risk screening-2002，NRS-2002）进行营养筛查。NRS-2002适用于成年住院病人（18～90岁）的营养风险筛查，由欧洲肠外肠内营养学会推出，从疾病评分、营养状态和年龄3方面进行评分（表8-1），入院24～48小时内进行。总评分≥3分者有营养风险，需要进一步制订营养支持计划。总评分＜3分者，每周复评1次。2006年中华医学会肠外肠内营养学分会即推荐采用此工具进行营养风险筛查，目前已经在中国取得临床有效性验证。

表8-1　NRS-2002营养风险筛查工具

疾病

1. 评分1分	□髋骨骨折　□慢性病急性发作或有并发症　□COPD
	□血液透析　□肝硬化　□一般恶性肿瘤病人　□糖尿病
2. 评分2分	□腹部大手术　□脑卒中　□重度肺炎　□血液恶性肿瘤
3. 评分3分	□颅脑损伤　□骨髓移植　□APACHE Ⅱ评分＞10分的ICU病人

营养状态

1. 评分3分BMI　□BMI＜18.5
2. 体重下降＞5%是在
· 评分1分　□3个月内
· 评分2分　□2个月内
· 评分3分　□1个月内
3. 一周内进食量较从前减少
· 评分1分　□25%～50%
· 评分2分　□51%～75%
· 评分3分　□76%～100%

年龄

1. 评分1分　□年龄≥70岁
2. 评分0分　□年龄＜70岁

对于表中没有明确列出诊断的疾病参考以下标准，依照调查者的理解进行评分。

1分：慢性病病人因出现并发症而住院治疗；病人虚弱但不需卧床。蛋白质需要量略有增加，但可通过口服补充来弥补。

2分：病人需要卧床，如腹部大手术后；蛋白质需要量相应增加，但大多数人仍可以通过肠外或肠内营养支持得到恢复。

3分：病人在加强病房中靠机械通气支持；蛋白质需要量增加且不能被肠外或肠内营养支持所弥补，但是通过肠外或肠内营养支持可使蛋白质分解和氮丢失明显减少。

2.营养不良通用筛查工具　适用于社区人群的营养不良风险筛查，主要通过体重指数、体重改变和急性疾病影响三部分来进行筛查。

二、营养评定

营养评定（nutritional assessment）也被称为"营养不足评定"或"营养不良评定"，是对有营养风险的住院病人深入了解他们营养状况的流程。其主要目标是为他们提供营养药物的处方，并对其营养状态进行评估，以及在执行后进行监控。营养评定是由营养支持小组（nutrition support team，NST）成员单独或联合完成。营养评定包括临床检查、人体测量和实验室检测等多个内容，使用时需要根据评定目的和病人特点选择。

（一）临床检查

注意有无进食困难、胃肠道功能障碍、慢性营养丢失、机体代谢需要增加等。

（二）人体测量

1. 体重　是最为常用和快捷的测量指标。当实际体重较理想当体重减少不超过＜20%，被定义为轻度营养缺乏；而减少20%～30%则被定义为中等营养缺乏；若减少超过＞30%则被定义为严重营养缺乏。

2. 体重指数　为评价营养状况最普遍和最重要的方法。BMI＝体重（kg）/身高（m）^{2}。BMI≤16.0为重度消瘦，16.1≤BMI≤17.0为中度消瘦，17.1≤BMI≤18.5为轻度消瘦，18.6≤BMI≤23.0为正常，BMI 23.1～25.0为超重，BMI＞25.0为肥胖。

3. 体脂储备　脂肪存储量可通过测量三头肌皮褶厚度（triceps skin fold，TSF）间接衡量。参考值：男性为11.3～13.7mm，女性为14.9～18.1mm。若TSF低于参考值的10%，则提示存在营养不良。

4. 骨骼肌量测定　上臂围（arm circumference，AC）和上臂肌围（arm muscle circumference，AMC）是反映机体蛋白质储存和消耗程度的较好指标。计算公式如下。

$$AMC（cm）＝AC（cm）-3.14×TSF（cm）$$

AMC参考值：男性为22.8～27.8cm，女性为20.9～25.5cm。若AMC低于参考值的10%，则提示存在营养不良。

（三）实验室检测

1. 肌酐/身高指数　是测量骨骼肌的另一方法。肌酐是肌蛋白的代谢产物，与理想体重相关。计算公式如下。

$$肌酐/身高指数（\%）= \frac{24小时尿肌酐排泄量（mg）}{同身高24小时尿肌酐理想量（mg）} \times 100\%$$

$$= \frac{24小时尿肌酐排泄量（mg）}{同身高理想体重 \times 肌酐系数} \times 100\%$$

$$= \frac{24小时尿肌酐排泄量（mg）}{［身高（cm）-105］\times 23（女性为18）} \times 100\%$$

肌酐/身高指数小于60%为重度营养不良，肌酐/身高指数60%～80%为中度营养不良。

2. **血清蛋白质**　临床测定血清白蛋白、转铁蛋白和前白蛋白来衡量内脏蛋白质的消耗。其下降程度与其半衰期（分别为20日、8日、2日）有关，若测得值分别小于35.0g/L、2.0g/L、6.2g/L则视为营养不良。

3. **氮平衡**　通过氮平衡的测量可得知病人处于正氮或负氮平衡，是营养支持的客观指标。计算公式如下。

氮平衡＝入氮量［静脉输入氨基酸量或口服蛋白质（g）/6.25］－氮排出量（尿中尿素氮＋4g）

 知识拓展 ●●●

营养不良诊断标准

2018年9月，全球领导人发起的营养不良评定（诊断）标准共识终获出台，明确了营养不良诊断2步法。第1步使用经过临床有效性验证的筛查工具进行营养筛查，明确病人是否有营养风险或营养不良风险；第2步即在筛查阳性基础上，需至少符合表现型指标（非自主性体重降低、低BMI、肌肉量减少）之一和病因型指标（食物摄入或吸收降低、炎症或疾病负担）之一即可诊断营养不良。

资料来源：Cederholm T, Jensen GL, Correia MITD, et al. GLIM criteria forthe diagnosis of malnutrition-A consensus report from the globa clinical nutrition community [J].Clin Nutr, 2018, 38（1）: 19.

第三节　营养支持

一、肠内营养

肠内营养（enteral nutrition，EN）是人体所需的营养物质经过胃肠道途径提供给病人的一种营养支持方法。其优点如下。①肠内营养制剂经肠道迅速被人体吸收，符合正常生理过程。②维持胃肠道黏膜细胞的正常结构和功能，保护肠道屏障功能。③食物中的某些营养素（如谷氨酰胺）可直接被黏膜细胞利用，有利于其代谢及增生。④实施方便，经济安全，并发症少。

（一）肠内营养制剂

肠内营养制剂的构成完备，满足了人体代谢的需求，其中包含碳水化合物、蛋白质、脂肪或其分解产物，同时也含有生理所需的电解质、维生素和微量元素等。根据病情的需求，可选择使用以下几种制剂。

1. 非要素制剂　以整蛋白为主的制剂，其蛋白质源为酪蛋白或大豆蛋白，碳水化合物源为麦芽糖、糊精，脂肪源为玉米油或大豆油，不含乳糖。溶液的渗透压相对较小（约320mmol/L）。口感优良，口服或管饲均可。此种方法适合胃肠道功能正常或基本正常的人。

2. 要素制剂　氨基酸混合物或低聚肽的蛋白水解物被用作氮的来源；部分糖则由部分的淀粉转化而成；必需脂肪酸的植物油或者中链甘油三酯被用作脂肪的来源；此外，它还富含充足的矿物质、微量元素及维生素，而且没有乳糖和膳食纤维。这种物质的渗透性很强（470～850mmol/L），只需每天喝2000～3000ml就能够满足身体的基本需求。因其无渣，故病人排便较少。口感较差，适用于消化道瘘、炎症性肠道疾病及短肠综合征的病人，也可用于结肠手术前的准备和术后处理。

此外，目前应用于临床的肠内营养制剂还有组件型制剂和特殊型制剂。前者是指对完全型肠内营养制剂进行补充或加强某种营养素以适合病人特殊需求的制剂，如蛋白质组件、脂肪组件等；后者是针对某些特殊疾病的配方型制剂，如支链氨基酸含量较高的肝昏迷病人专用制剂。

（二）肠内营养实施

1. 输注途径　肠内营养输入有经口和管饲两种。因其制剂口感较差，多数病人经口难以摄入而采取管饲。

（1）鼻胃管或鼻肠管：因其简单易行，是临床上使用最多的方法。鼻胃管多用于胃肠功能好，需要短期肠内营养支持者；鼻肠管有单腔和双腔两种，双腔管开口分别位于鼻肠管尖端和中段，可同时进行营养治疗和胃肠减压。

（2）胃及空肠造瘘：对于胃肠功能不良或腹部手术后必须胃肠减压并且需要长期肠内营养支持的人来说，胃造瘘是一种适用长期肠内营养支持的方法。此种方法的优势在于容量大，对营养液的渗透压不敏感，缺点是会增加反流和误吸的风险。

2. 输注方式

（1）按时分次给予：使用注射器将预先配制好的肠内营养液逐一缓慢地注入，每次大约200ml，在10～20分钟内完成，6～8次/日，中间的时间间隔为2～3小时。这种方式可能会导致胃肠道的不适反应。适用于胃内置管和胃肠功能良好的病人。

（2）持续经泵输注：是使用营养泵或借以重力将每日的营养液在24小时内不间断地均匀地输注。适用于十二指肠或空肠置管及胃肠道功能不良和耐受性较差的病人，尤其是危重病人。

（3）间歇重力滴注：将营养液放置于专门的容器中，通过输液管和饲料管进行连接，利用重力逐渐地给予。每次的量在250～500ml之间，两次间隔2～3小时，4～6次/日。此方法病人有较多自由活动时间，大多数病人可以耐受。

（三）护理诊断/问题

1. 营养失调：低于机体需要量　与疾病消耗过多、摄入不足或高分解代谢等有关。
2. 误吸　与胃排空障碍、喂养管尖端位置、病人的意识和体位等有关。
3. 胃肠动力失调　与不能经口摄食、管饲、病人不耐受等有关。
4. 皮肤完整性受损　与长期留置喂养管有关。
5. 潜在并发症　感染，如吸入性肺炎、急性腹膜炎。

（四）护理措施

1. 肠内营养监测　监测内容包括体重、三头肌皮褶厚度和上臂围、淋巴细胞计数和内脏蛋白浓度及氮平衡等。密切观察病情变化，记录24小时液体出入量；监测电解质变化，防止出现电解质紊乱；监测血糖和尿糖，及时发现高血糖或低血糖；定期监测肝、肾功能等。

2. 预防误吸

（1）管道护理：妥善固定喂养管，经鼻置管者应固定于面颊部，造口置管者采用缝线固定于腹壁，同时检查是否有松脱；输注营养液前确定喂养管的位置是否恰当，检查喂养管的标记有无移位；告知病人翻身、床上活动时，应保护好导管，防止管道打折受压或扭曲变形。

（2）安置合适体位：进行肠内营养时，应取床头抬高30°～45°的半卧位，以防呕吐和误吸，喂养结束后应保持半卧位30～60分钟。

（3）评估胃内残留量：每次注射前和连续注射期间（每4小时），抽取胃管测量胃内残留量。如果抽取的液体量超过200ml，应该减慢或者暂时停止注射。如果需要，遵医嘱使用胃动力药。

（4）加强观察：如果病人突然出现剧烈咳嗽、呼吸急促或咳出营养液样的痰液，提示有误吸的危险，立即停止输注，尽量将胃内的食物吸出。鼓励和刺激病人咳嗽，必要时经鼻导管或气管镜清除误吸的食物。

3. 提高胃肠道耐受力

（1）输注环节的调节：输注时应该循序渐进，由低总量、低浓度、低速度开始，逐渐增加。浓度应从8%开始，逐步提升至25%。速度应从50ml/h开始，经过3～4日后逐渐提升至100ml/h，总量由1000ml/d开始，5～7日达到2500～3000ml/d。

（2）防止营养液污染：营养液应现配现用，配制营养的各种容器须清洁、消毒后使用；配置的营养液常温保存不超过4小时，暂时不用可于4℃冰箱保存；每日需更换专用泵管或输注管。

（3）加强观察：每隔4～6小时评估病人肠内营养的耐受状况。腹胀、腹泻是较为常见的胃肠道并发症，发生率为3%～5%。与输入速度过快、溶液渗透压过高或温度不合适、营养液污染及病人低蛋白血症（肠黏膜水肿）、乳糖不耐受等有关。应针对原因采取不同的护理措施，如减慢输注的速度、控制营养液的浓度和温度，防止营养液污染，对乳糖不耐受的病人改为无乳糖配方营养制剂等。

（4）支持疗法：对低蛋白血症的病人补充白蛋白或血浆，以减轻肠黏膜充血、水肿导致的腹泻。

4. **避免皮肤和黏膜损伤**　对于长期保留鼻胃管或鼻肠管的病人，可使用油膏进行鼻腔黏膜的润滑，以避免黏膜因长期压迫而形成溃疡；对于胃和空肠造口的病人，应保持造口周围皮肤保持清洁和干燥，防止造口周围皮肤损伤。

5. **感染性并发症的护理**

（1）吸入性肺炎：是肠内营养最严重的并发症，病死率较高，主要原因是误吸，防止胃内容物潴留及反流是预防吸入性肺炎的重要措施。

（2）急性腹膜炎：多见于经空肠造口管进行肠内营养的病人。当营养管移位时，营养液可漏入腹腔引起急性腹膜炎。如出现腹部疼痛，瘘管周围有营养液溢出等症状，应立刻暂停输液并尽快与医师取得联系，协助医师清理或排除溢出的营养液，遵医嘱应用抗生素，避免继发性感染或腹腔脓肿。

6. **健康教育**

（1）向病人和家属解释肠内营养的重要性和必要性，降低自行拔管的风险。

（2）教会出院病人及家属掌握居家喂养和自我护理方法。

（3）坚持定期随访和营养监测。

二、肠外营养

肠外营养（parenteral nutrition，PN）是通过静脉途径为人体代谢需要提供基本营养素的营养支持疗法。口服或管饲有困难，或消化吸收功能严重障碍的病人可通过静脉输入生理需要的全部营养要素的方法称为全肠外营养（total parenteral nutrition，TPN）。肠外营养的适用范围：①存在胃肠道功能问题。②由于疾病或治疗的限制，无法通过胃肠道进行食物摄取。③处于高分解代谢状况，例如严重感染、手术、创伤以及大面积烧伤的病人。④营养不良。目前合理的肠内营养联合肠外营养已成为外科临床实践中营养支持的选择。

（一）肠外营养制剂

1. **葡萄糖**　葡萄糖是肠外营养的主要热能来源，占总热能的50%～60%。成人代谢能力为4～5g/（kg·d）。过量使用可发生高血糖、脂肪肝、超重、肺功能损害等并发症。目前主张由葡萄糖和脂肪各提供一半热量。

2. **脂肪乳剂**　脂肪乳是肠外营养的另一种重要热能来源，其供给量占总能量的20%～30%，成人1～2g/（kg·d）。按其脂肪酸碳链长度分为长链甘油三酯（long chain triglyceride，LCT）和中链甘油三酯（medium chain triglyceride，MCT）。前者含人体必需脂肪酸（essential fatty acids，EFA），需依赖卡尼汀（肉毒碱）进入线粒体代谢；后者在体内代谢比LCT快，代谢过程不依赖卡尼汀，极少蓄积于肝，但不含EFA。根据病人需要，可选择单一或混合制剂。

3. **复方氨基酸**　复方氨基酸是肠外营养中唯一的氮源，必要时亦是一种产能物质，分为平衡型与非平衡型。平衡型按正常机体代谢需要配制，含必需氨基酸（essential amino acid，EAA）8种，非必需氨基酸（non essential amino acid，NEAA）8～12种，EAA∶NEAA为1∶3，适合大多数病人。非平衡型为特殊疾病所需氨基酸，兼有营养支持和治疗作用。

4. **电解质**　PN所用电解质多为临床常用剂型，成人电解质需要量为钠80～150mmol/d、钾60～80mmol/d、镁7.5～12.5mmol/d、钙5～10mmol/d、磷酸盐15mmol/d。

5. **维生素**　维生素可以分为水溶性的（维生素B、维生素C等）和脂溶性的（维生素A、维生素D、维生素E、维生素K），它们都是复合制剂。脂溶性维生素在人体中具有一定的储存能力，相对于水溶性维生素来说，它们更不容易缺失。在遭受感染或手术等压力的情况下，我们需要适度提高水溶性维生素（维生素B、维生素C等）的摄入量。

6. **微量元素**　微量元素亦为复方制剂。成人日需要量为锌2～9mg、铜0.3mg、锰0.7mg、铁1.0mg、铬0.02mg、碘0.12mg、硒0.12mg。

（二）肠外营养实施

1. **输注途径**　多采用经周围静脉输入和中心静脉输入两种途径。

（1）经周围静脉肠外营养支持（peripheral parenteral nutrition，PPN）：适用于肠外营养时间<2周、部分补充营养素的病人。周围静脉指经浅表静脉，大多数是上肢末梢静脉，技术操作较简单、应用方便、并发症较少。

（2）经中心静脉肠外营养支持（central parenteral nutrition，CPN）：适合于肠外营养时间>10日、营养素需要量大及营养液的渗透压较高的病人。通常会选择经锁骨下静脉或颈内静脉穿刺置管进入上腔静脉的途径，或者是通过外周置入中心静脉导管（peripherally inserted central catheter，PICC）途径。

2. **输注方式**

（1）全营养混合液（total nutrient admixture，TNA）：在无菌环境下，将每日所需的营养成分混合到3升的输液袋中，这种营养液被称为全合一（all in one）。TNA的优势：各类营养成分的混合，能够降低代谢性并发症的发生率；高浓度葡萄糖的渗透压可以降低，可以通过周围静脉进行输注；全封闭的输液系统能够减少污染和空气栓塞的风险；使用过程中无须排气和更换输液瓶，简化了输注步骤，减轻了护士的工作负担。

（2）单瓶输注：适用于不具备TNA混合输注条件时，可采用单瓶输注。输注时应合理安排各种营养素的输注顺序，保证营养素的有效利用，尤其是复方氨基酸溶液输注前，应提供足够的非蛋白能量溶液，防止氨基酸作为能量被消耗。

（三）护理诊断/问题

1. **营养失调：低于机体需要量**　与摄入不足、疾病消耗过多或高分解代谢等有关。

2. **潜在并发症**　置管相关并发症（如气胸、空气栓塞）、代谢性并发症（如糖代谢紊乱、脂肪超载综合征）、感染性并发症（如导管性脓毒症）等。

（四）护理措施

1. **定期监测**　肠外营养最初3日每日监测体重、电解质、血糖、血脂、肝功能、血气分析等，待情况稳定后改为每周监测1～2次。记录24小时出入水量，营养液与其他摄入液体分别记录。测定内脏蛋白、淋巴细胞计数及肝功能等，每1～2周1次，有条件时做氮平衡试验。

2. **营养管的护理**

（1）妥善固定：应妥善固定静脉穿刺针或静脉导管，防止滑脱。

（2）保持引流通畅：避免导管打折、受压，在使用不相溶的药物或液体前后需要使用脉冲式冲洗管道，以确保导管通畅。若是导管被堵塞无法推动，则不可强行推注通管，应拔除或更换导管。

（3）穿刺部位换药：按时换药，观察和记录有无红肿等感染迹象，一旦发生感染，遵医嘱进行处理，必要时拔除导管。

（4）拔管：符合肠外营养拔管指征或出现导管堵塞、导管相关感染等情况时，应及时与医师沟通，遵医嘱拔除导管。

3. 并发症的观察和护理

（1）置管相关并发症

1）空气栓塞：是最严重的并发症。病人表现为胸前区疼痛、呼吸困难、发绀、心动过速、静脉压升高而血压下降、神志不清、昏迷，可因肺动脉栓塞而突然死亡。中心静脉穿刺时，应将病人置于平卧位、建议病人屏气，置管成功后妥善固定输液管道，输注结束后旋紧导管塞。如果发现有空气栓塞的症状应立即将病人置于左侧卧位，头低足高，并与医师联系，以便进行紧急救治。

2）气胸、血胸和血气胸：与穿刺技术不熟练、反复穿刺、病人有肺气肿或极度消瘦等因素有关。要表现为胸闷、胸痛、呼吸困难、血压下降、休克等。应立即与医师联系，并做好胸腔穿刺和胸腔闭式引流准备。

（2）导管相关并发症

1）导管性脓毒症：是肠外营养严重的并发症。与置管处皮肤感染、输入液污染，或者其他部位感染的病原菌经血行种植于留置的中心静脉导管有关。临床主要表现为突发寒战、高热，穿刺部位红肿、渗出。具体护理如下。①穿刺点周围皮肤护理：需每天消毒、更换敷料。若置管局部有红、肿、痛、热等征象，应及时拔出导管。②配制全肠外营养混合液过程应由专人负责，在层流环境、严格遵循无菌操作的原则；营养液应现用现配，禁止添加抗生素、激素、升压药等。③全肠外营养混合液的输注与保存：需保证在24小时输完，暂时不用者应将其储藏于4℃冰箱内，并在使用前0.5～1.0小时取出，放置室温下复温后再输入。

怀疑出现导管性脓毒症者，应立即与医师联系，遵医嘱拔除导管，将导管的前端剪下送细菌培养和药物敏感试验，更换输液管道和输注部位，重新建立静脉通道。遵医嘱给予抗感染治疗。

2）血栓性静脉炎：多发生于经周围静脉肠外营养支持。与静脉管道狭窄、血液循环缓慢及输入高渗透性营养液无法被有效稀释，从而导致血管内壁遭受损害，或者是静脉穿刺针放置的导管对血管壁的摩擦刺激造成的伤害有关。主要表现为局部红肿和疼痛，可以触摸到痛性的硬条状或串珠状的结节等。一般经更换输液部位、局部湿热敷或外涂经皮吸收的抗凝消炎软膏后，症状会逐步缓解。

（3）代谢性并发症

1）糖代谢紊乱：表现为高血糖或低血糖，以前者较为常见。①高血糖：这种情况的发生与溶液内的葡萄糖含量过多、注射速度过快以及身体对于糖分的耐受能力和吸收效率下降有关，一旦血糖水平超出40mmol/L，就可能引发高渗性非酮症状的昏迷。当出现血糖过高、渗透性利尿、脱水、电解质紊乱和意识模糊等症状时，应立刻通知医师，暂停使用含有大量糖分的葡萄糖溶液或营养液；按照医师的指示，通过静脉注射低渗或等渗的盐水来调整高渗状态，并添加适当的胰岛素来减少血糖，同时要防止血浆渗透压过快导致急性脑水肿。②低血糖：过量使用外源性胰岛素或在注入高浓度葡萄糖液时突然中断输液可能导致面色苍白、脉搏加速、四肢发冷，甚至出现低血糖性休克。如果出现这种情况，应立刻口服或按医师的指示静脉注射葡萄糖溶液。

2）脂肪超载综合征：是由脂肪清除能力下降引起的，当脂肪乳剂的摄入速度过快或总量超标时，其主要症状包括易于入睡、体温升高、呼吸急促、心率加快、血压上升或下降、血小板数量减少、贫血、高脂血症、肝功能异常以及昏厥。停止输注脂肪乳剂后，上述表现大多可以缓解。老年病人输注脂肪乳剂后由于药物代谢和排泄能力减弱，更易发生脂肪超载综合征。如出现上述表现，应立即停止输注脂肪乳剂，通知医师并协助处理。

4. 健康教育

（1）帮助病人了解肠外营养的基础知识及临床应用的意义。

（2）如果病情允许，建议病人通过口服或者肠道内的营养物质，以降低肠道外营养引起的副作用。

（3）出院指导：制订饮食计划，指导均衡营养，定期复诊。

本章小结

思考题

1. 病人，男，62岁。因"结肠占位性病变"行结肠大部分切除术，术后第2日，经鼻肠管滴注肠内营养液700ml后，病人主诉腹胀、恶心。体格检查：T 36.3℃，P 82次/分，R 20次/分，BP 105/70mmHg，面色苍白，出冷汗。病人要求停用该营养制剂，并询问能否拔除营养管。

请问：

（1）该病人出现腹胀的原因是什么？

（2）针对该病人存在的问题应如何进行处理？

2. 病人，女，50岁。因"高位小肠瘘"收入院。经锁骨下静脉置管肠外营养支持，病人突发寒战，T 39.3℃，P 124次/分，R 28次/分，BP 90/65mmHg。穿刺部位检查红肿，有渗出。

请问：

（1）该病人出现了什么问题？

（2）如何对该病人进行护理？

更多练习

（李　囡）

第九章　外科感染病人的护理

教学课件

学习目标

1. 素质目标

具有协作完成外科感染病人护理的合作意识和团队精神。

2. 知识目标

（1）掌握：外科感染的特点、临床表现、治疗原则，以及常见浅部组织的化脓性感染、手部急性化脓性感染、脓毒症及破伤风的护理措施。

（2）熟悉：常见浅部组织的化脓性感染、手部急性化脓性感染、脓毒症及破伤风的临床表现和治疗原则。

（3）了解：外科感染的类型和病因。

3. 能力目标

能运用护理程序对外科感染病人实施整体护理。

案例

【案例导入】

病人，男，46岁。农民，2日前右手示指末节被竹刺扎伤，有少量出血，自行拔除后未给予进一步处理。1日前右手示指肿痛，2小时前出现大鱼际处压痛。体格检查：T 38.8℃，P 82次/分，R 18次/分，BP 132/84mmHg；神志清楚，上肢浅表淋巴结无肿大；右手示指呈半屈曲，皮肤发红、皮温升高，明显肿胀、压痛，被动屈曲疼痛加剧，大鱼际肿胀、压痛，拇指对掌疼痛。血常规示白细胞$12.2×10^9$/L，中性粒细胞比例0.824，红细胞$4.26×10^9$/L，血红蛋白116g/L。诊断为右手示指化脓性腱鞘炎继发鱼际间隙感染。

【请思考】

如何对该病人落实整体护理？

【案例分析】

第一节　概　　述

感染（infection）是病原微生物侵入机体并生长繁殖所引起的局部或全身性炎症反应。外科感染（surgical infection）常发生在创伤、烧伤、手术、器械检查、留置导管等之后且需要外科治疗的感染。与内科感染相比，外科感染具有以下特点：①常为多种细菌引起的混合感染。②大部分感染有明显的局部症状和体征，严重时可有全身表现。③大多不能自愈或单靠抗菌药治愈，常需要清创、引流、切开等外科手术或手法治疗。

一、病因

病原微生物的数量和毒力、机体的防御功能减弱决定了外科感染的发展。

1. 病原微生物的数量和毒力增加　在健康个体，创口污染的病菌数如果在每克组织中超过10^5个，常引起感染；致病菌释放的毒素可侵蚀组织和细胞造成感染扩散，导致机体发热、白细胞计数变化、休克等全身反应。

2. 机体的防御功能减弱　如局部组织缺血或血流障碍、皮肤黏膜出现病变或缺损等，可导致局部屏障受损；如严重创伤或休克、糖尿病、长期使用激素、严重营养不良，可出现全身抗感染能力降低。

二、分类

临床可根据病原微生物种类和病变性质、病程及发生情况等进行分类。

（一）按病原微生物的种类和病变性质分类

1. 非特异性感染　又称一般感染或化脓性感染，包括大多数外科感染，如疖、痈、丹毒、急性乳腺炎、急性阑尾炎和急性腹膜炎等。其特点如下。①一种病原菌可以引起多种化脓性感染。②不同的病原菌也可引起同一种感染。③各种疾病通常在病理变化、临床表现和治疗方法上有共同之处。常见病原菌有金黄色葡萄球菌、大肠埃希菌、乙型溶血性链球菌、铜绿假单胞菌和拟杆菌等（表9-1）。

2. 特异性感染　是由破伤风梭菌、结核分枝杆菌、白念珠菌、炭疽杆菌和产气荚膜梭菌等特异性病原菌引起的感染。因致病菌不同，可有独特的表现和治疗原则。

表9-1　非特异性感染常见致病菌

致病菌	脓液特点	疾病举例
金黄色葡萄球菌	黄色、稠厚、不臭，感染易局限，经常发生转移性脓肿	疖、痈、脓肿、伤口感染、骨髓炎等
乙型溶血性链球菌	淡红色、稀薄、感染易扩散	淋巴管炎、急性蜂窝织炎、脓毒症
大肠埃希菌	混合感染脓液呈稠厚、灰白色、有恶臭或粪便	单独致病力弱，常与厌氧菌混合感染
铜绿假单胞菌	淡绿色、有特殊的甜腥味	大面积烧伤创面感染
拟杆菌	有恶臭味，常和其他需氧菌和厌氧菌一起形成混合感染；普通细菌培养（－），涂片镜检可见	腹膜炎和胃肠道手术后感染

（二）按病程分类

急性感染指病程在3周以内，慢性感染指病程超过2个月，亚急性感染病程则介于两者之间。

（三）按病原微生物来源分类

按病原微生物来源，感染可分为内源性感染和外源性感染。由来自体表或外环境的病原菌引起的感染为外源性感染；由原存体内（如肺、肠道、阑尾和胆道等）的病原菌引起的感染为内源性感染，又称自身感染。

（四）按感染发生的条件

按感染发生的条件，感染可分为机会感染、二重感染和医院内感染等。

三、临床表现

1. 一般共性表现

（1）局部表现：急性感染典型的局部表现为红、肿、热、痛和功能障碍。浅表化脓性感染均有局部疼痛和触痛，体表脓肿形成后，触之有波动感；深部脓肿穿刺可抽出脓液。慢性感染的局部表现为肿胀或硬结，但多无明显疼痛。

（2）全身表现：可因感染轻重程度不同而表现不一。轻者可无全身症状；较重感染者常有发热、呼吸脉搏加快、头痛乏力、食欲缺乏等表现；若出现意识障碍、尿少、乳酸血症等器官灌注不足的表现则表明感染严重，甚至出现感染性休克和多器官功能障碍等。当累及某一器官时，可出现相应表现：如胆道感染或肝脓肿，出现腹痛和黄疸；尿路感染时，有尿频、尿急、尿痛等。

2. 特殊表现　特异性感染者具有特殊的临床表现，如破伤风出现肌肉强直性痉挛；气性坏疽和其他产气菌感染局部有皮下捻发音等。

四、辅助检查

1. 实验室检查

（1）血常规检查：白细胞计数、中性粒细胞比例增加，当血白细胞计数＞$12×10^9$/L或出现未成熟的白细胞，常提示感染严重。

（2）病原体鉴定：为了明确致病菌种类，可通过血、痰、尿、分泌物、渗出物、脓液或穿刺液等做涂片、细菌培养及药敏试验。

2. 影像学检查

（1）B超检查：用于探测肝、胆、胰、肾、阑尾、乳腺等的病变及胸腔、腹腔、关节腔内有无积液。

（2）X线检查：适用于检测胸腹部或骨关节病变，如肺部感染、胸腔积液或积脓等。

（3）CT和MRI检查：有助于发现实质性器官的病变，如肝脓肿等。

五、治疗原则

局部治疗与全身治疗并重。控制感染源，祛除毒性物质（脓液和坏死组织），增强机体抗感染能力和促使组织修复。

（一）局部治疗

1. 保护感染部位　避免受压，局部制动，患处抬高，必要时可用夹板或石膏夹板固定，以免感染扩散。

2. 局部物理疗法　可局部热敷、超短波或红外线辐射治疗等，改善局部血液循环，促进炎症局限、吸收或消退。

3. 局部用药　鱼石脂软膏、金黄散等可用于浅表的急性感染且未形成脓肿者；组织肿胀明显者，可予50%硫酸镁溶液湿热敷，以改善局部血液循环、促进感染消退和局限；已感染伤口和创面则需换药处理。

4. 手术治疗　脓肿形成后需手术切开引流，深部脓肿可在B超引导下穿刺引流。脏器感染或已发展为全身性感染时，应积极处理感染病灶或切除感染组织。

（二）全身治疗

1. 应用抗生素　小范围或较轻的局部感染，可不用或仅口服抗生素；较重或有扩散趋势的感染需全身用药。早期可根据感染部位、临床表现及脓液性状估计致病菌的种类，选用适当的抗生素。获得细菌培养和药物敏感试验结果后，根据结果选用敏感抗生素。

2. 支持疗法　保证充足的休息和睡眠，加强营养，必要时提供肠内或肠外营养支持。严重感染者可输注血浆、白蛋白、丙种球蛋白或少量多次输注新鲜血液等，提高机体防御能力。

3. 对症治疗　全身中毒症状严重者，为了减轻中毒症状，在大量应用抗生素的同时可短期使用糖皮质激素；出现感染性休克者，应给予抗休克治疗；疼痛剧烈者，给予镇痛药；抽搐者给予镇静解痉药；高热病人给予物理或药物降温，体温过低时注意保暖；合并糖尿病者，给予降糖药控制血糖。

六、护理诊断/问题

1. 疼痛　与炎症刺激有关。

2. 体温过高　与感染有关。

3. 潜在并发症　脓毒症、窒息等。

七、护理措施

1. 活动与休息 抬高患肢并制动以促进静脉血回流，减轻局部肿胀和疼痛，有利于炎症消退；病情严重者卧床休息。

2. 加强营养 给予高维生素、高蛋白、高热量、易消化饮食。高热者给予流质或半流质饮食。

3. 病情观察 观察病人神志、精神状态，定时测量生命体征，发现异常及时告知医师。

4. 疼痛护理 除抬高患肢并制动以减轻肿胀和疼痛外，严重者可遵医嘱给予镇痛药。

5. 控制感染

（1）创面护理：早期局部热敷、超短波或红外线照射；对切开引流者，每日更换敷料，保持创口清洁。对厌氧菌感染者，予3%过氧化氢溶液冲洗创面和湿敷。

（2）合理应用抗菌药：遵医嘱正确、合理应用抗生素，注意观察药物的效果和不良反应。

6. 高热护理 当体温超过38.5℃时，采取物理或药物降温；鼓励病人多饮水，必要时可静脉输液；纠正水、电解质代谢紊乱和酸碱平衡失调，并监测24小时出入量。

7. 心理护理 向病人及家属耐心解释外科感染的治疗方法，争取配合治疗；理解、关心、体贴病人的焦虑情绪。

8. 健康教育 注意个人卫生，保持皮肤清洁，及时更换衣服，尤其是婴幼儿、糖尿病病人；指导病人加强锻炼，增强机体抵抗力；有感染病灶存在时应及时就医，防止感染进一步发展。

第二节 浅部组织的化脓性感染

浅部组织的化脓性感染是指由化脓性致病菌引起的发生于皮肤、皮下组织、淋巴管、淋巴结、肌间隙及周围疏松结缔组织处的各种感染。

一、疖和痈

疖和痈都是指毛囊及其周围组织的急性化脓性炎症，常见致病菌为金黄色葡萄球菌。疖为单个毛囊及其周围组织的化脓性感染，好发于头面部、颈项、背部、腋窝及腹股沟等毛囊及皮脂腺丰富的部位。痈的病变范围较疖大，也可由多个相邻疖融合而成。好发于皮肤厚韧的部位，如颈部、背部等，也可见于上唇、腹壁的软组织。

（一）病因

常与局部皮肤不洁、擦伤、环境温度较高或机体抵抗力降低有关。多见于成人，尤其是免疫力低下的糖尿病病人。

（二）临床表现

1. 疖 初起时，局部皮肤出现红、肿、热、痛的小硬结（直径＜2cm）。数日后肿痛范围扩大，随着小硬结中央组织坏死、软化，出现黄白色的脓栓，触之稍有波动感；继而，大多脓栓自行脱落、破溃，炎症逐渐消退愈合。疖一般无明显的全身症状。

2. **痈**　早期局部皮肤有小片红、肿、热痛的硬结，其中可有多个脓点，疼痛较轻。随着病情进展，局部皮肤硬肿范围扩大，疼痛加剧，全身可出现畏寒、发热、食欲缺乏、乏力等不适症状，痈自行破溃常较慢，全身反应较重，甚至发展为脓毒症。

3. **特殊部位疖或痈**　位于鼻、上唇及"危险三角区"的疖或痈，称为面疖或唇痈，临床症状明显、病情严重。尤其是被挤压或处理不当，可引起化脓性海绵状静脉窦炎，出现眼部及周围组织红肿，伴寒战、高热、头痛、呕吐，甚至昏迷等症状，可危及生命。

（三）辅助检查

有全身症状者，血白细胞计数和中性粒细胞比例增高。

（四）治疗原则

1. **局部治疗**　早期仅有红肿时，可用50%硫酸镁、75%乙醇溶液湿热敷或超短波、红外线照射等物理疗法，亦可外涂碘酊、鱼石脂软膏或金黄散。脓肿形成应及时切开排脓。需要注意的是面疖和唇痈切忌挤压和切开。

2. **全身治疗**　全身症状明显，尤其是面疖或唇痈，并发急性淋巴管炎和淋巴结炎时，应给予抗生素治疗，应用清热解毒中药方剂。糖尿病者，根据病情控制饮食的同时给予胰岛素或降血糖药治疗。

（五）护理措施

1. **局部护理**　保持疖周围皮肤清洁；避免挤压未成熟的疖，尤其是"危险三角区"的疖，防止感染扩散；对脓肿切开引流者，在严格无菌操作下，及时更换敷料。

2. **病情观察**　注意观察病人神志、精神状况及体温变化，注意有无寒战、高热、头痛、头晕、意识障碍等症状，尽早发现并控制颅内化脓性感染等严重并发症。

3. **其他护理**　其他参见第九章第一节概述的护理措施。

二、急性蜂窝织炎

急性蜂窝织炎是指致病菌侵入皮下、筋膜下、肌间隙或深部疏松结缔组织引起的急性弥漫性化脓性感染，可出现明显的毒血症。常见致病菌为溶血性链球菌，其次为金黄色葡萄球菌，少数由厌氧菌或大肠埃希菌引起。

（一）病因

常因皮肤、黏膜损伤或皮下疏松结缔组织受感染引起。

（二）分类

因致病菌的种类与毒性、感染原因和部位以及病人的状况等不同，临床上可有以下几种不同类型：一般性蜂窝织炎、产气性皮下蜂窝织炎、新生儿皮下坏疽和颌下急性蜂窝织炎。

（三）临床表现

1. **一般蜂窝织炎**　初起时局部红、肿、热、痛，继之炎症迅速向四周扩散，肿痛加剧，并出现大小不同的水疱，红肿边缘界限不清。若病变位置较深，则皮肤症状多不明显，常因病变深而影响及时诊治，可有局部水肿和深部压痛及寒战、高热、头痛、乏力等全身症状。

2. 特殊类型蜂窝织炎

（1）产气性皮下蜂窝织炎：多发生在下腹部或会阴部的皮下结缔组织，不侵犯肌层。病变进展快，局部可触及皮下捻发感，蜂窝组织、筋膜和皮肤相继出现坏死，脓液恶臭，全身症状严重。以厌氧菌感染为主。

（2）新生儿皮下坏疽：多发生在背、臀等经常受压的部位。初始皮肤发红，触之稍硬。之后病变范围扩大，中心部分变暗变软，皮肤与皮下组织分离，触之有浮动感，继而皮肤坏死并可破溃。脓液形成后可有波动感。

（3）颌下急性蜂窝织炎：常见于小儿，感染多起自口腔或面部，并向颌下或颈深部蔓延，可致喉水肿和气管受压，引起吞咽和呼吸困难，甚至窒息。

（四）辅助检查

1. 血常规检查　可有白细胞计数增多。

2. 脓液细菌培养　脓液涂片检查可大致区分病菌形态，细菌培养和药物敏感试验有助于确认致病菌。

（五）治疗原则

1. 局部治疗　早期可用50%硫酸镁溶液湿热敷，或者外涂金黄散、鱼石脂膏等，脓肿形成则切开引流；口底及颌下急性蜂窝织炎为防喉水肿及压迫气管，应尽早切开减压；对产气性皮下蜂窝织炎，伤口用3%过氧化氢溶液冲洗和湿敷，并采取隔离治疗措施。

2. 全身治疗　注意休息，加强营养，必要时给予解热镇痛药。应用磺胺药或广谱抗生素，疑有厌氧菌感染者加用甲硝唑。根据临床治疗效果或细菌培养与药物敏感试验结果调整用药。

（六）护理措施

特殊部位如口底、颌下、颈部等的蜂窝织炎可影响病人呼吸，应严密观察病人有无呼吸费力、呼吸困难、窒息等症状，及时发现并处理；警惕突发喉痉挛，做好气管插管等急救准备。其他参见第九章第一节概述的护理措施。

三、急性淋巴管炎及淋巴结炎

急性淋巴管炎是指致病菌经破损的皮肤、黏膜，或其他感染灶侵入淋巴管，引起淋巴管及其周围组织的急性炎症。急性淋巴管炎波及所属淋巴结时，即为急性淋巴结炎。以乙型溶血性链球菌、金黄色葡萄球菌等为主要致病菌。

（一）病因

致病菌可来源于口咽部炎症、足癣、皮肤损伤以及各种皮肤、皮下化脓性感染灶。

（二）分类

急性淋巴管炎可分为网状淋巴管炎和管状淋巴管炎。

（三）临床表现

1. 急性淋巴管炎

（1）网状淋巴管炎：又称丹毒，起病急，局部皮肤出现鲜红色片状略隆起红疹，中间淡周围深，边界清楚；一开始即有畏寒、发热、头痛等全身症状，严重者可有全身性脓毒症。下肢丹毒可反复发作导致皮肤粗厚、淋巴水肿、肢体肿胀，甚至发展成"象皮肿"。

（2）管状淋巴管炎：局部表现为伤口近侧表皮下有一条或多条"红线"，伴有压痛；若为皮下深层淋巴管炎，则出现患肢肿胀，虽无"红线"表现，但有条形压痛区。两者均有畏寒、发热等全身症状。

2. 急性淋巴结炎　轻者仅有局部淋巴结肿大、触痛，但表面皮肤正常，多能自愈。重者可有多个淋巴结肿大，可黏连成团形成肿块，疼痛加重，表面皮肤发红发热，并伴有全身症状。淋巴结炎可发展为脓肿，脓肿形成时有波动感，少数可破溃流脓。

（四）辅助检查

1. 血常规检查　可有白细胞计数增多。
2. 细菌培养　细菌培养和药物敏感试验有助于确认致病菌。

（五）治疗原则

主要是处理原发感染病灶，应用抗生素控制感染。急性淋巴结炎形成脓肿时，切开引流。

（六）护理措施

积极治疗原发病灶，如龋齿、扁桃体炎、手足癣及各种皮肤化脓性感染等；卧床休息，抬高患肢；鼓励病人定时翻身，适当被动活动关节，以防血栓性静脉炎；注意保持个人卫生和皮肤清洁。其他参见第九章第一节概述的护理措施。

第三节　手部急性化脓性感染

临床常见的手部急性化脓性感染包括甲沟炎、化脓性指头炎，以及急性化脓性腱鞘炎、滑囊炎和掌深间隙感染。手动作灵活、感觉敏锐，有其独特精细的解剖结构（图9-1）。手部感染的病变和临床表现，与其解剖生理密切相关。

一、甲沟炎和化脓性指头炎

甲沟炎是甲沟及其周围组织的化脓性细菌感染。化脓性指头炎是手指末节掌面皮下的化脓性感染。

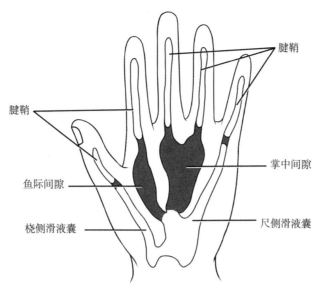

图9-1　手指腱鞘、滑液囊和手掌深部间隙的解剖位置示意图

（一）病因

致病菌多为金黄色葡萄球菌。甲沟炎多由手指的轻微外伤引起，如刺伤、挫伤、剪指甲过深和逆剥皮刺等。化脓性指头炎可由甲沟炎扩散、加重引起，也可由手指末节刺伤或皮肤受损引起。

（二）临床表现

1. 甲沟炎　常先发生在一侧甲沟皮下，出现红、肿、热、痛，炎症可自行或经过治疗后消退，也可迅速化脓，一般不易破溃流脓。脓肿蔓延可形成指头炎或指甲下脓肿。若处理不当，可发展为慢性甲沟炎或指骨骨髓炎。甲沟炎感染加重时常有疼痛加剧和发热等症状。

2. 化脓性指头炎　早期表现为指头发红、轻度肿胀、针刺样疼痛，继而肿胀加重，当肿胀压迫指动脉时，转为搏动性跳痛，患指下垂时加重，此时多伴有全身症状，如发热、全身不适、白细胞计数升高等。感染进一步加重时，神经末梢因受压和营养障碍而麻痹，指头疼痛反而减轻，皮肤颜色由红转白。若治疗不及时，常可引起指骨缺血性坏死，形成慢性骨髓炎，伤口经久不愈。

（三）辅助检查

血常规检查可显示血白细胞计数和中性粒细胞比例增高。

（四）治疗原则

1. 局部治疗　甲沟炎早期尚未化脓时，局部热敷、理疗，外敷鱼石脂软膏、金黄散等，并口服敏感抗菌药。甲沟脓肿形成可在甲沟处纵行切开引流。甲床下积脓，应将指甲拔除，或将脓腔上的指甲剪去，以利于脓液充分引流。化脓性指头炎应悬吊前臂、平置患手，避免下垂以减轻疼痛。患指一旦出现剧痛、肿胀明显，及时切开减压和引流，以免发生指骨坏死和骨髓炎。

2. 全身治疗　感染加重或伴有全身症状者，给予青霉素、磺胺药等抗菌药，注意休息，对症处理。

（五）护理措施

1. 病情观察　严密监测生命体征，观察伤口渗出物和引流物颜色、性状及量的变化；密切观察患指的局部症状，有无剧烈疼痛突然减轻，皮肤由红转白等指骨坏死的征象。

2. 缓解疼痛　患指（肢）制动并抬高，以促进静脉和淋巴回流，减轻局部充血、水肿，缓解疼痛。创面换药时，动作轻柔、避免加重疼痛，并严格无菌操作；必要时换药前适当应用镇痛药，以减轻疼痛。

3. 健康教育　告知病人做好双手日常防护，保持手部清洁，加强劳动保护，预防手损伤，重视手部任何微小的损伤，伤后应用聚维酮碘消毒，无菌纱布包扎，以防发生感染；手部感染应及早就诊。

二、急性化脓性腱鞘炎、化脓性滑囊炎和掌深间隙感染

化脓性腱鞘炎、化脓性滑囊炎和掌深间隙感染均为手掌深部化脓性感染。常因手掌部的刺伤或邻近组织的感染蔓延所致。致病菌多为金黄色葡萄球菌。急性化脓性腱鞘炎主要为屈指肌腱鞘炎，手背部的伸指肌腱鞘炎少见。腱鞘炎蔓延可引起滑囊炎和急性掌深间隙感染。

（一）病因

常因手掌部的刺伤或邻近组织的感染蔓延所致。

（二）临床表现

1. 局部表现

（1）化脓性腱鞘炎：患指明显肿胀，各个指关节呈轻度弯曲，被动伸直均可引起剧烈疼痛。如不及时切开引流或减压，鞘内压力增高，致使肌腱发生坏死，患指功能丧失。炎症亦可蔓延到手掌深部间隙或经滑液囊扩散到腕部和前臂。

（2）化脓性滑囊炎：桡侧和尺侧化脓性滑囊炎分别继发于拇指腱鞘炎和小指腱鞘炎，受累区域肿胀、疼痛，手指屈曲，被动伸指可引起剧痛。

（3）化脓性掌深间隙感染：包括掌中间隙感染和鱼际间隙感染。掌中间隙感染时，掌心肿胀、隆起。皮肤紧张、发白，压痛明显；中指、环指和小指呈半屈状，被动伸指可引起剧痛。鱼际间隙感染时，掌心凹存在，大鱼际和拇指指蹼处肿胀并有压痛；示指半屈，拇指外展略屈，活动受限不能做对掌运动，被动伸指可致剧痛。

2. 全身表现　病情发展迅速，24小时即可出现明显的局部与全身症状。除了病指疼痛剧烈，病人出现发热、头痛、食欲缺乏、脉搏增快、呼吸急促、全身不适和血白细胞计数升高等全身症状。掌深间隙感染导致病变组织压力升高，可继发肘内或腋窝淋巴结肿痛。

（三）辅助检查

1. 超声检查　若发现手掌远端肿胀腱鞘和积存的液体，有助于诊断。

2. X线检查　患指X线检查，可明确有无指骨坏死和骨髓炎。

（四）治疗原则

早期局部理疗，外敷鱼石脂软膏、金黄散等，平置或抬高患侧手指和手臂以减轻疼痛。经治疗无好转或局部肿痛明显时，应尽早切开引流减压，防止病人肌腱受压坏死。掌深间隙感染应大剂量敏感抗生素静脉滴注。

（五）护理措施

1. 病情观察　密切观察患手局部肿胀、疼痛和肤色是否改变；注意有无感染扩散的征象，防止发生肌腱坏死等并发症。

2. 健康教育　炎症消退后指导手部功能锻炼或理疗，以防止肌腱黏连、关节僵硬等手功能的失用性改变，促进手功能尽早恢复。

第四节　脓　毒　症

脓毒症（sepsis）是指因病原菌因素引起的全身性炎症反应，体温、循环、呼吸、神志有明显的改变者，用以区别一般非侵入性的局部感染。菌血症（bacteremia）是脓毒症中的一种，即血培养检出病原菌者，目前多指临床有明显感染症状的菌血症。

一、病因

导致脓毒症的危险因素包括机体抵抗力低下、体腔内长期置管、局部病灶处理不当及使用广谱抗生素。

二、临床表现

脓毒症主要表现：①起病急，病情重，发展迅速，骤起寒战，继以高热可达40～41℃，或低温。②头晕、头痛、恶心、呕吐、腹胀、面色苍白或潮红、出冷汗，神志淡漠或烦躁、谵妄和昏迷。③心率加快、脉搏细速，呼吸急促或困难。④肝、脾可肿大，严重者出现黄疸或皮下出血瘀斑等。

三、辅助检查

1. 实验室检查

（1）血常规：白细胞计数明显增高，一般常可达（20～30）×10⁹/L及以上，或降低、左移、幼稚型增多，出现毒性颗粒。

（2）血生化：可有不同程度的酸中毒、代谢失衡和肝、肾受损征象。

（3）尿常规：尿中出现蛋白、血细胞、酮体等。

（4）细菌学检查：寒战、发热时静脉采血进行细菌培养，较易发现致病菌。

2. 影像学检查　X线检查、超声检查、CT检查等有助于对原发感染灶的情况做判断。

四、治疗原则

采用综合治疗措施,重点是处理原发感染灶,包括及时彻底清除坏死组织和异物、消灭无效腔、充分引流脓肿;尽早、足量、联合应用抗生素,对真菌性脓毒症,应尽量停用广谱抗菌药,改用抗真菌药;营养支持,输液、输血及对症治疗。

 知识拓展

脓毒症成人病人快速评估和处理

控制感染源是脓毒症治疗的关键。临床研究证实,尽早使用抗生素治疗可显著降低脓毒症和脓毒症休克病人病死率。对疑似脓毒症休克或脓毒症的成人病人,推荐在明确诊断的1小时内立即开展抗感染治疗。对未发生休克的疑似脓毒症成人病人,推荐快速评估感染性因素与非感染性因素,并对快速筛查的时间进行限制,如果怀疑持续感染存在,应在首次识别脓毒症后的3小时内使用抗菌药。对未发生休克且感染可能性较低的成人病人,推荐延迟使用抗菌药,并继续密切监测。

资料来源:纪文焘,孟岩,薄禄龙,等.《拯救脓毒症运动:脓毒症与感染性休克治疗国际指南2021版》的解读〔J〕.中华麻醉学杂志,2021,41(12):1409-1413.

五、护理诊断/问题

1. **体温过高**　与致病菌感染有关。
2. **焦虑**　与病情急骤、担心预后有关。
3. **营养失调:低于机体需要量**　与机体分解代谢升高有关。
4. **潜在并发症**　感染性休克、水及电解质代谢失调。

六、护理措施

密切观察体温、脉搏变化及原发感染灶的处理效果等,寒战、高热发作时,正确采集血标本做细菌培养。若发现神志改变、体温升高或降低、脉搏及心率加快、血压下降、呼吸急促、面色苍白或发绀、尿量减少、血白细胞计数明显增多或减少等感染性休克表现,及时报告医师,配合抢救。注意观察病人有无皮肤弹性降低、尿量减少或红细胞压积增高等脱水表现,若病情允许,鼓励其多饮水;遵医嘱及时补充液体和电解质、纠正酸碱平衡失调。

第五节　破　伤　风

破伤风(tetanus)是指破伤风梭菌经皮肤或黏膜伤口侵入人体后大量繁殖并分泌外毒素而引起的一种特异性感染。

一、病因

破伤风常继发于各种创伤，还可能发生于不洁条件下分娩的产妇和新生儿。其致病菌为破伤风梭菌，是专性厌氧菌，革兰染色阳性。当伤口外口较小，伤口内有坏死组织、血块充塞，或者填塞过紧、局部缺血等，就形成了一个适合该菌生长繁殖的缺氧环境。如果同时存在需氧菌感染，后者将消耗伤口内残留的氧气，使本病更易于发生。

二、临床表现

根据临床表现分为潜伏期、前驱期和发作期3期。

1. **潜伏期**　多数在10日左右，但因伤口特征、范围和部位而长短不同。一般潜伏期越短，预后越差。新生儿破伤风常在断脐后7日左右发病，故俗称"七日风"。

2. **前驱期**　表现为全身乏力、头晕、头痛、烦躁不安、打哈欠，咀嚼无力，局部肌肉发紧、酸痛，舌头和颈部发硬和反射亢进等。

3. **发作期**　典型症状是在肌肉紧张性收缩（肌强直、发硬）的基础上，呈强烈的阵发性痉挛。通常最先受影响的是咀嚼肌，出现咀嚼不便、张口困难，甚至牙关紧闭；病情进一步加重，依次影响面部表情肌、颈项肌、背腹肌、四肢肌，病人可出现苦笑面容、颈项强直、角弓反张、屈膝、弯肘、半握拳等痉挛状态；当影响到肋间肌和膈肌时，表现为呼吸困难，甚至呼吸暂停。任何轻微的刺激，如光线、声音、接触、饮水等，均可诱发全身肌群强烈的阵发性痉挛。每次发作持续数秒至数分钟不等，间歇时间长短不一，发作越频繁，病情越严重。发作时病人意识清楚，十分痛苦。强烈肌痉挛可致肌肉断裂、骨折、尿潴留以及呼吸骤停，甚至窒息。病人死亡的主要原因为窒息、心力衰竭或肺部并发症。病程一般为3～4周，如积极治疗，未发生特殊并发症，发作的程度自第2周起逐渐减轻，肌紧张和反射亢进可持续一段时间。

三、辅助检查

实验室检查很难诊断破伤风，因脑脊液检查可以正常，伤口厌氧菌培养也难发现该菌，合并化脓性细菌感染者可有血白细胞计数和中性粒细胞比例增高。

四、治疗原则

主要包括镇痛、镇静和肌松治疗、彻底清创和抗破伤风梭菌治疗、中和游离毒素及对症支持治疗。

1. **镇痛、镇静和肌松治疗**　是治疗的重要环节，通过镇静镇痛降低病人对外界刺激的敏感性，控制或减轻痉挛。病情严重者进行肌松治疗，并行有创机械通气支持。

2. **彻底清创和抗破伤风梭菌治疗**　彻底清除坏死组织和异物，看似愈合的伤口可能有窦道或潜行无效腔，需仔细检查，伤口敞开并充分引流，局部可用3%过氧化氢溶液冲洗。同时使用青霉素或甲硝唑，可抑制破伤风梭菌。如伤口有混合感染，则相应选用抗菌药。

3. **中和游离毒素**　破伤风毒素对神经系统的损伤是不可逆的，应尽快中和游离毒素，使用破伤风免疫球蛋白（tetanus immunoglobulin，TIG）3000～6000单位，肌内注射，一般只用一次；破伤风抗毒素（tetanus antitoxin，TAT）5万～20万单位，肌内注射或加入5%葡萄糖溶液500～1000ml中缓慢静脉滴入。

4. 对症支持治疗　①加强气道管理，必要时尽早行气管插管，给予机械通气。②加强心理疏导。③营养支持，病人反复痉挛抽搐，大量出汗，加强营养支持和维持水、电解质平衡。

 知识拓展

儿童破伤风治疗新思路——血浆置换

血浆置换是一种通过血浆分离技术将病人的血浆从全血中分离，清除血浆中的某些大分子致病性物质或蛋白结合性溶质，同时补充外源性新鲜血浆的一种血液净化方法，可清除各种代谢毒素和致病因子。破伤风痉挛毒素是一种单链蛋白，相对分子质量为150kD，属于大分子物质，理论上通过血浆置换可以清除体内的破伤风毒素。中国首例通过血浆置换成功救治了儿童破伤风，通过对该病例的研究发现，血浆置换可迅速缓解破伤风患儿的临床症状，缩短机械通气时间，有利于疾病恢复。但该研究为单病例研究，尚缺乏循证医学证据，仍需多中心、大样本的临床研究进一步证实。

资料来源：杜彦强，王义，郭张妍，等.中国首例血浆置换治疗儿童破伤风［J］.中国小儿急救医学，2023，30（8）：636-638.

五、护理诊断/问题

1. 有窒息的危险　与持续性呼吸肌痉挛、误吸、痰液堵塞气道有关。
2. 有受伤害的危险　与强烈的肌痉挛有关。
3. 有体液不足的危险　与反复肌痉挛消耗、大量出汗有关。
4. 潜在并发症　感染、受伤等。

六、护理措施

1. 环境安置　尽量安置于单间暗室，避免声、光刺激，减少不必要的操作，减少探视；医护人员说话、走路要低声、轻巧。治疗、护理等各项操作尽量集中，可在使用镇静药30分钟内进行。

2. 病情观察　每4小时测量体温、脉搏、呼吸，根据需要测血压。病人抽搐发作时，观察、记录抽搐次数、时间和症状。注意病人意识、尿量的变化，加强心肺功能的监护，密切观察有无并发症发生。

3. 保持呼吸道通畅　备气管切开包及氧气吸入装置。病人如频繁抽搐，药物不易控制，尽早行气管切开，以便改善通气，必要时行人工辅助呼吸和高压氧舱辅助治疗。气管切开病人应注意做好呼吸道管理，包括气道雾化、湿化、冲洗等。机械通气时多需要镇静，但应每日评估镇静药使用、有创机械通气和气管插管的必要性，尽早脱机或拔管，开展康复锻炼，降低呼吸机相关性肺炎的发生。

4. 隔离消毒　破伤风梭菌具有传染性，应严格执行接触隔离制度。设专人护理，接触病人应穿隔离衣、戴帽子、口罩、手套等，身体有伤口者不能参与护理。所有餐具、器械、敷料等专用，使用后予以灭菌处理，用后的敷料须焚烧，换下的被服先灭菌再清洗、消毒，排泄物需经消毒后再处理。病室内空气、地面、用物等需定时消毒。

5. 防治并发症

（1）感染：院内感染是最常见的并发症，表现为肺部感染、尿路感染或伤口感染。预防误吸、促进排痰、口腔护理、严格遵守无菌技术操作规范等，有助于院内感染的控制。

（2）受伤：使用带护栏的病床，必要时加用约束带，防止痉挛发作时病人坠床和自我伤害；关节部位放置软垫保护，防止肌腱断裂和骨折；抽搐时，应用合适的牙垫，防止舌咬伤。

6. 健康教育　破伤风是一种极为严重的疾病，重症病人可发生窒息、肺部感染以及器官衰竭，在无医疗干预的情况下，病死率接近100%；即使经过积极的综合治疗，全球范围病死率仍为30%～50%。目前对破伤风的认识是防重于治，预防的具体措施包括正确处理伤口以及进行人工免疫。

（1）正确处理伤口：遇到可疑伤口应彻底清除伤口内异物、坏死组织、积血等，用3%过氧化氢溶液冲洗和湿敷伤口，破坏有利于细菌生长的缺氧环境。

（2）重视人工免疫：有主动免疫力者，伤后仅需肌内注射破伤风类毒素0.5ml，可迅速强化机体的抗破伤风免疫力；若伤前未接受主动免疫者，尽早皮下注射TAT 1500～3000U，并于1周后追加注射或肌内注射破伤风免疫球蛋白250～500U，一次注射后在人体可存留4～5周，免疫效能强于破伤风抗毒素约10倍。另外，幼儿应定期注射破伤风类毒素或百白破混合疫苗，以获得主动免疫。

第六节　气性坏疽

气性坏疽（gas gangrene）是由梭状芽孢杆菌引起的一种以肌坏死或肌炎为特征的急性特异性感染。此类感染发展急剧，预后差。

一、病因

致病菌为革兰阳性的厌氧梭状芽孢杆菌，引起本病的主要有产气荚膜杆菌、水肿杆菌、腐败杆菌和溶组织杆菌等，常为多种致病菌的混合感染。人体是否致病取决于机体抵抗力和伤口的缺氧环境。

二、临床表现

气性坏疽的临床特点是病情发展迅速，病人全身情况可在12～24小时内全面迅速恶化。潜伏期一般为1～4日，最短8～10小时。

1. 局部表现　早期病人自觉伤肢沉重，伤处出现"胀裂样"剧痛，局部肿胀与创伤所引起的程度不呈比例，呈进行性加重，一般镇痛药不能缓解。因组织分解、液化、腐败和大量产气，伤口中有大量稀薄、恶臭的浆液性或浆液血性渗出物流出，可有恶臭，轻压伤口周围有捻发感，可见气泡逸出。由于局部张力，伤口周围皮肤受压而发白、发亮，继而变紫变黑，伤口内肌肉坏死，呈暗红色或土灰色，失去弹性，刀割时不收缩也不出血。

2. **全身表现** 病人出现头晕、头痛、表情淡漠或烦躁不安、高热、脉速，呼吸急促、大汗和进行性贫血。晚期病人可出现感染性休克、外周循环障碍和多器官功能衰竭等。

三、辅助检查

1. **实验室检查** ①伤口渗出物涂片可检出粗大的革兰阳性梭菌，同时可行渗出物细菌培养。②血红细胞计数和血红蛋白降低，白细胞计数增加。③血生化检查可协助了解各脏器功能状态。

2. **影像学检查** X线、CT检查常显示伤口肌群有气体。

四、治疗原则

一经诊断，立即开始积极治疗，在积极抗休克和防治严重并发症的同时施行彻底清创术，通过高压氧治疗提高组织间的含氧量并首选大剂量青霉素静脉滴注，以挽救病人的生命，减少组织的坏死或截肢率。通过输血，纠正水、电解质紊乱，营养支持和对症处理（解热、镇痛）等，以改善机体抵抗力。

五、护理诊断/问题

1. **急性疼痛** 与局部组织床上、炎症刺激及肿胀有关。
2. **体温过高** 与细菌感染、组织坏死和毒素吸收有关。
3. **组织完整性受损** 与组织感染、坏死有关。
4. **恐惧** 与病情严重，发展迅速，担心截肢有关。
5. **潜在并发症** 感染性休克。

六、护理措施

1. **伤口护理** 对切开或截肢后的敞开伤口，应用3%过氧化氢溶液冲洗、湿敷，及时更换伤口敷料。对接受高压氧治疗者，注意观察氧疗后的伤口变化，做好记录。
2. **心理护理** 解释手术的必要性和重要性，帮助其正确理解并接受截肢术，鼓励病人正确看待肢体残障，加强社会支持，增强其逐渐适应自身形体和日常生活变化的信心。
3. **隔离消毒** 严格按照接触隔离的制度执行，具体参见第九章第五节破伤风的护理措施。

本章小结

思考题

1．病人，女，25岁。右足癣合并感染1周，2日前右小腿出现片状红疹，颜色鲜红，中间较淡，边界清楚，右腹股沟淋巴结肿大。体格检查：T 38 ℃，P 102次/分，R 20次/分，BP 126/78mmHg。

请问：

（1）该病人最可能的医疗诊断是什么？

（2）目前应采取哪些护理措施？

2．病人，男，45岁。8日前在工地上班时足部不慎被钉子刺伤，伤口未经处理已自行愈合。今出现牙关紧闭、肌肉阵发性痉挛，诊断为破伤风。体格检查神志清醒，T 38.2℃，P 92次/分，R 19次/分，BP 125/80mmHg。

请问：

（1）该病人发生破伤风的原因是什么？

（2）伤后采取哪些措施可使病人免于患病？

（3）目前应采取哪些护理措施？

更多练习

（朱微微）

第十章 损伤病人的护理

教学课件

学习目标

1. 素质目标

具有良好的职业道德，能有效维护突发创伤病人的健康，减轻痛苦。

2. 知识目标

（1）掌握：创伤的概念、病因、分类及临床表现。

（2）熟悉：创伤的治疗原则。

3. 能力目标

能运用所学护理程序对创伤、烧伤病人实施整体护理。

案例

【案例导入】

病人，男，47岁。因汽车碾压右下肢致右小腿疼痛、活动障碍2小时被紧急送往医院。病人入院时痛苦呻吟，不能站立，既往体健。主诉右下肢疼痛明显。右小腿青紫，肿胀，有不规则伤口，有少量出血，有瘀斑。T 36.0℃，P 86次/分，R 24次/分，BP 110/70mmHg，尿少，色深呈浓茶色。X线检查未发现骨折。血清钾6.5mmol/L。

【请思考】

该病人可以采取哪些有效护理措施？

【案例分析】

第一节　创　　伤

损伤是由多种损害性因素影响人体导致组织构造的完整性受损或者功能出现障碍，并伴随产生局部或者全身性的反应。损伤可按照致伤因子分为机械性、物理性、化学性和生物性。在平时和战时，机械性因子导致的损伤最为常见，此类损伤亦称为创伤。

一、病因

创伤可导致机体产生各种局部和全身的防御性反应，旨在维护体内环境的稳定。然而，不同类型的创伤所引发的机体反应有所差异。

1. 局部反应　主要体现为创伤性炎症反应，这是一种非特异性防御反应，其表现与一般急性炎症反应基本一致。

2. 全身反应　也称为全身性应激反应，它是致伤因素作用于机体后，引发一系列神经内分泌活动增强，进而导致各种功能和代谢改变的过程，这是一种非特异性应激反应。

3. 组织修复与创伤愈合　创伤的修复过程通常可分为三个阶段，这些阶段既相互区别又相互关联。这三个阶段分别为局部炎症反应阶段、细胞增殖分化和肉芽组织形成阶段，以及组织塑形阶段。创伤愈合的类型见表10-1。

表10-1　创伤愈合的类型

分期	主要细胞	伤口	功能修复
一期愈合	原来细胞	边缘整齐严密，呈线状	良好，很少产生肉芽组织的愈合
二期愈合	纤维组织	修复慢，瘢痕明显	功能受到不同程度的影响

二、分类

1. 按照皮肤的完整性分类

（1）闭合性损伤：指皮肤完整无破损，包括挫伤、扭伤、挤压伤、震荡伤、关节脱位与半脱位、闭合性骨折以及闭合性内脏损伤等多种类型。

（2）开放性损伤：指皮肤受损，常见类型包括磨损、穿刺、割伤以及裂伤等。

2. 根据损伤的具体部位分类　可将创伤分为颅脑、颌面部、颈部、胸（背）部、腹（腰）部、骨盆、脊柱脊髓和四肢伤等不同类型。

3. 依据伤情的轻重分　创伤可分为轻度、中度和重度。

（1）轻度创伤：主要涉及局部软组织，无生命危险，仅需进行局部处理或小手术治疗。

（2）中度创伤：主要包括广泛软组织损伤、四肢长骨骨折、肢体挤压伤及一般腹腔脏器损伤等情况，必须接受外科手术，存在一定的生命风险。

（3）重度创伤：主要涉及危及生命或治疗后可能造成严重残疾的情况。

三、临床表现

（一）局部表现

1. **疼痛** 疼痛的程度与创伤的程度、部位、性质、影响面积、炎症反应的强弱及个体的耐受力等因素相关。在制动后，疼痛有所减轻，但在活动时会加剧。受伤后 2～3 日，疼痛逐渐缓解。

2. **肿胀** 常常伴随皮肤发绀、瘀斑、血肿。伤后 2～3 日，肿胀达到高峰，这是局部出血和液体渗出所致。严重的肿胀可能会影响局部或远端肢体的血液循环。

3. **功能障碍** 主要由局部组织结构的破坏、疼痛、肿胀或神经系统损伤引起。

4. **伤口和出血** 开放性创伤通常伴有出血和伤口。根据创伤的类型，伤口的特点也有所不同。例如，擦伤的伤口较浅，刺伤的伤口小而深，切割伤的伤口较整齐，撕裂伤的伤口不规则。伤口的位置和严重程度决定了出血量的多少。如果动脉破裂，可能会出现喷射性出血。

（二）全身表现

1. **体温升高** 在中、重度创伤病人中，常见的症状是发热，其体温一般不超过 38.5℃。若并发感染，体温可能升高至高热。

2. **全身炎症反应综合征** 创伤后，炎症介质释放、疼痛、精神紧张以及血容量减少等多种因素，可能导致体温、呼吸、心血管和血细胞等相关指标出现异常，从而引发全身炎症反应综合征。

四、辅助检查

1. **实验室检查** 通过血常规和血细胞体积的检查，可以有效评估出血或感染状况。

2. **影像学检查** X 线检查能够清晰了解有无骨折、脱位、胸腹腔内是否存在积液或积气，以及受伤部位是否有异物等情况。

3. **穿刺和导管检查** 胸、腹腔穿刺可明确有无出血、气胸、损伤。中心静脉导管监测中心静脉压，辅助判断血容量和心功能。

五、治疗原则

（一）现场救护

现场救护是挽救各种类型创伤病人生命的重要保证。优先处理的紧急重症包括心搏骤停、呼吸暂停、窒息、大量出血、张力性气胸和休克等。常见的急救措施包括心肺复苏术、人工呼吸、伤口包扎、止血、肢体固定、病人搬运等。

（二）局部处理

1. **闭合性损伤** 对于单纯软组织损伤，初期应采取局部冷敷并给予局部制动，后期则采用热敷或红外线治疗。对于闭合性骨折及脱位病人，需进行复位和固定处理。若合并重要脏器或组织损伤，应实施手术探查并予以修复。

2. 开放性损伤　皮肤擦伤、表浅的小刺伤及小切割伤可以采用非手术治疗。然而，其他类型的开放性损伤则需要接受外科清创术或手术治疗，以修复受损的组织。

（三）全身处理

保持循环与呼吸功能的稳定。镇静与镇痛效果良好。预防感染，遵循无菌操作原则，合理运用抗生素，针对开放性创伤需注射破伤风抗毒素。提供必要的支持治疗。

六、护理诊断/问题

1. 体液不足　与伤后失血、失液有关。
2. 疼痛与创伤　局部炎症反应或伤口感染有关。
3. 组织完整性受损　与组织器官受损伤、结构破坏有关。
4. 潜在并发症　休克、伤口感染、挤压综合征、应激性溃疡、凝血功能异常等。

七、护理措施

1. 急救护理
（1）抢救生命：经现场评估，快速识别危及生命的紧迫问题，立即救护。
（2）加压包扎：以防止污染、压迫止血、保护伤口、稳定骨折和减轻疼痛为目的。
（3）有效固定：对于严重软组织损伤和骨关节损伤，固定制动是必不可少的措施。这样可以防止骨折端对血管和神经造成进一步损伤，也能缓解疼痛，有利于伤者的搬运和防止休克的发生。
（4）搬运安全：经现场初步处理后迅速、安全、平稳地转送伤员，采用担架或徒手搬运。

2. 维持有效循环血量　在止血之后，迅速建立2～3条静脉输液通道，用于输液、输血等，从而迅速恢复和维持有效循环血量。对于髂静脉、下肢静脉损伤或腹膜后血肿的病人，禁止通过下肢静脉输液、输血，以免加重出血。

3. 病情监测　对病人的意识状态、呼吸、血压、脉搏、尿量以及中心静脉压等方面进行严密监测，并认真记录相关数据。
（1）闭合性损伤者：着重关注生命体征是否稳定，血压是否存在波动；开放性损伤病人，重点观察伤口有无出血、渗出、感染征象，伤口引流是否通畅等。
（2）胸部损伤并呼吸急促者：密切关注是否伴有血、气胸等并发症。
（3）腹部损伤者：若出现腹胀、疼痛的症状，需高度重视是否存在内脏器官破裂或出血等状况。
（4）肢体损伤严重者：应定期检测肢体周径变化，密切关注末梢循环、皮肤颜色及温度的变化。

4. 妥善护理创面
（1）清洁伤口：常见于无菌手术切口，消毒后可以直接缝合。
（2）有感染风险的伤口：指伤口受到细菌污染，但尚未发展为感染的情况。在开放性创伤的早期，伤口往往处于污染状态，此时应立即实施清创术，包括清洗、扩创、直接缝合或延期缝合。清创的最佳时机应在受伤后6～8小时内，在此期间进行清创一般可实现一期缝合。若伤口污染严重或超过8～12小时才进行处理，未发生明显感染，清创后应放置引流条并行延期缝合。缝合后需对伤口进行消毒、包扎，必要时保持患肢固定制动。密切观察伤口是否存在感染迹象、出血、渗血情况以及引流是否通畅，评估肢端循环状况，定期更换伤口敷料并持续观察。

（3）感染伤口：开放性伤口在遭受严重污染或长时间未能及时处理的情况下，可能已发生感染。针对感染伤口，首先需进行引流处理，可采用呋喃西林、等渗盐水等药液纱条外敷于伤口内部，以引流出脓液；随后更换敷料，定时换药是处理感染伤口的基本措施。换药的目的是清除伤口分泌物、脓液和坏死组织，保持通畅引流，控制感染，促进肉芽组织生长，从而减少瘢痕形成。

5. 并发症护理　遭受严重创伤后，各类组织或器官均可能受损，导致局部或全身器官功能及代谢失衡，从而引发种种并发症。因此，需密切监测并及时采取措施处理及预防。

（1）伤口感染：开放性损伤病人易发生此类并发症。感染表现为伤口红肿、发热、疼痛或原有疼痛加重，伴有发热、心率加快、血白细胞计数增高等症状。此时应遵医嘱使用抗生素，并注重伤口护理。

（2）挤压综合征：指长时间重物挤压四肢或躯干肌肉丰富区域，导致肌肉组织缺血性坏死，进而引发肌红蛋白血症、肌红蛋白尿、高血钾和急性肾衰竭等全身性病理改变。压力解除后，病人可能出现肢体肿胀、压痛、主动和被动活动引发疼痛、皮肤弹性减弱、感觉异常、温度降低等症状。若在24小时内出现血尿或茶褐色尿等表现，应警惕挤压综合征的可能，并及时向医师报告，协同处理。相关处理措施：①初期患肢避免抬高、按摩和热敷。②配合医师实施切开减压，清除坏死组织。③严格遵循医嘱使用碳酸氢钠和利尿药，防止肌红蛋白阻塞肾小管。④对于需要进行血液透析或腹膜透析的肾衰竭病人，应做好相应护理。

（3）休克：初期主要为失血性休克，晚期则可能演变为脓毒症休克。

（4）应激性溃疡：主要发生于胃和十二指肠，但小肠和食管亦有可能受到影响。

（5）凝血功能异常：由于凝血因子缺乏或消耗，抗凝系统活跃，病人通常表现出出血倾向。凝血功能异常、低体温和酸中毒被称为"死亡三联征"，是重症创伤死亡的重要原因。

（6）器官功能损害：广泛的组织坏死引发持久且严重的炎症反应，伴随休克、应激和免疫功能紊乱，容易导致急性肾衰竭、急性呼吸窘迫综合征、心功能和肝功能损害等并发症。

（7）创伤后应激障碍（post traumatic stress disorder，PTSD）：个体在经历创伤事件后，可能出现延迟的或长期的精神障碍。典型表现为反复体验创伤性事件，持续回避、焦虑和警觉性增高，可通过心理干预、家庭治疗和药物治疗等方式进行治疗。

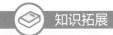 **知识拓展**

创伤后应激障碍

创伤后应激障碍（PTSD）是突发性灾难或自然灾害等强烈精神应激导致的心理疾病。经历创伤性事件后，病人常出现多种症状，严重影响其日常生活和心理健康。典型症状包括创伤再体验和警觉性增高。病人会在清醒状态下反复出现与创伤事件相关的回忆或闪回，形式可能为梦境、幻觉或错觉，造成精神痛苦和生理应激反应。此外，病人常处于高度警觉状态，对环境变化敏感，易受惊吓，导致注意力不集中、易激惹和焦虑等问题。创伤后应激障碍是严重的心理疾病，需重视和关注。通过专业治疗和家属支持，病人能缓解症状，改善生活质量，重建积极态度。

资料来源：熊琳，成叶，周敖，等.创伤后应激障碍的研究进展［J］.重庆医学，2024，53（4）：623-627，640.

第二节　烧　伤

烧伤（burn）是由热源、电流、化学品、激光、辐射等因素导致的组织损伤。热力烧伤是指在火焰、热液、热蒸汽或高温固体等作用下所引发的损伤。

一、病理生理

1. **局部变动**　在局部热损伤引发的炎症反应影响下，微血管舒张通透性增加，导致血浆样液体渗入细胞间、皮质间或体外，从而形成水肿、水疱或创面渗出液。严重的深度烧伤可能导致皮肤脱水、凝结，甚至炭化形成焦痂。

2. **全身影响**　大面积烧伤后，可引发全身性的烧伤反应。多种血管活性物质被释放，导致微循环变化和毛细血管通透性增加。这将进一步导致血容量减少、红细胞丢失、负氮平衡及免疫功能下降等，诱发休克。同时，烧伤后易继发肺部感染、急性呼吸衰竭、急性肾衰竭、烧伤脓毒症、应激性溃疡等并发症，使病情加重。

二、分期

1. **体液渗出期**　体液渗出与失血性休克，伤后6～12小时，体液渗出最快，持续至24～36小时，渗出速度达峰值，严重烧伤可持续48小时以上。此阶段体液大量渗出和血管活性物质释放，易引发失血性休克。

2. **急性感染期**　烧伤初期，皮肤屏障受损，免疫功能低下，易感染。深度烧伤导致坏死和焦痂，2～3周后进入广泛组织溶解阶段，易感染。这一阶段是烧伤后全身性感染高峰期。

3. **创面修复期**　烧伤程度可分为Ⅰ度、浅Ⅱ度、深Ⅱ度和Ⅲ度。浅Ⅱ度烧伤可自我修复，不遗留瘢痕。深Ⅱ度烧伤需依赖残存上皮扩展修复，若无感染，烧伤在3至4周内逐渐愈合，但可能遗留瘢痕。Ⅲ度烧伤可引发瘢痕或挛缩，可能导致肢体畸形和功能障碍，治疗方法通常需实施皮肤手术移植修复。

4. 康复期　深度创面愈合后，往往会产生瘢痕，伴有瘙痒或疼痛症状，水疱频繁出现，若破溃则易引发感染，形成残余创面；大面积深度烧伤愈合后，由于大量汗腺受损，人体的散热和体温调节功能受损，夏日里病人多感全身不适，此状态需2～3年的适应与调整。

三、伤情判断及临床表现

1. 烧伤面积　以占体表面积的百分比来进行表述。在我国，主要采用手掌法与中国新九分法进行评估。

（1）手掌法：测烧伤面积，通过病人手掌评估，手掌面积占全身1%。适用于小面积烧伤评估，可作为九分法的辅助（图10-1）。

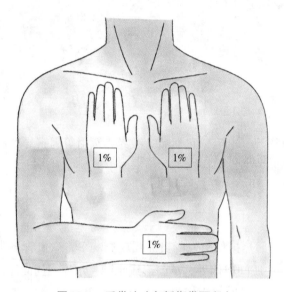

1%　1%

1%

图10-1　手掌法（包括指掌面积）

（2）中国新九分法：人体体表面积被细致地划分为11个9%的等份，附加1%。具体而言，头部与面颈部占据9%的体表面积，即相当于1个9%的份额。双上肢占据18%的体表面积，相当于2个9%的份额。躯干部分，包括会阴，占据27%的体表面积，相当于3个9%的份额。双下肢，包括臀部，占据46%的体表面积，这包括5个9%的份额以及额外的1%（表10-2）。

表10-2　中国新九分法

部位		占成人体表面积/%		占儿童体表面积/%
头颈	头部	3	9×1	9＋（12－年龄）
	面部	3		
	颈部	3		
双上肢	双手	5	9×2	9×2
	双前臂	6		
	双上臂	7		

续　表

部位		占成人体表面积/%		占儿童体表面积/%
躯干	躯干前	13	9×3	9×3
	躯干后	13		
	会阴	1		
双下肢	双臀	5*	9×5＋1	9×5-（12-年龄）
	双大腿	21		
	双下腿	13		
	双足	7*		

注：*成年女性的双臀及双足各占6%。

儿童的体表面积分配中，由于头部相对于身体其他部分较大，而下肢则相对短小，因此需要采用特定的公式进行计算。具体来说，头颈部的体表面积可以按照［9＋（12-年龄）］%的公式进行计算，而双下肢的体表面积则可以通过［46-（12-年龄）］%的公式进行计算。

2. 烧伤深度　目前，常用三度四分法评估烧伤严重程度，将烧伤分为Ⅰ度、浅Ⅱ度、深Ⅱ度和Ⅲ度。其中，Ⅰ度和浅Ⅱ度被视为浅度烧伤，深Ⅱ度和Ⅲ度则为深度烧伤。烧伤深度不同，其局部临床特点及预后不同（表10-3）。

表10-3　烧伤局部临床特点及预后

类型	烧伤深度	组织损伤	局部表现	预后
红斑性	Ⅰ度	表皮浅层	皮肤红斑，干燥、烧灼痛，无水疱	3～7日脱屑痊愈
水疱性	浅Ⅱ度	表皮全层、真皮浅层	红肿明显，疼痛剧烈；有大小不一的水疱，疱壁薄，创面红润、潮湿	1～2周内愈合，多有色素沉着，无瘢痕
	深Ⅱ度	真皮深层	水肿明显，痛觉迟钝，拔毛痛；水疱较小，疱壁较厚，创面微湿、红白相间	3～4周愈合，常有瘢痕形成和色素沉着
焦痂性	Ⅲ度	皮肤全层，皮下、肌肉或骨骼	痛觉消失，创面无水疱，呈蜡白或焦黄色，甚至炭化，皮肤凝固性坏死后形成焦痂，触之如皮革，痂下可见树枝状栓塞的血管	3～4周后焦痂自然脱落，愈合后留瘢痕或畸形

3. 烧伤严重程度　按烧伤的总面积和烧伤的深度将烧伤程度分为4类（通常情况下，计算烧伤总面积时，不包括Ⅰ度烧伤）。

（1）轻度烧伤：Ⅱ度烧伤总面积在10%以下。

（2）中度烧伤：Ⅱ度烧伤面积在11%～30%，或Ⅲ度烧伤面积在10%以下。

（3）重度烧伤：烧伤总面积31%～50%，或Ⅲ度烧伤面积11%～20%；或者总面积、Ⅱ度烧伤面积未达到上述范围，但已发生休克、吸入性损伤或有较重复合伤者。

（4）特重烧伤：烧伤总面积在50%以上，或Ⅲ度烧伤面积在20%以上，或存在较重的吸入性损伤、复合伤等。

四、辅助检查

1. 实验室检查　严重烧伤导致大量红细胞破坏，从而导致红细胞和血红蛋白数量减少，并出现血红蛋白尿。在感染发生时，血白细胞计数及中性粒细胞比例显著上升。加速的分解代谢作用和肾功能受损可导致尿素氮增高。

2. **影像学检查**　胸部X线片可观察到肺部是否遭到损伤或感染情况。

五、治疗原则

（一）现场急救

1. **迅速脱离热源**

（1）断开热源，将伤员从潜在的燃烧源包括热源、电源和化学品中移开。

（2）火焰烧伤时应尽快脱离火场，迅速脱去燃烧衣物，采取就地翻滚或是跳入水中扑灭身上的火焰。

（3）互救者就近用不可燃物（例如棉被、毛毯）将其覆盖，扑灭火焰。忌奔跑呼喊或用双手扑打火焰。

（4）流动水冲洗创面：使用清洁的流动水冲洗烧伤创面15～20分钟，能够缓解疼痛，避免残余热量进一步对组织造成损伤。

2. **保护创面**　为了减少创面的二次损伤，可用洁净敷料或布类进行简单包扎，同时注意不要受压。对于受伤部位的服装，应当轻柔剪开并取下伤处的衣裤，不可剥脱；不宜涂抹有色药物，以防止干扰对烧伤面积、深度的评估。

3. **保持呼吸道通畅**　必要行气管插管或切开，以保持气道通畅。若伴有一氧化碳中毒症状，应迅速转移至空气流通区域，并给予高流量氧气或纯氧吸入治疗。

4. **妥善转运**　对于广泛烧伤的病患，若无法在受伤后的1～2小时内送达附近医院，应在现场紧急开展静脉补液、抗休克防治措施。待病人休克状况稳定后，方可进行后续转运。

（二）防治休克

针对严重烧伤且大面积受损的病人，预防休克的发生显得尤为重要。静脉补液是应对休克的主要防治手段。

1. **补液总量估算**　通常依据烧伤初期体液渗出的规律，预估补液总量。补液量应根据病人烧伤面积及体重进行计算。

（1）在伤后首个24小时内：一半的液体补充量应在最初的8小时内完成。根据每1%的烧伤面积（包括Ⅱ度和Ⅲ度烧伤），每千克体重应补充1.5ml的胶体液和电解质液（儿童为1.8ml，婴儿为2ml），并额外补充每日生理需求量2000ml（儿童为60～80ml/kg，婴儿为100ml/kg）。因此，伤后首个24小时的补液量计算公式如下。

$$首个24小时的补液量（ml）＝体重（kg）×烧伤面积（\%）×1.5ml（儿童为8ml，婴儿为2ml）$$
$$＋2000ml（儿童为60～80ml/kg，婴儿为100ml/kg）$$

（2）在伤后第2个24小时：电解质液与胶体液的用量应降至第1个24小时的一半，并确保补充每日所需的2000ml生理需求量。

2. **补液种类**　补液类型选择时，胶体液与电解质液配比为1∶2，但大面积深度烧伤及儿童烧伤病人，此配比可调为1∶1。血浆为首选胶体溶液，紧急情况下可选低分子量血浆替代品，总量控制在1000ml内。Ⅲ度烧伤病人可根据病情输注全血。电解质溶液首选平衡盐液，适当补充碳酸氢钠溶液。葡萄糖注射液浓度一般为5%～10%。输入时应交替进行电解质液、胶体液及水分。

（三）处理创面

主要目的是预防感染。保护创面并保持清洁，促进创面愈合；降低瘢痕形成的风险，并最大限度地恢复功能。

1. 早期清创　在控制休克之后尽早清创。Ⅰ度烧伤创面在未经特殊处理的情况下可自然愈合。对于浅Ⅱ度创面，较小的水疱可任其自然发展，而较大的水疱则需使用无菌注射器进行抽取。若疱皮破裂，应覆盖无菌油性敷料并妥善包扎。

2. 包扎疗法

（1）目的：保护创面，降低污染风险，有效引流渗液。

（2）适应证：适用于小面积或四肢浅Ⅱ度烧伤。

（3）步骤：清创后，用无菌油性纱布覆盖创面，再用多层吸水干纱布包裹。

（4）要求：厚度2～3cm，松紧适度，均匀分布压力，防黏连或畸形。

（5）特殊包扎：指/趾分开，范围超创面5cm。

3. 暴露疗法　是一种适用于头面、会阴部烧伤及大面积烧伤或创面严重感染者的治疗方法。在治疗过程中，需将室温维持在28～32℃，湿度控制在40%。病人需暴露于干燥、温暖、清洁的空气中，以促进创面渗液及坏死组织的结痂和干燥，从而达到保护创面的目的。

4. 手术治疗　对深度烧伤创面，应尽快采用外科手术治疗，如切痂、削痂、剥痂或行植皮术。皮肤植皮区域应予以适当固定和限制活动，在搬运或移动植皮肢体时，应采用手掌支撑，切勿强行牵拉。

（四）防治感染

感染如未能控制，易出现脓毒症、肺部感染、尿路感染、创面感染，甚至多器官功能衰竭。防治全身性感染的关键措施是正确处理创面。常见致病菌包括铜绿假单胞菌、金黄色葡萄球菌、大肠埃希菌等。

1. 积极纠正休克　预防和治疗因缺血缺氧导致的组织器官损害、维持机体的防御功能并保护肠道黏膜屏障，对防治感染发挥着至关重要的作用。

2. 正确处理创面　是防治全身性感染的关键。烧伤创面，尤其是深度烧伤，是主要感染源，需早期切除或削除痂皮，并严密覆盖。

3. 合理应用抗生素　创面细菌培养和药物敏感试验结果是用药的依据，有针对性地选用合适的抗生素治疗。大多数烧伤创面应该使用局部抗生素，但部分抗生素具有细胞毒性，可能影响创面愈合。局部抗生素的种类、浓度和使用持续时间应权衡烧伤创面感染与创面延迟愈合的风险。

4. 其他措施　营养补充、纠正水与电解质紊乱、维持重要脏器功能等。

六、护理措施

（一）维持有效呼吸

1. 保持呼吸道通畅

（1）及时清除呼吸道分泌物：鼓励病人进行深度呼吸、有效咳嗽及咳痰，并在必要时进行吸痰处理。

（2）严密监控病人的呼吸状况：一旦出现刺激性咳嗽、咳出黑色痰液、呼吸困难、呼吸窘迫、血氧饱和度下降或动脉血氧分压降低等迹象，需立即准备气管插管或进行气管切开术，并精心进行术后护理，确保气管套管稳固，同时加强气道湿化和雾化。

（3）对于中重度吸入性损伤病人，应根据其损伤病理和生理改变的不同阶段，提供精准的气道护理措施。

2. 吸氧

在处理吸入性损伤病人时，多数病人存在不同程度的缺氧现象。为缓解此类症状，通常采用鼻导管或面罩进行氧疗，确保氧浓度约为40%，氧流量在4～5L/min。针对合并一氧化碳中毒的病人，可通过鼻导管提供高浓度氧或纯氧吸入，条件允许的情况下，应积极采用高压氧治疗。

（二）维持有效循环血量

1. 轻度烧伤

可口服淡盐水或烧伤饮料。

2. 中、重度烧伤

迅速创建2～3条静脉通路；遵循"先晶后胶，先盐后糖，先快后慢，液体种类交替，持续调整，尿畅补钾"的输液指导原则。液体复苏的有效指标如下。①病人情绪稳定，无焦躁不安。②呼吸顺畅。③成年病人尿量在30～50ml/h，未成年病人每千克体重≥1ml/h。无明显口渴症状。④脉搏与心搏有力，成年病人脉率低于120次/分，未成年病人脉率低于140次/分。⑤收缩压保持在90mmHg，脉压在20mmHg以上，中心静脉压在5～12cmH$_2$O范围内。

（三）加强创面护理

1. 包扎疗法护理

（1）抬高肢体并保持各关节功能位。

（2）保持敷料清洁、干燥，一旦敷料潮湿，应立即予以更换。

（3）仔细监测伤口状况，若发现感染迹象，如体温升高、伤口异样、疼痛加剧、渗出物颜色转变等，需更加关注伤口护理及抗感染治疗，必要时采用暴露疗法。

（4）包扎过程应确保松紧适中，压力分布均匀，满足预设的厚度和范围要求。密切监测肢体末梢血液循环状况，包括观察肢端皮肤色泽、温度以及动脉搏动情况。

2. 暴露疗法护理

（1）实施严密的消毒隔离措施：确保病室环境卫生，保持良好的通风，并将室内温度调控在28～32℃，湿度适中。每日进行2次空气消毒，床单及被套等物品均需经过高压蒸汽灭菌处理。其他室内物品应每日使用消毒液进行擦拭消毒，排便器具则需采用消毒液进行浸泡。接触烧伤病人创面时，需佩戴无菌手套，每次换病人前需更换手套，以防交叉感染。

（2）创面护理：在保持创面干燥的过程中，需定期使用消毒敷料吸收多余的分泌物，并在创面表面涂抹抗菌药，以减少细菌滋生，预防厚痂生成。在发现痂下存在感染迹象时，应及时实施去痂引流措施，并彻底清除坏死组织。

（3）避免长时间受压：定时翻身或使用翻身床，周期性暴露受压创面，促进愈合。

（4）在创面已结痂阶段，需密切关注避免痂皮破损，以免引发出血或感染。

（5）针对极度烦躁或意识障碍的病人，适时采取肢体约束措施，以防止自我伤害。

3. 植皮手术护理

（1）手术前准备：在手术部位进行生理盐水湿敷。手术前1日，剃除供皮区的毛发，务必避免损伤皮肤。在清洁过程中，使用肥皂和清水进行全面皮肤清洁。

（2）术后护理要点：供皮区可采用包扎或半暴露疗法。术后2周更换药物，密切观察创面状况。若出现渗血、异味或疼痛，应及时进行检查。受皮部位可根据情况选择包扎或暴露，保持清洁，避免受压。在植皮区域，适当固定并保持制动。如需移动植皮部位的肢体，应用手掌托起，避免脱位，以防植皮区受到大小便污染。

4. 特殊烧伤部位的护理

（1）眼部烧伤：清除眼部分泌物，使用无菌棉签，涂抹烧伤膏或覆盖无菌纱布，保持湿润。

（2）耳部烧伤处理：耳部烧伤后，需及时清理流出的分泌物，并定期更换外耳道入口处的无菌干棉球。对于耳周烧伤，应使用无菌纱布进行保护，避免侧卧以减少对耳郭的压迫，预防中耳炎或耳软骨炎的发生。

（3）鼻部烧伤处理：清除鼻腔内分泌物和痂皮，涂抹烧伤药膏于黏膜表面，保持湿润，预防出血。同时，应用抗菌药滴鼻治疗感染。

（4）会阴部烧伤：通常推荐采用暴露疗法。在此过程中，务必及时清除创面上的分泌物，确保创面保持干燥和清洁。在严格的无菌操作下，需要留置导尿管，并每日进行膀胱冲洗和会阴冲洗。此外，还需定期进行监测，以预防尿路和会阴部的感染。

5. 防治感染

（1）预防性使用抗生素并不会减少全身性感染脓毒症的发生，在烧伤后的5～10日内不建议预防性使用抗生素。

（2）根据医师的处方使用抗生素，并密切关注病人的全身状况及伤口变化情况。若病人呈现寒战、发热、脉搏增速等体征，且伤口出现脓液、坏死或有异味等，应高度怀疑伤口感染或全身性感染的可能性。

（3）大面积烧伤病人，真菌感染导致的病死率更高，应及时诊断创面是否存在真菌感染。

（4）减少院内烧伤感染的发生，使用单独隔离病房，医师接触病人时穿戴无菌衣和手套，访视每位病人前后洗手等，严格执行感染控制措施。

（5）定期检测创面微生物群落及其对抗生素的敏感性，同时关注院内感染病原微生物种类的变化趋势。

6. 并发症的护理

（1）肺部并发症：在伤后2周内，肺部并发症较多，主要包括肺部感染、肺水肿，以及肺不张。针对这些并发症，需采取对症处理、加强呼吸道管理以及遵医嘱使用有效抗生素等措施。

（2）心功能不全：主要由缺血、缺氧和失控性炎症反应导致心肌损害。在治疗休克的过程中，通常需要给予心肌保护和支持心功能。平稳度过休克期以及防治重度感染是预防和控制心功能不全的关键。

（3）肾功能不全：休克导致的肾功能不全多为少尿型，需迅速补充血容量，并早期使用利尿药增加尿量，并碱化尿液。感染所致肾功能不全多为非少尿型。控制全身感染尤为关键。

（4）应激性溃疡：早期表现容易被忽视，通常在大出血或穿孔后才发现。预防应激性溃疡需避免发生严重休克和脓毒症。对重度烧伤病人，应常规使用抗酸及抗胆碱药保护胃黏膜。

第三节　冻　伤

冻伤或冷伤是机体在低温环境下遭受的局部或全身损伤。非冻结性冻伤发生在10℃以下至冰点以上的潮湿环境中，包括冻疮、战壕足、水浸足（手）等。冻结性冻伤由冰点以下低温导致，分为局部和全身性冻伤。

一、病理生理

1. 非冻结性冻伤　典型表现是冻疮，主要发生在冬季和早春时节。这类损伤多见于肢体末端和暴露部位，如耳郭、面部、手背和足跟等。其根本原因是寒冷环境对人体的刺激，导致血管长时间痉挛或收缩，进而引发血管功能障碍。此外，血管持续扩张、血流淤滞、体液渗出，严重时可能导致皮肤水疱或坏死。

2. 冻结性冻伤　当局部皮肤暴露在冰点以下的低温环境中，会出现剧烈的血管收缩。在严重情况下，这可能导致细胞内外的液体形成冰晶。这种现象不仅会使细胞外液的渗透压升高，导致细胞脱水、蛋白质变性和酶活性降低，进而引起细胞死亡，同时还会机械性地破坏细胞结构。在冻融过程中，会发生细胞坏死和炎症反应。当全身遭受低温侵袭时，外周血管会强烈收缩，引发寒战反应，体温逐渐从表面降至内部，从而对心血管和脑及其他器官造成损害。若未得到及时的救治，可能会直接导致生命危险。

二、临床表现

1. 非冻结性冻伤　冻疮初期，常见皮肤呈现红斑、发绀、温度降低及肿胀，也可能出现结节。受影响区域伴有灼热、瘙痒或胀痛感，尤其在温暖环境中更为明显。

2. 冻结性冻伤

（1）局部冻伤：初期症状为皮肤苍白、发凉和针刺样疼痛，随后可能麻木或失去知觉，肿胀不明显。复温解冻后，损伤部位变化逐渐明显，冻伤程度分为3度。

1）Ⅰ度冻伤：又称红斑性冻伤，仅涉及表皮层。其局部症状包括红肿、充血，病人自觉发热、瘙痒及刺痛。数日后，这些症状将消失，表皮愈合后脱落，不留瘢痕。

2）Ⅱ度冻伤：又称水疱性冻伤，其损伤程度达到真皮层。受损区域显著充血、水肿，并伴有血性水疱形成。疼痛感明显，感觉迟钝，对针冷、刺、热无感知。若无继发感染，痂皮脱落2～3周后，可能出现轻度瘢痕。

3）Ⅲ度冻伤：又称坏死性冻伤，损害皮肤全层，严重情况下，病变甚至可蔓延至皮下组织、肌肉及骨骼，从而引发整个肢体的坏死。损伤部位由黑褐转为干痂，周围出现红、肿、痛并伴有水疱，感觉丧失。重度冻伤后创面呈死灰色、无水疱；坏死组织与健康组织的分界明显，通常为干性坏死，若并发感染，则为湿性坏疽。治愈后，病人多有功能障碍或伤残。

（2）全身性冻伤：全身性冻伤的病程中，初期症状包括心率加快、呼吸急促、血压升高、外周血管收缩和寒战等冷应激反应。随着体温下降，症状逐渐加剧，包括寒战停止、意识模糊或丧失、脉搏和呼吸减缓以及心律失常等。若未得到及时有效的救治，病情进一步恶化，可能导致多器官功能衰竭，甚至危及生命。

三、治疗原则

1. **急救和复温**　针对冻伤病人，迅速将其从寒冷环境中转移，实施全身和局部的复温，旨在缩短组织冻结的时间。将冻僵部位置于40～42℃的温水中进行复温，持续时间通常为20～30分钟。若无法满足复温条件，可将受伤肢体置于救护者怀中进行自然复温，同时避免采用火烤、雪搓或拍打等方式。对于心搏、呼吸突然停止的病人，需立即实施胸外心脏按压、人工呼吸和吸氧等急救措施。

2. **局部冻伤的治疗**　在局部冻伤的治疗中，根据冻伤深度的不同，创面处理的方法也有所差异。对于Ⅰ度冻伤，保持创面的清洁和干燥是促进愈合的关键。对于Ⅱ度冻伤，在复温和消毒后，可以采用软质干纱布进行妥善包扎，或涂抹冻伤膏后保持暴露。针对Ⅲ度冻伤，通常采取暴露疗法，确保创面的清洁与干燥。待坏死组织边界清晰时，予以清创切除。一旦坏死组织脱落或经切除，应尽快实施植皮术。若并发湿性坏疽，则需进行截肢手术。

3. **全身冻伤治疗**　在复温后，首要措施为采取补液、应用血管活性药等防治休克。确保病人气道通畅，实施氧疗法、给予呼吸兴奋药，控制肺部感染。适当应用利尿药，防治脑水肿和肾功能不全。针对水、电解质代谢紊乱和酸碱平衡失调进行调整，并提供营养补充支持。

四、护理措施

1. **复温护理**　针对病人所处的寒冷环境，迅速实施脱离措施，去除潮湿衣物和鞋袜，对病人进行全身和局部复温。轻度冻伤病人可置于室温下，并添加保暖被服。对于严重冻伤的病人，应将其置于约30℃的温室内；当全身性冻僵病人的肛温回升至32℃时，即可终止复温过程。

2. **创面处理**　复温后创面上出现水疱或血疱，无须剪破疱皮。伤后48小时内，可将疱皮低位剪破并复位。对于已分离或污染的疱皮，应剪除，并用无菌纱布吸净渗出液。清洁创面后，采用半暴露疗法，加敷料包扎，并抬高患肢。

3. **缓解疼痛**　在复温过程及复温后，冻伤部位可能会产生剧烈疼痛，可根据医师建议进行镇痛治疗。

4. **心理护理**　倾听冻伤病人的担忧和负面情绪，给予安慰和劝导，赢得信任。解释病情，消除疑虑。利用社会支持系统鼓励病人，帮助病人树立战胜疾病的信心。

5. 并发症的护理　为有效防范与处理可能出现的并发症，需严密观察病人的病情变化，实时监测生命体征，并全面了解各脏器的功能状况。

6. 健康教育　宣传冻伤预防知识，具体如下。①严寒环境下需重视防寒、防湿，减少肌肤暴露，外露部位适量涂抹油脂。②在极度寒冷的条件下，适当进行运动，避免长时间站立或蹲坐不动。③提前进行耐寒训练，注重营养补充，食用高热量食物，以增强身体抵抗力。④若冻伤发生，须立即脱离危险环境，并迅速实施复温措施，以防冻伤程度加剧。

第四节　咬　伤

自然界中的众多生物，如蛇类、犬科、剧毒蜘蛛、蝎子、蜂类、蜈蚣、蚂蚱等，通过运用其牙齿、利爪、尖刺、角等对人类发起攻击，引发的伤害包括咬伤和蜇（刺）伤，情况严重者可致伤残甚至死亡。其中以犬咬伤、蛇咬伤和虫蜇伤最为常见。

一、犬咬伤

病犬咬伤后，其唾液中所携带的致病病毒可引发狂犬病（rabies）。狂犬病又称恐水症，病源主要存在于病畜的脑组织及脊髓中，在病畜涎腺和分泌的涎液中也含有大量病毒，并随之排出。狂犬病病毒对神经组织具有强烈的亲和力，在感染的组织细胞内可停留 1 ～ 2 周，并在此期间进行繁殖。若处理不及时，病毒会通过周围组织进入神经系统，进而引发狂犬病症状。

（一）临床表现

潜伏期介于 10 日至数月之间，通常为 30 ～ 60 日。伤口越深，损伤部位越接近头面部，潜伏期越短，发病率越高。

1. 症状　在疾病初期，受伤部位及其周边区域会出现麻木感和疼痛感，这些症状随后会逐渐扩散至整个肢体。随着病情的发展，病人可能出现体温上升、情绪烦躁、身体疲劳、对水和风的恐惧以及咽喉肌肉痉挛等症状。若病情继续恶化，可能会导致病人出现肌肉瘫痪、意识丧失、循环功能衰竭，甚至可能导致病人死亡。

2. 体征　尖利牙齿导致的深且窄的伤口，出血较多，伤口周围可能出现软组织水肿。

（二）治疗原则

在处理咬伤伤口时，迅速进行局部处理至关重要。对于深度较大的伤口，应立即进行彻底清创。首先，使用大量生理盐水及稀释的聚维酮碘冲洗伤口，随后采用 3% 过氧化氢溶液进行再次清创。清创过程中，保持伤口开放以利于引流，同时不予缝合或包扎。浅小伤口常规消毒处理。

2. 全身治疗　在伤后第 1、3、7、14、28 日分别进行一次狂犬病疫苗的注射，以实施免疫治疗。针对重度咬伤，如头部、面部、颈部和上肢等部位，应在清创之后，在伤口底部及周围注射抗狂犬病免疫血清或狂犬病免疫球蛋白。此外，为防治感染，常规使用破伤风抗毒素，并在必要时采用抗生素，以防止伤口感染。

（三）护理措施

1. 预防和控制痉挛

（1）预防措施：确保室内环境安静，避免风、光、声以及水的影响，尽量将各类检查、治疗和护理集中进行，或在使用镇静药后进行。

（2）处理方法：一旦痉挛发作，应立即按照医嘱使用镇静药。对于狂躁型病人，必要时应适度限制肢体活动，防止受伤。

2. 保持呼吸道通畅　需及时清除口腔和呼吸道分泌物，确保呼吸道通畅，并做好气管插管或切开的准备。

3. 输液和营养支持　病人发作期间常出现多汗、流涎、无法饮水等症状，处于脱水状态。因此，需通过静脉途径补充液体和能量，维持水、电解质和酸碱平衡。此外，可采用鼻饲饮食，在痉挛发作间歇或使用镇静药后缓慢注入。

4. 预防感染　遵医嘱合理使用抗生素，并密切关注药物疗效。同时，加强伤口的日常护理，确保患肢在初期保持下垂状态，以促进伤口充分引流。在与病人接触时，必须穿戴隔离衣、口罩和手套，采取必要的防护措施。病人的分泌物及排泄物必须经过严格消毒处理，并严格遵循接触性隔离制度。

5. 健康教育　向病人普及狂犬病的预防措施，并强调对犬类动物的有效管理。同时，提醒家属注意，儿童应避免接近或抚摸猫、犬等动物，以防止意外事件发生。如果儿童不慎被犬类抓伤，即使伤痕不明显，或被舔舐到破损的皮肤，或与病犬有密切接触，都应在早期接种狂犬病疫苗。在被犬或其他动物咬伤后，迅速处理伤口，及时接种狂犬病疫苗，做好预防，防止狂犬病的发生。

二、毒蛇咬伤

蛇咬伤（snake bite）在南方较为常见，在夏季和秋季尤其高发。蛇类可大致分为无毒蛇和毒蛇两大类。在无毒蛇咬伤后，可见到局部皮肤呈现两排对称的细微齿痕，伤口略有刺痛感，但尚不构成生命威胁。然而，毒蛇咬伤后，其双牙所致伤口较大且深。毒素侵入体内，可能引发严重的全身中毒症状，甚至危及生命。

（一）病因

蛇类毒液中含有多种毒性蛋白质、多肽及酶类成分。根据毒液性质及其对机体的影响，可将其分为以下3类。

1. 神经毒素　该毒素主要作用于延髓和脊神经节细胞，可阻断肌神经接点，导致肌肉瘫痪和呼吸麻痹，金环蛇和银环蛇咬伤案例较为常见。

2. 血液毒素　具有强烈的溶组织、溶血或抗凝特性，从而对血细胞、血管内皮细胞及组织产生破坏作用。在严重情况下，可引发出血、溶血、血压降低、休克乃至心力衰竭等并发症。这类毒性反应主要发生在竹叶青、尖吻蝮（五步蛇）等蛇类咬伤的情况下。

3. 混合毒素　具有神经毒素和血液毒素的作用。发病的严重程度与进入身体毒素的量有关。

（二）临床表现

1. **局部症状**　受伤部位齿痕明显，有疼痛及肿胀现象。肿胀扩散迅速，伴有淋巴结肿大，皮肤可能出现血疱、水疱及瘀斑等症状。溃破之后有血性液体渗出。

2. **全身表现**　全身症状出现较早，常见头晕目眩、恶心、呕吐、疲乏无力、高热、谵妄等。严重病例可能表现为言语模糊、呼吸困难、惊厥昏迷、全身瘫痪、腹腔或胸腔大出血、心力衰竭等症状，若未得到及时救治，可能导致生命迅速丧失。

（三）治疗原则

1. **局部处理**　对伤口部位进行绑扎，旨在阻止毒素吸收；对局部伤口实施抽吸、冲洗和清创，以加速毒素排出。此外，在伤口周围使用胰蛋白酶进行局部封闭，以分解蛇毒。

2. **全身治疗**

（1）解蛇毒中成药：用南通蛇药等，可口服亦可局部敷贴。

（2）抗蛇毒血清：可分为单价和多价两种，应用时应尽早使用，并在使用前进行过敏试验。对于过敏试验阳性的病人，可采用脱敏注射法。对于明确毒蛇种类的咬伤，首选具有针对性强的单价血清；而对于无法确定毒蛇种类的情况，也可选用多价血清。

（四）护理措施

1. **急救护理**

（1）伤肢绑扎：蛇咬伤后忌奔跑，伤肢制动、放置低位，立即用布带或止血带等在伤肢的近心端伤口上方绑扎，阻断淋巴、静脉回流。一般在急救处理结束或服用有效蛇药30分钟后去除绑扎。

（2）伤口排毒：用大量清水或肥皂水冲洗伤口周围，再用0.05%高锰酸钾溶液或3%过氧化氢溶液或温开水或等渗盐水反复冲洗伤口。切开伤口，使毒液流出，并清除残留的毒牙。伤口较深者，可切开或以三棱针扎刺伤口周围皮肤，伤口流血不止，不宜切开，再以火罐、吸乳器等抽吸促使毒液流出，并将肢体放在低位，以利于伤口渗液引流。

（3）局部冷敷：可以减轻疼痛，减慢毒素吸收，降低毒素中酶的活性。将伤肢浸入4～7℃冷水中，3～4小时后改用冰袋冷敷，持续24～36小时。

（4）破坏毒素　根据伤口局部反应大小，用胰蛋白酶2000～5000U加入0.05%普鲁卡因5～10ml做局部环形封闭，能够降解蛇毒。也可给予抗蛇毒药外敷。

2. **伤口护理**　伤肢置于低垂位并制动，保持创面清洁和伤口引流通畅。注意观察伤口渗血、渗液情况，有无继续坏死或脓性分泌物等。彻底清创后，伤口处用1∶5000高锰酸钾或高渗盐水溶液湿敷，有利于引流毒液和消肿。

3. **抗毒、排毒**　迅速建立静脉通路，遵医嘱尽早使用抗蛇毒血清、利尿药、中草药茅根等促进毒素排出，缓解中毒症状。若病人出现血红蛋白尿，遵医嘱予5%碳酸氢钠静脉输入，以碱化尿液。使用抗蛇毒血清时，密切观察病人有无畏寒、发热、胸闷、气促、腹痛不适、皮疹等过敏症状。

4. **健康教育**　宣传毒蛇咬伤的有关知识，强化自我防范意识。在野外作业时，做好自我防护，如戴防护帽子、穿长衣长裤、穿雨靴、戴橡胶手套等，随身携带蛇药片，以备急用。

三、虫蜇伤

此疾病多数情况下由蚊、蜂、蝎等昆虫叮咬所致。

（一）病因

1. 蚊　有刺吸型口器，雌蚊吸血的同时分泌能防止血液凝固并可使局部皮肤过敏的唾液。

2. 蜂　常见蜇人的蜂类包括蜜蜂、黄蜂及大黄蜂等。蜂尾毒刺刺入皮肤后，其蜂毒汁呈酸性；而黄蜂毒汁则呈碱性。

3. 蝎　有尾部弯钩，即刺蜇器，蜇人时将含神经毒素、溶血毒素、抗凝素等的强酸性毒液注入皮内，引起皮炎或全身中毒症状。

（二）临床表现

1. 蚊叮咬　因人而异，叮咬处出现针尖至针帽大小的红斑疹或瘀点，也可表现为水肿性红斑、丘疹、风团，自觉瘙痒。婴幼儿被叮咬后可出现血管性水肿。

2. 蜂蜇伤　蜇伤后立即有刺痛、灼痒感，局部红肿，中央有一瘀点，可出现水疱。如被群蜂蜇伤，症状较为严重。如果病人对蜂毒过敏，可出现头晕目眩、恶心、呕吐、哮喘等全身症状和/或急性肾衰竭、变应性休克甚至死亡。蜇伤后7～14日可发生血清病样Ⅳ型变态反应（迟发型超敏反应）。

3. 蝎蜇伤　被蜇刺处产生剧烈疼痛。因溶血毒素引起明显的水肿性红斑、水疱或瘀斑、局部组织坏死。神经毒素作用于中枢神经系统和心血管系统，病人出现不同程度的全身症状，如头痛、头晕、恶心、呕吐、流涎、心悸、烦躁，甚至抽搐、肌肉痉挛、消化道出血，严重者呼吸循环衰竭而死亡。

（三）处理原则

1. 蚊叮咬　外用1%薄荷或炉甘石洗剂、樟脑剂，瘙痒明显可口服抗组胺药。

2. 蜂蜇伤　伤后立即将毒刺拔出或用镊子夹出，用水冲洗后局部冷湿敷，也可使用中草药紫花地丁等外敷。酌情口服或肌内注射抗组胺药。变应性休克者积极抗休克治疗。

3. 蝎蜇伤　伤后立即用止血带扎紧被蜇部位的近心端，或放置冰袋冷敷。拔出毒针，可用弱碱性溶液或高锰酸钾溶液洗涤，中草药薄荷叶、半边莲外敷。疼痛剧烈时用1%麻黄碱0.3～0.5ml沿伤口周围皮下注射。全身症状明显时用10%葡萄糖酸钙溶液，缓解痉挛抽搐。如出现过全身中毒症状，需及时抢救。

（四）护理措施

1. 局部护理　大多数昆虫咬伤引起轻度肿胀、疼痛，可用清水或肥皂水清洗伤口。伤口如有蜇刺，用镊子将尾刺取出，不要挤压，挤压时可能将与尾刺相连的毒液囊挤破，使毒液进一步扩散。

2. 健康教育　①注意环境卫生，夜间关好门窗、挂好蚊帐，熄灯睡觉，防止昆虫飞入。②户外活动时加强防护，尽量避免穿花色或鲜亮的衣服。③如遇蜂群，保持冷静，慢慢移动，避免拍打或快速移动。如无法逃离，就地趴下并用手抱住头部加以保护。

思考题

1. 病人，男，45岁。体重60kg，因火烧伤1小时急诊入院。体格检查：P 112次/分，R 26次/分，BP 84/66mmHg。头面部烧伤，有大水疱，创面发红、疼痛明显；右上肢烧伤有焦痂，无疼痛感；右下肢烧伤有小水疱，疼痛较轻；背部有一手掌范围烧伤，有大水疱且疼痛明显。

请问：

（1）该病人的烧伤伤情如何？

（2）该病人目前最主要的护理诊断/问题是什么？

（3）应采取哪些护理措施？

2. 病人，男，30岁。因驾驶电动车跌倒致左小腿受伤，局部疼痛伴出血60分钟就诊。体格检查：神志清楚，生命体征平稳。左小腿中部有一长10cm伤口，伤口不规则，皮肤和皮下组织裂开，创面有污染物且出血多，未发现其他部位受伤。主诉：左下肢疼痛明显。

请问：

（1）该病人最可能的诊断和依据是什么？

（2）应采取哪些护理措施？

更多练习

（强惠芳）

第十一章 肿瘤病人的护理

教学课件

学习目标

1. 素质目标

培养良好的职业道德，重视人文关怀、护理伦理，关注肿瘤病人心理变化的综合素养。

2. 知识目标

（1）掌握：恶性肿瘤的三级预防、恶性肿瘤病人的心理特点及护理。

（2）熟悉：肿瘤的症状、体征、辅助检查和治疗原则。

3. 能力目标

能运用护理程序对肿瘤病人实施整体护理。

案例

【案例导入】

病人，女，35岁。未婚，一天前洗澡时发现右侧乳房有一拇指大小肿块而前来就诊。自述无疼痛、发热等不适，有吸烟史，经常熬夜。查体：右侧乳房皮肤无红肿，外上象限有一质地中等、无压痛的肿块，腋窝淋巴结无肿大。诊断：右乳乳腺癌。

【请思考】

1. 该病人最有效的治疗方法是什么？

2. 如何进行癌症的三级预防？

【案例分析】

第一节 概　述

　　肿瘤（tumor）是机体在长时间受到多种初始和促进因素影响下，正常细胞异常增生和分化形成的病变组织。这种病变组织不受正常生理调节控制，即便病因消失，其增长活动仍会持续，并损害正常组织和器官。根据肿瘤的形态和生物学行为，即对机体的影响，可将其划分为3类：分别为良性肿瘤、恶性肿瘤和交界性肿瘤。

　　1. 良性肿瘤　一般被称为"瘤"，无浸润和转移能力。良性肿瘤通常有包膜或边界清晰，呈膨胀性生长，生长速度缓慢，色泽和质地与相应正常组织相近。瘤细胞分化成熟，组织和细胞形态变异较小，对机体危害较小。

　　2. 恶性肿瘤　来源于上皮组织的恶性新生物称为"癌"，来自间叶组织的则被称为"肉瘤"，胚胎性肿瘤称为母细胞瘤，例如神经母细胞瘤和肾母细胞瘤等。某些恶性肿瘤依旧使用传统名称"瘤"或"病"，例如恶性淋巴瘤、白血病和霍奇金淋巴瘤等。这些恶性肿瘤能浸润周围组织并且具备转移的能力，它们通常无包膜，其界限模糊，能够向邻近组织扩散，并且增长迅速。肿瘤细胞分化程度低，表现出不同程度的异质性，并且对人体构成较大危害；病人经常因肿瘤复发和转移而导致死亡。

　　3. 交界性肿瘤　组织形态和生物学行为介于良性和恶性之间。虽然在形态上属良性，但是表现出浸润性生长，并且手术后复发率较高，还会发展转移至其他区域病灶。因其在生物学特征性上介于良性肿瘤与恶性肿瘤之间，故称其为交界性或临界性肿瘤。

第二节　恶性肿瘤

　　恶性肿瘤源于机体在长期受各类致癌因素影响下，正常组织细胞出现异常分化与过度增生的过程。一旦形成，恶性肿瘤具备向周边组织乃至全身侵袭和转移的特性，其生长速度与机体免疫功能密切相关。随着疾病谱的变迁，恶性肿瘤对人类的威胁日益加剧，成为当前最常见的死亡原因之一。

一、病因

　　目前，肿瘤的发病原因尚不十分明确。众多流行病学调查、实验研究及病例分析均表明，环境与行为对人类恶性肿瘤的发生具有显著影响。根据相关数据的统计，有超过80%的癌症案例与环境因素有着紧密的联系，涉及致癌物和促癌物等环境因素。此外，自身因素也在癌症的出现和发展过程中也起着非常重要的作用。

（一）环境因素

　　1. 物理因素　长期暴露在电离辐射环境中，且未采取有效防护措施，可能诱发皮肤癌、白血病等疾病。吸入放射性污染粉尘可能会引发骨肉瘤和甲状腺肿瘤等的病变，其成为医源性癌变的诱因之一。此外，紫外线辐射有引起皮肤鳞状细胞癌、基底细胞癌以及恶性黑色素瘤等皮肤恶性肿瘤，对于易感人群（如着色性干皮病病人）影响尤为显著。此外，皮肤慢性溃疡可能引发皮肤鳞癌，接触石棉纤维可能导致肺癌，滑石粉与胃癌的发生具有一定的关联性等。

2. 化学因素

（1）烷化剂：包括一些有机杀虫剂、氮芥在内的化学物质，它们有可能引起包括肺部恶性肿瘤和血液系统肿瘤在内的多种疾病。

（2）多环芳香烃类化合物：存在于石油、煤焦油、烟熏和烧烤食品中，与肺癌和胃癌的发病有关。

（3）氨基偶氮类：易引发膀胱癌和肝癌。

（4）亚硝胺类：与食管、胃和肝肿瘤的发生有关联。

（5）真菌毒素和植物毒素：霉菌产生的黄曲霉毒素与各种植物性毒素容易侵入食物中，这些有害物质有可能引起包括肝癌、肾癌及胃肠道癌变在内的恶性肿瘤。

（6）其他因素：部分其他金属元素，例如镍、铬和砷，可能引发肺癌等疾患；而氯乙烯会促使人体产生肝血管肉瘤；双氯联苯、三氮基乙烯和苯的暴露亦有致肝癌的风险。

3. 生物因素　致癌因素在生物方面以病毒为主，这些致癌病毒根据其遗传物质可被归类为 DNA 型和 RNA 型两种不同的肿瘤病毒类别。

（二）自身因素

1. 遗传因素　癌症发展与遗传因素紧密相关，表现为较高的遗传风险，像是直肠腺瘤、乳房肿瘤，以及肠胃肿瘤等。

2. 内分泌因素　激素水平的波动与肿瘤生成有着紧密的联系，例如雌激素和催乳素与乳腺癌形成息息相关，而生长激素则会促进癌细胞的恶性进展。

3. 免疫因素　遭受先天或逐渐形成的免疫系统缺损的个体较易遭遇癌症侵袭，例如，人类免疫缺陷病毒（human immunodeficiency virus，HIV）感染者较常罹患癌症；器官移植受者长期依赖免疫抑制药，他们罹癌的比例比一般人群高 50 ～ 100 倍。

二、病理生理

（一）发生发展

分期上，肿瘤可概括为肿瘤早期、原位肿瘤和侵袭性肿瘤三个发展阶段。肿瘤早期阶段表现为上皮细胞增生显著并伴随异型增生现象；原位肿瘤特指癌细胞仅限于表皮内、尚未逾越基底膜范围的初始阶段肿瘤；而侵袭性肿瘤则是指原位肿瘤的癌细胞穿透基底膜，向邻近组织扩散并破坏其正常结构的肿瘤进展状态。

（二）细胞分化

肿瘤细胞根据分化层次的差异呈现不同的恶化水平和预期治愈情况。这些细胞按分化程度可以划分为高、中、低（或称未分化）三个等级，亦即Ⅰ级、Ⅱ级和Ⅲ级。其中，Ⅰ级高分化细胞的结构与正常细胞较为相似，恶性倾向较弱；而Ⅲ级的低分化或不分化细胞显著增生，其恶性水平高且预后通常较差；Ⅱ级中分化细胞的恶性程度位居二者之间。

（三）生长方式

主要呈浸润性生长，肿瘤沿组织间隙、神经纤维间隙以及毛细血管进行扩散，其边界不清，实际上浸润范围远远超出肉眼所见范围，因此在进行部分切除术后，极易复发。

（四）生长速度

扩散速度较高并快速恶化，且往往在较短时间内进展。肿瘤恶变时的肿块亦可逐渐增大，一旦并发出血或受到感染，则可能在短时间明显增大。

（五）肿瘤扩散

恶性肿瘤不但能够在原发部位浸润生长，影响周边的器官或组织结构，还能通过各种不同的方式扩散到身体其他区域。

1. 局部浸润和直接蔓延　随着肿瘤恶化体积增大，经常会沿途侵袭和扩散，肿瘤细胞通过组织间隙或神经束连续地浸润生长，持续向邻近器官或组织侵袭，造成损害，例如子宫颈癌晚期，可直接蔓延侵入直肠和膀胱。

2. 转移

（1）淋巴转移：大多数情形下，淋巴转移主要发生在区域的淋巴结转移。

（2）血行转移：肿瘤细胞侵入血管，随血流转移到远处的器官，造成全身性播散。

（3）种植性转移：肿瘤细胞脱落在体腔其他器官内生长，形成多个转移性肿瘤。

3. 肿瘤分期　当前普遍采用的肿瘤分期方法是由国际癌症联合会提出的TNM分级系统。其中"T"代表初发肿瘤，"N"指涉及的淋巴结，"M"表示是否有远处转移。基于这三个要素，并结合肿瘤体积、浸润程度等因素，在相应的字母后附加0到4的级别数字，来表示癌症的进展情况。数字"0"意味着无，而"1"到"4"之间数字越大意味着程度越高。若存在远程扩散，则记作"M_1"；反之则为"M_0"。此外，肿瘤分期可以分为两类，一是治疗前的临床分期（cTNM），另一个是治疗后的病理学临床分期（pTNM）。

三、临床表现

肿瘤的临床表现与其性质、发生组织、部位及发展程度密切相关。在早期阶段，肿瘤往往并无显著症状；即便存在症状，亦无特异性。因此，当病人出现特异性症状时，病变往往已发展到晚期。

1. 局部表现

（1）肿块：肿块通常是体表或浅表肿瘤的首要症状，同时可见静脉扩张或增大增粗。根据肿瘤性质的差异，其硬度、活动程度及边界表现各异。

（2）疼痛：肿瘤的生长、破溃或感染等因素可能导致神经末梢或神经干受到刺激或压迫，从而引发局部刺痛、跳痛、烧灼痛、隐痛或放射痛。在晚期，这种疼痛尤为难以忍受，尤其在夜间。

（3）溃疡：快速生长的体表或空腔器官肿瘤可能导致血液供应不足，继发坏死或感染，从而引发溃烂，伴有恶臭和血性分泌物。

（4）出血：体表及与体外相交通的肿瘤在破溃或血管破裂时可导致出血。上消化道肿瘤常表现为呕血或黑便；下消化道肿瘤常表现为血便或黏液血便；尿道肿瘤除血便和血尿外，还常伴有局部绞痛；肺癌可表现为咯血或痰中带血；肝癌破裂可能导致腹腔内出血。

（5）梗阻：肿瘤可能堵塞或压迫空腔器官，导致梗阻。根据肿瘤所在的部位，病人可能出现不同的临床表现。例如，胃癌伴幽门梗阻可能导致呕吐；肠肿瘤可能导致肠梗阻；胰头癌和胆管癌可能压迫胆总管，引发黄疸。

（6）浸润与转移症状：肿瘤的浸润与转移可能导致区域淋巴结肿大、局部静脉曲张和肢体水肿。若发生骨转移，病人可能出现疼痛、硬结或病理性骨折等表现。

2. 全身表现　良性肿瘤早期病人通常无显著的全身症状。然而，恶性肿瘤病人在中晚期常伴随消瘦、乏力、体重减轻、低热、贫血等症状，甚至全身衰竭，呈现恶病质。根据肿瘤所发生的部位，相应器官的功能可能出现亢进或低下，进而引发全身性的改变。

四、辅助检查

1. 实验室检查

（1）常规检测：包括血液、尿液以及粪便常规检测。阳性检测结果并不特异性地代表恶性肿瘤，但通常能为诊断提供辅助。

（2）血清学检查：通过生化方法可测定人体内由肿瘤细胞产生的分布在血液、分泌物、排泄物中的肿瘤标志物。

（3）其他：包括肿瘤相关抗原、流式细胞分析术及基因或基因产物检测等。

2. 影像学检查　包括X线、超声、各种造影、放射性核素、CT、MRI以及正电子发射断层成像（PET-CT）等检查，均为诊断肿瘤的重要手段。通过这些检查方法，能够明确肿瘤的部位、形态以及大小等关键信息，从而有助于肿瘤的诊断及其性质的准确判断。这些检查方法的运用，为临床决策提供了有力的科学依据。

3. 腔镜或内镜检查　利用腔镜或内镜技术，可直接观测空腔器官、胸腔、腹腔及纵隔的肿瘤或其他病变，同时可实施细胞或组织病理学检查。对于小型病变，如息肉，可进行切除治疗。此外，还可向输尿管、胆总管或胰管插入导管，进行X线造影检查。

五、病理学检查

目前确定肿瘤的直接而可靠的依据，是对肿瘤进行治疗的先决条件。

1. 临床细胞学检查　以其便捷的取材方式和高接受度在临床领域得到了广泛应用。

（1）体液自然脱落细胞：肿瘤细胞易于脱落，可采用胸腔积液、腹水、尿液沉渣、痰液等进行涂片检测。

（2）黏膜细胞：包括食管拉网、胃黏膜洗脱液、宫颈刮片以及内镜下肿瘤表面刷脱细胞等方法。

（3）细针吸取或超声引导穿刺吸取肿瘤细胞，进行涂片染色检查。

2. 病理组织学检查　穿刺活检适用于皮下软组织或某些内脏实性肿块，而钳取活检则适用于体表或腔道黏膜的表浅肿瘤。对于深部或体表较大且完整的肿瘤，可选择穿刺活检或手术中切取组织进行快速（冰冻）切片诊断。需要注意的是，病理组织学检查存在促使恶性肿瘤扩散的风险，因此应在术前短期内或术中进行。

3. 免疫组织化学检查 具备特异性强、敏感性高、定位精确以及形态与功能相结合等优势，对于提高肿瘤诊断的准确性、鉴别组织来源、检测出微小癌灶、合理分期以及评估恶性程度具有重要作用。

六、治疗原则

肿瘤治疗通常采取综合治疗策略，涵盖手术、化疗、放疗、生物疗法以及中医疗法等手段。

（一）手术治疗

手术治疗是目前大多数早期或较早期实体肿瘤首选的治疗方法。手术根据应用目的不同分为以下几类（表11-1）。

表11-1 手术应用目的分类

分类	应用目的
预防性手术	用于治疗癌前病变，防止其发生恶变或发展为进展期癌
诊断性手术	切除活检术或剖腹探查术获取肿瘤组织标本并经病理学检查明确诊断后，再进行相应的治疗
根治性手术	手术切除全部肿瘤组织及可能累及的周围组织和区域淋巴结，以求达到彻底治愈的目的
姑息性手术	适用于恶性肿瘤已超越根治性手术切除的范围，无法彻底清除体内全部病灶，属于解除或减轻症状而非根治性的手术，如晚期大肠癌伴肠梗阻时行肠造口术以减轻病人痛苦、改善生活质量和延长生存时间
其他手术	激光手术切割或激光气化治疗

（二）化学治疗

化学治疗，即化疗，是一种利用抗癌药对抗肿瘤的治疗方法，在中晚期肿瘤病人的综合治疗中具有重要作用。常用于恶性滋养细胞肿瘤、急性淋巴细胞白血病等疾病。化疗更是使得许多晚期肿瘤得以长期缓解的关键手段。

1. 药物分类 抗癌药的传统分类方法是根据其化学结构、来源及作用机制划分为七类。

（1）细胞毒素类药物：如烷化剂类药物，氮芥、环磷酰胺、白消安等。

（2）抗代谢类药物：如甲氨蝶呤、氟尿嘧啶、阿糖胞苷等。

（3）抗生素类药物：如阿霉素、丝裂霉素、放线菌素D等。

（4）生物碱类药物：如长春新碱、羟喜树碱、紫杉醇等。

（5）激素及抗激素类药物：如他莫昔芬、己烯雌酚、黄体酮、泼尼松等。

（6）分子靶向药物：具体如下。①单抗类：曲妥珠单抗、利妥昔单抗、西妥昔单抗和贝伐单抗等。②小分子化合物类：伊马替尼、吉非替尼等。

（7）其他类：如丙卡巴肼、羟基脲、铂类。

2. 治疗方式 在理论上，化学治疗药物仅能消灭一定比例的肿瘤细胞。为了控制复发，多药物联合应用成为潜在的治疗途径。

（三）放射治疗

放射治疗作为一种恶性肿瘤治疗的关键手段，其主要原理是通过电离辐射作用破坏或消除肿瘤细胞，以实现治疗目标。据统计，大约70%的恶性肿瘤病人在病程的不同阶段，为实现不同治疗目的，需接受放射治疗。

（四）生物治疗

生物治疗是一种利用生物学技术，以提高个体对肿瘤的免疫应答和直接作用为目标的治疗方法。根据其作用机制的差异，可以将生物治疗划分为免疫治疗、基因治疗、分子靶向治疗、内分泌治疗、诱导分化治疗、组织工程和干细胞治疗、中医中药几类。

七、预防

恶性肿瘤是由环境、营养、遗传、病毒感染及生活方式（包括饮食、运动）等多重因素共同作用引发的，因此，目前尚无单一可行的预防方法。国际抗癌联盟认为，1/3的恶性肿瘤是可以预防的；1/3的恶性肿瘤若能在早期诊断，则有治愈的可能；而剩余的1/3的恶性肿瘤则可通过减轻痛苦、延长寿命的方式来改善病人状况。基于此，国际抗癌联盟提出了恶性肿瘤的三级预防理念。

1. 一级预防　即病因预防，主要目的是消除或减轻可能引发癌症的因素，以降低发病率。具体措施包括保护环境，治理大气、水源、土壤等污染；改变不良饮食习惯和生活方式，如戒烟、限制饮酒，增加新鲜蔬菜水果的摄入，避免高盐、霉变食物；减少职业性暴露于致癌物，如石棉、苯、甲醛等；接种疫苗等。

2. 二级预防　强调早期发现、早期诊断和早期治疗，旨在提高生存率，降低死亡率。通常针对某种肿瘤的高发区和高危人群进行定期筛查，旨在发现癌前病变并及时治疗，同时尽可能地在恶性肿瘤处于较早期时进行治疗，以期获得更好的治疗效果。

3. 三级预防　主要针对肿瘤治疗后的康复，包括姑息治疗和对症治疗，旨在提高生存质量，减轻痛苦，延长生命。

八、护理诊断/问题

1. 焦虑与恐惧　与对疾病治疗效果、预后及治疗费用的担忧密切相关。
2. 营养失调　低于机体需求，与肿瘤引发的高分解代谢状态、摄入减少、吸收障碍，以及化学治疗、放射治疗导致的味觉改变、食欲缺乏、进食困难、恶心、呕吐等因素相关。
3. 疼痛　与肿瘤生长侵犯神经、肿瘤压迫以及手术创伤有关。
4. 潜在并发症　感染、出血、皮肤和黏膜受损、静脉炎、静脉栓塞及脏器功能障碍等。

九、护理措施

（一）心理护理

鉴于病人心理特征、病情及对疾病认知程度的差异，病人会产生各种心理反应，因此需要针对性地进行心理疏导，以消除负面情绪。

（二）营养支持

1. **术前营养支持** 在手术前，全面评估病人的体质、营养状况以及进食状况。肿瘤病人由于疾病消耗、营养不良或慢性失血，可能出现贫血，水、电解质失衡等情况；因此应补充所需营养，纠正营养失调，提高手术耐受性，确保手术安全。鼓励病人增加蛋白质、碳水化合物和维生素的摄入。对于口服摄入不足的病人，可通过肠内或肠外营养支持改善其营养状况。

2. **术后营养支持** 对于术后能够经口进食的病人，应尽早恢复进食，并给予易于消化且富含营养的饮食。在消化道功能尚未完全恢复前，可通过肠外途径供给所需的能量和营养，以促进创伤修复。同时，也可通过管饲方式提供肠内营养，以促进胃肠功能恢复。在康复期，病人应采取少量多餐的饮食方式，逐步恢复饮食。

（三）镇痛护理

依据世界卫生组织（World Health Organization，WHO）的三级阶梯镇痛方案进行处理。一级镇痛法，对于轻度疼痛的病人，可应用阿司匹林等非阿片类解热、消炎、镇痛药。二级镇痛法，对于中度持续性疼痛的病人，适用可待因等弱阿片类药物。三级镇痛法，对于剧烈疼痛的病人，改用强阿片类药物，如吗啡、哌替啶等。

在癌性疼痛的治疗中，需遵循口服、按时（非按需）、按阶梯给药及个体化差异用药的原则。根据病人的痛感的严重程度和实际需求，给予适宜的镇痛药，逐步加大剂量，直至疼痛得到有效的缓解。同时，不应过度限制药物使用，以防用药不足造成疼痛未能得到有效控制。

（四）化学治疗不良反应的预防及护理

1. **静脉炎、静脉栓塞** 使用外周静脉滴注时容易导致静脉炎的发生，需做好如下预防和护理：评估病人病情、治疗方案及血管情况，主动为其提供血管通路最佳选择，及早使用中心静脉导管输注药物，以保障病人治疗安全。

2. **恶心、呕吐** 化疗病人出现恶心、呕吐较为普遍，严重呕吐会导致人体代谢紊乱、营养失衡、体重下降，严重影响治疗进程及效果。加强护理，减少恶心、呕吐发生。

3. **腹泻** 腹泻为化疗过程中常见的不良反应，可能导致营养流失、代谢紊乱，严重时甚至引发肠出血及穿孔等并发症。护理人员需密切关注化疗病人的腹痛及排便状况，及时发现并识别不良反应，严格按照医嘱给予药物治疗，同时实施相应的护理措施。病人饮食应以易消化、低纤维食物为主，并鼓励多饮水。

4. **脏器功能障碍** 在化学治疗过程中，应充分了解治疗方案，熟悉药物剂量、作用途径、给药方式及潜在毒副作用，确保按时、准确用药。化学治疗药物须现配现用，不宜长时间存放。输注过程中要控制滴速，密切关注病情变化，准确记录24小时出入量，并鼓励病人多饮水，以降低化学治疗对重要脏器的毒副作用。同时，定期检查脏器功能，一旦发现异常，及时向医师汇报并采取相应处理措施。

5. **皮肤黏膜完整性受损** 化疗可能引发不同程度的皮肤反应，轻度表现为皮肤干燥、色素沉着及全身瘙痒，重度则可能形成斑丘疹，伴随渗出液或小水疱。指导病人保持皮肤清洁干燥，忌抓挠皮肤，并根据医嘱采用药物止痒治疗。

6. 脱发　脱发的出现可能对病人的心理及身体形象产生负面影响，因此，需加强心理护理，可协助病人选购合适的假发，鼓励病人积极参加社交活动。

7. 骨髓抑制反应　包括感染及出血等。

（五）放射治疗病人的护理

在肿瘤放射治疗过程中，对皮肤和黏膜的防护以及对感染和器官功能障碍的预防至关重要。在放疗过程中，对照射部位正常的组织的放射性损害进行护理观测至关重要。例如，膀胱在照射后，病人可能出现血尿；胸部在照射后，可能出现放射性肺纤维化；而消化道照射后可能引起出血、溃疡和放射性肠炎等。因此，在接受放疗时，护理人员应密切监测照射器官功能状态的观察，并根据具体症状进行对症护理。若出现严重不良反应，应及时报告医师，暂停放射治疗。

（六）健康教育

1. 心理疏导　肿瘤病人需保持心境平稳，避免情绪波动及刺激，以免对肿瘤的发生与发展产生不良影响。

2. 社会支持动员参与　鼓励病人亲属给予病人更为密切的关爱与照料，提升病人自尊感和被爱感，从而提高其生活质量。

3. 饮食指导　建议病人遵循清淡、易消化的均衡饮食原则；摄入高热量及高蛋白、富含膳食纤维的各种营养素，多食用新鲜水果。

4. 适量运动　适量、适时运动。增强抵抗能力，减少各类并发症。

5. 功能锻炼　针对术后器官、肢体残缺导致的日常生活困扰，应及时提供术后康复指导并鼓励病人进行康复训练，比如适应截肢术后的义肢的使用、全喉切除术后的食管进行发音练习等。通过锻炼，帮助病人掌握基本生活自理能力和必要的劳动技能，降低对他人的依赖程度。

6. 坚持治疗　肿瘤治疗主要以手术为主，并辅以放射治疗、化学治疗等综合治疗手段。我们鼓励病人积极地配合治疗，努力克服治疗过程中可能带来的身体不适，并坚定地持续接受治疗。

7. 复诊指导　肿瘤病人需进行终身随访。在手术治疗后的2年内，每季度复诊一次，之后每6个月复查一次；满5年后，每年复查一次。随访有助于尽早发现复发或转移迹象。复查内容根据肿瘤类型而有所差异。

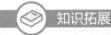 知识拓展

医患共同决策在肿瘤治疗中的应用

医患共同决策（share decision making，SDM）理念由维奇（Veatch）于1972年提出。其核心在于病人深度参与医疗决策，医师则详述诊疗方案优劣，倾听病人想法、担忧和需求。在充分沟通基础上，尊重病人选择，促进康复，实现医患共同决策。

　　近年来，全民医学素养提升，病人希望深入了解病情并参与治疗决策。医务人员应尝试使用SDM模式，提升沟通能力，熟练掌握技巧，优化病人体验。为保障病人权益和诊疗质量，应完善保障体系，推动肿瘤治疗中SDM模式的应用与发展。

　　资料来源：赵杨凡，刘晓琴，张春秀，等.医患共同决策相关研究文献的可视化分析［J］.全科护理，2024，22（9）：1747-1750.

第三节　良性肿瘤

　　良性肿瘤可发生于全身不同器官和组织，因肿瘤的来源和发生部位不同，其病理生理变化和临床表现各异。临床常分为各脏器良性肿瘤和常见体表良性肿瘤；前者因所在器官不同，其临床特点和处理原则也不同。本节主要介绍体表良性肿瘤。体表良性肿瘤通常源自皮肤、皮肤附件、皮下组织等浅表软组织的肿瘤，其诊断过程中通常需要辨别与非恶性肿瘤相似的肿瘤状病变。

一、皮肤乳头状瘤

　　皮肤乳头状瘤是表皮乳头样结构的上皮增生引起的，可向表皮下乳头状延伸，有蒂，单发或多发，表面常角化，伴有溃疡，好发部位于躯干、四肢及会阴，易恶变为皮肤癌。首选的治疗方法是手术切除。

二、黑痣

　　黑痣是一种良性色素沉着斑，可分为3类。

　　1. 皮内痣　指痣细胞位于表皮下或真皮层，表现为高出皮肤、表面光滑，伴有汗毛（称毛痣），痣细胞不活跃，一般较稳定，恶变很少。

　　2. 交界痣　痣细胞位于基底细胞层，并向表皮下延伸。此类痣呈扁平状，色素较深，常见于手、足部位。由于痣细胞活跃，易在局部刺激或外伤后发生恶变，因此亦称为黑色素瘤。

　　3. 混合痣　皮内痣与交界痣共同存在，痣细胞分布于表皮基底细胞核与真皮层。若色素加深、体积增大或伴有瘙痒、疼痛等症状，可能发生恶变，此时应果断实施完整切除，切勿采取不完全切除或化学烧灼处理。

三、脂肪瘤

　　脂肪瘤是由正常脂肪样组织形成的瘤状物，主要分布于四肢和躯干部位，通常为单个出现，但也可呈多发性。其质地柔软，界限清晰，外观呈分叶状，具有假囊性感，无痛且生长缓慢。若位于深部，有可能发生恶变，因此应及时切除。多发脂肪瘤的瘤体通常较小，呈对称性分布，有家族病史，部分病人可伴有疼痛。

四、纤维瘤

纤维瘤是位于皮肤及皮下的纤维组织肿瘤。呈单个结节状，瘤体不大、质硬，界限清楚，活动度好，生长缓慢，极少发生恶变。通常以手术切除为主。

五、神经纤维瘤

神经纤维瘤来源于神经鞘膜的纤维组织及鞘细胞，常位于四肢屈侧较大的神经干上，多发、对称，大多无症状，也可伴明显疼痛或感觉过敏。

六、血管瘤

血管瘤为先天性的，生长缓慢，按其结构可分为3类。

1. **毛细血管瘤**　此病多发生于婴儿，女性病人占多数，主要分布在颜面、肩、头皮和颈部区域。病人在出生时或出生后早期，皮肤上会出现红点或小红斑，这些红斑会逐渐扩大、颜色加深并可能出现隆起。毛细血管瘤的生长速度较快，超过婴儿的发育速度。此类肿瘤的边界清晰，压迫时颜色会略有褪色，松手后又能恢复红色。在1年内，瘤体有可能停止生长或消退。对于较小的瘤体，早期采用手术切除或液氮冷冻治疗均能取得良好效果。

2. **海绵状血管瘤**　由小静脉和脂肪组织构成，常见于皮下组织、肌肉，部分发生在骨或内脏。病人皮肤颜色可能正常，也可能呈现青紫色。肿瘤质地柔软，边界模糊，可能有钙化结节和触痛。为确保局部组织功能不受影响，并降低治疗难度，建议尽早进行手术切除。

3. **蔓状血管瘤**　主要由较粗的迂曲血管构成，范围较大。多数起源于静脉，也可能来自动脉或动静脉瘘。除了发生在皮下和肌肉组织，还可能侵入骨组织。外观可见蜿蜒的血管，具有明显的压缩性和膨胀性，可能听到血管杂音或触及硬结。为确保治疗效果，建议尽早手术切除。在手术前，应进行血管造影检查以了解病变范围，充分准备手术，并在术中控制出血和输血等。

七、囊性肿瘤及囊肿

1. **皮样囊肿**　又称囊性畸胎瘤，常见于眉梢或颅骨骨缝等浅表部位，呈现圆珠状，质地坚硬，并与颅内相通呈哑铃状。在实施手术切除前，需进行充分的准备和评估。

2. **皮脂囊肿**　非真性肿瘤，是皮脂腺排泄受阻所致的囊肿，常见于皮脂腺分布密集区域，如头面部和背部。囊内充满油脂样的"豆渣物"，易感染，并伴有特殊异味。在控制感染后，可进行手术切除治疗。

3. **表皮样囊肿**　常见于臀部、肘部等易受外伤或磨损的部位，是外伤导致表皮移位于皮下而形成的囊肿。治疗方法主要为手术切除。

4. **腱鞘或滑液囊肿**　是浅表滑囊经过慢性劳损发生黏液样变的非真性肿瘤。常见于腕部、足背的肌腱或关节周围，在弯曲关节时可感到僵硬。囊肿内的液体可以通过施加压力挤出或抽出，手术切除是主要治疗手段。然而，术后复发可能性较高，需注意术后护理。

本章小结

思考题

病人，女，50岁。确诊为右乳乳腺癌，2周前行右乳乳腺癌改良根治术，现拟行化学药物治疗。

请问：

（1）该病人可能会遭遇哪些化疗过程中的副作用？

（2）如何对其进行护理？

更多练习

（强惠芳）

第十二章 器官移植病人的护理

教学课件

学习目标

1. 素质目标

具有关心器官移植病人心理和尊重病人隐私的态度和行为。

2. 知识目标

（1）掌握：不同类型排斥反应的概念、特点，以及肝移植、肾移植病人术后的护理。

（2）熟悉：移植前的准备、常用免疫抑制药及其不良反应。

（3）了解：器官移植的分类。

3. 能力目标

能运用护理程序对器官移植病人实施整体护理。

案例

【案例导入】

　　病人，男，48岁。因反复腹胀5年，加重2日入院。经检查诊断为肝恶性肿瘤、酒精性肝硬化。该病人在全麻下行经典式原位全肝移植术。术后转回肝移植监护病房。术后第17日自胸背起渐至全身的红色皮疹伴瘙痒，食欲缺乏，腹泻。体格检查：T 37.5℃，P 86次/分，R 18次/分，BP 124/60mmHg，精神欠佳，贫血貌。尿量1400ml/d，白细胞、血小板计数较前明显下降，血清胆红素较前升高。皮疹处皮肤活检示移植物抗宿主病。病人及家属十分担心疾病预后。

【请思考】

　　如何对该病人落实整体护理？

【案例分析】

第一节 概　述

器官移植（organ transplantation）是指通过手术的方法将某一个体的活性器官移植到另一个体的体内，以代偿受者相应器官因终末性疾病而丧失的功能。被移植的器官或组织称为移植物，提供移植物的个体称为供者或供体，接受移植的个体称为受者或受体。常见的器官移植有肾、肝、心脏、胰腺、肺、小肠、脾移植，以及心肺、肝肾、胰肾、腹腔器官联合移植等。本章将着重介绍在临床上开展例数相对较多的肝移植、肾移植。

一、移植医学简史

器官移植技术被称为21世纪"医学之巅"从自20世纪初期起就已开始发展，血管缝合术的创立为移植手术提供了坚实的基础。1954年，Muay等人首次进行了成功的肾脏移植实验，这预示着器官移植正式步入临床实践领域。此后，包括脾、肾、肝、心脏、肺和肠道在内的各种器官移植都得到了广泛实施，并成为治疗各类终末期内脏器官功能衰竭的有效方法。中国于2008年建立器官移植的数据库，并在2010年启动了人体器官捐献试点工作。2007年发布的《人体器官移植条例》明确指出，中国的合法器官移植源是公民自愿捐赠，这项工作主要是通过人体器官获取组织（Organ Procurement Organization，OPO）完成。截至2023年底，约有500万人在器官捐献平台登记。现在，我国每年有超过1万例肾移植，大约有5000例肝移植、600例心脏移植和400例肺移植。我国的年均器官捐赠和器官移植数量在全球排名第二，仅次于美国。移植病人的1年和5年生存率已达国际先进水平。

随着外科技术的提高、离体器官有效保存方法的建立、精准人类白细胞抗原（human leucocyte antigen，HLA）配型的普及，以及新型免疫抑制药的研发与应用等，器官移植成为一门越发成熟的尖端学科。器官移植技术的不断发展与进步，拯救了无数终末期疾病病人的生命，大大提高了病人的生活质量，为人类健康作出了伟大贡献。

二、器官移植分类

（一）按供者与受者的遗传学关系分类

1. **自体移植**　指供者和受者为同一个体，移植后不会引起排斥反应，如断肢（指）再植、自体皮肤移植等。

2. **同质移植**　指供者和受者虽非同一个体，但供者和受者有完全相同的基因，移植后不会发生排斥反应。如同卵双生同胞之间的器官移植。

3. **同种异体移植**　指供者和受者属于同一种族，但遗传基因不同，如人与人之间的器官移植，是目前临床应用最广泛的移植方法。由于供者和受者的抗原结构不同，移植前后需采用免疫抑制措施，但不可避免仍然会发生不同程度的排斥反应。

4. **异种移植**　指供者和受者属于不同种族，移植后可发生强烈的排斥反应。

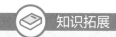 **知识拓展**　● ● ●

走向临床的异种移植

器官移植是治疗终末期器官衰竭的最佳方案，但器官短缺是全球性的问题，限制了器官移植的进一步发展。猪和人在体型和生理上相似，培育时间短，后代数量多，且可以规避一些伦理学问题，因此，猪一直是异种移植的最佳供体。最新的研究表明，基因修饰猪可能很快成为临床器官移植的现实替代来源。近年来，随着基因编辑技术和免疫抑制药的进步，排斥反应、生理不相容、跨物种微生物传播等异种移植的三大障碍得以有效控制。这表明，经过近40年的基础和转化科学研究，异种移植已接近正式的临床试验。相信异种移植将是下一个伟大的医学革命。

资料来源：孙圣坤，杨树军，卫浩，等.走向临床的异种器官移植［J］.器官移植，2024，15（2）：200-206.

（二）按移植物植入的部位分类

1. 原位移植　指将移植物植入到该器官原来的正常解剖部位，移植前需切除受者原来的器官，如心脏移植、肺移植。

2. 异位移植　又称辅助移植，指移植物植入到受者该器官原有解剖位置之外，这种方式可以选择切除或不切除原来的器官，如将肾移植到髂窝内。

3. 原位旁移植　是指在受者的器官解剖位置附近进行移植，并且不需要切除其原有的器官，如原位旁胰腺移植。

（三）按移植物的活力分类

1. 活体移植　移植物来源于活体供者，在移植过程中始终保持活力，手术后即可恢复其原有功能。在临床上，大多数的移植，特别是器官移植，都属于活体移植。

2. 结构移植　又称支架移植，是指将已经失去活力的组织（如骨头、软骨、血管、筋膜等）移植到另一个体内，起到支持性基质和机械性解剖结构的作用，以保证受体体内的同类细胞得以存活，手术后不会引发排斥反应。

（四）按移植物供者来源分类

1. 尸体供者移植　移植物来源于心脏死亡或脑死亡供者的移植。

2. 活体供者移植　移植物来源于活体的移植。活体分为亲属活体和非亲属活体。

（五）按移植物的数量分类

1. 单一移植　每次仅移植单一器官，如肝移植、心脏移植。

2. 联合移植　2个器官同时移植到一个个体的体内，如肝肾联合移植。

3. 多器官移植　同时移植3个或更多的器官到一个个体的体内。

4. 器官簇移植　在联合移植或多器官移植中，若2个或多个器官共享同一个血管蒂，那么整个组织可以被整体切除并植入新的位置，只需吻合其主要动静脉主干，这种手术方式被称为器官簇移植，如肝胰胃肠联合移植等。器官簇移植较单一移植排斥反应轻，更具有免疫学的优势。

临床上的手术常联合使用上述分类方式，如同种异体活体肾移植术、活体亲属原位肝移植术。

三、排斥反应及其治疗

排斥反应（rejection）是移植术后受体免疫系统与供体移植物相互作用而产生的特异性免疫应答反应。根据排斥反应机制可分为 T 淋巴细胞介导的细胞免疫和抗体类物质介导的体液免疫。器官移植后，由于免疫攻击的方向不同，可分为 2 种不同的排斥反应：一种是宿主抗移植物反应（host versus graft reaction，HVGR），即临床常提到的排斥反应；另一种为移植物抗宿主反应（graft versus host reaction，GVHR），主要见于骨髓移植后，是影响骨髓移植成功的重要因素。

（一）宿主抗移植物反应

依据发生的时间、免疫机制及组织形态学的差异，可以划分为 4 种类型。

1. **超急性排斥反应**　超急性排斥反应（hyperacute rejection）是以抗体介导为主的体液免疫反应。受者体内存在针对供者特异性抗原的预存抗体，由此引起免疫应答，常出现在移植器官重新获得血流后的几分钟到几个小时之内。术中可见移植物肿胀、色泽变暗、血流量减少并逐渐变软，器官功能急剧恶化，病理特征为广泛急性动脉炎并有血栓形成。常见于供者和受者 ABO 血型不符、再次移植、多次妊娠、频繁输血及长期血液透析的受者。目前尚无有效的治疗方法，但大多数可以预防。一旦发生，唯一的解决办法是切除移植物并再次移植。

2. **加速性急性排斥反应**　加速性急性排斥反应（accelerated vascular rejection）亦称血管排斥反应或延迟性超急性排斥反应，是以体液免疫为主导的免疫反应，有免疫球蛋白、补体和纤维蛋白沉积。由于受者体内预存有抗供者人类白细胞抗原或血管内皮细胞的低浓度抗体，是较弱的超急性排斥反应。常于移植术后 3 ~ 5 日内发生，其病程进展快，导致移植物的功能迅速减退，甚至衰竭。病理特征是小血管炎症和管壁纤维样坏死、实质出血或梗死。此类型排斥反应的发生率低，一旦发生，经激素冲击治疗结合血浆置换消除血液中的抗体，病情可能逆转。

3. **急性排斥反应**　急性排斥反应（acute rejection）是临床最常见的一种排斥反应。是由 T、B 淋巴细胞介导，以特异性细胞免疫为主的免疫应答，有体液免疫参与，多见于术后第 5 日至 6 个月内。病人可出现发热、肝区胀痛、全身不适，移植物肿大并功能减退，如肾移植病人出现尿量减少、血肌酐升高。病理特征为明显的炎症细胞浸润。诊断明确后应尽早治疗，90% ~ 95% 的病人可以逆转。急性排斥反应治疗不彻底或反复发生，可能会导致慢性排斥反应，甚至会导致移植器官功能丧失。

4. **慢性排斥反应**　慢性排斥反应（chronic rejection）可发生在手术后几个月，甚至几年，发展速度较缓，病理上表现为移植物慢性缺血并纤维化萎缩，临床表现为移植器官功能逐渐减退。除免疫学的因素外，慢性排斥反应的发生还受缺血再灌注、病毒感染等非免疫因素的影响。慢性排斥反应对免疫抑制药不敏感，是影响移植物长期存活的主要原因。

（二）移植物抗宿主反应

移植物抗宿主反应是由移植物中的特异性淋巴细胞识别宿主抗原引起的反应，可导致移植失败，其引起的移植物抗宿主病可造成多器官功能衰竭并导致受体死亡，尤其在骨髓和小肠移植中较为常见。

四、免疫抑制药治疗

免疫抑制药是一类具有免疫抑制作用的药物，不仅可抑制机体异常的免疫反应，还能抑制机体正常的免疫反应，现已被广泛应用于治疗器官移植抗排斥反应及自身免疫性疾病。临床常用的免疫抑制药主要分为2大类：免疫诱导药和免疫维持药。

（一）常用免疫诱导药

常用免疫诱导药主要是抗淋巴细胞的免疫球蛋白制剂，包括单克隆抗体和多克隆抗体。

1. 单克隆抗体

（1）抗CD3单克隆抗体：临床上常用鼠抗CD3单克隆抗体（OKT3），主要应用于难治性急性排斥反应，其他适应证还包括手术后预防急性排斥反应的诱导治疗，尤其是术后早期移植肾功能延迟恢复者。

（2）抗CD25单克隆抗体：主要包括达利珠单抗和巴利昔单抗。CD25单抗理论上只能用于排斥反应的预防，对已经活化了的淋巴细胞引起的急性排斥反应无逆转效应。

（3）抗CD20单克隆抗体：又称利妥昔单抗，其应用范围包括移植后淋巴细胞增殖病、ABO血型不符或交叉配型阳性的肾移植、急性抗体介导的排斥反应、人类白细胞抗原致敏病人的脱敏治疗。

2. 多克隆抗体　如抗淋巴细胞球蛋白和抗胸腺细胞球蛋白，临床上多用于免疫抑制的诱导阶段和逆转激素难治性排斥反应。

（二）常用免疫维持药

1. 糖皮质激素　是预防和治疗同种异体移植排斥反应的一线药物，常与其他免疫抑制药联合应用。其中最为常用的是泼尼松和甲泼尼龙。长期应用会导致一些副作用，如库欣（Cushing）综合征、感染、高血压、糖尿病、白内障、股骨头无菌性坏死、骨质疏松、肌萎缩和行为异常等。临床上倾向使用小剂量并递减至低剂量维持或停药。

2. 增殖抑制药　包括硫唑嘌呤、吗替麦考酚酯、咪唑立宾、来氟米特、环磷酰胺等，临床常用吗替麦考酚酯，其特异性抑制T淋巴细胞、B淋巴细胞的增殖。主要不良反应为呕吐、腹泻、骨髓抑制，肝肾毒性相对较弱。临床上常将其用于维持治疗。

3. 钙调磷酸酶抑制药　是免疫维持治疗的最基本药物之一。主要抑制T细胞的活化、增殖。临床常用药物为环孢素A和他克莫司。环孢素A主要的不良反应是肝肾毒性、高血压、胃肠道不良反应、多毛等；他克莫司肝肾毒性及高血压发生率较环孢素A小，但神经毒性、诱发糖尿病概率较环孢素A高。对怀孕病人，理想的免疫抑制疗法是单一使用他克莫司，整个孕期可持续服用治疗剂量的他克莫司。

4. 哺乳动物雷帕霉素靶蛋白抑制药　如西罗莫司、依维莫司。与环孢素A和他克莫司相比，西罗莫司是免疫抑制药中肾毒性最低的一种，无神经毒性，用量较小；但是对怀孕的病人有致畸作用。

5. 新型免疫抑制药　如来氟米特及其衍生物。

（三）治疗

理想的免疫抑制治疗方案需确保移植物不会被排斥，同时尽可能减少对受者免疫系统的影响和毒副反应。免疫抑制治疗的基本原则是联合用药，既可减少单一药物的剂量以及毒副反应，又可增加协同作用。目前常用的三联用药方案包括糖皮质激素、增殖抑制药（吗替麦考酚酯）和钙调磷酸酶抑制药（环孢素A或他克莫司）。受者均需要终身维持免疫抑制药治疗，极少数病人在长期使用后，可能可以减少剂量，甚至完全停用免疫抑制药。

五、移植前准备

（一）供者的选择

1. 供者的免疫学要求　目前同种异体移植面临的最大挑战是移植后供、受者之间的免疫排斥反应，主要由组织相容性（抗原）复合物引起，也被称为人类白细胞抗原。在选取供体时做相关的免疫学检测，可以降低术后排斥反应的发生率。临床常用的检测方法有以下几种。

（1）ABO血型相容试验：同种异体移植时要求供者和受者血型相同或相容，需符合输血的原则。

（2）预存抗体的检测：受者体内预存的抗HLA抗体通过淋巴细胞毒交叉配合试验和群体反应性抗体来检测。淋巴细胞毒交叉配合试验指受者的血清与供者的淋巴细胞之间的配合试验，是移植前必查的项目之一。如果淋巴细胞毒交叉配合试验呈阳性（＞10%），则提示移植术后有发生超急性排斥反应的危险。肾移植、心脏移植要求淋巴细胞毒交叉配合试验＜10%或阴性。群体反应性抗体（panel reactive antibody，PRA）检测是通过检测受者体内同种异体抗体对随机细胞群体反应的细胞筛查试验来测定其被致敏的程度，用PRA百分率表示。PRA百分率越高，则交叉配型的阳性概率就越大，意味着更难找到合适的供体。

（3）HLA型检测：国际标准的测试方法是对供者与受者Ⅰ类抗原HLA的A、B、C和Ⅱ类抗原HLA的DR、DP、DQ进行检测。临床上主要检测HLA的A、B、DR这3个位点。HLA六抗原配型对移植物存活率有直接影响，配型相容度越高，移植器官存活率越高。

2. 供者的非免疫学要求　供体一般情况良好，无严重全身性感染、血液病、活动性结核、恶性肿瘤、人类免疫缺陷病毒感染等疾病。年龄以小于60岁为佳，但随着移植技术的提高，经验的积累以及器官的短缺，年龄界限已放宽，如供肺、胰者不超过55岁，供心脏、肾、肝者分别不超过60岁、65岁、70岁。

（二）器官获取与保存

1. 器官获取　获取器官的步骤主要包括切开探查、原位灌注、切取器官、保存器官和运送器官。

2. 器官保存　离体器官在常温下短时间内即失去活力。目前临床大多采用单纯低温保存法，用特制的0～4℃器官灌注液对供者器官进行冷灌洗，使供者器官的中心温度迅速均匀降低，然后将其浸泡在0～4℃保存液中。为保证供体器官的功能和移植后的存活率，缩短热缺血和冷缺血时间至关重要。热缺血时间是指器官从供体血液循环停止或局部血供中止到冷灌注开始的间隔时间，这段时间对器官损害最为严重，通常不超过10分钟。冷缺血时间是指从供体器官冷灌注到移植后血供开放前的间隔时间，包括器官保存阶段。冷缺血时间太长将影响移植器官的功能恢复及其长期存活能力。建议离体器官冷缺血保存时限为：心脏5小时、肝15小时、胰腺20小时、肾50小时。

3. 器官灌洗液与保存液

（1）器官灌洗液：指用于灌洗供者器官的特制成分液体。目前临床上多采用类细胞外液型液体，如乳酸林格白蛋白液［哈特曼（Hartmann）液］。

（2）器官保存液：指用于保存供者器官的特制成分液体。分为3类：类细胞内液型、类细胞外液型和非细胞内液非细胞外液型。临床常用的器官保存液有UW、Hartmann、HTK保存液等。UW保存液属于类细胞内液型，其阳离子浓度与细胞内液相似，理论上可以保存肝48小时，肾和胰腺72小时；Hartmann保存液属于类细胞外液型，由乳酸林格液与血浆白蛋白组成；HTK保存液为非细胞内液非细胞外液型。

（三）受者的准备

1. 心理准备 在接受移植手术之前，大多数病人都会经历复杂的心理反应，既迫切希望早日手术，又担忧手术的安全性、疗效、后续护理和终身服药等问题。在确定供者之后，护士即开始为病人提供术前指导，让病人了解器官移植的相关知识，移植手术流程及术后可能出现的生理变化，使病人对移植术后的不适有心理准备；术前护士多与病人交流，并通过耐心的疏导来缓解他们的焦虑情绪。

2. 完善相关检查 完善术前常规检查，根据不同的移植器官进行相关的免疫学检测，如HLA配型等。

3. 应用免疫抑制药 术前或术中即开始使用免疫抑制药，药物种类、剂量、用法及用药时间可根据移植器官的类型和受者的具体情况决定。

4. 预防感染 及时治疗咽喉部和泌尿道等潜伏感染病灶；保持皮肤清洁，预防皮肤感染；注意防寒保暖，防止呼吸道感染。

5. 其他准备 ①清洁皮肤。②指导病人充分掌握深呼吸、有效咳痰的方法。③指导病人必要的沟通交流技巧，如手势、语言交流卡片等。

（四）病房准备

1. 层流病房 空气层流病房是移植成功的必要条件。每次使用后应彻底消毒，细菌学监测合格后方可启用；室内各类设施、物品应实施灭菌处理。

2. 物品准备 病人入室后所需的所有生活用品、床单位用品等需灭菌处理。

3. 消毒与隔离 术前1日和手术当天用0.5%的过氧乙酸或其他消毒液对病室内的所有医疗设备、物品和门窗进行擦拭，然后用空气消毒机进行空气消毒；实施保护性隔离措施，医护人员或家属进入移植隔离病房前应洗手，穿上隔离衣、鞋套、戴口罩和帽子。

六、护理诊断/问题

1. **焦虑/恐惧**　与担心手术不成功或移植术后预后不佳有关。
2. **营养失调：低于机体需要量**　与疾病慢性消耗、摄入不足及蛋白质摄取过少有关。
3. **有体液失衡的危险**　与摄入水分过多或过少、术后无尿或多尿等有关。
4. **知识缺乏**　与缺乏器官移植围手术期护理相关知识有关。
5. **潜在并发症**　出血、感染、排斥反应等并发症。

七、护理措施

（一）术前护理

1. **心理护理**　活体移植者，术前向供者详细说明手术的必要性和可行性，介绍相关知识，说明术前、术后各项检查的目的和重要性，指导供者如何配合，使供者增加手术成功的信心。

2. **饮食护理**　为了增强身体抵抗力，供者应当摄入高蛋白、高糖、高维生素的食物，而受者则应当摄入低钠、适量蛋白、高维生素、高热量的食物。对于营养不良的病人，应当根据医嘱使用肠内或肠外营养支持，以改善营养状况并纠正低蛋白血症。

3. **皮肤准备**　术前洗澡或擦浴，遵照手术病人备皮范围要求备皮。

（二）术后护理

1. **维持体液平衡**

（1）监测生命体征：术后24小时内，每小时测量并记录生命体征及中心静脉压，待病情平稳后，逐渐延长监测间隔时间。

（2）保持出入液量平衡：记录24小时出入水量；监测每小时尿量，根据尿量及时调整输液速度和液体补充量，保持出入水量平衡。观察并记录引流液量，根据病情确定输液种类，合理安排输液顺序和速度。

2. **合理饮食和营养支持**　正常进食后少量多餐，必要时给予要素饮食或静脉高营养治疗。避免进食生冷、坚硬、煎炸、刺激性大的食物。不可进食冬虫夏草、人参、蜂王浆、西柚等食物，以免影响免疫抑制药的药物浓度。

3. **免疫抑制药的应用与监测**　是移植护理有别于其他护理的重要内容。指导病人每天定时服用免疫抑制药，定期检测免疫抑制药的血药浓度，以避免因血药浓度过低引起排斥反应或浓度过高导致药物中毒。需在服药前30分钟监测血药浓度谷值，在服药后2小时监测血药浓度峰值，采集血标本剂量要准确。医师会根据血药浓度结果调整病人免疫抑制药的服用剂量，护士加强对病人的用药指导，保证病人服用正确的剂量。

4. **并发症的观察与护理**

（1）出血

1）临床表现：病人在术后72小时内出现心率加快、脉搏细速、血压进行性下降、引流管引流出的血性液体量增多。血常规示红细胞数量及红细胞压积显著减少。

2）护理措施：①密切监测神志、生命体征，引流液、尿量和血流动力学等各项指标，记录24小时出入水量。②建立2条以上静脉通道。③遵医嘱使用止血药、凝血酶原复合物等药物，输注血小板、凝血因子。④依据病情调整输液的顺序和速度，以保持有效的循环血量，确保组织器官得到有效的血流灌注。

（2）感染：是影响移植术后病人存活的主要因素，除了医源性感染危险，大剂量免疫抑制药治疗条件下，极易发生感染。

1）临床表现：体温升高，白细胞、红细胞沉降率、C反应蛋白、降钙素原、白介素-6等指标升高。

2）护理措施：①做好保护性隔离，预防交叉感染。②尽早拔除各类导管。③严格无菌操作，做好消毒隔离工作。④及时发现感染的迹象，明确感染后，遵医嘱应用敏感的抗菌药或抗病毒药，并密切观察体温的变化。

（3）排斥反应

1）临床表现：临床上排斥反应以急性排斥反应为主，多发生于术后4周内，少数病人3个月后发生慢性排斥反应。主要表现为移植物肿胀、疼痛、功能减退和发热等症状。

2）护理措施：①监测生命体征，如体温、精神状态、腹胀及胀痛等。②监测肝肾功能、凝血功能及生化检查等指标。③遵医嘱应用免疫抑制药，如大剂量甲泼尼龙冲击治疗，定期监测血药浓度，及时评估治疗效果，防止免疫抑制药血药浓度过低或过量。④观察排斥逆转表现：抗排斥治疗后，若病人的体温恢复到正常水平，移植物无压痛，全身症状缓解或消失，则提示排斥已经在逆转。

5. 健康教育

（1）自我监测：教会病人自我测量体温、血压、尿量及体重等指标，如有异常及时就诊。

（2）日常生活：①妥善规划作息时间，确保足够的休息和睡眠。②根据身体恢复情况适当行体育锻炼和工作，一般术后半年能恢复正常工作。③注意保护移植物，避免被硬物挤压或碰撞。④避免长时间在阳光下暴晒。

（3）正确服药：指导病人严格按照医师的指示服用免疫抑制药和其他药物，不能随意增减药物剂量或使用替代药品；避免自行服用可以抵抗或提升免疫抑制药效果的药物和食品；学会观察排斥反应的表现和各种药物的不良反应。

（4）预防感染：①术后早期外出戴口罩，避免到公共场所或人口密集的环境；注意保暖，以防感冒。②注意个人卫生，保持内衣裤、被褥清洁干燥，居室通风。③注意饮食卫生，不食冷、硬和不洁食物。④避免蚊虫叮咬。

（5）加强随访：术后3个月内，每周门诊随访1次；术后4～6个月，每2周门诊随访1次；术后6个月至1年，每月随访1次。以后根据病人的身体状况及医嘱安排随访时间，但每年最少要有2次门诊随访，出现任何不适应立即就医。

第二节　肾　移　植

肾移植（renal transplantation）是通过手术的方式将活体肾或者尸体肾移植给不可逆性肾衰竭病人，是治疗终末期肾病的有效方法。临床上，肾移植被认为是开展最早、应用最多且效果最佳的一种器官移植。随着外科技术提高、组织配型技术改变、多种强力免疫抑制药问世和使用，多数中心术后1年急性排斥反应发生率在10%以下，慢性排斥反应成为最棘手的免疫学问题，也是造成移植肾失败的主要因素。影响肾移植病人长期生存的主要原因是感染、心血病疾病和肿瘤等。

2023年11月15日国家卫健委公布的《具有人体器官移植执业资格的医疗机构名单》中，188家医疗机构具有器官移植资格，其中具有肾移植资格的医疗机构有149家。

一、适应证与禁忌证

1. **适应证**　肾移植适用于经其他治疗无效、必须依靠透析治疗才能维持生命的终末期肾病病人，如慢性肾小球肾炎、肾盂肾炎、多囊肾、高血压肾病、糖尿病肾病等所致的慢性肾衰竭尿毒症期。

2. **禁忌证**　恶性肿瘤、慢性呼吸功能衰竭、严重心脑血管疾病、严重的泌尿系统先天性畸形、精神疾病和精神状态不稳定、进展性肝病、活动性感染、活动性消化道溃疡、持久性凝血功能障碍性疾病等。淋巴细胞毒交叉配合试验或PRA强阳性者。

二、手术方式

常见的肾移植手术方式为异位移植，即将移植肾放在腹膜后的髂窝内或腹膜后。手术时，将肾动脉与髂内或髂外动脉吻合，肾静脉与髂外静脉吻合，输尿管经过一段膀胱浆肌层形成的短隧道与膀胱黏膜吻合，以避免尿液回流。通常在输尿管膀胱吻合处放置双"J"管以防止输尿管并发症（图12-1）。病人的病肾通常不需要被切除；但在某些特殊情况下，必须进行切除，如病肾为肾肿瘤、严重肾结核、巨大多囊肾、多发性肾结石并发感染等。

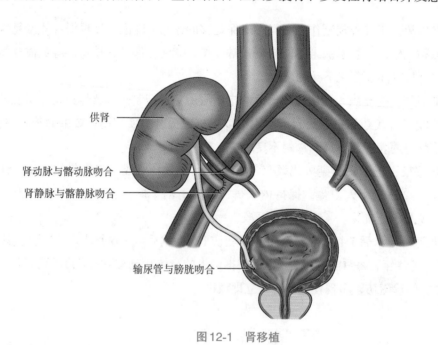

供肾

肾动脉与髂动脉吻合

肾静脉与髂静脉吻合

输尿管与膀胱吻合

图12-1　肾移植

三、护理措施

（一）术前护理

1. **营养支持**　建议病人进食高热量、低蛋白、低盐食物，必要时遵医嘱给予肠内、肠外营养，以改善病人的营养状况，纠正低蛋白血症，提高手术耐受性。

2. **血液透析**　术前加强血液透析，降低血肌酐。手术前24小时内做一次血液透析，以确保病人体重以及血清电解质在正常范围。

3. **血浆置换**　某些高度过敏的病人，在经历过多次妊娠、反复输血、多次移植后，可能会导致体内淋巴细胞抗体呈强阳性。在手术前进行血浆置换，可以清除淋巴细胞抗体和免疫复合物，减少移植手术后发生超急性排斥反应的可能性。

4. **术前用药**　手术前当日口服免疫抑制药，以预防术后排斥反应；术前予以免疫诱导药，使机体尽快达到免疫抑制效果。

（二）术后护理

1. **保护性隔离**　术后住隔离病房，并进行1～2周的保护性隔离。

2. **生命体征监测**　肾移植术后血压控制在稍高于术前血压，以保证移植肾的有效血流灌注。

3. **尿量监测**　尿量是反映移植肾功能和调节体液平衡的重要指标，在肾移植手术后的24小时内，大多数病人会出现多尿现象，24小时尿量在5000ml以上，甚至达1000ml/h以上，称为多尿期。这主要是由于病人术前存在不同程度的水钠潴留所致。不过，有些病人术后没有多尿期，反而会少尿或无尿，这可能是由于他们术前接受了过度的血液透析、术中失血造成血容量不足、术后发生急性肾小管坏死或急性排斥反应等所致。因此，病人一旦发生少尿或无尿，应仔细分析并查找原因，以便为补液提供可靠依据。

4. **合理输液**　遵循"量出为入"的输液原则。补液速度依据尿量及中心静脉压而定。出量包括尿量、引流量和不显性失水量。当尿量小于500ml/h时，补液量为全部出量；当尿量为500～1000ml/h时，补液量为出量的80%；当尿量大于1000ml/h，补液量为出量的70%。

5. **体位护理**　术后需平卧24小时，并对移植肾的下肢进行制动，同时让髋关节和膝关节水平屈曲15°～25°，避免突然改变体位，保证大便通畅，防止腹压升高，以预防血管吻合口破裂。

6. **并发症的观察与护理**

（1）尿瘘：肾移植早期并发症之一。

1）临床表现：尿量减少，腹壁切口有尿液渗出。

2）护理措施：在导尿管拔出后应指导病人每小时排尿1次，防止因膀胱过度膨胀使吻合口撕裂而发生尿瘘。

（2）**移植肾破裂**

1）临床表现：移植肾区剧烈疼痛，血压降低，尿量减少，出血量大，可发生休克甚至危及生命。

2）护理措施：术后早期病人卧床休息，术后避免腹压增高，保持大便通畅，减少诱因。

7. **健康教育**　育龄期女病人的管理：①采取有效的避孕措施。②移植至少1年后、移植物功能稳定、并发症控制良好后再考虑妊娠。③免疫抑制药的用量维持在治疗作用较低水平。④遵医嘱定期监测肾功能及药物浓度。

第三节　肝　移　植

斯塔尔泽（Starzl）医师在1963年完成世界上第一例原位肝移植手术。如今，肝移植已成为国际公认的治疗各种终末期肝病的最有效手段。中国的首例肝移植手术始于1997年，历经几十年的发展，我国肝移植术后生存率已接近世界先进水平，其中一些大型移植机构受者的围手术期死亡率已降至5%以下，术后1年生存率达到90%、5年生存率达到80%。

一、适应证与禁忌证

1. 适应证　各种急性或慢性肝病无其他有效的治疗方法者均为肝移植的适应证，包括肝的良性病变和恶性肿瘤。良性病变有肝炎后肝硬化、酒精性肝硬化、急性肝衰竭、多发性肝囊肿、巨大肝血管瘤、先天性胆道闭锁等。恶性肿瘤主要是早期原发性肝癌。

2. 禁忌证

（1）绝对禁忌证：肝外存在难以根治的恶性肿瘤或原发性肝癌全身广泛转移，难以控制的全身性感染，难以戒除的酗酒或吸毒，患有其他重要脏器的严重器质性病变，HIV阳性，严重精神疾病病史。

（2）相对禁忌证：年龄＞65岁，有上腹部复杂手术史，门静脉血栓或栓塞。

二、手术方式

目前临床上开展肝移植术式很多，最常用术式是经典原位肝移植、背驮式肝移植、改良背驮式肝移植。

1. 经典原位肝移植　指切除受者肝脏的同时连同肝后下腔静脉一并切除，供肝植入时按照顺序将肝上下腔静脉、肝下下腔静脉及门静脉、肝动脉和胆管依次吻合。

2. 背驮式肝移植　指保留受者肝后下腔静脉，将受者肝静脉与供肝肝上下腔静脉吻合，结扎供肝肝下下腔静脉。这种手术方式的主要优势是，做供受肝上下腔静脉吻合和门静脉吻合时，可完全或部分保留下腔静脉回心血流，以维持受体循环稳定。由于背驮式肝移植容易造成流出道梗阻，目前采用较多的是改良背驮式肝移植。

3. 改良背驮式肝移植　指将供肝下腔静脉和受体3支肝静脉开口，分别扩大成相同形状的三角形开口进行吻合，有利于保证流出道的畅通。

4. 活体亲属供肝移植　是取亲属的部分肝（左外叶、左或右半肝）移植给受体，必须确保对供体的影响尽可能小，并确保受体可以获得与常规肝移植相似的效果。

5. 其他术式　如劈裂式肝移植、减体积式肝移植、多米诺肝移植等。

三、护理措施

（一）术前护理

1. 支持治疗

（1）输注红细胞、血浆、血小板、白蛋白等以改善贫血、凝血功能异常、低蛋白血症等，维持血红蛋白＞90g/L，白蛋白＞30g/L。

（2）严重腹水的病人，给予保钾利尿药，每日测量并记录体重、腹围及24小时尿量。

2. 遵医嘱用药　对于乙型肝炎病毒阳性者，应按照医嘱使用抗病毒药；对于有消化道溃疡者，需要尽早进行治疗；对于肝性脑病或严重黄疸者，通常需要进行人工肝治疗，以争取时间过渡到肝移植；同时，使用免疫抑制药如单克隆抗体，以防止手术后出现排斥反应。

（二）术后护理

1. 维持有效呼吸　大多数肝移植病人术后需要呼吸机支持12～48小时，根据病情调整呼吸机的参数；保持呼吸道通畅，定时湿化，及时吸痰；动态监测动脉血气分析指标；拔除气管插管后，鼓励病人咳嗽排痰。

2. 监测肝肾功能　评估病人意识状态，观察凝血功能、胆汁及肝功能等各项血生化指标，了解移植肝的功能。移植肝功能良好的表现为凝血功能好转、肝细胞分泌金黄色胆汁等；肝移植术后病人常并发肾功能不全，表现为血肌酐、尿素升高，甚至少尿或无尿等，因此，术后注意保护肾功能，慎用肾毒性药物。

3. 管道护理　肝移植病人管道多，应标注管道名称及置管时间；保持引流通畅；有效固定各个管道，对躁动、意识不清的病人采取合理的约束方式，防止非计划性拔管的发生。

（1）T管：胆汁一般每日300～500ml，为深绿色或金黄色、较稠厚、清而无渣，每日观察并记录胆汁的量、色泽、有无混浊、泥沙或絮状物等。胆汁过少提示可能发生肝功能障碍，胆汁过多提示可能为胆总管下段不通畅。

（2）腹腔引流管：通常留置2～3根腹腔引流管，应妥善固定，防止受压、扭曲、折叠，严密观察并准确记录引流液的颜色、性状、量。若1小时内引流血性液体超过100ml，提示可能存在活动性出血；若引流出胆汁样液体，提示有胆瘘，应及时告知医师。

4. 血糖管理　肝移植术后急性应激反应、免疫抑制药的使用、糖皮质激素的使用均会引发移植术后早期血糖升高，因此，我们需要定期监测病人的血糖水平。术后禁食补液期间应定时监测血糖，在病人恢复饮食后，监测空腹及三餐前后血糖。通过皮下注射胰岛素调控血糖，必要时使用胰岛素泵控制血糖。同时，要密切关注血糖的变化，以防发生低血糖。餐后血糖控制在6.1～8.3mmol/L，可获得较好的预后。

5. 活动指导　长期卧床病人存在坠积性肺炎、下肢静脉血栓形成、肌肉萎缩等的风险。应鼓励病人从移植术后第1日起，开始在床上适当活动；如果病人的体力可耐受，可自术后第2日开始下床活动，并完成每日制定的活动目标，根据病人实际情况及时调整活动计划。

6. 并发症护理

（1）胆道系统并发症：胆道梗阻、感染或胆瘘等并发症较为多见。

1）临床表现：当病人出现胆瘘、胆道感染时，会出现腹痛、腹胀、发热、寒战等症状，同时黄疸逐渐加深，表现为胆道梗阻症状；白细胞计数升高、碱性磷酸酶和转氨酶升高等肝功能异常；腹腔引流管引出胆汁。

2）护理措施：监测体温；保持各引流管通畅，观察并记录各引流液的颜色、性状和量；发现异常，立即告知医师。

（2）肝动脉血栓形成：一般发生在肝移植术后5～7日，是肝移植术后较严重的并发症之一。

1）临床表现：①暴发性肝坏死和脓毒血症，常表现为进行性肝功能损害、发热、意识障碍、低血压和凝血功能障碍。②反复细菌性肝脓肿。③胆道并发症如胆道狭窄和胆瘘。

2）护理措施：监测肝功能；遵医嘱准备行多普勒超声检查以评估肝动脉血栓和狭窄情况，准备血管造影以确诊和介入治疗，或者准备再次肝移植手术。

（3）慢性肾脏病：慢性肾脏病多发生于肝移植术后6个月，是肝移植术后发生死亡的主要非肝性因素之一。

1）临床表现：病人血清肌酐逐渐升高，并出现蛋白尿。

2）护理措施：监测肾小球滤过率、肾功能、血清肌酐、白蛋白与肌酐的浓度比值；遵医嘱逐渐减少钙调磷酸酶抑制药，以改善肾功能；遵医嘱使用保护肾的药物如西罗莫司、依维莫司，与吗替麦考酚酯联合使用防治急性排斥反应；准备透析治疗或肾移植。

7．健康教育　带T管出院者，指导进行T管的自我护理，避免T管脱出，术后3个月复查，行胆道镜检查后可考虑拔除T管。遵医嘱定期复查，如有不适，及时就诊。

本章小结

思考题

1．病人，男，56岁。因肝炎后肝硬化失代偿3年、肝性脑病1月余拟行肝移植入院治疗。急诊在全麻下行背驮式肝移植手术，手术历时7小时，术后入住监护室。术后第3日拔除气管插管，痰多，体温逐渐升高。胆汁呈金黄色，每日500ml。体格检查：T 39.5 ℃，P 124次/分，R 24次/分，BP 122/76mmHg。实验室检查：血常规示白细胞$12.8×10^9$/L，肝功能示各项指标逐步恢复正常。胸部X线示肺纹理增粗，右侧胸腔大量积液。

请问：

（1）该病人目前最主要的护理诊断/问题是什么？

（2）应采取哪些护理措施？

2．病人，女，54岁。因肌酐进行性升高3年余入院。病人诉4年前无明显诱因出现间断性乏力，活动后明显，伴恶心、呕吐、食欲缺乏、胸闷、气促等症状。经检查后诊断为慢性肾衰竭。在全麻下行同种异体肾移植手术，术毕留置盆腔引流管、导尿管各1根，返回监护室治疗。术后第3日，盆腔引流管突然引流出血性液体大于220ml/h，尿色鲜红，病人表情淡漠，面色苍白。体格检查：T 36.7℃，P 126次/分，R 19次/分，BP 85/50mmHg。超声检查显示移植肾周可见明显液性暗区。

请问：

（1）该病人目前最主要的护理诊断/问题是什么？

（2）应采取哪些护理措施？

更多

（赵兴娥）

第十三章　颅内压增高与脑疝病人的护理

教学课件

学习目标

1. 素质目标

具有关心颅内压增高和脑疝病人创伤后心理变化及积极帮助病人康复的综合素养。

2. 知识目标

（1）掌握：颅内压增高、脑疝的概念、临床表现及护理。

（2）熟悉：颅内压增高和脑疝的治疗原则。

（3）了解：颅内压增高的病因及辅助检查。

3. 能力目标

能运用护理程序对颅内压增高和脑疝病人实施整体护理。

案例

【案例导入】

病人，女，64岁。因高空坠落致头部损伤5小时，伴意识不清2小时入院。枕部着地当即出现意识模糊，呼之不应，约5小时后自行苏醒，清醒后自诉剧烈头痛伴恶心、呕吐，呕吐2次，呕吐物为胃内容物。体格检查：意识浅昏迷，T 36.8℃，P 69次/分，R 22次/分，BP 156/83mmHg。腰椎穿刺显示压力为300mmH$_2$O。术后行脑室引流术。

【请思考】

作为护士，应该如何对脑室引流术病人进行护理？

【案例分析】

第一节　颅内压增高

颅内压（intracranial pressure）是指颅内容物对颅腔壁所施加的压力。颅内容物主要由脑组织、脑脊液和血液构成。颅腔内容物的体积与颅腔容积的协调性确保了颅内压力的稳定，通常以脑脊液静水压代表颅内压，可通过腰椎穿刺或直接穿刺脑室测定。成人正常颅内压为 $70 \sim 200 mmH_2O$，儿童正常颅内压为 $50 \sim 100 mmH_2O$。当颅内压力不断升高，成人颅内压持续高于 $200 mmH_2O$（儿童颅内压持续高于 $100 mmH_2O$），同时伴随头痛、呕吐和视神经乳头水肿这三大表现时，称为颅内压增高（increased intracranial pressure）。在神经外科的实践中，颅内压增高的情况频繁出现，而对此进行早期识别和适当处理，是防止脑疝以及减少病人生命危险的关键手段。

一、病因

1. 颅腔内容物体积增多　脑水肿是导致颅内压增高的主要原因之一。这种情况通常由脑部受到创伤、发生炎症、缺血缺氧或中毒等引起，进而导致脑组织肿胀，形成脑水肿。脑脊液循环或吸收障碍导致的脑积水，脑肿胀、静脉窦血栓等所导致的脑血流过度灌注或静脉回流受阻，颅内新生的占位性病变如脑肿瘤、颅内血肿、脑脓肿等，都可导致颅内压增高。

2. 颅腔体积减小　小脑扁桃体下疝畸形、颅底凹陷症、狭颅症等。

二、分类

1. 根据颅内压增高的范围分类

（1）弥漫性颅内压增高：颅内压增高主要源于颅内空间的缩减或脑实质体积的扩张。这一现象的核心特征是，颅腔内不同部位和分腔的压力会同步上升，呈现出一种均衡的状态，而非出现明显的压力差异。因此，脑组织并不会出现明显的移位。包括弥漫性脑水肿、交通性脑积水、静脉窦血栓等。

（2）局灶性颅内压增高：颅内血肿、肿瘤等病变会导致颅内特定区域的空间扩大，进而使得该区域的压力显著升高。这种压力增高会挤压邻近的脑组织，使其发生移位，并将这种压力传递至远处。因此，颅内不同腔隙之间会出现压力差异，导致脑室、脑干和中线结构发生移位，进一步增加了脑疝形成的风险。

2. 根据病变进展速度分类

（1）急性颅内压增高：急性颅脑损伤导致的颅内血肿和高血压性脑出血等状况，常常伴随着颅内压增高的现象。在这些情况下，病情发展迅猛，颅内压迅速增高，导致一系列明显的症状和体征出现。同时，病人的生命体征也会发生剧烈变化。

（2）亚急性颅内压增高：这种情况主要出现在颅内恶性肿瘤、转移瘤及各种颅内炎症等。疾病进展迅速，对颅内压力增高的反应相对较弱。

（3）慢性颅内压增高：这种情况通常与生长较为缓慢的颅内良性肿瘤或慢性硬脑膜下血肿等疾病相关。由于疾病的进展相对缓慢，病人可能长时间内都不会表现出明显的颅内压增高症状和体征。

三、临床表现

1. 颅内压增高"三主征" 颅内压增高时，病人常会出现头痛、呕吐和视神经乳头水肿这三种典型表现，这些表现被统称为颅内压增高的"三主征"。

（1）头痛：头痛是颅内压增高的常见表现之一，尤其容易在早晨或夜间这两个时段加剧，疼痛主要集中于额部和颞部。头痛多为阵发性跳痛，而且随着颅内压的增高，头痛的症状会变得更加严重。特别是在进行用力活动、咳嗽、弯腰或低头时，头痛会明显加剧。

（2）呕吐：这种情况通常在头痛剧烈的时候出现，表现为喷射状，可能伴随着恶心，与进食无直接联系，但是呕吐后头痛可能会有所缓解。

（3）视神经乳头水肿：是颅内压增高的一种显著的客观体征，对于诊断病情具有重要意义。一般于颅内压增高后2日出现。由视神经受压和眼部静脉的血液循环不畅所导致。表现为视神经乳头充血，边界模糊，中央凹陷消失，视神经乳头隆起，静脉呈怒张状态。如果视神经乳头水肿的状况持续不减，那么视神经乳头的颜色会逐渐变得苍白，可能导致视力逐渐下降，视野范围也会因此缩小，呈现向心性收缩的趋势。这种现象被称为视神经继发性萎缩，意味着视神经因为长期的压力或损伤而出现了功能性退化。如无法及时解除颅内压增高，严重者可致失明。

2. 生命体征变化 在颅内压增高的早期代偿阶段，机体可能会出现一系列生理反应，包括血压升高、脉搏变得慢而有力，以及呼吸变得深而慢。这些反应被统称为库欣反应，是机体为了应对颅内压升高而采取的代偿性措施。在病情严重的情况下，病人会出现血压显著降低、脉搏变得快而弱、呼吸变得浅而急促，或者出现潮式呼吸等生命体征不稳定的现象。如果上述状况未能及时得到有效地控制，会导致呼吸和循环系统逐渐衰竭，从而对病人的生命安全构成严重威胁。

3. 意识障碍 急性颅内压增高时，病人的意识状态会经历一个明显的恶化过程。从最初的嗜睡逐渐过渡到昏睡，最终陷入深度昏迷状态，这种意识障碍的进行性发展是急性颅内压增高的典型表现。相比之下，慢性颅内压增高的病人在意识方面的表现可能更为多变，表现出对周围环境的淡漠，反应变得迟缓，甚至显得精神呆滞。这些症状时而轻微，时而严重，但总体来说，都是慢性颅内压增高对病人神经系统影响的体现。

4. 其他症状和体征 颅内压增高不仅会引发外展神经的麻痹，还会导致复视、头晕乃至摔倒等现象。

四、辅助检查

1. 影像学检查 CT、MRI、数字减影血管造影（digital subtraction angiography，DSA）等检查在诊断颅内压增高的病因及确定病变部位方面发挥着重要作用。CT是诊断颅内病变的首选检查。

2. 腰椎穿刺 是一种可以直接测量颅内压力的方法，并且可以同时采集脑脊液进行送检。在颅内压显著增高的情况下，腰椎穿刺的实施可能会提升枕骨大孔疝发生的风险。因此，对于这类病人，应谨慎对待，尽量避免进行腰椎穿刺，以确保病人的安全。

3. 颅内压监测 观察颅内压增高的动态变化，指导药物治疗和手术时机选择。

4. 眼科检查　可通过眼底检查、光学相关断层扫描（optical coherence tomography，OCT）等观察视神经乳头的形状、大小、色泽，边缘是否清晰，视网膜动、静脉直径和比例等。

五、治疗原则

（一）一般处理

1. 留院观察　对于所有颅内压增高的病人，建议留在医院观察，并密切关注他们的神志、瞳孔反应、血压、呼吸、脉搏以及体温等生命体征的变化。对于那些符合颅内压监测指征的病人，最好通过颅内压监测来指导治疗方案，以确保治疗的有效性和安全性。

2. 保持气道通畅　对于频繁呕吐的病人，暂时不建议进食，以免发生吸入性肺炎。对于昏迷的病人以及咳嗽困难的病人，需要考虑进行气管切开术，以预防因呼吸不畅导致的颅内压突然增高。

3. 及时补液　在补液时，应该遵循"量出为入"的原则，即补液的量应根据病人的体液排出量来确定。如果补液过多，可能会进一步加剧颅内压的增高，从而恶化病情；而如果补液不足，又可能导致血液浓缩，对病人的健康产生不良影响。

4. 预防便秘　用轻泻剂来疏通大便，避免用力排便，禁止高压灌肠，以免颅内压骤然增高。

（二）药物治疗

1. 高渗性脱水药　临床上常用20%甘露醇、高渗性盐水。渗透作用使得脑组织间的水分被有效地引导进入血液循环系统，随后，这些被引导的水分通过肾的过滤和排泄功能，最终被排出体外。这一过程旨在减小脑组织的体积，从而降低颅内压，达到治疗的目的。

2. 激素类药物　应用肾上腺皮质激素，可以有效地改善血脑屏障的通透性，这对于预防和治疗脑水肿至关重要。通过这一机制，肾上腺皮质激素能够减少脑脊液的生成，从而有助于降低颅内压。

3. 巴比妥类药物　大剂量使用巴比妥类药物能够显著降低脑的代谢活动，进而减少氧气的消耗并增强脑对缺氧环境的耐受能力，从而有效地降低颅内压。

（三）手术治疗

病因治疗是最根本的治疗方法。采用脑脊液体外引流术以暂时降低颅内压；对无手术禁忌的颅内占位性病变，首先应考虑作病变切除术；有脑积水者行脑脊液分流术，将脑室内的液体通过特殊导管引入蛛网膜下腔、腹腔或心房；大量脑出血者、脑疝形成者，可采用去骨瓣减压术。

（四）过度通气

目的是使体内CO_2排出。$PaCO_2$每下降1mmHg，可使脑血流量递减2%，从而使颅内压相应下降。

（五）亚低温治疗

其原理是利用具有中枢神经系统抑制作用的药物，使病人进入睡眠状态，再配合物理降温减少脑耗氧量和能量代谢，从而降低颅脑损伤病人的颅内压。

 知识拓展

亚低温脑保护作用机制

1993年，我国神经外科学者江基尧和朱诚提出了"亚低温脑保护"的概念。多年来，经过众多临床研究证实，亚低温可以有效改善脑功能预后，具有显著的脑保护作用。其作用机制如下。①降低脑能量代谢，减少脑组织乳酸堆积。②保护血脑屏障，减轻脑水肿，降低颅内压。③抑制兴奋性氨基酸的释放，降低神经毒性作用。④抑制一氧化氮合酶的活性，减少一氧化氮终产物的产生，减少神经元死亡。⑤减少 Ca^{2+} 内流，阻断钙对神经元的毒性。⑥抑制氧自由基的产生，促进氧自由基的清除。⑦抑制参与即刻早期基因 *C-FOS* 的表达。⑧减少炎症因子的释放，抑制神经元凋亡。

资料来源：中国研究型医院学会神经再生与修复专业委员会心脏重症脑保护学组，中国研究型医院学会神经再生与修复专业委员会神经重症护理与康复学组. 亚低温脑保护中国专家共识［J］. 中华危重病急救医学，2020，32（4）：385-391.

六、护理诊断/问题

1. 急性/慢性疼痛：头痛　与颅内压增高有关。
2. 有脑组织灌注无效的危险　与颅内压增高有关。
3. 有体液不足的危险　与颅内压增高引起剧烈呕吐及应用脱水药有关。
4. 潜在并发症　脑疝。

七、护理措施

（一）一般护理

1. **休息**　应确保病室环境安静，避免任何可能引发病人情绪剧烈波动的因素。对于意识清醒的病人，应提醒他们避免用力坐起或提重物，以免对身体造成不必要的负担。为了促进颅内静脉回流并减轻脑水肿，将床头抬高至30°。对于昏迷的病人，采取侧卧位，这样有助于呼吸道分泌物的排出，防止因分泌物堵塞呼吸道而导致的窒息风险。若病人呕吐严重，应保持侧卧位，防止剧烈呕吐造成误吸。

2. **给氧**　保持呼吸道通畅，持续或间断吸氧，氧流量为2～4L/min，根据情况使用辅助通气。

3. **饮食与补液**　对于神志清醒的病人，可以给予普通饮食，但需要注意限制钠盐的摄入量。对于不能经口进食的病人，通过鼻饲的方式进行喂养。对于完全无法进食的成人，每日通过静脉输液给予1500～2000ml的液体，其中等渗盐水的量不超过500ml。同时，确保病人每日的尿量不少于600ml，并严格控制输液的速度，以避免短时间内输入过多液体，从而防止脑水肿的加重。

4. 其他　为了保障病人的安全和健康，需要加强生活护理，并采取适当的保护措施，以防止意外伤害的发生。对于躁动不安的病人，应该避免使用强制约束的方法，以免病人挣扎导致颅内压进一步增高。同时，遵医嘱应用抗生素来预防和控制感染，确保病人的病情得到有效控制。高热状态下，机体的代谢率会显著上升，会进一步加剧脑部缺氧的情况。因此，对于出现高热的病人，应迅速并有效地采取降温措施，以避免病情恶化。

（二）病情观察

密切观察病人的意识状态、生命体征、瞳孔反应以及肢体活动情况，以便及时发现颅高压危象的征兆。如果条件允许，还应监测颅内压，以更准确地评估病人的病情，为治疗提供更有力的依据。

1. 意识状态　意识状态是大脑皮质和脑干功能的重要体现，通过评估意识障碍的程度、持续时间和变化过程，我们可以深入了解病情的进展和变化。

（1）按照觉醒状态可分为：嗜睡、昏睡、昏迷。

1）嗜睡：意识障碍中程度最轻的一种，表现为病人长时间处于睡眠状态，但可以通过外部刺激唤醒。一旦唤醒，病人能够清晰回答问题并做出相应反应。然而，一旦刺激停止，病人又会迅速重新进入睡眠状态。

2）昏睡：这种状态是一种病理性的嗜睡，病人常常处于深度睡眠中，难以被唤醒。即便在强烈的刺激下，如压迫眶上神经等，病人虽然能够被唤醒，但很快就会再次入睡。当他们被唤醒时，回答问题可能会含糊不清，甚至答非所问。

3）昏迷：为最严重的意识障碍，按程度又分为轻度昏迷、中度昏迷、重度昏迷。

（2）格拉斯哥昏迷评分：是通过评估病人的睁眼反应、语言反应和运动反应来判定其意识障碍程度的。这三个方面的评分相加得出总分，最高分为15分，代表意识清醒；而8分以下则被视为昏迷状态，最低分为3分。评分越低，意味着病人的意识障碍越严重（表13-1）。

表13-1　格拉斯哥昏迷评分

睁眼反应	计分	语言反应	计分	运动反应	计分
自动睁眼	4	回答正确	5	按吩咐动作	6
呼唤睁眼	3	回答错误	4	刺痛能定位*	5
刺痛睁眼	2	吐字不清	3	刺痛时回缩*	4
不能睁眼	1	有音无语	2	刺痛时屈曲*	3
		不能发音	1	刺痛时过伸*	2
				无动作*	1

注：*指痛刺激时的肢体运动反应。

2. 生命体征　密切观察病人体温、脉搏、呼吸、血压的变化。急性颅内压增高早期病人的生命体征常有"两慢一高"现象，即呼吸减慢、脉搏减慢、血压升高。由于颅内压增高，下丘脑的体温调节中枢受到影响，病人可出现持续性高热，常达39℃以上。

3. 瞳孔　在观察过程中，我们需要特别注意双侧瞳孔是否等大、等圆，以及它们对光反应是否正常。颅内压增高病人出现病侧瞳孔先小后大，对光反射迟钝或消失，应警惕小脑幕切迹疝的发生。

4. **颅内压监护**　监护过程中，如无特殊医嘱，保持头部正中位，床头抬高30°；加强气道湿化，加强翻身叩背，保持呼吸道通畅；避免导致颅内压急剧增高的一切因素，监护时间一般为7～14日。

（三）防止颅内压骤然增高

1. **保持呼吸道通畅**　为了防止呕吐物进入呼吸道造成危险，需要迅速清除呼吸道内的分泌物。对于那些因舌后坠而影响呼吸的病人，应及时使用口咽通气管来确保呼吸通畅。对于昏迷或排痰困难的病人，应当与医师紧密配合，尽早进行气管切开术。

2. **避免剧烈咳嗽和用力排便**　剧烈咳嗽和用力排便这些动作会使颅内压进一步增高。应预防和及时治疗呼吸道感染，避免咳嗽；能进食者鼓励其多吃蔬菜和水果等粗纤维素类食物，为了防止因限制水分摄入和脱水治疗导致的大便干结和便秘问题。对于已经出现便秘的病人，避免用力屏气排便，因为这可能会对身体造成不必要的负担。作为替代方案，可以使用轻泻剂或采用低压小量灌肠的方法通便。这样可以有效地缓解便秘问题，同时避免高压大量灌肠可能带来的风险。

3. **处理躁动和控制癫痫发作**　病人的躁动会进一步加剧其颅内压增高，因此需要及时且妥善地处理这一问题。要深入了解导致病人躁动的具体原因，并设法消除这些诱因。在必要时，可以适当使用镇静药来稳定病人的情绪。重要的是，要避免采取强制约束措施，因为这可能会引发病人的剧烈挣扎，进而加重病情。同时做好安全护理，防止坠床等。癫痫发作会导致脑缺氧和脑水肿的情况进一步恶化，因此，必须严格遵循医嘱，按时给予病人抗癫痫药，以控制病情。同时，还应密切观察病人是否出现癫痫发作的症状，以便及时采取应对措施。

（四）用药护理

1. **高渗性脱水药**　临床上常用20%甘露醇250ml，要求在30分钟内快速静脉滴注完，每日2～4次。若同时使用利尿药，降低颅内压效果更好，呋塞米20～40mg，静脉注射每日1～2次。在脱水治疗期间，务必精确记录病人的出入水量，并密切关注利尿药可能引发的电解质紊乱问题，及时采取措施予以纠正。使用高渗性液体后，血容量的迅速增加，可能会给循环系统带来额外的压力，甚至有可能诱发心力衰竭或肺水肿等严重的健康问题。因此，在使用这类液体时，必须特别关注儿童、老年人和心功能不全病人的病情变化。为避免颅内压反跳现象的发生，应遵循医嘱，定时、反复使用脱水药，并在停药前逐渐减少药物剂量或延长给药间隔。

2. **激素类药物**　在使用糖皮质激素进行治疗时，需要密切注意病人是否出现因激素使用而引发的应激性溃疡出血、感染等不良反应。如出现相关不良反应，及时配合医师进行处理。

3. **巴比妥类药物**　巴比妥类药物在过量使用时，会导致严重的呼吸抑制，进而影响呼吸道的畅通性。因此，在使用巴比妥类药物时，必须密切监测病人的意识状态、脑电图变化、血药浓度以及呼吸情况。通过全方位、细致地监测，能够及时发现并处理可能出现的呼吸抑制等不良反应，确保病人的安全。

（五）亚低温治疗的护理

亚低温治疗适用于重度或特重度脑外伤、广泛脑挫裂伤、脑水肿、原发和继发性脑干损伤、难以控制的颅内压增高、中枢性高热伴躁动不安者。但儿童、年老体弱者、生命体征不平稳者慎用。

1. 治疗前准备　将病人安置于单人病房，降温时室温为18～20℃，相对湿度为50%～60%。室内备冰袋和冰毯、冬眠药物、水温计、吸氧装置、吸痰装置、急救药物及器械、护理记录单等。

2. 降温　先进行药物降温。按医嘱静脉滴注冬眠药物（如氯丙嗪50mg、异丙嗪50mg、哌替啶50～100mg），待自主神经被充分阻滞，病人御寒反应消失，进入昏睡状态后，方可加用物理降温措施。在降温过程中，需确保降温速度适中，以每小时下降1℃为最佳，以防止过快或过慢的降温速度对病人产生不良影响。同时，应控制病人的体温降至肛温33～35℃的范围内，因为过低的体温可能会诱发心律不齐等不良反应。

3. 复温　亚低温疗法通常持续3～5日。当停止治疗时，首先需要停止物理降温措施，随后逐步减少冬眠药物的使用。同时，为了确保病人能够逐渐适应温度的变化，应为他们加盖被毯，或者使用变温水毯、提升室内温度等方法，使他们的体温缓慢回升。在复温过程中，严格控制复温速度，确保每4小时体温上升1℃，并且在12小时后，使病人的肛温恢复到36～37℃的范围。

4. 病情观察　在实施亚低温治疗之前，必须仔细观察并记录病人的生命体征、意识状态以及瞳孔情况。这些记录将成为治疗后观察和对比的重要依据，有助于更准确地评估治疗的效果。若脉搏超过100次/分，收缩压低于100mmHg，呼吸慢而不规则，应及时通知医师停药。

5. 饮食护理　亚低温治疗期间，由于机体处于低温状态，其代谢率会相应降低，这导致了对能量和水分的需求也相应减少。同时，胃肠蠕动也会变得较为缓慢。因此，为了确保病人的身体状况稳定，每日输入的液体量应控制在1500ml以内，以避免过多的液体给身体带来负担。此外，鼻饲液或肠内营养液的温度应调整为与病人当时的体温相同，以确保营养液的舒适度和吸收效果。观察胃排空情况，每6小时评估胃残留量，防止反流和误吸。

6. 并发症　亚低温治疗中可能产生一些并发症，主要包括肌束震颤、免疫功能低下、呼吸道感染、压力性损伤等。因此在治疗过程中加强呼吸道管理和皮肤护理等工作。

（六）脑室引流的护理

1. 标识清楚、规范　距脑室引流管末端2～5cm，使用专用标识，注明引流管名称、脑室引流管留置时间、置管人，脑室引流管置入及外露长度。

2. 妥善固定　引流管妥善固定，防止脱出。观察穿刺点缝线固定情况及有无渗液现象。在连接引流瓶（袋）时，必须严格遵守无菌操作规范，确保整个过程的安全与卫生。连接完成后，要妥善固定引流瓶（袋），防止其移动或脱落。引流瓶（袋）应悬挂在床头具有刻度的固定架上，确保位置稳定且方便观察引流情况。引流管的最高点应距离侧脑室平面保持在10～15cm的范围内，以维持适当的颅内压。在搬动病人时，为了避免对引流管造成牵拉，需要先夹闭引流管，这样可以有效防止脑脊液反流，进而避免可能引发的颅内感染。

3. **控制引流速度和量** 术后早期抬高引流瓶（袋），缓慢引流，引流量以≤500ml/d为宜，使颅内压平稳降低，为了避免放液过快可能带来的严重后果，必须谨慎操作。放液过快可能导致脑室内出血、硬膜外血肿或硬膜下血肿。在面临脑疝等紧急状况时，为了迅速降低颅内压并抢救病人生命，可以首先进行快速引流脑脊液的操作，这种快速引流只是临时措施，之后必须立即连接上引流瓶（袋），转为缓慢引流的方式。颅内感染的病人，由于脑脊液分泌增多，可以适当增加引流量以降低颅内压。但在增加引流量的同时，必须关注病人的补液情况，确保体内水、电解质平衡。

4. **观察记录引流液情况** 正常脑脊液应该是清澈透明，不含任何沉淀物。在手术后的1～2日内，由于手术操作的影响，脑脊液可能会略带血性，但随后会逐渐转变为淡黄色。然而，如果脑脊液中出现大量血液，或者其颜色逐渐变得更深，这往往是一个警示信号，提示脑室可能存在持续的出血情况；若每小时引流脑脊液超过15～20ml时应注意及时补充水、电解质，防止低颅压。如果脑脊液变得混浊，类似于毛玻璃的外观，或者观察到其中有絮状物质，这可能是颅内感染的迹象。在这种情况下，应迅速采取措施引流脑脊液，并立即将其送检以进行进一步的化验分析。

5. **严格无菌操作** 为了避免穿刺部位感染，需要保持穿刺部位的敷料始终干燥。每天更换穿刺点的敷料以及引流瓶（袋），如果发现有污染情况，应立即进行更换。在更换引流瓶（袋）时，务必先夹闭引流管，这是为了防止引流液逆流，进而避免逆行感染的发生。

6. **保持引流通畅** 为避免引流管受到压力、扭曲、折叠或堵塞等不良影响，在搬运病人或为其翻身时，需要特别留意。要确保引流管不被牵拉或滑脱，以免对病人的治疗造成不利影响。若观察到引流管内持续有脑脊液流出，并且管内的液面会随着病人的呼吸而上下波动，则表明引流管是通畅的，能够有效地将脑脊液引出体外。若引流管没有脑脊液流出，可能的原因为如下。①如果颅内压偏低，可以降低引流瓶（袋）的悬挂高度。②如果引流管在脑室内出现盘曲成角的情况，应及时请医师协助处理。③当引流管的管口紧贴脑室壁导致引流不畅时，可以采取轻轻旋转引流管的方法，使其管口从脑室壁上分离。④如果是引流管被小的凝血块或破碎的脑组织阻塞，需要在确保管口严格消毒的前提下，利用无菌注射器轻柔地向外抽吸。严禁使用生理盐水进行冲洗，因为这样可能会将阻塞物推入脑室系统，进而引发脑脊液循环受阻。如果引流管仍未能流出脑脊液，这可能是由于引流管内部存在严重堵塞或其他问题。为了确保引流效果及病人的安全，需根据具体情况，及时更换新的引流管。

7. **及时拔管** 通常情况下，持续的引流时间不应超过1周，因为长时间的引流可能增加颅内感染的风险。拔管指征：①脑脊液压力恢复正常，颜色清亮，细胞数恢复正常，每日引流量＜200ml。②病人生命体征正常，无头痛、呕吐等颅内压增高症状，脑膜刺激征阴性。③CT检查示无脑血管痉挛、脑积水、脑梗死。拔管前先试行夹闭引流管24小时。拔管时先夹闭引流管，防止逆行感染。拔管后，需要对穿刺点进行加压包扎，同时建议病人尽量卧床休息，减少头部的活动。在此期间，既要密切观察穿刺点是否有渗血或渗液的情况，也要时刻关注病人的意识状态、瞳孔变化以及肢体活动情况。如发现异常，立即通知医师，以便及时进行处理，确保病人的安全和康复。

（七）健康教育

1. **饮食指导** 在病人出院之后，建议他们多食用高蛋白、高热量的食物，并注重选择富含膳食纤维的食物。保持充足的水分摄入，有助于预防便秘的发生。

2. **用药指导** 向病人和家属进行用药知识的宣教，叮嘱他们切勿擅自改变甘露醇、激素等治疗药物的剂量、滴速。

3. **生活指导** 指导颅内压增高的病人要避免剧烈咳嗽、用力排便、提重物等，防止颅内压骤然增高而诱发脑疝。

4. **康复指导** 对于神经系统后遗症病人，护理人员需要积极激发他们的心理和躯体潜在的代偿能力，鼓励他们主动参与到各种治疗和功能训练中去。这些训练不仅有助于提升病人的肌力，还有助于改善他们的步态平衡能力。系统的肌力训练和步态平衡训练，可以帮助病人逐步恢复正常的肢体功能，提高他们的生活质量。

5. **复诊指导** 如果病人经常出现头痛，且头痛症状逐渐加重，同时还伴有恶心、呕吐等症状，即使经过常规的治疗手段仍无法缓解，那么应尽快前往医院就诊，以便进行进一步的检查和治疗。

第二节 脑 疝

当颅内压增高到一定程度时，尤其是局部占位性病变使颅内各分腔之间的压力不平衡，脑组织从高压力区向低压力区移位，导致脑组织、血管及脑神经等重要结构受压和移位，被挤入小脑幕裂孔、枕骨大孔、大脑镰下间隙等生理性或病理性间隙或孔道中，从而出现一系列严重的临床症状，称为脑疝（brain hernia）。脑疝是颅内压增高的严重后果，移位的脑组织压迫脑的重要结构或生命中枢，如不及时救治，常危及病人生命。

一、病因与分类

根据移位的脑组织及其通过的硬脑膜间隙和孔道，脑疝可分为小脑幕切迹疝、枕骨大孔疝和大脑镰下疝（图13-1）。

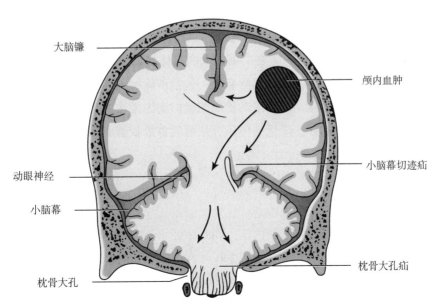

图13-1 小脑幕切迹疝和枕骨大孔疝

1. **小脑幕切迹疝** 又称颞叶钩回疝。当小脑幕上出现占位性病变或脑水肿达到严重程度时，会导致颅内压显著增高，颞叶的钩回、海马回通过小脑幕切迹被推移至幕下腔。

2. **枕骨大孔疝** 又称小脑扁桃体疝。当小脑幕下后颅窝区域发生占位性病变时，颅内压会迅速增高，这一压力变化导致小脑扁桃体和延髓被迫通过枕骨大孔被推挤至椎管内。

3. **大脑镰下疝** 又称扣带回疝，是一侧半球扣带回经镰下孔被挤入对侧颅腔所致。

二、临床表现

脑疝的临床表现因其类型不同而多样，其中小脑幕切迹疝和枕骨大孔疝是临床上最为常见的两种类型。

1. **小脑幕切迹疝** 在颅内压增高的基础上出现进行性意识障碍；患侧瞳孔先小后大，直接和间接对光反射消失，并伴上睑下垂和眼球外斜，对侧肢体瘫痪；若病情进一步发展，病人出现深昏迷，去皮质强直，血压骤降，脉搏快弱，呼吸、心搏相继停止而死亡。

2. **枕骨大孔疝** 病人通常会表现出颅内压逐渐增高的明显症状。剧烈头痛，频繁呕吐，颈项强直或强迫头位；生命体征紊乱出现较早，意识障碍、瞳孔改变出现较晚。病人早期即可突发呼吸、心搏骤停而死亡。

三、辅助检查

1. **CT检查** 对于急诊病人，CT是首选，目的是需要及时判断出是否需要急诊手术干预。CT检查除颅内血肿、脑挫伤等直接征象外，可出现间接征象，如侧脑室及侧裂合并脑基底池受压变窄导致两侧不对称等。

2. **MRI检查** MRI与CT相似，但具有更好的分辨率，特别是在后颅窝疾病中。

四、治疗原则

1. **快速降低颅内压** 脑疝是颅内压急剧增高所导致的一种严重状况。当出现其典型症状时，应立即按照颅内压增高的治疗原则，迅速通过静脉给予高渗性降颅内压药物。这样做的目的是尽快缓解病情，为进一步的治疗争取宝贵的时间。

2. **及早手术治疗** 一旦确诊，需要根据病人的具体病情，迅速而周全地完成开颅手术的各项准备工作，以便尽快实施手术来消除病因。包括清除颅内的血肿，或者切除脑部的肿瘤等。然而，如果诊断存在困难，或者虽然诊断明确但病因无法消除时，我们可以考虑进行姑息性手术。这种手术的目的在于降低颅内压，从而紧急抢救脑疝病人，为他们争取更多的治疗时间和机会。

五、护理措施

脑疝一旦确诊，首要措施是降低颅内压，同时做好术前准备。暂时降低颅内压的措施中首选药物治疗，遵医嘱立即使用20%甘露醇200～500ml，并快速滴入地塞米松10mg，静脉推注呋塞米40mg。确保呼吸道畅通，为病人提供充足的氧气吸入，以确保其体内氧气供应。枕骨大孔疝发生呼吸骤停者，立即进行气管插管和辅助呼吸。脑疝病人的护理重点还包括监测生命体征与神经反射、呼吸道管理、引流管的护理、亚低温治疗的护理和用药护理等。具体护理措施参见本章第一节颅内压增高病人的护理。

本章小结

思考题

1. 病人，女，58岁。头痛3个月，多见于清晨，常出现癫痫发作。查体：T 37.1℃，BP 160/82mmHg，R 13次/分，P 62次/分。经检查诊断为颅内占位性病变、颅内压增高，拟行开颅手术。

请问：

（1）该病人目前的主要护理问题是什么？

（2）如何指导该病人预防颅内压骤然升高？

2. 病人，男，43岁。颅内占位性病变、颅内压增高，为行手术收入院。入院后第2日，病人因便秘，在用力排便时，突然出现剧烈头痛、呕吐，右侧肢体瘫痪，随即意识丧失。查体：BP 179/106mmHg，R 17次/分，P 54次/分，左侧瞳孔散大，瞳孔对光反射消失。

请问：

（1）该病人存在哪些主要的护理问题？

（2）简述术后该病人进行脑室引流的护理要点。

更多练习

（孙丹丹）

第十四章　颅脑损伤病人的护理

教学课件

学习目标

1. 素质目标

具有正确护理颅脑损伤病人和帮助病人积极进行康复的态度和行为。

2. 知识目标

（1）掌握：头皮损伤、颅骨骨折、脑损伤病人的临床表现及护理。

（2）熟悉：颅脑损伤的分类。

（3）了解：颅骨骨折和脑损伤的病因和治疗原则。

3. 能力目标

能运用护理程序对颅脑损伤病人实施整体护理。

案例

【案例导入】

　　病人，男，54岁。1小时前行走时发生车祸，头部受伤，当即出现意识模糊，头部流血，呕吐咖啡色胃内容物一次。体格检查：T 37.8℃，P 103次/分，R 20次/分，BP 110/70mmHg，浅昏迷，GCS 7分，右额见不规则伤口伴流血，局部凹陷，头颅CT示右额骨不连续，右硬膜下新月形高密度影。

【请思考】

　　如何对该病人在手术前后落实整体护理？

【案例分析】

　　颅脑损伤（craniocerebral injury）作为临床上常见的外伤类型，其发生率仅次于四肢损伤，位列第二。颅脑损伤占全身损伤的15%～20%，是40岁以下人群死亡和长期病残的主要原因。头皮损伤、颅骨骨折和脑损伤是颅脑损伤的主要类型，这三种情况有时会独立出现，有时会同时发生。头部受伤的主要原因包括遭受外界暴力冲击，其次是坠落、交通事故、跌倒等意外事件导致的伤害。另外，头部被锐器或钝器打击也是常见的致伤原因。在战争时期，火器伤是导致头部受伤的主要原因之一。这些原因都可能导致严重的颅脑损伤，需要立即就医进行专业治疗。

第一节　头皮损伤

头皮损伤是最常见的原发性颅脑损伤，主要由于外力作用使头皮完整性或皮内发生改变。头皮损伤主要有三类：头皮血肿、头皮裂伤和头皮撕脱伤。不同类型的损伤往往与特定的致伤物紧密相关。例如，钝器在撞击时容易造成头皮的挫伤、形状不规则的裂伤或血肿；而锐器由于其锋利的特性，通常会造成伤口边缘整齐的裂伤；此外，当发辫不慎卷入机器时，则可能导致头皮的撕脱伤。头皮拥有丰富的血液供应，这使得它具有强大的抗感染能力和较快的愈合速度。因此，单纯的头皮损伤通常不会引发严重的后果，但如果受伤后出血凶猛，加之头皮血管收缩能力差，容易发生休克。此外，如果头皮受伤后处理不当，可成为颅内感染的入侵门户，有可能向深部蔓延引起继发病变如颅骨骨髓炎和颅内感染等。

一、头皮血肿

头皮血肿大多是由钝器伤害造成的，这些血肿根据它们所处的头皮位置，可以进一步细分为皮下血肿、帽状腱膜下血肿及骨膜下血肿。

（一）临床表现

1. 皮下血肿　血肿位于表皮层和帽状腱膜层之间，血肿的体积相对较小，但张力较高，因此在触摸时会感受到明显的压痛感。

2. 帽状腱膜下血肿　血肿位于帽状腱膜与骨膜之间。这种损伤引起的出血较为弥散，出血量相对较多，有时甚至会波及整个头颅。由于血肿的张力较低，病人会感到疼痛相对较轻，但血肿的波动感却十分明显。

3. 骨膜下血肿　血肿的范围被限定在某一特定的颅骨区域内，并以骨缝作为自然的界限。这种血肿通常具有较高的张力，触摸时会感受到波动感，且质地相对较硬。

（二）辅助检查

头颅X线检查可判断有无颅骨骨折。

（三）治疗原则

1. 皮下血肿　皮下血肿在大多数情况下会在数天内自行消退，因此通常不需要特别的治疗手段。为了减轻早期的出血和疼痛，可以采取冷敷的方式进行处理。而在24～48小时后，为了促进血肿的吸收，应改为热敷的方法。

2. 帽状腱膜下血肿　血肿较小者，处理同皮下血肿。血肿较大者，应在严格皮肤准备和严格无菌操作下，穿刺抽吸，加压包扎，分次穿刺加压包扎血肿不见缩小者，查找凝血功能障碍等病因。血肿感染切开引流。合理使用抗生素，必要时补充血容量。

3. 骨膜下血肿　治疗原则同帽状腱膜下血肿，但颅骨骨折的病人不能强力加压包扎。

（四）护理诊断/问题

1. 组织完整性受损　与头皮损伤有关。

2. 疼痛　与损伤有关。

3. 潜在并发症　感染。

（五）护理措施

1. 减轻疼痛　早期给予冷敷可减少出血和疼痛，必要时可适当给予镇痛药。

2. 饮食护理　为病人提供富含高质量蛋白质、高热量、高维生素且易消化和吸收的饮食，以增强机体的抵抗力；限制烟酒、辛辣刺激性食物。

3. 血肿的护理　处理血肿需要进行加压包扎，特别提醒病人避免用力揉搓，以防加重出血情况。同时，需要密切关注病人的意识状态、生命体征以及瞳孔变化，并留意是否有颅内压增高表现。

4. 预防感染　严格无菌操作，观察是否存在全身和局部感染的征象。

5. 健康教育　对于损伤较轻者，勿剧烈活动。血肿较大或存在联合伤、病情较重者，应卧床休息。如原有症状加重、头痛剧烈、频繁呕吐，及时就诊。

二、头皮裂伤

头皮裂伤是较为常见的开放性伤口，大多由锐器或钝器的击打引起。这种损伤的特点在于其伤口通常呈现不规则的形状，并且伤口的边缘较薄，常常伴随挫伤。

（一）临床表现

头皮裂伤出血较多，严重时可能会引起失血性休克。锐器造成的头皮裂伤，其伤口通常比较平直且边缘清晰。大多数情况下，这些伤口只涉及头皮，即便深度达到骨膜，颅骨通常也能保持完整。然而，也有一些锐器可能穿透头皮，造成开放性脑损伤。相对地，钝器或头部碰撞导致的头皮裂伤，其伤口形状则更为不规则，边缘有明显的挫伤痕迹。这种损伤往往伴随着颅骨骨折或脑损伤的风险。头皮裂伤后伤口内多有毛发、泥沙等异物嵌入，容易引起感染。

（二）辅助检查

头颅X线检查可判断有无颅骨骨折。

（三）治疗原则

在发生头皮裂伤时，应迅速采取局部压迫措施以控制出血，并努力在24小时内完成伤口的清创与缝合处理，以确保伤口得到有效治疗并减少感染风险。头皮血运丰富，即使受伤已超过24小时，只要没有明显的感染征象，仍可彻底清创一期缝合。在处理头皮裂伤时，若遇到明显坏死或污染的头皮组织，应予以切除，但切除范围需适度控制，不可过度切除，以免在缝合时因张力过大而影响伤口的正常愈合过程。常规应用抗生素和破伤风抗毒素。

（四）护理诊断/问题

1. 组织完整性受损　与头皮损伤有关。

2. 疼痛　与损伤有关。

3. 潜在并发症　休克、感染。

（五）护理措施

1. 伤口护理　在护理过程中，应密切关注创面情况，特别要留意是否出现感染迹象。同时，保持敷料的清洁与干燥至关重要，以确保伤口能够在最佳环境中愈合。

2. 防治休克　严密监测病人生命体征和出入量变化，特别是对于出血较多及疼痛剧烈的病人，可遵医嘱给予镇痛药缓解疼痛。遵医嘱及时给予对症治疗和补液，防止休克的发生。

3. 预防感染　在护理过程中应严格遵循无菌操作规范，以预防感染的发生。同时密切观察病人是否出现全身和局部感染的征象，一旦发现感染征象，应立即向医师报告，并严格按照医嘱使用抗生素进行治疗。

4. 饮食指导　提供高蛋白、高热量、高维生素的食品，促进病人头皮伤口的愈合。

三、头皮撕脱伤

头皮撕脱伤无疑是头皮损伤中最为严重的一种，其主要诱因往往是长发被意外卷入运转的机器中。头皮的结构相当特殊，皮肤、皮下组织和帽状腱膜这三者紧密相连，共同构成了一个稳固的结构，这也是头皮能够保持完整性的重要原因。在遭遇强烈的外力牵扯时，这种稳固结构遭受严重破坏。具体表现为头皮从帽状腱膜下被强行撕脱，有时甚至连同部分骨膜一同被剥离。在更为严重的情况下，整个头皮，甚至包括前部的额肌，都可能被完全撕脱，造成极其严重的损伤。

（一）临床表现

常因剧烈的疼痛和大量的出血而发生休克，但是合并颅骨骨折和脑损伤的情况较少。

（二）辅助检查

头颅X线检查可判断有无颅骨骨折。

（三）治疗原则

急救过程中，立即加压包扎止血，给予强镇痛药镇痛，同时注射破伤风抗毒素。将撕脱头皮置于无菌、无水和低温密封环境中保存，同病人一起送至医院。手术方法的选择应基于病人就诊时间的早晚、撕脱头皮的存活状况、颅骨是否裸露以及是否存在感染迹象等多个因素。手术的最终目标是消除创面、恢复和重建头皮的血液供应，以最大限度地提高头皮的存活率。

（四）护理诊断/问题

1. 组织完整性受损　与头皮损伤有关。

2. 疼痛　与头皮损伤有关。

3. 潜在并发症　休克、感染。

（五）护理措施

1. 伤口和皮瓣护理　在护理过程中，需要密切关注创面是否出现渗血现象，以及皮瓣是否出现坏死或感染的迹象。为保证植皮存活，植皮区避免受压。

2. 预防休克　密切监测生命体征，及早发现休克征象。

3. 心理护理　病人伤后对容貌影响较大，护理中耐心解释病人的疑问，正面疏导，指导病人修饰自己等。

4. 饮食指导　提供高蛋白、高热量、高维生素、无刺激少纤维的食物，避免病人因过度咀嚼而牵拉伤口，促进病人头皮伤口的愈合。

第二节　颅骨骨折

颅骨骨折（skull fracture）指颅骨受暴力作用致颅骨结构的改变，按其部位分为颅盖骨折与颅底骨折。这种损伤的严重性不容忽视，因为它可能伴随颅内血肿以及脑、神经、血管等重要结构的损伤，这些并发症一旦发生，将对病人的生命安全构成严重威胁。

一、颅盖骨折

颅盖骨折分为线形骨折和凹陷骨折2种。

（一）临床表现

线形骨折常表现为局部压痛和肿胀，病人还可能伴随有局部骨膜下的血肿形成。凹陷骨折常见于额部和顶部，其特点多为全层骨质向内凹陷。对于范围较大的凹陷骨折，通常可以在受伤部位触及明显的下陷区域。当骨折片陷入颅内时，会对局部脑组织造成压迫或产生挫裂伤，这种情况在临床上可能导致一系列病灶症状的出现，如头痛、呕吐、意识障碍等。同时，由于脑组织受损，还可能引发局限性癫痫的发作，表现为局部肌肉抽搐、意识丧失等。若凹陷骨折并发颅内血肿，病人可能会出现颅内压增高，甚至危及生命。

（二）辅助检查

颅盖骨折依靠头颅正侧位X线检查确诊。

（三）治疗原则

1. 非手术治疗　单纯线性骨折本身不需要处理。若骨折并发颅内血肿，病人可能会出现颅内压增高的症状，严重时甚至可能危及生命，应立即进行药物等降颅内压处理。

2. 手术治疗　颅盖骨折病人如存在下列情况之一时，应尽早手术治疗：①骨折凹陷直径＞1cm。②骨折凹陷直径＜1cm，但骨折面积直径＞5cm，引起颅内压增高。③凹陷骨折片压迫重要功能区，引起神经系统症状和体征。④骨折片刺入脑内。⑤开放性颅骨粉碎性骨折。⑥骨折引起瘫痪、失语等功能障碍或局限性癫痫者。手术方式是将陷入的骨折片撬起复位，或摘除碎骨片后做颅骨成形。

（四）护理诊断/问题

1. 疼痛　与损伤有关。

2. 潜在并发症　骨膜下血肿、癫痫、颅内压增高和脑疝。

（五）护理措施

1. 病情观察　颅内压增高症表现的出现，往往意味着出现了硬脑膜外血肿。此外，当病人出现偏瘫、失语、视野缺损等局灶性症状和体征时，这通常表明凹陷骨折已经对脑组织产生了压迫作用。

2. 并发症的护理

（1）骨膜下血肿：线形骨折常伴有骨膜下血肿，注意观察出血量和血肿范围，遵医嘱给予止血、镇痛药。

（2）癫痫：凹陷骨折病人可因脑组织受损而出现癫痫。为避免癫痫进一步加重颅脑损伤，应及时遵医嘱使用抗癫痫药，注意观察病情和药物的作用。癫痫发作时注意保持病人呼吸道通畅，保护病人头部和四肢。

（3）颅内压增高和脑疝：颅盖骨折病人往往伴随脑挫伤和颅内出血的并发症，这些状况可能进一步引发脑水肿，从而导致颅内压增高。应及时识别颅内压增高，预防脑疝发生。

3. 健康教育　对于存在颅骨缺损的病人，建议他们在日常生活中尽量避免该区域的碰撞。同时，建议病人在伤后半年左右的时间，考虑接受颅骨成形术，以修复缺损的颅骨，恢复头部的正常结构，并减少潜在的风险。

二、颅底骨折

大部分颅底骨折往往是颅盖骨折向下延伸所致，而其中的绝大多数都属于线形骨折类型。由于颅底部的硬脑膜与颅骨紧密贴合，所以当颅底部遭受骨折时，硬脑膜极易被撕裂，从而导致脑脊液外漏，进而引发开放性脑损伤。

（一）临床表现

依骨折的部位可分为颅前窝、颅中窝和颅后窝骨折，主要临床表现在3个方面（表14-1）。

表14-1　颅底骨折的临床表现

骨折部位	瘀斑部位	脑脊液漏	脑神经损伤
颅前窝	眶周、球结膜下（熊猫眼征）	鼻漏	嗅神经、视神经
颅中窝	乳突区［巴特尔（Battle）征］	耳漏	面神经、听神经
颅后窝	乳突部、咽后壁	无	第Ⅸ～Ⅻ对脑神经

（二）辅助检查

CT检查在评估是否合并脑损伤方面具有重要作用。

（三）治疗原则

1. 预防感染　颅底骨折本身并不需要特殊的处理，关键在于预防颅内感染的发生。一旦出现脑脊液漏就意味着损伤属于开放性，这时应立即使用破伤风抗毒素及抗生素预防并控制感染。

2. **手术治疗** 脑脊液漏大多数情况下会在1～2周内自然愈合。然而，如果脑脊液漏的情况持续超过4周仍未自行恢复，那么就需要考虑进行硬脑膜修补术，以帮助病人恢复健康。如果颅底骨折的骨折片压迫了视神经，应该在24小时内进行视神经探查减压术，以减轻对视神经的压迫。

（四）护理诊断/问题

1. **有感染的危险** 与脑脊液外漏有关。
2. **疼痛** 与损伤有关。
3. **潜在并发症** 颅内低压综合征。

（五）护理措施

1. **预防颅内感染，促进漏口早日闭合**
（1）体位：取头高位并绝对卧床休息，待脑脊液漏停止3～5日后可改平卧位。
（2）保持局部清洁干燥：每日应进行2次外耳道、鼻腔或口腔的清洁与消毒工作，在消毒过程中，务必注意控制消毒棉球的湿度，避免其过于湿润，以防止消毒液体逆流进入颅内。
（3）避免颅内压骤升：参见第十三章第一节颅内压增高的护理措施。
（4）预防脑脊液反流：严禁堵塞、冲洗、滴药入鼻腔和耳道。对于脑脊液鼻漏的病人，不能经鼻腔置管，防止外漏脑脊液引流受阻而反流。禁忌行腰椎穿刺，避免挖耳、抠鼻；避免屏气排便，以免引起气颅或颅内感染。
（5）用药护理：遵医嘱应用抗生素、破伤风抗毒素或破伤风类毒素。
2. **颅内低压综合征的护理** 颅内低压综合征为脑脊液外漏过多导致，表现为病人出现直立性头痛，多位于额、枕部。头痛的程度与体位有显著的关系，当病人采取坐起或站立姿势时，头痛会尤为剧烈；而一旦转为平卧位，头痛则会迅速消失或减轻。常合并恶心、呕吐、头昏或眩晕、食欲缺乏、短暂的晕厥等。一旦发生，应嘱病人卧床休息，保持头低足高体位，遵医嘱多饮水或静脉滴注生理盐水以大量补充水分。
3. **健康教育** 对于门诊病人及其家属，需要提醒他们，一旦出现如剧烈头痛、频繁呕吐、发热或意识模糊等严重症状，应立即就医。

第三节 脑 损 伤

脑损伤是指脑膜、脑组织、脑血管以及脑神经在外界力量的作用下所遭受的损害。脑损伤分为原发性脑损伤和继发性脑损伤。原发性脑损伤包括脑震荡和脑挫裂伤等。继发性脑损伤主要包括脑水肿和颅内血肿等。本节主要介绍原发性脑损伤。

一、脑震荡

脑震荡是脑损伤中最轻微的一种，其主要特点是受伤后立即发生短暂的意识障碍和近事遗忘。

（一）临床表现

1. 意识丧失　伤后立即出现短暂的意识丧失，持续数分钟至十余分钟，一般不超过30分钟。

2. 自主神经和脑干功能紊乱　表现为面色苍白、瞳孔改变、出冷汗、血压下降、脉弱、呼吸浅慢等。

3. 逆行性遗忘　在病人的意识恢复后，他们往往无法回忆起受伤当时和伤前近期的情况，但对往事保持清晰的记忆。

4. 其他　病人通常会出现头痛、头晕、恶心、呕吐等症状。

（二）辅助检查

脑脊液检查结果显示，颅内压和脑脊液均处于正常范围；CT检查示颅内亦无任何异常发现。

（三）治疗原则

脑震荡通常不需要特殊的治疗。重点是伤后进行密切的病情观察，确保病人无严重的并发症出现。

（四）护理诊断/问题

1. 意识障碍　与大脑皮质受损有关。
2. 知识缺乏　与缺乏相关疾病知识有关。

（五）护理措施

1. 镇静、镇痛　对于脑震荡后疼痛明显的病人，应遵医嘱给予适当的镇静和镇痛药，以缓解症状。但需要注意病人禁用吗啡、哌替啶等药物，以免抑制呼吸。

2. 心理护理　及时解答病人疑问，介绍相关知识，帮助其正确认识疾病。

3. 健康教育　嘱病人保证充足的睡眠，避免过度用脑；适当增加体育锻炼，以舒缓运动为主，避免劳累；增加营养，补充健脑食品；结合病因，加强安全教育和指导。

二、脑挫裂伤

脑挫裂伤是一种常见的原发性脑损伤。脑挫裂伤实际上包括两种类型的损伤：脑挫伤和脑裂伤。脑挫伤是指软脑膜仍然保持完整，而脑裂伤则是指软脑膜、血管和脑组织同时出现破裂。这两种损伤在实际情况中经常同时存在，因此，我们通常将它们合并称为脑挫裂伤。

（一）临床表现

1. 意识障碍　伤后立即昏迷，昏迷时间由数分钟至数小时、数日不等，甚至发生迁延性昏迷。

2. 头痛、呕吐　头痛症状通常在病人意识恢复后才能陈述，如果在受伤后持续出现剧烈的头痛、频繁呕吐，或者这些症状在初期有所好转后又突然加重，应查找原因，明确颅内有无血肿。

3. **生命体征变化**　病人生命体征多数情况下无明显的改变。但在早期阶段，部分病人会出现血压下降、脉搏细速及呼吸浅快。脑挫伤病人体温也可轻度升高，一般不超过38℃，若持续高热，多伴有丘脑下部损伤。

4. **局灶症状与体征**　如果仅伤及额、颞叶前端等所谓"哑区"，可无神经系统缺损的表现；若脑皮质功能区受损，可出现相应的瘫痪、失语、视野缺损、感觉障碍以及局灶性癫痫等表现。

5. **自主神经功能紊乱**　当丘脑下部受损时，较易引起自主神经功能紊乱。

（二）辅助检查

1. **影像学检查**

（1）CT检查：能清楚地显示脑挫裂伤的具体部位、损伤的范围以及严重程度，还可了解脑室受压、中线结构移位等情况，是目前最常应用、最有价值的检查手段。

（2）MRI检查：对较轻的脑挫伤灶的显示优于CT检查。

（3）X线检查：可了解有无骨折，对着力部位、致伤机制、伤情判断有一定意义。

2. **腰椎穿刺**　用于判断脑脊液中是否含有血液，从而与脑震荡进行区分。还可以用来测量颅内压或引流含有血液的脑脊液，以缓解相关症状。但对颅内压明显增高者，禁用腰椎穿刺。

（三）治疗原则

1. **非手术治疗**　包括防治脑水肿，保持呼吸道通畅，加强营养支持，处理高热、躁动和癫痫，做好脑保护、促苏醒和功能恢复治疗。

2. **手术治疗**　常用手术方法包括脑挫裂伤灶清除、额极或颞极切除、去骨瓣减压术或颞肌下减压术。

（四）护理诊断/问题

1. **急性意识障碍**　与脑损伤、颅内压增高有关。
2. **清理呼吸道无效**　与脑损伤后意识障碍有关。
3. **潜在并发症**　应激性溃疡、继发性脑损伤、外伤性癫痫和颅内压增高、脑疝。

（五）护理措施

1. **非手术治疗**

（1）急救护理：颅脑损伤救护时应做到保持呼吸道通畅、吸氧，病人平卧头部抬高，注意保暖，禁用吗啡镇痛。

（2）一般护理

1）体位：意识清醒者抬高床头30°，以利于颅内静脉回流。昏迷病人或吞咽功能障碍者取侧卧位或侧俯卧位，以免呕吐物、分泌物误吸。

2）保持呼吸道通畅：参见第十三章第一节颅内压增高的护理措施。

3）营养支持：能进食者，给予高蛋白、高热量、高维生素、易消化饮食；昏迷病人或需禁食者，遵医嘱早期采用全胃肠外营养，必要时静脉输注新鲜血液、血浆白蛋白，以提高机体抵抗力。

4）躁动的护理：参见第十三章第一节颅内压增高的护理措施。

（3）病情观察：根据病情，观察生命体征、意识状态、瞳孔、神经系统体征等情况，观察有无剧烈头痛、频繁呕吐等颅内压增高的症状。

1）生命体征：为避免躁动对测量结果的影响，在测量时应先测呼吸，再测脉搏，最后测血压体温。

2）意识状态：反映大脑皮质和脑干的功能状态。目前通常用格拉斯哥昏迷评分对病人意识状态进行评估，用量化方法来反映意识障碍的程度。

3）瞳孔变化：瞳孔大小及其对光反射情况，是判断脑疝以及脑干受损程度的关键依据之一。

4）神经系统体征：密切观察肢体运动、感觉、反射等情况。如发现病人出现较为明确神经系统功能障碍，或原有的神经功能障碍加重，都要考虑病情加重或发生继发性损害的可能。

5）颅内压增高表现：颅内压增高时，表现为剧烈头痛、频繁呕吐。脑疝形成时，常在躁动时无脉搏增快。监测颅内压、行CT和MRI检查。

（4）用药护理

1）降低颅内压药物：使用脱水药等减轻脑水肿、降低颅内压。观察用药后的病情变化。参见第十三章第一节颅内压增高的护理措施。

2）保护脑组织和促进脑苏醒药物：巴比妥类药物在大剂量应用时可引起严重的呼吸抑制和呼吸道引流不畅，使用中注意观察药物作用和不良反应。

3）镇静、镇痛药：使用镇静、镇痛药后，定时对病人进行镇静、镇痛效果的评价及记录。

2. 术前准备　需要向病人及其家属详细阐述手术治疗的重要性以及需要注意的事项，以便他们能够充分理解并积极配合治疗工作。完善术前检查，协助病人行X线及CT检查。备好充足血源，做交叉配血试验。手术前2小时内剃净头发，洗净头皮，涂擦75%乙醇并用无菌巾包扎。

3. 术后护理

（1）体位：进行小脑幕上开颅手术后，病人应采取健侧卧位或仰卧位，以确保手术切口不受压迫；而在小脑幕下开颅手术后，病人应选择侧卧位或侧俯卧位，以避免对手术部位造成不良影响。

（2）病情观察：必须时刻保持警惕，密切监测手术后病人可能出现的颅内出血、感染、癫痫以及应激性溃疡等并发症，以便及时发现并采取相应的治疗措施。

（3）管道护理：为确保病人的安全和舒适，需要对各种管道进行妥善地固定，确保它们保持通畅无阻。同时，加强观察和巡视也是必不可少的，以便及时发现并处理任何可能出现的问题。

（4）并发症护理

1）应激性溃疡：若病人出现消化道出血，应立即给予止血药控制出血，或采取胃镜下止血措施以迅速止血。在必要的情况下，为病人进行胃肠减压，并预先做好大量失血可能带来的各种紧急抢救准备。在护理过程中，密切注意病人的意识状态、瞳孔反应以及生命体征的变化。对于消化道出血处于急性期的病人，如果他们的意识清醒，需暂时禁食，待病情稳定后再逐渐过渡到流质或半流质饮食。对于昏迷的病人，在病情稳定后，尽早实施肠内营养支持，以提供必要的营养。在出血期间，病人应绝对卧床休息，以确保病情的稳定。

2）继发性脑损伤：术后应密切观察病人的病情变化，一旦发现继发性脑损伤征象时，立即向医师报告，对于存在脑疝危险或已经发生脑疝的病人，应提前做好再次手术的准备，保障病人生命安全。

3）外伤性癫痫：①发作前，可使用苯妥英钠等抗癫痫药预防癫痫发作。注意保证病人睡眠，避免情绪激动，应注意观察发作的征兆。②发作时，首要任务是保持病人呼吸道通畅，及时给予吸氧，以纠正癫痫发作时所导致的脑部缺氧状况，保护病人的安全。③发作后，需要详细记录癫痫发作时的具体症状、发作的持续时间以及发作的类型等，重点观察药物使用后可能出现的呼吸抑制。

4）颅内压增高和脑疝：参见第十三章颅内压增高和脑疝病人的护理。

5）其他：昏迷病人的生理反应减弱，甚至消失，导致全身抵抗力大幅下降，这使得他们极易遭受多种严重并发症的侵袭。这些并发症包括但不限于压力性损伤、关节僵硬、肌肉挛缩以及呼吸道和尿路感染等。在护理过程中加强相关并发症的观察和护理。

（5）心理护理：病情稳定后，需长时间进行精心的护理和康复训练，医护人员要帮助病人树立康复的信心，鼓励坚持功能锻炼。

（6）康复护理：早期进行康复训练对于脑功能的提升和运动反射及意识的恢复具有显著促进作用。一般在神经功能稳定后24小时即可开始康复治疗。对于意识障碍的病人，可采用促进脑苏醒药物、高压氧和电刺激等方法早期促醒。对于肢体运动障碍的病人，可进行良肢位摆放、被动活动、渐进式活动方式等训练。对存在吞咽障碍、失语症、构音障碍等问题的病人，也应及早采用相应的康复管理方案，以期最大限度地恢复其功能、减少并发症。

 知识拓展

脑外伤高压氧治疗的适用范围

高压氧治疗对颅脑创伤的治疗价值得到了越来越多的关注和肯定。为了促进高压氧治疗在颅脑创伤临床治疗中的合理化、规范化应用，中国专家制定了脑外伤高压氧治疗的适用范围的共识意见，具体如下。①轻度脑外伤的高压氧治疗，目前国内外尚未形成统一意见，结合我国国情及现有研究成果，可考虑使用高压氧治疗。②中、重度颅脑损伤的急性期，强烈推荐高压氧治疗。③脑外伤慢性康复期，建议行高压氧治疗。④外伤后慢性意识障碍病人（持续植物状态，最小意识状态），高压氧治疗可作为重要促醒手段之一。⑤颅脑损伤并发神经损伤和/或后遗症（躯体后遗症、认知障碍），均推荐高压氧治疗。⑥外伤造成的特殊神经损伤（视神经损伤、动眼神经损伤、舌咽神经损伤等），建议行高压氧治疗。

资料来源：中国康复医学会高压氧康复专业委员会，解放军总医院第六医学中心.颅脑创伤高压氧治疗的专家共识［J］.中华航海医学与高气压医学杂志，2021，28（3）：271-275.

（7）健康教育

1）生活指导：对于重度残障者所面临的多种后遗症，我们要鼓励病人树立积极的人生观，帮助他们找回生活的信心和勇气。在恢复过程中，指导病人进行一些生活自理技能的训练，如穿衣、洗漱等，以提升他们的自我照顾能力。同时对家属进行生活护理方面的培训和指导，让他们了解如何更好地照顾病人，以及在日常生活中需要注意的事项。

2）出院指导：对于进行了去骨瓣减压手术的病人，为了防止减压窗受到挤压而发生意外，应特别注意避免任何可能的挤压行为，外出活动时需要佩戴安全帽。

第四节　颅内血肿

颅内血肿是颅脑损伤最为常见且严重的继发性病变，其可逆性取决于及时的诊断和处理。在血肿形成后，会直接脑组织形成压迫作用，从而导致局部脑功能出现障碍，并引发颅内压升高，如未能及时诊断处理，往往会因进行性发展而导致脑疝的形成，威胁病人的生命安全。

颅内血肿按血肿所在部位分类分为硬脑膜外血肿、硬脑膜下血肿和脑内血肿。

一、硬脑膜外血肿

外伤性颅内血肿中，硬脑膜外血肿的占比达到约30%，且绝大多数为急性类型，可发生于任何年龄，儿童少见。

（一）临床表现

1. 头皮伤痕或头皮血肿　头部直接暴力伤，可发现局部有头皮伤痕或头皮血肿。

2. 意识障碍　不同的受伤机制，病人的意识状态会有所不同，有的可能无意识障碍，有的可能会短暂昏迷，还有的可能长时间意识不清。有20%～50%的病人会出现一种特殊的意识变化模式，即"昏迷→清醒→再昏迷"，又称之为中间清醒期。

3. 颅内压增高的表现　大多数病人在受伤后立刻会感觉到头痛和呕吐，如果血肿量持续增加，会导致颅内压不断增高，头痛及呕吐不断加重，使病人感到极度不适。病人会出现烦躁不安或淡漠，定向力障碍。为了应对这种压力的变化，身体会出现一系列的代偿反应，包括血压升高、脉搏减慢、脉压增大、心率和呼吸减慢等。

4. 脑疝表现　当小脑幕切迹疝因血肿量增多而发生时，瞳孔会经历一系列明显的变化。最初，患侧瞳孔会先缩小，并且对光反射变得迟钝；随后，瞳孔会进行性扩大，直至对光反射完全消失。若病情继续恶化，对侧的瞳孔也将受到影响，逐渐扩大，这通常是枕骨大孔疝发生的迹象。观察这类病人时要特别注意瞳孔的变化，以尽早识别病情的恶化。

（二）辅助检查

CT检查在确诊硬脑膜外血肿方面发挥着重要作用，其典型表现为颅骨内板与硬脑膜之间的双凸镜形或马蹄形高密度影。此外，CT检查还能帮助我们全面了解脑室受压和中线结构移位的程度，以及是否伴随有脑挫裂伤、脑水肿等其他情况。因此，为了尽早明确病情，应及时进行CT检查。

（三）治疗原则

1. **非手术治疗**　凡伤后无明显意识障碍，病情稳定，CT检查显示小脑幕上血肿量＜30ml，小脑幕下血肿量＜10ml，中线结构移位＜1.0cm者，在严密监测病情的基础上，可以采取非手术治疗手段，如脱水以降低颅内压。然而，若在治疗过程中观察到颅内压持续增高、出现局灶性脑损害或脑疝的早期症状，则应立即转为紧急手术治疗，以确保病人的生命安全。

2. **手术治疗**　以下情况应及时采取手术治疗：①病人出现颅内压增高的显著症状与体征。②CT检查结果显示硬脑膜外血肿显著压迫脑组织。③小脑幕上血肿量＞30ml、颞区血肿量＞20ml、小脑幕下血肿量＞10ml及压迫大静脉窦而引起颅高压的血肿。手术方法可采用骨瓣或骨窗开颅，清除血肿，妥善止血。若血肿清除后硬脑膜张力仍高或怀疑存在硬脑膜下血肿，需切开硬脑膜进行探查。对于部分病情危急、无法及时进行CT等检查的病人，应直接采取手术钻孔探查，随后扩大成骨窗清除血肿。

（四）护理措施

颅内血肿为继发性脑损伤，护理中首先要根据病人的病情做好原发性脑损伤的护理。

1. **病情观察**　颅内血肿病人可因血肿逐渐形成、增大导致颅内压进行性增高。在护理过程中，需要严密观察病人意识状态、生命体征、瞳孔变化、神经系统体征等，一旦发现颅内压增高迹象，立即采取降颅内压措施，同时做好术前准备。

2. **引流管的护理**　①病人取平卧位或头低足高患侧卧位，以利引流。②保持引流通畅，引流袋应低于创腔30cm。③保持无菌，预防逆行感染。④观察引流液的颜色、性状和量。⑤术后3日左右行CT检查，血肿消失后可拔管。

二、硬脑膜下血肿

硬脑膜下血肿在外伤性颅内血肿中占比约40%。其中急性或亚急性硬脑膜下血肿较为常见。

（一）临床表现

1. **急性或亚急性硬脑膜下血肿**　由于大多数病人往往伴随着脑挫裂伤和脑水肿，他们在受伤后通常会表现出持续昏迷或昏迷状态逐渐恶化的症状。相较于其他情况，这些病人很少会出现"中间清醒期"这一阶段。同时，由于颅内压增高和脑疝症状的出现较为迅速，这使得病情变得更加复杂和严重。在受伤之后立刻显现的偏瘫等症状，通常是脑部挫裂伤所直接导致的后果。然而，若神经系统体征是随着时间的推移而逐渐显现出来的，那么这更可能是血肿对功能区产生压迫作用或脑疝发展的结果。

2. **慢性硬脑膜下血肿**　病情发展相对缓慢，病程相对较长。因此临床表现差异显著，主要分为3种类型：①慢性颅内压增高症状。②偏瘫、失语、局限性癫痫等局灶症状。③头昏、记忆力减退、精神失常等智力障碍和精神症状。

（二）辅助检查

CT检查显示，颅骨内板与脑表面之间呈现出新月形或半月形的高密度、等密度和混合密度的影像，伴点状或片状的脑挫裂伤灶。

（三）治疗原则

以手术治疗为主，辅以非手术治疗。手术方法：①钻孔冲洗引流术（适用于血肿呈液状）。②骨窗或骨瓣开颅术（适用于血肿呈凝块状）。③颞肌下减压或去骨瓣减压术。

（四）护理措施

参见本节硬脑膜外血肿护理措施。

三、脑内血肿

脑内血肿相对而言较为少见，其在闭合性颅脑损伤中的发生率大致在0.5%～1.0%之间。

（一）临床表现

常与硬脑膜下血肿同时存在，其临床表现与脑挫裂伤和急性硬脑膜下血肿的症状极为相似。主要表现为意识障碍，且这种障碍呈现进行性加重的趋势。

（二）辅助检查

CT检查中，脑挫裂伤区域附近或脑深部的白质内常呈现出类圆形或不规则形状的高密度影像，这些高密度影像周围往往伴随着低密度水肿区。

（三）治疗原则

以手术治疗为主，采用颞肌下减压切除骨窗或成形骨瓣开颅血肿清除术，必要时去骨瓣减压，解除脑受压。

颅内血肿多由原发性脑损伤继发而来，具体护理措施参见本章第三节脑损伤的护理措施。

（四）护理措施

参见本节硬脑膜外血肿护理措施。

本章小结

思考题

1. 病人，男，45岁。建筑施工时从6m高处摔下，头部触地，急诊入院。查体：神志不清，呈嗜睡状态，呼之不应，反应迟钝，双侧瞳孔等大、等圆，对光反射灵敏，右眼青肿，双耳有血性液体流出。

请问：

（1）该病人最可能的临床诊断是什么？

（2）护理该病人过程中应该如何预防逆行性颅内感染？

2. 病人，女，35岁。车祸后因"颅内血肿，脑挫裂伤"急诊入院。在全麻下行颅内血肿清除术。

请问：

（1）该病人术后主要的护理问题有哪些？

（2）若病人术后进行脑室引流，脑室引流的护理要点有哪些？

更多练习

（孙丹丹）

第十五章　颅脑疾病病人的护理

教学课件

学习目标

1. 素质目标

有同理心和社会责任感，具有关爱和积极帮助病人康复的态度和行为。

2. 知识目标

（1）掌握：常见颅内肿瘤的临床表现和护理措施；掌握脑卒中、颅内动脉瘤的治疗原则和护理措施。

（2）熟悉：颅内动脉瘤、颅内动静脉畸形的临床表现和辅助检查；熟悉脑卒中的急救及预防。

（3）了解：颅内肿瘤、椎管内肿瘤、颅内动脉瘤、颅内动静脉畸形、脑卒中的概念。

3. 能力目标

能运用护理程序对颅脑疾病病人实施整体护理。

案例

【案例导入】

病人，男，45岁。1个月前无明显诱因出现反复头痛，6日前加重伴恶心呕吐，未处理。1日前发作抽搐1次入院。抽搐发作时意识丧失，小便失禁，眼球上翻，持续3分钟后自行缓解。CT和MRI显示"右侧枕顶叶占位性病变，胶质瘤?"。入院后在全麻下行"枕顶部开颅肿瘤切除术＋去骨瓣术"，术后病人安全返回病房，神志清楚，双侧瞳孔等大等圆，直径为3mm，对光反射灵敏。术后第3日病人诉剧烈头痛，遵医嘱予20%甘露醇静脉输注。

【请思考】

1. 护士应该从哪几个方面对病人进行评估？

2. 病人术后主要的护理诊断/问题有哪些？

3. 针对存在的护理问题，如何采取相应的护理措施？

第一节　颅内和椎管内肿瘤病人的护理

一、颅内肿瘤

颅内肿瘤（intracranial tumors）又称脑瘤，依据其发源部位分为原发性和继发性两种类型。前者发生于脑组织、脑膜、脑神经、垂体、血管及残余胚胎组织等；后者是身体其他部位恶性肿瘤转移或由邻近部位延伸到颅内的肿瘤。颅内肿瘤依据其生物学行为分为良性颅内肿瘤和恶性颅内肿瘤。

（一）病因

颅内肿瘤发生的病因尚不明确，目前认为神经纤维瘤、血管网状细胞瘤和视网膜母细胞瘤等与遗传有关。潜在危险因素包括电磁辐射、化学致癌物、变态反应性疾病、RNA或DNA病毒感染等。此外，胚胎发育中部分残留细胞或组织也可分化生长成肿瘤，如颅咽管瘤、脊索瘤和畸胎瘤等。

（二）分类

2021年《WHO中枢神经系统肿瘤分类》第5版将颅内肿瘤分为16类，下面重点介绍临床上常见的颅内肿瘤。

1. **弥漫性胶质瘤**　是原发于大脑半球的神经上皮肿瘤，星形细胞瘤和少突胶质细胞瘤统称为弥漫性胶质瘤，是所有脑肿瘤中发病率最高、治疗最复杂和最难治愈的类型。

2. **脑膜瘤**　起源于脑膜及脑膜间隙的衍生物，多为良性，生长缓慢，病程长。常见于大脑半球矢状窦旁、大脑凸面、蝶骨和鞍结节等部位，良性脑膜瘤手术彻底切除后不易复发。

3. **蝶鞍区肿瘤**

（1）垂体腺瘤：来源于垂体腺的前叶（腺垂体），是内分泌系统肿瘤之一，属良性肿瘤，约占颅内肿瘤10%～15%，好发于青壮年，女性多于男性；对病人的生长、发育、劳动能力、生育功能均有严重损害。

（2）颅咽管瘤：起源于胚胎期颅咽管残余鳞状上皮细胞，是良性先天性肿瘤，约占颅内肿瘤2.5%～4.0%，多位于蝶鞍区。各年龄均可发病，但一半发生在5～10岁的儿童。

4. **前庭神经施万细胞瘤**　临床上常称为听神经瘤，发生在内听道段，为良性肿瘤，占颅内肿瘤8%～10%。

5. **脑转移瘤**　入颅途径为血液，肺癌、乳腺癌、肾癌、结直肠癌和黑素瘤是成人脑转移瘤最常见的原发性肿瘤，肉瘤、神经母细胞瘤和生殖细胞肿瘤是儿童脑转移瘤最常见的来源。部分病人以颅内转移灶为首发症状，诊断为转移瘤后才在身体其他部位找到原发病灶。

（三）临床表现

因肿瘤病变部位、组织生物学特性不同而异，共同特点是颅内压增高和神经功能定位症状等。

1. 颅内压增高　因肿瘤占位效应、瘤周脑水肿、脑脊液循环受阻导致脑积水，90%以上的病人可出现颅内压增高症状和体征，表现为头痛、呕吐、视神经乳头水肿等，呈慢性、进行性加重。若治疗不及时，病人视力减退、视野缩小，最终至失明。瘤内出血可表现为急性颅内压增高，甚至出现脑疝。老年人因脑萎缩使颅内空间相对较大，颅内压增高症状不太明显易被误诊。儿童颅内肿瘤伴颅内压增高时常因呕吐易误诊为胃肠道疾病。

2. 定位症状与体征　神经功能缺损是肿瘤直接刺激、压迫和破坏脑神经的结果。症状和体征因肿瘤所在部位不同而有所差异，如枕叶与蝶鞍区肿瘤可引起视力障碍或视野缺损；额叶肿瘤常有精神障碍；顶叶下部角回和缘上回肿瘤可导致失算、失读、失用及命名性失语；肿瘤侵犯下丘脑时表现为内分泌障碍；小脑半球肿瘤会出现共济运动失调等。

3. 癫痫　占30%～50%，其发生及发作与肿瘤部位有关，多为局灶性发作。长程视频脑电图能监测到癫痫发作期的棘波、棘尖波具有诊断价值。

（四）辅助检查

首选CT或MRI。两者结合可确定肿瘤的位置、大小及周围组织情况。垂体腺瘤还需做血清内分泌激素测定。PET-CT可早期发现肿瘤，判断肿瘤恶性程度，尤其可诊断脑转移瘤并提示原发灶。此外，可通过立体定向或神经导航技术获取标本，行病理组织学检查来确定肿瘤性质。

（五）治疗原则

1. 药物治疗　降低颅内压，以缓解临床症状，为手术治疗争取时间，如脱水、激素治疗、脑脊液外引流等；术前有癫痫病史者术后应遵医嘱服用抗癫痫药。

2. 手术治疗　是最直接有效的方法，可降低颅内压和解除对脑神经的压迫，若肿瘤不能完全切除，可行内减压术、外减压术和脑脊液分流术等。

3. 放射治疗　是多数恶性肿瘤切除术后辅助治疗或少数特殊肿瘤的主要治疗手段。

4. 化学治疗　是恶性颅内肿瘤重要的综合治疗手段，但在治疗过程中应警惕颅内压升高、抑制骨髓造血功能等不良反应的发生。

（六）护理诊断/问题

1. 脑组织灌注异常　与肿瘤压迫致颅内压增高有关。

2. 有体液不足的危险　与呕吐及应用脱水药有关。

3. 有受伤的危险　与视力障碍、共济失调有关。

4. 焦虑/恐惧　与颅内肿瘤诊断、担心手术效果及疾病预后有关。

5. 潜在并发症 颅内出血、颅内压增高及脑疝、脑脊液漏、尿崩症、中枢性高热、癫痫发作等。

（七）护理措施

1. 术前护理

（1）常规护理：卧床休息，床头抬高30°，以利于颅内静脉回流，减轻脑水肿。根据病人情况选择高蛋白、低脂肪、清淡易消化的食物，鼓励多进食水果，不能进食或因后组脑神经麻痹而呛咳者，应胃肠鼻饲饮食，必要时遵医嘱外周静脉补充营养。避免用力排便、剧烈咳嗽及情绪激动，防止颅内压升高，便秘时用缓泻剂，禁止灌肠。经口鼻蝶窦入路手术者，术前剃胡须、剪鼻毛，指导经口呼吸训练的方法。

（2）病情观察：严密观察生命体征和意识变化、颅内压增高情况及神经功能障碍等症状，注意有无脑疝的前驱症状和癫痫发作。

（3）安全护理：安放安全提示标识，入院宣教到位。对肢体无力或偏瘫者加强生活照料，防止跌倒、坠床；对存在意识障碍、躁动、癫痫发作等症状者，防止意外损伤。对有语言、视觉、听力障碍者，及时加强沟通，以满足病人的需求。

（4）心理护理：手术前夜注意病人情绪，给予心理安慰。

2. 术后护理

（1）一般护理：①术后加强口腔护理，尤其是经口鼻蝶窦入路术者，以保持口腔清洁。②幕上开颅术后病人应健侧卧位，幕下开颅术后早期宜去枕侧卧或侧俯卧位，防止切口受压。经口鼻蝶窦入路术后取半卧位，以利伤口引流。后组脑神经受损、吞咽功能障碍者取侧卧位，防止误吸。体积较大的肿瘤切除后，因颅腔留有较大空隙，故24～48小时内手术区应保持高位，翻身或移动病人时，头、颈部应保持在同一水平线，以免头部位置突然变动时脑和脑干移位或扭曲而导致呼吸骤停。③术后次日起可酌情开始进食流质食物，之后逐渐过渡到半流质、软食及普食。食物宜富含纤维素，以保持大便通畅。因吞咽困难、饮水呛咳者，应严格禁食禁饮，给予鼻饲饮食，待吞咽功能恢复后再逐渐练习进食。

（2）主要并发症的护理

1）颅内出血：常于术后24～48小时内发生，是颅内肿瘤术后最危险的并发症，病人出现意识障碍、瞳孔及生命体征变化，视物模糊，视野缺损等提示有颅内出血的可能，应及时通知医师。

2）颅内压增高：术后3～5日为脑水肿的高峰期，应密切观察病人生命体征、意识、瞳孔、肢体功能和颅内压的变化，同时抬高床头30°，遵医嘱予甘露醇和地塞米松等以降低颅内压。

3）脑脊液漏：因术中损伤鞍膈所致。常发生于术后3～7日，在拔除病人鼻腔填塞纱条时，应观察鼻腔中有无清亮液体流出，如出现脑脊液漏，嘱暂时绝对卧床，抬高头部以借助脑组织重力作用压迫漏口来减少脑脊液流出，保持此体位至脑脊液停止流出3～5日。保持鼻腔清洁，严禁用纱布、棉条、卫生纸等堵塞鼻腔以防止逆行感染。

4）尿崩症：主要发生于蝶鞍区及下丘脑肿瘤术后，如垂体腺瘤、颅咽管瘤、松果体瘤等。病人出现多尿、多饮、口渴，每日尿量大于4000ml，尿比重低于1.005。需监测每小时尿量，合理经口、经静脉补液，准确记录出入量，观察液体出入量是否平衡，检测尿量及颜色、尿比重、电解质、血渗透压的变化，及时遵医嘱用药。

（3）康复训练：术后病人生命体征稳定48小时后早期开展康复功能锻炼，逐步进行防止关节挛缩和足下垂的预防训练、吞咽功能及膀胱功能训练等，以减轻病人功能障碍的程度，提高生活质量。

3. 健康教育

（1）做好生活指导，头部伤口拆线后愈合良好，1～2周可洗头，避免使用刺激性洗发水。

（2）劳逸结合，适当锻炼，避免剧烈运动，以不出现心悸、气短、乏力为宜。

（3）合理饮食，进食富含高蛋白、高维生素、高热量、低脂肪、低胆固醇、清淡易消化的食物，忌油腻、辛辣刺激食物。

（4）遵医嘱按时准确服药，切忌自行停药，尤其是术后激素及抗癫痫药，以免加重病情；定期门诊复诊，如有剧烈头痛、频繁呕吐、意识模糊等应及时就诊，术后3～6个月复查CT或MRI。

（5）神经功能缺损或肢体活动障碍者，可进行高压氧、针灸、理疗、按摩等辅助治疗，避免意外伤害。

二、椎管内肿瘤

椎管内肿瘤（intraspinal tumor）又称脊髓肿瘤，包括发生于各种组织如神经根、硬脊膜、脊髓及脂肪组织的原发性和继发性肿瘤，约占原发性中枢神经系统肿瘤15%。

（一）分类

根据肿瘤和脊髓、脊膜的关系，椎管内肿瘤分为髓内肿瘤、髓外硬脊膜下肿瘤或硬脊膜外肿瘤3大类。

1. 髓内肿瘤　占24%，其中星形细胞瘤和室管膜瘤各占1/3，其他为海绵状血管畸形、皮样或表皮样囊肿、脂肪瘤、畸胎瘤等。

2. 髓外硬脊膜下肿瘤　占51%，多为良性肿瘤，最常见为脊膜瘤、神经鞘瘤、神经纤维瘤。

3. 硬脊膜外肿瘤　占25%，多为恶性肿瘤，起源于椎体或硬脊膜外组织，如肉瘤、转移瘤、脂肪瘤等。

（二）临床表现

1. 根性痛　是椎管内肿瘤早期最常见症状，主要表现为神经根痛，疼痛部位与肿瘤所在神经分布区域相一致，对定位诊断具有重要意义，咳嗽、打喷嚏及用力排便时加重，部分病人可出现夜间痛和平卧痛。

2. 感觉障碍　表现为感觉不良和感觉错误，感觉不良时病人会有麻木、束带或蚁行感，感觉错误时会将冷误认为热，刺痛误认为抚摸。

3. 肢体运动障碍及反射异常　肿瘤压迫神经前根或脊髓前角，出现支配区肌群下位运动神经元肌群瘫痪（弛缓性瘫痪）。肿瘤压迫脊髓，使肿瘤平面以下的锥体束向下传导受阻，表现为上位运动神经元肌群瘫痪（痉挛性瘫痪）。

4. **自主神经功能障碍**　最常见膀胱和直肠功能障碍。肿瘤平面以下躯体少汗或无汗，腰骶节段的肿瘤使膀胱反射中枢受损产生尿潴留，当膀胱过度充盈后出现尿失禁。肿瘤位于骶节以上可产生便秘，肿瘤位于骶节以下可发生肛门括约肌松弛，发生稀粪不能控制流出。

5. **其他**　髓外硬脊膜下肿瘤出血可导致脊髓蛛网膜下腔出血。高颈段或腰骶段以下肿瘤，阻碍脑脊液循环和吸收，可导致颅内压增高。

（三）辅助检查

1. **脑脊液检查**　蛋白含量增高，在5g/L以上，但白细胞数正常，称蛋白细胞分离现象，是诊断椎管内肿瘤的重要依据。

2. **MRI检查**　是最具诊断意义的检查。

3. **其他**　X线检查、脊髓造影、CT等检查也有助于诊断。

（四）治疗原则

手术切除是最有效的方法。良性椎管内肿瘤术后一般预后良好；恶性椎管内肿瘤手术切除大部分并做充分减压后辅以放疗、化疗。

（五）护理诊断/问题

1. **疼痛**　与神经根压迫、脊髓损伤等有关。

2. **有受伤的危险**　与脊髓阶段损伤支配区感觉功能障碍有关。

3. **有皮肤完整性受损的危险**　与肢体活动障碍、大小便失禁有关。

（六）护理措施

1. **缓解疼痛**　详细进行疼痛评分，减少疼痛诱发因素。必要时遵医嘱应用镇痛药。

2. **基础及安全护理**　观察病人的肢体感觉、运动及括约肌功能情况，防止意外发生，做好大小便护理、皮肤护理、病人清洁等工作。

 知识拓展　　　　　　　　　　　　　　　　● ● ●

神经系统肿瘤病人术后预防误吸的饮食管理清单

1. 洼田饮水试验Ⅰ、Ⅱ级的病人，可完全经口进食，选择浓流质、半固体食物，从一口量5～20ml起逐渐增量。

2. 洼田饮水试验Ⅲ级的病人，采取间歇经口进食，选择密度均匀的半流质、半固体食物，以稀藕粉代替直接饮水，当发生误吸或摄入量低于生理需要量60%时改为鼻饲饮食。

3. 洼田饮水试验Ⅳ、Ⅴ级的病人，禁止经口进食，选择鼻饲饮食，短期（2～3周）采用鼻胃管。长期禁食者采用鼻肠管喂养。

资料来源：多学科合作目标管理方案降低脑肿瘤病人术后误吸发生率的临床实践［J］.中国护理管理，2023.

第二节　颅内和椎管内血管性疾病病人的护理

一、颅内动脉瘤

颅内动脉瘤（intracranial aneurysm）系颅内动脉局限性异常扩大造成动脉壁囊性膨出，动脉瘤破裂出血是蛛网膜下腔出血最常见的原因，占75%～80%。高发年龄为40～60岁人群。

（一）病因

病因尚不明确。动脉壁先天性缺陷学说认为颅内大脑动脉环［又称威利斯环（Willis circle）］的分叉处动脉壁平滑肌层先天性缺乏；动脉壁后天性退变学说认为动脉内弹力板因颅内动脉粥样硬化和高血压而破坏，逐渐膨出。另外，体内感染病灶脱落的栓子侵蚀脑动脉壁，可形成感染性动脉瘤；头部外伤也可形成动脉瘤。遗传也可能与动脉瘤形成相关。

（二）临床表现

1. 局灶症状　取决于动脉瘤部位、大小及毗邻解剖结构。小动脉瘤可无症状。大于7mm的动脉瘤可压迫邻近组织出现局灶症状，如动眼神经麻痹、偏瘫和/或失语、视力障碍、视野缺损等。

2. 动脉瘤破裂出血症状　常突然发生，部分病人出血前有劳累、情绪激动、用力排便等诱因，也可无明显诱因或睡眠中发生。一旦发生破裂出血，血液流入蛛网膜下腔，病人可出现剧烈头痛，呈"霹雳样"，半数为单侧，位于眼眶后或眼眶周，伴呕吐、意识障碍等。多数动脉瘤破口会被凝血封闭而出血停止，病情逐步稳定，如未及时治疗，再出血的概率依次为24小时内4%，第1个月内每天1%～2%，3个月后每年2%。

（三）辅助检查

1. 数字减影脑血管造影　是确诊颅内动脉瘤的"金标准"，对明确动脉瘤位置、内径、形态、数目、有无血管痉挛和确定手术方案都很重要。

2. CT和MRI　直径小于1.0cm的动脉瘤或出血1周后CT不易查出和诊断，CT血管造影是诊断动脉瘤的首选无创检查，可从不同角度了解动脉瘤与载瘤动脉及相邻骨性结构的关系。MRI扫描优于CT，MRI血管造影可提示动脉瘤部位。

（四）处理原则

对直径大于7～10mm的非海绵窦内颅内动脉瘤行手术治疗，对直径小于等于7mm的动脉瘤行非手术治疗，并加强监测。

1. 非手术治疗　目的是防止出血或再出血，控制脑血管痉挛。包括对症处理、卧床休息、控制血压。发现脑血管痉挛时，应用钙通道阻滞药；预防动脉瘤破口处再出血可采用抗纤维蛋白溶解药。

2. 手术治疗　主要包括开颅动脉瘤颈夹闭术和血管内介入栓塞治疗。前者适用于动脉瘤未破裂和蛛网膜下腔出血病人，可彻底消除动脉瘤，后者适用于高龄、病情危重及不愿意开颅手术者，具有微创、简便、恢复快等优点。

（五）护理诊断/问题

1. 舒适的改变　与疼痛有关。
2. 有受伤的危险　与癫痫发作有关。
3. 潜在并发症　脑血管痉挛、脑梗死、癫痫、穿刺点局部血肿、下肢深静脉血栓。
4. 自理缺陷（沐浴/进食/如厕）　与卧床休息有关。
5. 焦虑/恐惧　与担心疾病预后有关。

（六）护理措施

1. 术前护理

（1）卧床休息：出血和再出血的病人应绝对卧床休息2～3周，可抬高床头15°～30°，保持环境安静、情绪稳定和睡眠充足，预防再出血。

（2）减轻头痛：采用数字分级评分法及面部表情评分法对病人进行疼痛评分。头痛剧烈者遵医嘱使用镇痛药，如酒石酸布托啡诺、盐酸瑞芬太尼等，动态评估疼痛程度和监测镇痛效果。

（3）控制颅内压：颅内压骤降可诱发动脉瘤破裂，应维持颅内压在100mmH$_2$O左右，遵医嘱使用脱水药时需控制输注速度，避免加压输入；行脑脊液引流者速度不宜过快；脑室引流时引流瓶位置不能过低；避免便秘、咳嗽及癫痫发作等。

（4）控制性降低血压：遵医嘱静脉滴注降压药并动态评估，避免血压波动过大引起动脉瘤破裂，且出血后多伴有动脉痉挛，血压下降过多可导致脑组织灌注不足而引起脑损害，血压宜维持在低于病人原有基础血压的10%。

（5）数字减影血管造影术护理：术后按压穿刺点1～2小时，按压力度适宜；嘱多饮水，以利对比剂的排出；8小时内平卧休息。术侧下肢伸直制动，制动期间可行踝泵运动，防止下肢深静脉血栓；监测双侧足背动脉搏动和皮温情况；穿刺部位是否有皮下气肿、肿块、下肢动脉栓塞等；注意保暖和保护病人隐私。

（6）颈动脉压迫试验及练习：动脉瘤位于大脑动脉环前部的病人，为建立侧支循环，应在术前循序渐进进行颈动脉压迫试验及练习，即用特制的颈动脉压迫装置或手指按压患侧颈总动脉，直到同侧颞浅动脉搏动消失。

（7）心理护理：安慰鼓励病人保持情绪稳定，介绍疾病相关知识，解释手术的必要性、手术方式及注意事项。交流时应语言简练、态度温和、不随意夸大病情，避免加重病人恐惧、焦虑的心理。

2. 术后护理

（1）体位：病人麻醉未清醒前，取平卧位头偏向一侧，意识清醒后抬高床头15°～30°，以减轻脑水肿，降低颅内压。

（2）营养：给予高蛋白、高维生素、低脂肪、清淡易消化食物，防止便秘，对不能进食的病人遵医嘱静脉补充营养或鼻饲饮食。

（3）病情观察：严密监测神志、瞳孔、生命体征变化，及时发现颅内出血征象。介入手术病人应观察穿刺部位有无血肿，评估双侧足背动脉搏动情况。耐心倾听病人主诉症状，做好心理护理。

（4）并发症的护理

1）脑血管痉挛：由动脉瘤栓塞治疗或手术刺激脑血管引起，表现为一过性神经功能障碍。宜早期及时处理，防止缺血缺氧造成不可逆的神经功能损害；使用尼莫地平改善微循环，观察有无胸闷、面色潮红、血压下降、心率减慢等药物不良反应。

2）脑梗死：由术后血栓形成或血栓栓塞引起，表现为一侧肢体无力、偏瘫、失语，甚至意识障碍。嘱病人绝对卧床休息，遵医嘱行扩血管、扩容、溶栓治疗。

3）癫痫：常发生在术后脑水肿较重或有脑组织缺氧及皮层运动区受激惹所致。遵医嘱口服抗癫痫药物或静脉给药。癫痫发作时注意安全，保护病人不要受伤。

4）穿刺点局部血肿：常发生于介入栓塞治疗术后6小时内，故术后应加压包扎穿刺点部位，术侧髋关节制动6小时，卧床休息24小时。

5）预防下肢深静脉血栓形成：卧床期间每日在床上活动肢体，偏瘫病人被动肢体活动2～3次/天，15～20分/次，以保持静脉血液回流。建议穿符合病人腿部周径的弹力袜，足量饮水可降低血液黏稠度。

二、颅内动静脉畸形

颅内动静脉畸形（arteriovenous malformations，AVM）为先天性疾病，是脑血管畸形最为常见的一种，由一支或几支发育异常的供血动脉、引流静脉形成的病理脑血管团。多见于20～40岁青壮年人群，男性多于女性。

（一）临床表现

1. 出血　发生率为30%～65%，多为首发症状。发病突然，常在病人体力活动或情绪激动时发生，表现为剧烈头痛、呕吐，意识障碍、脑膜刺激征阳性等症状。动静脉畸形越小，越容易出血，女性妊娠期或分娩时颅内动静脉畸形出血的风险较高。

2. 癫痫　多为额、颞部颅内动静脉畸形病人的首发症状。表现为大发作或局灶性发作。

3. 头痛　近半数病人有长期间断性局部或全头痛，与偏头痛类似，可自行缓解。

4. 神经功能障碍　AVM出血形成脑内血肿，可致急性偏瘫、失语、感觉障碍等。

（二）辅助检查

DSA是确诊本病的重要检查，可了解畸形血管团大小、范围、供血动脉、引流静脉以及血流速度。MRI、CT和脑电图检查也有助于诊断。

（三）处理原则

手术治疗是最彻底的方法，可以杜绝病灶出血危险，改善脑血供，控制癫痫发作。直径小于3cm或术后残存的颅内动静脉畸形可采用立体定向放射治疗或血管内栓塞治疗。

（四）护理

参见本章第二节颅内动脉瘤的护理。

三、海绵状血管畸形

海绵状血管畸形又称海绵状血管瘤（cavernous hemangioma），是由众多薄壁血管组成的海绵状异常血管团，发病率占中枢神经系统血管畸形的5%～15%，超过半数位于幕上，发生于脊髓者罕见。各年龄段均可发病，男女比例相当。

（一）病因

临床上分为散发性和遗传性两大类，前者以单发病灶为主，后者多见于孟德尔染色体显性遗传，常为多发病灶。

（二）临床表现

1. 轻微头痛　占11%～44%，因症状轻微，易忽视，常于体检做影像学检查时偶然发现。

2. 癫痫　占40%～100%，为最常见的症状。幕上海绵状血管瘤表现为形式多样的癫痫。

3. 出血　位于大脑半球深部的海绵状血管瘤较易出血。多发生在病灶周围脑组织内，很少进入脑室或蛛网膜下腔，且出血风险小于动静脉畸形。孕妇在妊娠期和分娩时海绵状血管瘤出血率较高。

4. 局部神经功能障碍　约占15%～47%，随着海绵状血管瘤逐渐增大，病灶占位效应可引起进行性局部神经功能障碍，严重程度取决于病灶部位与体积大小。

（三）辅助检查

头部CT和MRI。CT检查可发现脑实质中毛糙环形或不规则病灶。脑血管造影主要用于鉴别诊断。

（四）处理原则

有神经功能障碍、反复出血、病灶增大或颅内压增高、难治性癫痫等明显症状的病人可采用微创手术治疗；对无症状者可以随访观察。

（五）护理措施

参见本章第二节颅内动脉瘤的护理。

四、脑卒中

脑卒中（stroke）是由各种原因引起的脑血管疾病急性发作，造成脑的供应动脉狭窄或闭塞及非外伤性的脑实质出血，出现相应症状和体征。《中国脑卒中防治指导规范（2021版）》指出，脑卒中是我国成人致死、致残的首位病因，具有发病率高、致残率高、死亡率高和复发率高的特点。

（一）病因及分类

1. 缺血性脑卒中　最常见，占69.6%～70.8%，常发生于40岁以上人群，主要由动脉粥样硬化基础上脑血管痉挛或血栓形成使脑的供应动脉狭窄或闭塞所致。

2. 出血性脑卒中　多发生于50岁以上的高血压动脉硬化病人，男性多见。出血的常见原因为剧烈活动或情绪激动引起血压升高，从而诱发粟粒状微动脉瘤破裂。

（二）临床表现

1. 缺血性脑卒中

（1）短暂性脑缺血发作：出现短暂的局灶性神经功能障碍、持续时间不超过24小时、不遗留神经系统阳性体征。症状常反复发作，能自行缓解，临床症状与受累血管有关，椎动脉系统短暂脑缺血发作（transient ischemic attack，TIA）表现为眩晕、共济失调、一过性黑矇、复视、耳鸣及猝倒等，颈内动脉系统TIA常表现为病灶对侧肢体麻木、感觉减退或异常等。

（2）可逆性脑缺血发作：发病与TIA类似，但持续时间超过24小时，一般在1～3周内恢复。

（3）进展性脑卒中：脑缺血症状逐渐加重，一般在6小时至数日达到高峰。多见于椎动脉系统脑缺血，临床约1/3的病人经历过进展性脑卒中，是脑卒中预后不良的重要原因。

（4）完全性脑卒中：脑缺血病情发展迅速，在6小时达到高峰。病人通常伴有偏瘫、失语、意识障碍等明显的神经功能缺陷，且长期不能恢复。

2. 出血性脑卒中　突然出现意识障碍和偏瘫；严重者可出现昏迷、完全性瘫痪、去皮质强直、生命体征紊乱等情况。

（三）辅助检查

1. CT　疑似脑卒中病人首选平扫CT。可准确识别绝大多数颅内出血，并帮助鉴别非血管性病变。

2. MRI 弥散加权成像　可在脑卒中发生后数小时内显示脑缺血区。

3. 超声检查　有助于诊断颈内动脉起始段和颅内动脉狭窄、闭塞。

4. 数字减影血管造影　可明确病变的部位、性质、范围及程度。

（四）治疗原则

1. 缺血性脑卒中　进行非手术治疗，包括卧床休息、改善脑血液循环（静脉溶栓、血管内治疗、抗血小板、抗凝、降纤维蛋白原等）、应用他汀类药物及神经保护等。静脉溶栓是血管再通的首选方法，时间窗为4.5小时内或6.0小时内，主要溶栓药为阿替普酶和尿激酶。对存在静脉溶栓禁忌的病人可评估直接使用血管内机械取栓治疗。对不符合静脉溶栓或血管内取栓适应证且无禁忌证的病人，应在发病后尽早给予口服阿司匹林进行抗血小板治疗。大多数急性缺血性脑卒中病人，不推荐无选择地早期进行抗凝治疗及扩血管治疗。

2. 出血性脑卒中　根据病人年龄、神经功能、出血部位和出血量等来决定手术方式，如开颅血肿清除术、神经内镜手术、锥颅穿刺血肿抽吸＋尿激酶溶解引流术等。病情过重加深昏迷、高龄伴重要器官功能严重不全、优势半球深部出血及血肿量大、神经功能损害严重者不宜手术。

（五）脑卒中的急救

1. 院前急救

（1）快速识别：早期脑卒中症状识别至关重要。若病人突然出现以下任何一项症状时应考虑脑卒中的可能：①一侧面部麻木或口角歪斜。②一侧肢体（伴或不伴局部）无力或麻木。③说话不清或理解语言困难。④双眼向一侧凝视。⑤一侧或双眼视力丧失或模糊。⑥眩晕伴呕吐。⑦既往少见的严重头痛、呕吐。⑧意识障碍或抽搐。目前常用的院前脑卒中筛查工具有辛辛那提院前脑卒中评分（表15-1）或面-臂-语言测试等。

（2）现场处理：急救人员到达现场后，应立刻对病人的气道、呼吸、循环、神经系统功能缺损进行评估。

表15-1　辛辛那提院前脑卒中评分

检查项目	正常	异常
面瘫（令病人示齿或微笑）	双侧面部运动对称	双侧面部运动不对称
上肢无力（令病人闭眼，双上肢举起10秒）	双上肢运动一致或双侧都不动	一侧不动或一侧肢体下垂
言语异常（令病人说"老狗学不了新把戏"，国内有学者建议应用"吃葡萄不吐葡萄皮"）	言语正确	发音含糊、用词错误或者不能言语

注：三项中任一项异常，脑卒中的可能性为72%。

2. 转运途中　尽快将病人就近转运至脑卒中中心或医院。转运途中做到：现场搬运病人方法正确；妥善固定体位和担架，严防跌落；昏迷、呕吐者应保持头偏向一侧，禁止来回转动头部；持续心电监护，密切观察病情。

（六）护理诊断/问题

1. 急性疼痛　与手术、脑膜刺激及颅内压增高等有关。
2. 躯体移动障碍　与脑组织缺血或脑出血等有关。
3. 有皮肤完整性受损的危险　与肢体瘫痪、长期卧床有关。
4. 自理能力缺陷　与神经功能障碍有关。
5. 潜在并发症　颅内压增高、脑疝、颅内出血、感染、中枢性高热、癫痫发作等。

（七）护理措施

1. 病情监测与护理

（1）体温：体温是影响脑卒中病人预后的主要因素之一。病人入院48小时内，至少每4小时监测1次体温。对＞38℃的病人给予药物治疗和/或物理降温。

（2）脉搏与心率：60%的急性脑卒中病人常合并心律失常，且多发生在距脑卒中发病3～5日或发病≤7日。入院24小时内进行心电图检查，评估心率及心律；对于重症或接受血管内治疗者需持续心电监护；脑卒中合并心房颤动者，测量脉搏时首选桡动脉，宜双人同时测量脉搏与心率。

（3）呼吸：脑卒中病人伴有不同平面的脑结构损害，可产生不同类型的呼吸节律异常。根据病人不同气道功能障碍情况选择合适的改善通气方式，以保持气道通畅。如改变体位、口咽通气管、气道正压通气、气道支持（气管插管或切开）及辅助呼吸等。血氧饱和度＞94%合并低氧血症者应吸氧。

（4）血压：入院后首次测血压时需监测双侧肢体血压值，当压差＞10mmHg，在密切监测血压的同时需监测心率的变化；血压偏低或血压波动较大者定时手动测量；急性偏瘫者避免用屈膝仰卧位测量下肢血压。

（5）瞳孔与意识障碍：采用GCS评分评估病人病情危重程度，通过图片参照法或使用测量仪动态进行瞳孔大小的观察，尤其是进展性脑卒中病人，以及时评估病情、分析预后，选择最佳手术时机。

（6）颅内压：颅内压＞270mmH$_2$O为降颅压的干预界值。可将床头抬高30°，使用20%甘露醇静脉滴注，对有甘露醇抵抗的病人可选择5%高渗盐水。

（7）压力性损伤：应用布雷登（Braden）压疮危险因素预测量表对病人进行压力性损伤风险评估，正确给予预防压力性损伤体位的摆放，尤其是偏瘫病人。积极治疗原发病、增加营养、早期进行康复训练等措施。

2. 临床症状护理

（1）吞咽困难：脑卒中后最常见的并发症。入院24小时内进食或饮水前应常规进行吞咽困难筛查。根据病人吞咽功能、营养状态选择不同的进食途径（持续置管注食、间歇置管注食、治疗性经口进食），并给予相应的护理，如食物的选择和调配、误吸防护、口腔清洁、健康教育等。

（2）语言障碍：70%左右的脑卒中病人都伴有一定程度的语言障碍。早期可针对病人听、说、读、写、复述等障碍给予相应的简单指令训练、口颜面肌肉发音模仿训练、复述训练，口语理解严重障碍者可以试用文字阅读、书写或交流板进行交流。

（3）运动与感觉障碍：当病人生命体征平稳，神经系统症状不再进展后，应尽早开始康复治疗，偏瘫者按照良肢位进行体位摆放；训练强度应考虑病人的体力、耐力和心肺功能情况。

（4）认知障碍：由专业人员进行认知障碍测试，并制订个体化的训练计划。

（5）排泄障碍：各种脑卒中相关性损害可引起膀胱和/或直肠功能障碍。对尿失禁病人可使用防泄漏辅助器具，如集尿器、纸尿裤等；对于短期或长期导尿者，嘱多饮水、多排尿，加强外阴部护理，不宜常规预防性应用抗生素。

（6）心理护理：主动与病人进行沟通，了解心理状态，及时解决病人遇到的困难，建立信任感。根据病人及其家属的接受能力与文化程度，详细讲解有关脑卒中疾病的知识，康复过程中需要注意的事项，以对疾病产生正确的认识。

（八）预防

1. 生活方式管理

（1）饮食：膳食种类多样化，多食用全谷、豆类、薯类、水果、蔬菜和低脂奶制品，减少摄入饱和脂肪酸和反式脂肪酸，食盐摄入量≤6g/d，有心脑血管疾病危险因素者应控制每日胆固醇摄入量，戒烟限酒。

（2）运动、减重：每周至少进行持续40分钟中等或以上强度的有氧运动3～4次，减少久坐行为。每年至少进行一次BMI筛查，以确定超重与肥胖成年人，以便早期进行体重干预。

2. 血压管理

（1）筛查：采用正确的测量方法监测血压，筛查人群中的高血压病人并给予恰当的治疗和随诊。

（2）控制血压：高血压是脑卒中的主要危险因素。既往未接受降压治疗的缺血性脑卒中病人，发病数天后如收缩压≥140mmHg或舒张压≥90mmHg，应启动降压治疗；急性缺血性脑卒中病人血管再通后，血压控制低于基础血压20～30mmHg，但不应低于90/60mmHg；糖尿病合并高血压者应严格控制血压在140/90mmHg以下；降压药种类和剂量的选择以及降压目标值应个体化，做好用药宣教。

（3）血糖管理：伴有其他脑卒中危险因素的成年糖尿病病人，在严格控制血糖和血压的基础上，联合他汀类药物可有效降低首发脑卒中风险；空腹血糖超过10mmol/L遵医嘱给予胰岛素降血糖治疗。加强血糖监测，将高血糖病人空腹血糖控制在7.8～10.0mmol/L。

（4）血脂管理：血脂异常是缺血性脑卒中/短暂脑缺血发作的主要危险因素。20～40岁成年人至少每5年检测1次血脂；40岁以上男性和绝经期女性每年监测血脂；脑血管病高危人群每6个月监测血脂。

 知识拓展　●●●

重症动脉瘤性蛛网膜下腔出血病人的血压管理

动脉瘤性蛛网膜下腔出血是常见的神经外科危重病，致死及致残率高，再出血的预防对预后影响非常重要。对未经安全处理的破裂颅内动脉瘤病人，收缩压＞160mmHg是再出血的危险因素之一，与收缩压≤160mmHg相比，再出血的风险可增加近3倍。在颅内动脉瘤处理后，再出血已不是主要临床干预目标，而脑水肿、颅内压增高及脑血管痉挛则为主要的临床问题，血压管理以保持脑组织灌注、防止缺血性损伤为目标。遵循个体化原则，同时参考病人的基础血压、脑灌注监测以及重要脏器功能等综合指标，确定具体的血压控制目标，避免低血压造成的脑缺血。

资料来源：中国医师协会神经外科医师分会神经重症专家委员会，中华医学会神经外科学分会脑血管病学组，中国医师协会神经介入专业委员会，等.重症动脉瘤性蛛网膜下腔出血管理专家共识（2023）[J].中国脑血管病杂志，2023，20（2）：126-144.

本章小结

1. 病人，男，48岁。因"左眼视物模糊，检查发现鞍区占位半年余"入院。医疗诊断为垂体腺瘤。病人入院后在全麻插管下行经鼻蝶窦垂体瘤切除术，术后安全返回病房。病人神志清楚，双侧瞳孔等大等圆，对光反射存在，双鼻腔由凡士林纱布填塞，有少量淡血性液体流出。体格检查：T 36.9 ℃，P 72次/分，R 17次/分，BP 122/74mmHg。

请问：

（1）病人目前的评估及观察要点有哪些？

（2）病人目前的护理诊断/问题有哪些？

（3）该病人术后可能发生哪些并发症？如何预防其发生？

2. 病人，男，36岁。情绪剧烈波动后出现剧烈头痛、伴恶心、呕吐，呕吐物为胃内容物。体格检查：神志清楚，对答切题，T 36.9℃，P 76次/分，R 20次/分，BP 185/110mmHg，右侧瞳孔直径7mm，对光反射消失，左侧瞳孔直径为4mm，对光反射存在。颈项强直，克氏征（＋）。腰椎穿刺引流出血性脑脊液，颅内压增高。初步诊断：颅内动脉瘤、蛛网膜下腔出血。

请问：

（1）此病的诱因有哪些？

（2）为进一步明确诊断需要做什么检查？

（3）护理诊断及护理措施有哪些？

更多练习

（曾芬莲）

第十六章 颈部疾病病人的护理

教学课件

学习目标

1. 素质目标

具有关心甲状腺癌病人心理及理解甲状腺功能亢进症病人情绪变化的态度和行为。

2. 知识目标

（1）掌握：甲状腺癌、甲状腺功能亢进症临床表现、治疗原则以及围手术期护理。

（2）熟悉：甲状腺切除术后并发症的常见原因。

（3）了解：甲状腺癌、甲状腺功能亢进症的分类及辅助检查。

3. 能力目标

能运用护理程序对甲状腺癌病人实施整体护理。

案例

【案例导入】

　　病人，女，31岁。因体检发现甲状腺右叶结节1月余入院。病人既往体健，甲状腺彩超示甲状腺右侧叶低回声结节，拟行右侧甲状腺全切加中央淋巴结清扫术。查体：颈软，气管居中，甲状腺右叶可触及2cm×2cm肿块，质尚韧，表面光滑，边界清楚，可随吞咽上下活动，左叶未触及明显肿块，颈前未触及肿大淋巴结。T 36.3℃，P 84次/分，R 18次/分，BP 124/66mmHg。

【请思考】

　　如何对该病人落实整体护理？

【案例分析】

第一节　概　　述

颈部肿块可以是颈部或非颈部疾病的共同表现。颈部肿块常见于良性或恶性肿瘤、炎性病变、先天性疾病。

一、病因

1. 颈部淋巴结结核　多见于儿童和青年，常在人体抵抗力低下时发病。结核分枝杆菌大多经扁桃体或龋齿侵入颈部淋巴结，少数病人继发于肺和支气管的结核病变。

2. 炎症　急、慢性淋巴结炎，软组织化脓性感染等。

3. 肿瘤　甲状腺腺瘤、血管瘤等良性肿瘤，甲状腺癌、恶性淋巴瘤等恶性肿瘤及原发病灶在呼吸道、胃肠道、生殖系统的转移性肿瘤。

4. 先天畸形　常见于甲状腺舌管囊肿或瘘、颏下皮样囊肿等。

二、临床表现

1. 颈部淋巴结结核　颈部单侧或双侧出现多个大小不等的肿大淋巴结，以单侧多见，约90%病人只累及一组淋巴结。在颈淋巴结结核早期，肿大的淋巴结较硬，无疼痛，能活动，随后可融合成团或形成串珠状结节性肿块；晚期淋巴结发生干酪样坏死、液化，形成寒性脓肿，甚至破溃形成经久不愈的窦道或慢性溃疡。少数病人可伴低热、盗汗、食欲缺乏和消瘦等全身症状。

2. 慢性淋巴结炎　多为继发于头、面和颈部的炎性病灶。肿大的淋巴结常分散于颈侧区、颌下或颏下区，略硬但表面光滑、能活动，可有轻度压痛或不适。在寻找原发病灶时，应特别注意肿大淋巴结的淋巴接纳区域。

3. 颈部原发性恶性肿瘤　其共同临床特点是肿块生长迅速，常向周围组织侵犯，可出现局部疼痛，肿块触之质硬，不活动或活动受限，可有压痛，并可出现远处转移。

4. 颈部转移性恶性肿瘤　以鼻咽癌和甲状腺癌转移最为多见。少数来自胸、腹及盆腔等处的肿瘤，极少数原发部位不明。肿瘤转移性淋巴结坚硬，初期可推动，随病情进展可迅速增大，伴局部或放射性疼痛，晚期肿块可发生坏死、破溃、感染和出血，分泌物带有恶臭。

三、辅助检查

1. 实验室检查　血常规及肿瘤标志物测定有助于区别恶性肿瘤与炎性肿块。

2. 影像学检查　B超检查、X线检查、CT或MRI检查有助于转移性肿瘤的诊断。PET-CT有助于寻找原发灶。

3. 内镜检查　利用鼻内镜、纤维喉镜、纤维支气管镜、纤维食管镜、纤维胃镜、纤维结肠镜或电子喉镜等，对相应部位进行仔细检查，以发现隐匿的微小病灶。

4. 病理检查　如细针抽吸细胞学检查无结果，应进行肿块手术活检。

四、处理原则

1. 颈部淋巴结结核 包括全身治疗和局部治疗。全身治疗包括加强休息和营养、抗结核药治疗等综合措施。局部治疗对少数较大且能推动的淋巴结，在药物治疗同时可以行手术切除；对尚未破溃的寒性脓肿病人，可穿刺抽脓，再注入抗结核药；继发化脓性感染的寒性脓肿，先切开引流，待感染控制后，必要时再行刮除术；无继发感染的窦道或溃疡，行刮除术，并开放引流。

2. 慢性淋巴结炎 本身无须治疗，检查时应注意寻找原感染灶。一般原发灶的感染控制后，肿大的淋巴结多自行消退；对长期淋巴结肿大者，必要时可切除肿大的淋巴结，并做病理学检查，以排除结核、肿瘤等病变。

3. 颈部转移性恶性肿瘤 主要是治疗原发灶。根据原发灶的不同，采取不同的治疗措施。肿瘤晚期手术难以切除或病人一般情况差不能耐受手术时，可采用放疗或化疗。

4. 淋巴瘤 采用化疗或化疗加放疗的联合治疗模式。根据淋巴瘤类型不同，治疗原则、治疗方案和疗程也不同。目前，通过化疗或化疗联合放疗，大部分淋巴瘤有希望得到治愈或实现长期生存。

五、护理措施

1. 术前/术后护理 术前护理如术前准备、饮食指导及术后适应性训练等，术后护理如体位、引流、饮食、呼吸道护理和并发症护理等，参见本章第二节单纯性甲状腺肿的护理。

2. 健康教育 教会病人自行检查颈部的方法。若发现结节、肿块及时就诊，定期复查。

第二节 甲状腺疾病

一、单纯性甲状腺肿

单纯性甲状腺肿（simple goiter）又称地方性甲状腺肿，是机体缺碘、存在致甲状腺肿物质或甲状腺素合成酶缺陷所致的代偿性甲状腺肿大，不伴有明显的甲状腺功能亢进症（甲亢）或减退症。

（一）病因

1. 甲状腺素原料缺乏。
2. 甲状腺素需要量增加，常见于青春发育期、妊娠期或绝经期妇女，是一种生理现象。
3. 甲状腺素合成及分泌功能障碍。

（二）临床表现

1. 甲状腺肿大或颈部肿块 女性多见，一般无全身症状。甲状腺不同程度肿大，随吞咽上下活动。早期，甲状腺呈对称、弥漫性肿大，腺体表面光滑，质地柔软。随后，在肿大腺体的一侧或两侧可扪及多个结节，常年存在，增长缓慢。结节性甲状腺肿可继发甲亢，也可发生恶变。

2. 压迫症状　甲状腺不同程度的肿大和肿大结节对周围器官引起的压迫症状是本病的主要临床表现。压迫喉返神经时声音嘶哑、压迫食管时吞咽困难、压迫气管时呼吸困难等。病程久、体积巨大的甲状腺肿，可下垂致颈下胸骨前方。也可向胸骨后延伸生长形成胸骨后甲状腺肿，压迫气管和食管、颈深部大静脉等引起压迫症状。

（三）辅助检查

1. 影像学检查　首选超声检查。

2. 甲状腺摄^{131}I率测定　缺碘性甲状腺肿可出现摄碘量增高。单纯性甲状腺肿和甲亢病人均有甲状腺摄^{131}I率增加，但单纯性甲状腺肿病人给予外源性甲状腺激素后，甲状腺摄^{131}I率明显下降，即抑制试验阳性；而甲亢病人抑制试验阴性。

3. 细针穿刺细胞学检查　可以判断肿块性质。

（四）治疗原则

1. 非手术治疗　生理性甲状腺肿的病人可不予药物治疗，宜多食含碘丰富的食物，如海带、紫菜等。小于20岁的弥漫性单纯性甲状腺肿病人应使用小剂量甲状腺素抑制腺垂体促甲状腺激素（thyroid-stimulating hormone，TSH）分泌，不宜手术。

2. 手术治疗　手术方式多采用甲状腺次全切除术，适用于：①压迫气管、食管或喉返神经而引起临床症状者。②胸骨后甲状腺肿。③巨大甲状腺肿影响生活和工作者。④结节性甲状腺肿继发功能亢进者。⑤结节性甲状腺肿疑有恶变者。

（五）护理诊断/问题

1. 焦虑　与颈部肿块/结节性质不明，担心手术预后有关。

2. 知识缺乏　与缺乏疾病饮食、用药相关知识有关。

3. 潜在并发症　呼吸困难/窒息、喉返神经损伤、喉上神经损伤、甲状旁腺功能减退症等。

（六）护理措施

1. 非手术治疗/术前护理

（1）一般护理：嘱病人劳逸结合，适当休息。告知碘缺乏病人遵医嘱准确、长期补充碘剂，注意避免过多食用卷心菜、花生、菠菜等抑制甲状腺激素合成的食物，并注意观察药效和不良反应，给予心理支持。

（2）病情观察：观察病人甲状腺肿大的程度、质地、有无结节及压痛，以及有无局部压迫表现。

（3）术前适应性训练：指导病人术前进行头颈过伸位练习，以利于术中手术视野的暴露，减少术后因术中体位改变引发的头痛。训练时长、次数以病人能够耐受的最大限度为宜。

（4）饮食指导：给予高蛋白、高热量、高维生素饮食，保证营养，术前12小时禁食，术前4小时禁水。

（5）呼吸道管理：术前1～2周禁烟酒，预防上呼吸道感染，对于有严重咳嗽咳痰的病人遵医嘱使用镇咳与祛痰药，待症状控制稳定后再进行手术。

（6）心理护理：向病人及家属解释手术方式、预后，指导病人正确认识疾病，保持情绪稳定，积极配合治疗，对于术前睡眠不佳病人可遵医嘱使用镇静药。

2. 术后护理

（1）体位与活动：术后取去枕平卧位，密切观察病情变化，待生命体征平稳后，逐渐取半卧位，以利于积液引流。指导病人颈部制动，病情允许时，鼓励病人早期下床活动。

（2）引流管护理：落实管道护理，妥善固定引流管，明确标识，保持引流管通畅，密切观察引流液的颜色、性质和量，如有异常，需及时通知处理。

（3）饮食护理：术后如无恶心、呕吐，可进温凉流质饮食，避免过烫食物，以防出血。进食前先饮水，确认无呛咳后方可进食。

（4）并发症护理

1）呼吸困难和窒息

常见原因：切口出血/血肿压迫气管、手术创伤或者气管插管引起的喉水肿、气管塌陷、双侧喉返神经损伤等。

临床表现：为术后最危急并发症，多发生在术后48小时内。病人常表现为呼吸费力、出现三凹征，手指咽喉部，面色惊恐，严重者甚至窒息死亡。

护理措施：①术后密切监测病人生命体征变化，床旁常备气管切开包、吸氧、吸痰装置，做好随时抢救准备。②密切观察切口情况、观察颈部有无肿胀，观察记录引流液的颜色、性质和量。对于引流通畅，出血速度较慢，颈部轻度肿胀且无明显不适的病人，可予以局部加压等保守治疗。如若病人颈部肿胀明显伴明显的呼吸困难，协助医师做好血肿清除的准备，必要时行床旁气管切开术。③术后进温凉流质饮食，以免加重伤口渗血。④对于轻度喉水肿病人如无明显不适可密切观察暂不处理。中度喉水肿病人应噤声，遵医嘱予激素治疗，严重者应立即进行气管切开。

2）喉返神经损伤

常见原因：多由术中损伤或术后血肿压迫导致。

临床表现：一侧喉返神经损伤表现为声音嘶哑，不能恢复原音色；双侧喉返神经损伤可导致失声或呼吸困难，甚至窒息。

护理措施：术中牵拉以及血肿压迫所致损伤多为暂时性，配合理疗等常在术后3～6月恢复，一侧永久性损伤可由对侧代偿，一般6个月内发音好转；双侧损伤会导致两侧声带麻痹，出现呼吸困难，必要时需气管切开。

3）喉上神经损伤

常见原因：多由术中损伤或术后血肿压迫喉上神经内外支所致。

临床表现：如损伤外支（运动），可使环甲肌瘫痪，导致音调降低；损伤内支（感觉），可使咽喉黏膜感觉丧失，易引起误咽或呛咳。

护理措施：①对于喉上神经外支损伤的病人，可采用理疗等及时处理。②对于喉上神经内支损伤的病人，需要评估其吞咽功能，视病人情况制定吞咽功能训练计划。

4）甲状旁腺功能减退症

常见原因：多因甲状旁腺被误切、损伤导致。

临床表现：症状轻微者主要表现为唇面部、手足有针刺感、麻木感，一般2～3周后症状可自行消失，严重者可出现手足抽搐，喉、膈肌痉挛，如若未及时处理可引发窒息导致病人死亡。

护理措施：①宜进食豆制品、绿叶菠菜等高钙低磷食物，避免高磷食物，如瘦肉、蛋黄乳制品、鱼类等。②症状轻者可口服钙剂、维生素D_2或D_3、二氢速固醇等。③当发生严重低血钙或手足抽搐时，立即遵医嘱予10%葡萄糖酸钙10～20ml缓慢静脉推注，推注不宜过快，如若出现外渗应立即停止推注，并做局部处理，防止发生皮肤坏死。④定期监测血钙浓度，以调节用药剂量。

二、甲状腺功能亢进症

甲状腺功能亢进症（hyperthyroidism）简称甲亢，是指由多种因素导致的甲状腺腺体本身产生甲状腺激素过多而引起的甲状腺毒症。

（一）分类

1. 原发性甲亢　又称"突眼性甲状腺肿"，最为常见，约占所有甲亢病人的85%。
2. 继发性甲亢　较少见，年龄多在40岁以上。
3. 高功能腺瘤　少见，放射性碘扫描显示结节的聚碘量增加，呈现"热结节"。

（二）临床表现

1. 甲状腺素分泌过多综合征　表现为怕热多汗、食欲亢进、体重减轻、失眠、易激惹、心悸、脉压增大等。其中脉率增快及脉压增大常作为判断病情严重程度及治疗效果评价的重要指标。

2. 甲状腺肿大　呈弥漫性、对称性肿大，无压痛。甲状腺扪诊可触及震颤，听诊时可闻及血管杂音。

3. 眼征　可分为单纯性突眼（与甲亢时交感神经兴奋性增高有关）和浸润性突眼（与框后组织的自身免疫性炎症有关）。病人眼部可有异物感、胀痛、畏光流泪、复视、视力下降等表现。典型者双侧眼球突出、睑裂增宽。严重者上下睑难以闭合，甚至不能盖住角膜；瞬目减少；下视时下睑不能随眼球下闭；上视时无额纹出现；两眼内聚能力差，甚至伴眼睑肿胀、结膜充血水肿等。

4. 甲状腺危象　发病原因可能与血液循环中甲状腺激素水平增高有关。常见诱因有感染、手术、放射性碘治疗、严重躯体和精神的创伤、口服过量甲状腺激素（thyroid hormone，TH）制剂、心肌梗死、术中挤压甲状腺等。临床表现为原有甲亢症状加重，并出现高热（体温＞39℃），心动过速（＞140次/分），常伴有心房颤动或扑动、烦躁不安、大汗、呼吸急促、呕吐腹泻等，严重者可导致心力衰竭、休克、昏迷，甲状腺危象时白细胞总数及中性粒细胞计数升高，血三碘甲状腺原氨酸（triiodothyronine，T_3）、甲状腺素（thyroxine，T_4）升高。

（三）辅助检查

1. 基础代谢率测定　计算公式为：基础代谢率（%）＝（脉压＋脉率）-111。正常值为基础代谢率±10%，基础代谢率＋20%～＋30%为轻度甲亢，基础代谢率＋30%～＋60%为中度甲亢，基础代谢率＋60%以上为重度甲亢。须在清晨、空腹和静卧时测定。

2. **实验室检查**　血清TSH测定是国际上公认的诊断甲亢首选指标，可作为单一指标进行甲亢筛查。

3. **甲状腺^{131}I率测定**　若2小时内甲状腺^{131}I超过25%，或者24内超过50%，且吸收^{131}I高峰提前出现，则表示有甲亢，但不反映甲亢的严重程度。

（四）治疗原则

1. **非手术治疗**　包括放射性^{131}I治疗、抗甲状腺药、碘剂及β受体阻断药治疗。

（1）放射性^{131}I：是治疗成人甲亢的主要治疗方法之一，目的是消除甲亢状态，可以使甲状腺功能恢复正常或发生甲减，但妊娠期和哺乳期病人禁用。^{131}I治疗前1～2周内应避免进食富碘食物和药物。在治疗时使用计算剂量法或固定剂量法来确定^{131}I治疗的剂量。治疗后短期内可出现乏力、心悸、食欲缺乏、皮肤瘙痒、甲状腺肿胀、颈部疼痛等症状，建议观察并对症处理。^{131}I治疗1～3个月后复查，治疗3个月后如症状和体征无明显缓解或治疗无效，或治疗6个月后症状和体征未完全缓解的病人，可再次行^{131}I治疗。

（2）抗甲状腺药：常用的有硫脲类和咪唑类两类：硫脲类包括甲硫氧嘧啶和丙硫氧嘧啶（propylthiouracil，PTU），咪唑类包括甲巯咪唑和卡比马唑。我国普遍使用丙硫氧嘧啶和甲巯咪唑，因为丙硫氧嘧啶的肝毒性大于甲巯咪唑，倾向优先选择甲巯咪唑，但丙硫氧嘧啶胎盘通过率较低，且可较快抑制T_4转变为T_3，所以有两种情况优先选择丙硫氧嘧啶，即妊娠期T_1期甲亢、甲状腺危象。病人在用药期间应严格遵循医嘱，不可自行减药或停药，以免造成甲亢复发。

（3）碘剂：复方碘化钾溶液口服，3次/天，从3滴/次开始，逐日每次增加1滴，至16滴止，然后维持此剂量。服药2～3周后甲亢症状得到基本控制，表现为病人情绪稳定，睡眠好转，体重增加，脉率稳定在90次/分以下，脉压恢复正常，基础代谢率＋20%以下，便可进行手术。碘剂可以抑制甲状腺素的释放，但不能抑制甲状腺素的合成，一旦停服将使甲亢症状重新出现甚至加重。因此，不准备施行手术治疗的甲亢病人不宜服用碘剂。

（4）β受体阻断药：代表药物有普萘洛尔，它能控制甲亢症状，且用药后不引起腺体充血，有利于手术操作。哮喘和心动过缓的病人禁用。

2. **手术治疗**　甲状腺全切或大部切除是治疗甲亢的有效疗法，适用于：①继发性甲亢或高功能腺瘤。②中度以上的原发性甲亢。③腺体较大，伴有压迫症状或胸骨后甲状腺肿。④抗甲状腺药物或^{131}I治疗后复发者或坚持长期用药有困难者。⑤妊娠早、中期的甲亢病人具有上述指征者。禁用于：①青少年病人。②症状较轻者。③老年病人或具有严重器质性疾病不能耐受手术治疗者。

（五）护理诊断/问题

1. **营养失调：低于机体需要量**　与代谢率增高导致机体需求大于营养摄入有关。

2. **活动无耐力**　与蛋白质分解、甲亢性心肌病、肌无力有关。

3. **应对无效**　与性格及情绪改变有关。

4. **体像紊乱**　与甲状腺肿大及突眼有关。

5. 潜在并发症 呼吸困难/窒息、甲状腺危象、喉返神经损伤、喉上神经损伤、甲状旁腺功能减退症、手足抽搐等。

（六）护理措施

1. 非手术治疗/术前护理

（1）一般护理：保持环境安静，病情轻者可下床活动，以不感到疲劳为宜。给予高蛋白、高热量、高维生素饮食，保证营养以纠正过度消耗，忌食含碘高的食物，如海带、海鱼等。另外，如进行甲状腺摄 ^{131}I 率检查或 ^{131}I 治疗前需禁碘。

（2）术前准备：指导病人术前进行头颈过伸位练习；术前给药降低基础代谢率，减轻甲状腺肿大及充血。通常先用PTU，待甲亢症状基本控制后停服，改服 1 ～ 2 周碘剂再进行手术。

2. 术后护理

（1）常规护理：体位、引流、饮食、呼吸道护理和并发症护理等，参见本章第一节单纯性甲状腺肿的护理。

（2）特殊护理

1）突眼：指导病人抬高头部以使眶内液回流减少，减轻球后水肿。睡眠时涂抗生素眼膏，用无菌生理盐水覆盖双眼，防治结膜炎和角膜炎；白天佩戴有色眼镜或眼罩，防止光线、灰尘等刺激；遵医嘱使用眼药水保持眼镜湿润。

2）甲状腺危象：预防甲状腺危象的关键是在病人血清甲状腺水平和基础代谢率降至正常后再手术。护士应严密监测病人的生命体征变化，一旦出现甲状腺危象，应采取以下措施。①嘱咐病人绝对卧床休息，呼吸困难时取半坐卧位，立即给氧，迅速建立静脉通路。②及时准确按医嘱用药：首选PTU以抑制TH合成，服用PTU后 1 ～ 2 小时再加用复方碘口服溶液，可以抑制 T_3 与细胞受体结合；使用糖皮质激素拮抗应激反应；使用肾上腺素受体阻断药降低周围组织对甲状腺素的反应。③对症处理：心力衰竭病人使用洋地黄类药物增加心肌收缩力；高热病人予冰敷、温水拭浴等；躁动病人予以床栏保护，必要时使用镇静药；昏迷病人加强皮肤、口腔护理，防止压力性损伤、肺炎的发生。④告知病人及其家属引发甲状腺危象的诱因，防止甲状腺危象再次发生。

三、甲状腺腺瘤

甲状腺腺瘤（thyroid adenoma）是最常见的甲状腺良性肿瘤。按形态学可分为滤泡状腺瘤和乳头状囊腺瘤两种。滤泡状腺瘤多见，周围有完整的包膜；乳头状囊腺瘤少见，且不易与乳头状腺癌区分。本病多见于40岁以下的妇女，男、女发病率之比约为1：1.5。

（一）临床表现

腺瘤多为单发，呈圆形或椭圆形，表面光滑，稍硬，无压痛，边界清楚，可随吞咽上下移动，腺瘤生长缓慢，多数病人无不适症状。通常认为甲状腺腺瘤的恶变率为10%左右，腺瘤增大迅速、质地变硬、不随吞咽移动、声音嘶哑、颈部淋巴结肿大等现象是腺瘤恶变的征兆，应及时诊治。

（二）辅助检查

1. 超声检查　可发现甲状腺肿块。

2. 放射性^{131}I或^{99m}Tc扫描　多呈温结节，伴囊内出血时可为冷结节或凉结节。

3. 组织学和细胞学检查　目前临床应用较多的是细针抽吸细胞学检查，其诊断正确率约为80%。

（三）处理原则

甲状腺腺瘤有诱发甲亢（20%）和恶变（10%）的可能，原则上应早期行患侧甲状腺大部或部分切除，切除标本应进行病理检查，以判定有无恶变，如有恶变需按甲状腺癌治疗。

（四）护理措施

术前护理如术前准备、饮食指导及术后适应性训练等，术后护理如体位、引流、饮食、呼吸道护理和并发症护理等，参见本章第一节单纯性甲状腺肿的护理。

四、甲状腺癌

甲状腺癌（thyroid cancer，TC）是最常见的内分泌肿瘤，近几十年来发病率呈快速上升趋势，是目前发病率增长最快的恶性肿瘤之一，其中女性发病率较高，占所有甲状腺癌病人的75%。甲状腺癌按组织形态学可分为：乳头状甲状腺癌（papillary thyroid cancer，PTC）、滤泡状甲状腺癌、甲状腺髓样癌以及甲状腺未分化癌，其中PTC占所有恶性甲状腺肿瘤的80%。

（一）病因

甲状腺癌的病因及危险因素较多，机制较为复杂，目前可能相关的危险因素如下。

1. 肥胖　肥胖是甲状腺癌的独立危险因素，肥胖伴随代谢异常可能增加甲状腺癌的风险。

2. 辐射　辐射暴露是甲状腺癌较明确的危险因素，但尚无明确证据显示成年人的辐射暴露会增加甲状腺癌的风险。

3. 碘　较低和较高的碘摄入量可能增加甲状腺癌的发生率。

4. 雌激素　在甲状腺中促进活性氧的生成，会导致DNA损伤的积累。

5. 其他因素　身高、年龄、吸烟、良性甲状腺肿瘤、饮酒及基因和遗传等。

（二）临床表现

1. 甲状腺肿块或结节　大多数甲状腺癌病人早期没有临床症状，通常在体检时通过甲状腺触诊和颈部超声检查而发现。晚期的甲状腺癌病人有局部肿块疼痛，可出现压迫症状，常可压迫气管、食管使气管、食管移位。髓样癌还可产生激素样活性物质，可使病人出现腹泻、心悸、面红、多汗、血钙降低等症状。

2. 局部侵犯症状　肿瘤侵犯喉返神经时可出现声音嘶哑；肿瘤压迫食管时可引起吞咽困难；压迫气管时，出现不同程度的呼吸衰竭；侵犯颈丛神经时可出现耳、枕、肩等处疼痛或其他症状；交感神经受压引起霍纳综合征（Horner Syndrome），主要表现为同侧上睑下垂、瞳孔缩小、眼球内陷、面部无汗等。

3. **远处转移症状**　部分病人可出现颈淋巴结转移及远处脏器转移。乳头状甲状腺癌颈部淋巴结转移发生较早，颈部淋巴结转移时常表现为颈部淋巴结肿大；滤泡状癌易发生远处转移，若转移至肺部时，可出现咯血、呼吸困难等症状；若转移至骨，则出现骨痛、骨质破坏等症状，间变/未分化癌两者均多见。

4. **伴随症状**　当甲状腺癌合并甲状腺功能异常时可出现相应的症状，如甲状腺功能亢进时出现激动、心悸、失眠等新陈代谢加快相关的症状；或甲状腺功能减退而表现为代谢减慢，出现畏寒、乏力、嗜睡、记忆力减退等症状。

（三）辅助检查

1. **实验室检查**

（1）甲状腺功能检查：其中促甲状腺激素（TSH）检测，是明确甲状腺功能的重要初筛试验。

（2）肿瘤标志物检测：包括甲状腺球蛋白（thyroglobulin，Tg）、降钙素。Tg是甲状腺产生的特异性蛋白，是判别病人是否存在肿瘤残留或复发的重要指标，可用于监测病人术后的复发和转移。血清降钙素测定有助于诊断髓样癌。

2. **影像学检查**

（1）超声检查：超声检查是甲状腺首选影像学检查方法，对于甲状腺癌的早期诊断具有特有的优势，但其对于微小隐匿病灶显示，仍有局限性。

（2）颈部X线摄片：可观察有无气管受压等情况。

（3）CT检查：可明确显示病变范围，胸部强化CT还可早期发现有无肺转移。

3. **病理检查**　细针穿刺细胞学诊断是目前最准确的评估甲状腺结节的方法，尤其对于超声怀疑恶性的甲状腺结节应列为常规术前检查手段。

（四）治疗原则

以外科手术治疗为主，根据病人情况辅以术后内分泌治疗、放射性核素治疗、放射治疗以及靶向治疗等。

1. **手术治疗**　手术治疗是各类甲状腺癌的基本治疗方式。如出现颈部淋巴结转移淋巴结侵犯颈内静脉、胸锁乳突肌、副神经等组织，应将受累组织一并切除或根据情况行根治性全颈淋巴结清除术。

2. **非手术治疗**

（1）放射性核素^{131}I治疗：是利用甲状腺癌细胞具有吸碘功能的特点，将放射性碘高度浓聚于肿瘤组织中，从而达到杀死癌细胞的目的。放射性核素^{131}I治疗主要应用于原发肿瘤手术无法彻底切除或出现远处转移无法手术切除的病人。治疗前应确保全甲状腺切除，并常规先行全身^{131}I扫描，确定肿瘤组织有吸碘功能才能进行。

（2）内分泌治疗：是临床上最常用的甲状腺癌的辅助治疗手段之一。通过抑制促甲状腺激素的分泌，纠正甲状腺功能减退，抑制垂体产生甲状腺激素，防止疾病的复发和转移。病人术后应坚持服用，进行长期抑制治疗。甲状腺全切除或近全切除者应终身服药，服药期间应遵医嘱定期监测甲状腺激素和促甲状腺激素水平。

（3）外照射治疗：是一种采用高能量的射线来杀死颈部或者癌灶转移部位的癌细胞的疗法。主要用于未分化型甲状腺癌。

（4）射频消融：目前主要应用于甲状腺良性结节病人，在甲状腺癌中主要用于甲状腺癌复发及术后淋巴结转移，拒绝二次手术或手术风险高不能耐受手术的病人。

（五）护理措施

术前护理如术前准备、饮食指导及术后适应性训练等，术后护理如体位、引流、饮食、呼吸道护理和并发症护理等，参见本章第一节单纯性甲状腺肿的护理。

 知识拓展 ●●●

经口腔镜甲状腺手术

目前经口腔镜甲状腺入路包括经口底辅助颈前切口入路、经口底－前庭联合入路、经口底单孔免充气入路、经口腔前庭单孔免充气入路、经口腔前庭三孔入路等。适用于如下情况。①甲状腺直径≤10cm。②甲状腺体积≤45ml。③甲状腺良性结节最大径≤40mm。④无淋巴转移的分化型甲状腺癌。⑤胸骨后甲状腺肿（Ⅰ度，位于主动脉弓以上）。⑥药物治疗无效或不能耐受药物不良反应的Ⅰ、Ⅱ度肿大的格雷夫斯（Graves）病。⑦病人有增生性瘢痕体质或较强美容需求的病人。经口腔入路甲状腺手术具有体表无瘢痕，创伤小等优点，存在广阔的应用前景。

资料来源：殷照才，陈剑平.经口入路腔镜甲状腺手术的发展现状［J］.中国微创外科杂志，2021，21（5）：442-445.

本章小结

思考题

病人，女，32岁，因体检发现甲状腺右叶结节1日入院，甲状腺彩超示TI-RADS 5类，倾向PTC，建议手术治疗。入院后行右侧甲状腺全切加中央淋巴结清扫术，现为术后第1日。

请问：

（1）该病人目前主要的护理诊断/问题是什么？

（2）针对以上护理诊断/问题，如何进行护理？

更多练习

（汤瑞金）

第十七章 乳房疾病病人的护理

教学课件

学习目标

1. 素质目标

具有对乳腺疾病病人的同理心，帮助她们重建自信，接纳自我，重返社会。

2. 知识目标

（1）掌握：乳腺癌病人的临床表现，术前、术后治疗原则，制订术后护理计划，实施护理。

（2）熟悉：乳腺癌术后病人并发症的发生情况，提供健康指导。

（3）了解：乳腺良性疾病的种类和主要临床表现。

3. 能力目标

能运用护理程序发现病人个性化的心理和生理问题，解决病人的痛苦，对乳腺疾病病人实施整体护理。

案例

【案例导入】

　　病人，女，55岁，1周前无意中在左乳发现一枚无痛性肿块，约鸡蛋黄大小，到医院就诊。彩超示左乳房低回声团，考虑BI-RADS 4c类。查体：双乳对称，双乳头平齐。于左侧乳腺1点钟方向距乳头3cm处可触及一肿物，大小5cm×4cm，质硬，界不清，活动性差，乳房自然下垂时肿物略显突出，皮肤酒窝征阴性，乳房皮肤无红肿及皮温改变。双侧腋窝及锁骨上下未触及肿大淋巴结。通过组织活检病理报告为：左乳浸润性癌。行左乳癌改良根治术。

【请思考】

　　术后如何对该病人进行整体护理以预防和减少并发症的发生？

【案例分析】

第一节　急性乳腺炎

急性乳腺炎（acute mastitis）是乳腺的急性化脓性感染，产后哺乳妇女多见，特别是初产妇，常发生在产后3～4周。其主要致病菌为金黄色葡萄球菌。

一、病因

1. 乳汁淤积　产妇未能及时哺乳或哺乳后没有排空乳房为主要原因。常与乳头凹陷或过小、乳汁过多、婴儿吸吮较少有关；乳管不通畅也可能影响乳汁排出，造成乳汁淤积。

2. 细菌入侵　婴儿吸吮不当和乳房护理不当引起乳头皲裂是细菌入侵感染的主要原因。婴儿牙齿萌出后，易造成乳头损伤；婴儿患有口腔炎或者含乳头入睡，易使细菌进入乳管，引起感染。

二、临床表现

1. 局部症状　患侧乳房胀痛，局部红、肿、热，有压痛性肿块。常伴患侧淋巴结肿大。形成脓肿后可触及波动感。

2. 全身症状　病人随炎症发展可伴有高热、寒战、心率增快。

三、辅助检查

1. 实验室检查　血常规可见白细胞计数及中性粒细胞比例升高。

2. 诊断性穿刺　抽出脓液可确定脓肿形成，脓液应做细菌培养及药物敏感试验。

四、治疗原则

（一）非手术治疗

1. 局部处理

（1）停止哺乳：患侧乳房停止哺乳并排空乳汁。

（2）局部对症处理：目的是促进炎症吸收，可以通过局部热敷、药物外敷或者局部理疗。外敷药可选择金黄散或鱼石脂软膏。局部皮肤水肿明显者，可选用25%硫酸镁溶液湿热敷。

2. 抗感染治疗

（1）早期、足量使用抗生素：常选择青霉素类抗生素，或根据细菌培养结果和药物敏感试验结果，选择用药。

（2）中药治疗：服用清热类中药，如野菊花、蒲公英等。

3. 退乳　感染严重者应终止乳汁分泌。一般选择药物如己烯雌酚1～2mg每日3次口服，或者苯甲酸雌二醇2mg每日1次肌内注射，也可选择中药炒麦芽水煎服，直至乳汁分泌停止。

（二）手术治疗

当局部脓肿形成时，需及时手术切开脓肿，并引流。

五、护理诊断/问题

1. 急性疼痛　与乳汁淤积和脓肿形成有关。
2. 体温过高　与乳腺感染炎症有关。
3. 焦虑　与担心婴儿喂养有关。
4. 知识缺乏　与缺乏正确哺乳方式和预防乳腺炎有关知识有关。

六、护理措施

（一）非手术治疗/术前护理

1. 缓解疼痛　患侧乳房暂停哺乳，定时吸净乳汁。局部热敷，药物外敷或理疗，以促进血液循环和炎症消散。

2. 控制体温和感染　高热病人给予物理降温或药物降温。感染病人尽早给予足量抗生素，观察病人生命体征。

3. 心理护理　安抚病人紧张情绪，给予讲解乳腺炎相关知识，鼓励家人多陪伴。

（二）术后护理

1. 常规护理　术后观察病人生命体征，给予病人半卧位，普食。

2. 专科护理

（1）切口护理：保持切口敷料清洁无渗出，松紧度适宜。按时换药。

（2）引流管护理：保持引流通畅，给予妥善固定。观察引流液的颜色性状和量。

3. 健康教育

（1）保持乳头清洁：每次哺乳前、哺乳后用温水清洗乳头，保持局部干燥和清洁。

（2）纠正乳头内陷：乳头内陷者，在妊娠期和哺乳期每日提拉乳头，矫正内陷。

（3）养成良好的哺乳习惯：每天定时哺乳，每次应吸净乳汁。不让婴儿含着乳头睡觉。无法排空时，要用正确手法按摩排空乳房或者使用吸奶器吸净乳汁。

（4）口腔护理：保持婴儿口腔卫生，及时治疗婴儿口腔炎。

（5）暂停哺乳：如果出现乳头、乳晕破损，应暂停哺乳，改用吸奶器吸出乳汁后喂养婴儿，待伤口愈合后，再行哺乳。

第二节　乳腺囊性增生病

乳腺囊性增生病（mastopathy）简称乳腺病，是乳腺组织的良性增生，可发生于腺管周围并伴有大小不等的囊肿形成；也可发生于腺管内，有不同程度的乳头状增生伴乳管囊性扩张；小叶实质者也可表现为乳管及腺泡上皮增生。是女性多发病，常见于中年妇女。

一、病因

本病与体内内分泌失调有关。当体内雌、孕激素比例失调，黄体素分泌减少、雌激素量增多时，会导致乳腺实质增生过度和复旧不全；另外女性激素受体的质和量在部分乳腺实质的异常导致乳房各部分的增生程度不同。

二、临床表现

1. 症状　主要症状是乳房胀痛，疼痛与月经周期有关，通常月经前疼痛加重，月经结束后减轻或消失，部分病人整个月经周期都有疼痛。

2. 体征　一侧或双侧乳腺弥漫性增厚，可局限于部分乳腺，多位于乳房外上象限，轻度触痛；乳房肿块也可分散于整个乳腺。少数病人可出现乳头溢液。

三、辅助检查

钼钯X线检查、乳腺超声检查或活组织病理检查等均有助于本病的诊断。

四、治疗原则

1. 非手术治疗　以定期观察和药物治疗为主。观察期间可结合中医中药调理；也可选用激素类和维生素类药物联合治疗。观察过程中对局部病灶有恶变可疑者，应切除并做快速病理。

2. 手术治疗　活组织病理检查证实有不典型上皮增生者，可结合其他因素决定手术治疗。

五、护理措施

1. 心理护理　解释疼痛发生的原因，消除病人的顾虑，保持心情舒畅。
2. 减轻疼痛　用宽松乳罩托起乳房。遵医嘱服用中药调理或其他对症药物。
3. 健康教育　指导病人乳房自我检查。每隔2～3个月到医院复诊，有对侧乳腺癌或乳腺癌家族史者要密切随访，以便发现异常，及时治疗。

第三节　乳房肿物

一、乳腺纤维腺瘤

乳房纤维腺瘤（fibroadenoma）是女性最常见的乳房良性肿瘤，以20～25岁卵巢功能旺盛的青年女性多见。

（一）病因

乳房纤维腺瘤主要是乳腺小叶内纤维细胞对雌激素的敏感性异常增高导致，可能的原因是乳腺小叶内纤维细胞所含雌激素受体的量或质出现异常。

（二）临床表现

病人常无明显自觉症状，多为偶然发现乳房肿块，单发，少数为多发，多位于乳房外上象限，乳房肿块质硬，手感似橡皮球，表面光滑，边界清楚，活动性良好，易于推动，增大缓慢。肿物与月经周期相关性不大。

（三）辅助检查

钼钯X线检查、乳腺超声检查或活组织病理检查等均有助于本病的诊断。

（四）治疗原则

乳腺纤维腺瘤发生癌变可能性很小，但有肉瘤变可能，手术切除是最有效的治疗方法，也可在超声引导下行麦默通乳腺微创切除术。切除的标本做病理检查以明确良恶性。由于妊娠可使纤维腺瘤增大，所以妊娠前后发生的纤维腺瘤一般应手术切除。

（五）护理措施

1. 心理护理　与病人建立信任的治疗关系，多了解关心病人术前、术后心理状况，告知病人疾病和手术相关的危险因素及注意事项，帮助病人及家属解除思想顾虑，鼓励病人树立战胜疾病的信心。

2. 伤口护理

（1）保持切口敷料完整清洁：注意观察敷料是否脱落。若敷料被浸湿时注意观察其颜色、性质、量等及时通知医师并做好记录。

（2）加强伤口观察：观察切口是否有渗血、红肿、感染、切口裂开。若有引流管应注意观察引流量、性状、颜色。

二、乳管内乳头状瘤

乳管内乳头状瘤（intraductal papilloma）是良性肿瘤，发生于乳管内，多见于经产妇，40～50岁多见。

（一）病因

本病的发生主要与雌激素异常刺激引起乳管内上皮增生有关。

（二）临床表现

一般无自觉症状，乳头溢液为主要表现，溢液多为血性，也可为暗棕色或黄色液体。肿块小不易触及，大一些的肿物可在乳晕区触及，质软，可推动。轻压肿块常可从乳头溢出血性液。

（三）辅助检查

乳腺导管造影可明确乳管内肿瘤的大小和部位。也可行乳管内镜检查。

（四）治疗原则

诊断明确者以手术治疗为主。单发的乳管内乳头状瘤可切除病变；若病人年龄大，乳管内上皮细胞增生活跃或间变者，可行单纯乳房切除术。

（五）护理措施

护理措施同乳腺纤维腺瘤。

三、乳腺癌

乳腺癌（breast cancer）是我国女性最常见的恶性肿瘤，发病率呈逐年上升趋势。

（一）病因

1. **激素影响** 乳腺是内分泌激素的靶器官，雌酮和雌二醇与乳腺癌的发生有直接关系，特别是雌酮的作用。

2. **遗传因素** 母亲和姐妹中有乳腺癌病史者，其患乳腺癌的概率比普通人群高 $2 \sim 3$ 倍。

3. **月经史婚育史** 初潮年龄早、绝经年龄晚、未婚、未育或初次足月产年龄较大者，发病风险增加。

4. **乳房良性疾病** 此观点尚有争论，多数认为乳腺小叶或上皮高度增生或不典型增生可能与乳腺癌发病有关。

5. **饮食影响** 高脂饮食和肥胖等可能会增加乳腺癌发病概率。

6. **生活方式** 与乳腺癌的发病之间具有一定的相关性。如北美、北欧等地区乳腺癌发病率约为亚洲、非洲、拉丁美洲等地区的4倍。

（二）分类

1. **按病理分型**

（1）非浸润性癌：包括导管内癌、小叶原位癌、乳头湿疹样癌；属于早期，预后好。

（2）早期浸润癌：包括早期浸润性导管癌和早期浸润性小叶癌，因属早期，预后较好。

（3）浸润性特殊癌：包括乳头状癌、髓样癌、小管癌、腺样囊性癌、黏液腺癌、大汗腺样癌、鳞状细胞癌；分化较高，预后尚可。

（4）浸润性非特殊癌：是乳腺癌中最常见的类型，包括浸润性导管癌、小叶癌、髓样癌、硬癌、腺癌、单纯癌等。一般分化低，预后较上述类型差。

（5）其他罕见癌：炎性乳腺癌、乳腺派杰氏病。

2. **按形态分类**

（1）炎性乳腺癌：多无局限性肿块，开始时比较局限，短期内扩展到乳房大部分皮肤，局部皮肤发红、水肿、增厚、粗糙、表面温度升高，类似乳腺炎，常累及对侧乳房。病程进展迅速，恶性度高，预后差，多于病后数月内死亡，多见于年轻女性。

（2）乳头湿疹样乳腺癌：又称乳腺佩吉特（Paget病），是乳头湿疹样病变的乳腺癌。初发乳头刺痒、灼疼，之后表现为乳头处呈慢性湿疹样改变，如发红、溃烂、潮湿、结痂，反复交替进行。局部有或无肿块。Paget病预后好，恶性程度低，病程进展慢，转移少见。

（3）普通型乳腺癌：以单发的无痛性乳腺肿块为常见症状。

（三）临床表现

1. 乳房肿块

（1）早期：病人常于洗澡时或无意中发现乳房出现无痛性、单发肿块。最常见于外上象限。肿块质硬，表面不光滑，边界不清，活动性差。

（2）晚期：病人可出现如下表现。①肿块固定：癌细胞侵入胸筋膜和胸肌时，肿块固定于胸壁，不易推动。②卫星结节、铠甲胸：癌细胞侵犯大片乳房皮肤时可出现多个坚硬小结节；若结节彼此融合成片致胸壁紧缩呈铠甲状，可能引起病人呼吸受限。③皮肤破溃：肿瘤撑破皮肤可形成溃疡，常伴有恶臭，易出血。

2. 乳房外形改变　乳腺外形可出现以下3种改变。

（1）酒窝征：若肿块侵袭乳房悬韧带（Cooper韧带），可使其缩短致乳房表面皮肤凹陷，出现"酒窝征"。

（2）橘皮征：若皮内和皮下淋巴管被癌细胞堵塞，引起淋巴回流障碍，可引起真皮水肿，皮肤呈"橘皮样"改变。

（3）乳头内陷：邻近乳头或乳晕区的癌肿因侵及乳管使之收缩，可将乳头牵向癌肿一侧，出现乳头扁平、回缩或凹陷。

3. 转移征象

（1）转移途径：包括局部浸润、淋巴转移和血行转移。

（2）转移症状：具体如下。①淋巴转移症状：最初多见于患侧腋窝淋巴结肿大。少数淋巴结肿大散在、无痛、质硬、可被推动，后逐渐增多并融合，与皮肤或深部组织黏连而固定。②血行转移症状：发生肺转移可出现胸痛、气促等；骨转移可出现局部骨痛甚至截瘫；肝转移可出现黄疸、肝大等。

（四）辅助检查

1. 影像学检查

（1）钼靶X线检查：是早期发现乳腺癌的有效方法，表现为密度增高的肿块影，边界不规则、分叶状、中心密度高，边缘毛刺状，钙化细小而密集。

（2）B超检查：用来鉴别囊性或实质性病灶。结合彩色多普勒超声检查观察血液供应情况，可提高其判断的敏感性。

（3）磁共振：软组织分辨率高，敏感性高于钼靶X线检查。

2. 活组织病理检查　组织学检查是确定肿块性质最可靠的方法。目前结合超声检查、钼靶X线检查、磁共振等进行立体定位，常用空芯针穿刺细胞学检查。

（五）临床分期

目前常采用国际抗癌协会建议的TNM分期法，根据T（原发癌瘤）、N（区域淋巴结）、M（远处转移）组合进行分期。

T_0：原发癌瘤未查出。

T_{is}：原位癌（非浸润性癌及未查到肿块的乳头湿疹样乳腺癌）。

T_1：癌瘤长径≤2cm。

T_2：癌瘤长径＞2cm，≤5cm。

T_3：癌瘤长径＞5cm。

T_4：癌瘤大小不计，但侵及皮肤或胸壁（肋骨、肋间肌、前锯肌），炎性乳腺癌属于此范畴。

N_0：同侧腋窝无肿大淋巴结。

N_1：同侧腋窝有肿大淋巴结，尚可推动。

N_2：同侧腋窝有肿大淋巴结彼此融合，或与周围组织黏连。

N_3：有同侧胸骨旁淋巴结转移，有同侧锁骨上淋巴结转移。

M_0：无远处转移。

M_1：有远处转移。

根据以上情况进行组合，将乳腺癌分为0～Ⅳ期。

0期：$T_{is}N_0M_0$

Ⅰ期：$T_1N_0M_0$

Ⅱ期：$T_{0-1}N_1M_0$，$T_2N_{0-1}M_0$，$T_3N_0M_0$

Ⅲ期：$T_{0-2}N_2M_0$，$T_3N_{1-2}M_0$，T_4任何NM_0，任何TN_3M_0

Ⅳ期：包括M_1的任何TN。

以上分期有助于进一步评估病变的发展程度、选择合理的治疗方法和判断预后。

（六）治疗原则

以手术治疗为主，辅以化学药物治疗、内分泌治疗、放射治疗和生物治疗等综合治疗。

1. **手术治疗**　手术治疗是乳腺癌主要的治疗方式，应结合病人的意愿，根据病理分型、疾病分期及辅助治疗的条件综合确定手术方式。常见的手术方式如下。

（1）乳腺癌根治术：即切除整个乳房、胸大肌、胸小肌、腋窝和锁骨下淋巴结。

（2）乳腺癌扩大根治术：在乳腺癌根治术的基础上切除胸廓内动、静脉及其周围淋巴结清扫。以上两种术式临床现已少用。

（3）乳腺癌改良根治术：保留胸大肌，切除胸小肌；或者胸大肌、胸小肌均保留的乳癌根治术，是目前临床常用术式。

（4）全乳房切除术：切除整个乳腺，包括腋尾部、胸大肌筋膜。适用于原位癌、微小癌、年迈体弱不宜行根治术者。

（5）保留乳房的乳腺癌切除术：完整切除乳房肿块及其肿块周围适量的正常乳腺组织，切片检查确保切缘无肿瘤残留。术后必须放疗辅助治疗。

（6）乳房重建术：部分病人会选择在乳房切除手术同时或者术后一年，进行乳房重建手术。乳房重建术手术方式包括：即刻乳房重建、延期乳房重建和延迟即刻乳房重建。

（7）其他：根据前哨淋巴结的病理结果可预测腋窝淋巴结是否有转移。而选择前哨淋巴结活检术和腋窝淋巴结清扫术。

2. **化学药物治疗**　乳腺癌是实体肿瘤中应用化疗药物治疗最有效的肿瘤之一。乳腺癌术后辅助化疗可以杀灭术后残留的肿瘤细胞；术前化疗，又称新辅助化疗，可以将无法手术的乳腺癌降期为可手术乳腺癌，将不可保乳的乳腺癌降期为可保乳的乳腺癌，同时获得体内药物敏感性的相关信息，指导后续治疗以改善病人预后。化学治疗常选择联合化疗方案，常见的化疗药物包括紫杉类和蒽环类药物等，应严格按照药品说明使用，注意药物的给药顺序、输注时间、剂量强度以及药物配伍禁忌。

3. 内分泌治疗 肿瘤细胞中含量高者，对内分泌治疗有效。因此，对手术切除标本除做病理检查外，还应测定雌激素受体和孕激素受体。肿瘤细胞中雌激素受体和或孕激素受体阳性者优先应用内分泌治疗，均为阴性者优先应用化学治疗。常用的药物有三苯氧胺及芳香化酶抑制剂。

（1）三苯氧胺：又称他莫昔芬，主要用于绝经前的妇女，可降低乳腺癌术后的复发率和转移率，治疗时间为5～10年。副作用有潮热、恶心、阴道干燥或分泌物多等。服药前需做子宫内膜超声检查，服药后3～6个月复查。

（2）芳香化酶抑制药：包括来曲唑、阿娜曲唑、依西美坦等，主要用于绝经后妇女，治疗时间为5年，其效果优于他莫昔芬。该药物常引起骨质疏松，关节疼痛，服药前需做骨密度检查，服药后需定期复查骨密度。

4. 放射治疗 是局部治疗的重要手段。单纯乳房切除术后可根据病人年龄、疾病分期等情况决定是否辅以放疗；保乳术后，放射治疗是治疗的重要组成部分；根治术后不做常规放疗，对复发高危病例，放疗可以降低复发率。

5. 生物治疗 又称分子靶向治疗，适用于人表皮生长因子受体2（HER2）受体阳性者。常选择曲妥珠单抗、帕妥珠单抗双靶联合治疗。对化疗药物治疗无效的乳腺癌病人，也有部分疗效。

 知识拓展

乳腺癌靶向治疗药物

乳腺癌病人中约20%～30%HER2阳性，该类型乳腺癌恶性程度高，侵袭性强，预后差。抗HER2靶向药物能有效降低这种类型乳腺癌病人复发和转移的风险，延长其生存率，改善预后。随着越来越多的新型靶向抗乳腺肿瘤药物陆续在国内上市，对医护人员临床操作技能有了更高的要求。要求医护人员能熟练掌握静脉输注药物的剂量、浓度、配制、贮藏、给药方法和用药的时间等操作流程，做到按时、准确给药。给药同时，医护人员还需要对病人进行药物健康宣教等。

资料来源：中国医药教育协会乳腺癌个案管理师分会.乳腺癌靶向药物静脉输注规范专家共识（2022版）［J］.中华医学杂志，2022，102（28）：2153-2160.

（七）护理诊断/问题

1. 恐惧 与癌症确诊与担心可能危及生命有关。

2. 体象障碍 与乳腺癌切除术造成乳房缺失和形成瘢痕有关。

3. 有组织完整性受损的危险 与放置引流管、患侧上肢淋巴液回流受阻及伤口感染有关。

4. 知识缺乏 与缺乏乳腺癌防治和护理知识及术后患侧上肢功能锻炼的相关知识有关。

5. 潜在并发症 气胸、皮下积液和上肢水肿等。

（八）护理措施

1. 术前护理

（1）心理护理：病人确诊后对疾病发展及预后有不确定感，担心手术失败和疾病恶化；手术后乳房缺失使病人形象受损，病人自我接纳需要时间，因此乳腺癌病人很容易产生焦虑、恐惧的心理。要积极倾听，了解病人心理变化，有针对性地介绍疾病相关知识及成功病例，帮助病人建立战胜疾病的信心。

（2）终止妊娠或停止哺乳：妊娠期及哺乳期发现乳腺癌的病人，应立即终止妊娠或停止哺乳，以减轻激素的作用。

（3）乳房局部准备：乳房皮肤破溃的病人，术前每日换药至创面好转。乳头凹陷者应清洁局部。对手术范围大、需要植皮的病人，除常规备皮外，同时做好供皮区的皮肤准备（如腹部或同侧大腿区）。

2. 术后护理

（1）密切观察病情变化：严密观察病人生命体征变化，观察切口敷料有无渗血、渗液，引流管引流情况；观察患侧上肢末梢血液循环情况：术后如出现手指发麻、皮肤发绀、皮温下降、动脉搏动不能扪及，提示腋窝部血管受压，应及时调整绷带的松紧度。若有皮瓣，注意观察皮瓣颜色及创面愈合情况，正常皮瓣的温度较健侧略低，颜色红润，并与胸壁紧贴；若皮瓣颜色暗红，则提示血液循环欠佳，有坏死的可能，应及时通知医师。

（2）有效包扎伤口：手术切口弹力绷带加压包扎，防止积液积气。包扎松紧度适宜，以不影响局部血运和呼吸为准。绷带加压包扎一般持续7～10日，告知病人包扎期间不可自行松解绷带。

（3）加强引流管护理：乳腺癌术后通常在患侧胸壁及腋下留置引流管，并连接负压装置，保持负压吸引，以及时排出术区皮下渗血渗液，促进皮瓣与胸壁、腋窝的紧密贴合，预防皮下积液和感染，促进切口愈合。

（4）减轻患侧上肢肿胀的护理：病人术后患侧上肢淋巴回流不畅，造成患肢肿胀。

1）保护患肢：密切观察患肢臂围；不可在患侧上肢测量血压、抽血、静脉输液或皮下注射等，避免患侧肢体提重物和受外伤。需要他人搀扶时只可扶健侧。穿衣时先穿患侧，再穿健侧。

2）促进患肢血液循环：指导病人按摩患肢，从指尖到上臂，环形向心性按摩；或进行握拳、屈、伸肘部运动，以促进淋巴回流。避免患侧上肢下垂过久；平卧位时患肢下垫枕抬高肢体10°～15°，肘关节轻度屈曲；半卧位时屈曲90°放于胸腹部；下床活动时用吊带托或用健侧手将患肢抬高于胸前。

（5）指导患侧上肢功能锻炼

1）术后24小时内：指导病人活动手指和腕部，可做伸指、握拳、屈腕等锻炼。

2）术后1～3日：进行患侧上肢肌肉的等长收缩，利用肌肉泵作用促进血液和淋巴回流；可用健侧上肢或在他人协作下进行患侧上肢的屈肘、伸臂等锻炼，逐渐过渡到肩关节的小范围前屈、后伸运动（前屈＜30°，后伸＜15°）。

3）术后4～7日：鼓励病人用患侧手洗脸、刷牙、进食等，并用患侧手触摸对侧肩部和同侧耳朵，进行锻炼。

4）术后1～2周：术后1周皮瓣基本愈合后，开始做肩关节活动，以肩部为中心，前后摆臂。术后10日左右，循序渐进地抬高患侧上肢，将患侧肘关节伸屈、手掌置于对侧肩部，直至患侧肘关节与肩平，练习梳头、爬墙等锻炼。指导病人做患肢功能锻炼时应根据病人的实际情况而定，一般以每日3～4次、每次20～30分钟为宜；循序渐进，逐渐增加锻炼内容。

3. 健康教育

（1）健康生活：保持好心情，加强营养，食用高蛋白、高维生素、高热量和低脂肪饮食。出院后继续功能锻炼，近期避免患侧上肢搬运或提拉过重物品。

（2）定期乳房自我检查：术后病人和20岁以上健康女性建议每月进行1次乳房自我检查。最佳检查时间是在月经周期第7～10日，或月经结束后2～3日，已经绝经的女性应选择每月固定日期。40岁以上女性或乳腺癌术后病人每年还应行钼靶X线检查。乳房自我检查方法具体如下。

1）视诊：站在镜前变换姿势，可将两臂自然垂于身体两侧、向前弯腰或两手上举高过头顶后，观察双侧乳房大小、外形和是否对称，乳房有无局限性隆起、凹陷、皮肤形态是否改变及乳头是否有回缩内陷等。

2）触诊：仰卧或站立时被查侧的手臂放于头下，使乳房暴露；对侧手指并拢环形触摸乳房，自乳房的外上象限开始，依次检查外上、外下、内下、内上象限，触摸时要给予一定压力。然后检查乳头、乳晕区，乳头有无溢血、溢液，最后查腋窝，注意有无淋巴结肿大，如发现异常及时就诊。

（3）避孕：术后5年内应避免妊娠，防止乳腺癌的复发。

（4）坚持治疗：指导病人坚持放疗、化疗和内分泌治疗，告知病人继续治疗的重要性，提高其遵医嘱行为。治疗期间，注意休息，加强营养，避免感染。放疗期间应注意保护皮肤，出现放射性皮炎时及时就诊。化疗期间定期检查血常规、肝功能、肾功能等。

 知识拓展

乳腺癌病人化疗期间留置植入式静脉输液港

在乳腺癌治疗领域，植入式静脉输液港改变了长期输注细胞毒性药物或高渗、黏稠性药物病人的护理模式，改善了乳腺癌病人生活质量。植入式静脉输液港包括胸壁输液港和手臂输液港。胸壁输液港其植入主要由外科医师在手术室或导管室按外科手术要求完成。手臂输液港主要由静脉治疗专科护士在专用的深静脉置管B超引导下操作，取得医师配合埋入注射座。手臂输液港多以贵要静脉、肱静脉、头静脉等作为入路植入导管，港座完全埋入手臂皮下。手臂港相比胸壁港可降低动脉误穿、气胸夹闭综合征等并发症。手臂港因置港部位隐蔽，不存在改变乳腺癌病人穿衣习惯、暴露植入港体部位等问题，病人感受相比胸壁港更佳。

资料来源：中华医学会外科学分会乳腺外科学组.中国乳腺癌中心静脉血管通路临床实践指南（2022版）[J].中国实用外科杂志，2022，42（2）：151-158.

本章小结

思考题

1. 病人，女，31岁。3周前顺产1名健康男婴，纯母乳喂养。1日前出现左乳胀痛，红肿，乳汁减少，因发热来院就诊。体格检查：T 38.9℃，P 88次/分，R 20次/分，BP 99/68mmHg。左乳压痛，左腋下可触及肿大淋巴结。诊断为急性乳腺炎。

请问：

（1）该病人出现急性乳腺炎的原因是什么？如何预防此病的发生？

（2）目前该病人主要的护理问题是什么？应采取哪些护理措施？

2. 病人，女，56岁。诊断为左侧乳腺癌，于全身麻醉下行左乳区段切除术，送检快速病理检查：左乳低分化导管内原位癌。术中行左乳全切并前哨淋巴结活检，术中生命体征平稳，术后左乳留置引流管，带镇痛泵返回病房。病人苏醒后，情绪低落，不愿意说话，左胳膊一直不敢动。

请问：

（1）目前该病人主要的护理问题是什么？应采取哪些护理措施？

（2）该如何指导病人行功能性锻炼？如出现患肢水肿，该如何护理？

更多练习

（袁 华）

第十八章　胸部损伤病人的护理

教学课件

学习目标

1. 素质目标

具有护理胸部损伤病人心理变化的综合素养。

2. 知识目标

（1）掌握：闭合性气胸、开放性气胸、张力性气胸的病因及临床表现；反常呼吸运动、连枷胸、纵隔扑动的概念。

（2）熟悉：胸腔闭式引流的原理、适应证和方法。

（3）了解：胸部损伤的治疗原则。

3. 能力目标

能运用护理程序对胸部损伤病人实施整体护理。

案例

【案例导入】

　　病人，男，42岁。以"胸外伤后，左侧胸痛伴呼吸困难5小时"为主诉入院。T 36.1℃，P 99次/分，R 24次/分，BP 119/79mmHg。病人表情痛苦，呼吸表浅，口唇轻度发绀，自诉左胸壁疼痛，咳嗽和深呼吸时加重。左侧胸壁触痛（＋），听诊左肺呼吸音减弱，右肺呼吸音清。胸部X线片示左侧肋骨骨折断裂线（第5、6、7肋），断端错位。诊断为多根多处肋骨骨折。

【请思考】

　　如何对该病人落实整体护理？

【案例分析】

第一节　概　述

胸部损伤（thoracic trauma）常因来自外界的伤害，如行车事故伤、挤压伤、跌倒摔伤和机械器械伤等引起的损伤，平时、战时均可发生。

一、分类和病因

1. **根据胸部损伤是否造成胸膜腔与外界相通分类**　可分为胸部闭合性损伤和肺部开放性损伤；胸部闭合性损伤是指损伤未造成胸膜腔与外界相通，多由暴力挤压、冲撞或钝器碰击等钝性伤导致。外力强烈冲击胸部可导致肺爆震伤。肺部开放性损伤是胸膜腔与外界直接相通的损伤，其常见原因包括利器、刀具、锥子等尖锐物体的刺入，或者在战争环境中，火器、弹片等穿透性武器造成的胸壁穿破。胸部和腹部内脏及膈肌同时受损伤称胸腹联合伤。

2. **根据胸部损伤暴力性质分类**　可分为穿透伤和钝性伤。胸部钝性伤多因撞击性、冲击性、减速性、挤压性暴力导致。胸部穿透伤多因火药兵器或锐器暴力致伤。

3. **根据胸部损伤危及生命的严重程度分类**

（1）快速致命性胸部损伤：如张力性气胸、气道梗阻、进行性或大量血胸和连枷胸、心脏压塞。

（2）潜在致命性胸部损伤：如心脏顿挫伤、肺挫伤、食管破裂、膈肌破裂。

 知识拓展　●●●

创伤性窒息

创伤性窒息是极其严重致命的胸部创伤后综合征。病人处在毫无思想准备的情况下，突然遭遇心理挫伤，心理承受能力差，极易导致心理危机，甚至可发生创伤后应激障碍，导致终身的心理困扰。当在病人病情平稳后，4小时内采用汉密尔顿焦虑量表和抑郁量表评估创伤者焦虑、抑郁状况，并按照心理危机状态评分指南对创伤者心理危机状况进行评估。指南将心理危机状态的表现分为情感、认知、行为3部分，每部分根据对机体造成损害的程度不同，从无损害到严重损害赋分，根据得分情况选择相关干预指导、非指导性干预、合作型干预或者指导性干预等心理干预策略。研究发现，良好的心理护理有助于减轻严重创伤病人的焦虑、恐惧等情绪。

资料来源：吕君，沈谢冬，成批创伤性窒息病人心理危机及护理干预［J］.护理学杂志，2018，33（6）：81-83.

二、临床表现

（一）症状

1. **胸痛**　是主要症状，好发于受伤部位，呼吸时加重。

2. 呼吸困难　在胸廓呼吸受限、分泌物等堵塞呼吸道、血气胸等导致肺不张等因素下发生呼吸困难，在严重肋骨骨折时加重。

3. 咯血　痰中带血或咯血可见于肺或支气管损伤时；进行性出血时可有休克症状。

（二）体征

伤处触痛、压痛；肋骨伤处有骨擦感；气胸与血胸时，患侧呼吸音减弱、消失等。

三、辅助检查

1. 实验室检查　血常规血红蛋白和红细胞压积下降提示出血。血白细胞计数增高提示继发感染。

2. 影像学检查　胸部X线检查，查明有无肋骨骨折与其骨折部位及性质，有无血胸或肺萎陷、气胸等，但前胸肋软骨骨折时不能显示。

3. 诊断性穿刺　胸膜腔或心包腔诊断性穿刺有气胸、血胸、心包腔积气（血）。

四、治疗原则

抢救生命，修复损伤组织器官、恢复生理功能。

（一）急救

1. 生命支持　保持呼吸道通畅、给氧，止血包扎，留置2条静脉输液通路，血容量充足，镇静、镇痛，做好脊柱保护，立即安全转运。

2. 处理快速致命性胸部损伤

（1）张力性气胸：行胸腔穿刺排气，使用单向活瓣胸腔穿刺针或留置胸腔闭式引流。

（2）开放性气胸：即刻包扎、密闭胸部伤口。

（3）严重连枷胸呼吸困难：机械辅助呼吸，酌情有效镇痛。

（二）院内处理

科学迅速地救治快速致命性胸部损伤，筛查出潜在致命性胸部损伤极为重要。

1. 非手术治疗

（1）保持呼吸道通畅：常规呼吸道护理，有效清除分泌物，恢复呼吸和循环功能。根据损伤范围、部位和性质封闭伤口、行胸腔穿刺或留置胸腔闭式引流等对症处理。

（2）补足有效血容量：留置静脉通路，随病情变化行输血输液，抗休克。

（3）镇痛与感染防治：由于剧烈疼痛妨碍呼吸、咳嗽和活动者，在确诊前提下，可用镇痛药治疗；开放性损伤者行伤口换药。

2. 手术治疗　依据损伤部位及程度行剖胸探查治疗。手术抢救成功的目标是快速缓解心脏压塞，控制出血，迅速补充血容量。急诊剖胸探查的手术指征包括：①心脏或大血管损伤。②严重的气管、支气管损伤或肺裂伤。③胸腔内进行性出血。④食管破裂。⑤胸腹联合伤。⑥大面积胸壁缺损。⑦胸内存留较大异物。

第二节　肋骨骨折

肋骨骨折（rib fracture）是最常见肺部损伤。是暴力直接或间接作用于肋骨，导致骨的连续性和完整性中断。第4～7肋骨长而薄，最易骨折。

一、病因

1. 暴力损伤　是主要致伤因素，包括间接暴力和直接暴力。间接暴力是胸部前后受挤压，肋骨向外弯曲折断。直接暴力是打击力直接作用于骨折部位，肋骨向内弯曲折断。
2. 病理因素　多发生在老年骨质疏松者、严重骨质疏松者、恶性肿瘤发生肋骨转移者。

二、分类

依据骨折断端有无与外界相通，可分为开放性肋骨骨折和闭合性肋骨骨折。依据骨折的程度，可分为多根多处、多根单处、单根多处、单根单处肋骨骨折4种类型。

三、临床表现

（一）症状

1. 胸痛　骨折断端刺激肋间神经痛，导致胸痛。深呼吸、咳嗽时加剧。
2. 肺不张和肺部感染　胸痛呼吸活动受限导致呼吸道分泌物黏稠、无力排出潴留所致。
3. 气胸、血胸、皮下气肿或咯血　见于肋骨折断向内刺破胸膜、肋间血管、肺组织的伤者。可伴有不同程度的发绀、呼吸困难或休克等。
4. 连枷胸及纵隔扑动　多根多处肋骨骨折时，局部胸壁失去完整肋骨支撑而软化，导致反常呼吸运动（图18-1），即吸气时软化区胸壁内陷，呼气时外突，称为连枷胸。若软化区域大，呼吸时双侧胸腔内压力差发生变化，纵隔左右扑动（图18-2），影响机体换气和静脉血回流，甚至导致Ⅰ型和Ⅱ型呼吸衰竭和循环衰竭。

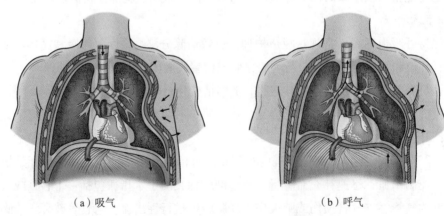

（a）吸气　　　　　　　　　　（b）呼气

图18-1　胸壁软化的反常呼吸运动

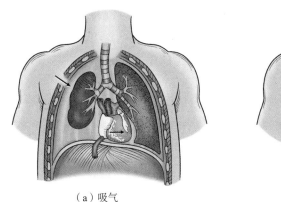 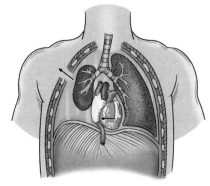

（a）吸气　　　　　　　　　　　　　（b）呼气

图18-2　开放性气胸的纵隔扑动

（二）体征

可见胸壁肿胀或畸形；压痛明显，挤压胸部疼痛更甚，有骨擦音；多根多处肋骨骨折者有反常呼吸运动。部分伤者皮下气肿。

四、辅助检查

1. 实验室检查　血常规血红蛋白、红细胞压积均下降提示出血量大。

2. 影像学检查　胸部X线和CT检查可见肋骨伤处的断端错位、断裂线及血气胸等，无法显示前胸肋软骨折断征象；肋骨三维重建CT肋骨骨折可见更清晰。

五、治疗原则

肋骨骨折处理原则为有效镇痛、处理肋骨骨折、肺部治疗和早期活动。

（一）有效镇痛

有效控制疼痛，促进呼吸功能恢复，使其气道阻力和软化胸壁的反常运动降低。酌情选用口服或肌内注射镇痛药、自控镇痛装置或药物封闭骨折部位、肋间神经阻滞治疗。

（二）处理肋骨骨折

1. 闭合性单处肋骨骨折　采取弹性胸带、多头胸带固定。若是胸侧壁、胸背部多根多处肋骨骨折轻者可酌情使用。

2. 闭合性多根多处肋骨骨折　使用牵引支架行牵引固定，也可用厚棉垫加压包扎。还可电视胸腔镜下导入钢丝固定连枷胸。

3. 开放性肋骨骨折　清创行肋骨断端内固定。刺破胸膜者，行胸腔闭式引流术。

（三）肺部治疗

1. 做好呼吸道清洁，预防肺部并发症，加速肺功能康复。

2. 吸痰、吸氧，必要时施行呼吸机辅助呼吸。

3. 多根多处肋骨骨折、咳嗽无力、排痰无效、呼吸衰竭者，在充分固定胸壁的基础上，采取缩唇呼吸、有效呼吸方法、振动排痰技术等，可有效改善通气/血流比例，提高病人的呼吸效能。酌情行气管插管、气管切开，及时吸痰、给氧，改善呼吸功能。正压通气还可对软化胸壁起到"内固定"作用。

4．正确留取痰培养标本，根据药敏试验结果，合理使用抗生素。

（四）早期活动

在做好有效镇痛和物理治疗的基础上，指导病人床上肢体功能锻炼，督促并帮助病人早日下床活动。

六、护理诊断/问题

1．**气体交换障碍**　与骨折疼痛、胸廓活动受限、骨折断端刺伤肺组织、反常呼吸运动等有关。

2．**急性疼痛**　与胸部组织损伤有关。

3．**潜在并发症**　肺部和胸腔感染等。

七、护理措施

（一）非手术治疗

1．**维持有效气体交换**

（1）现场救援：严重肋骨骨折，特别是致命的连枷胸病人，医护协作救治。

（2）保持呼吸道通畅：常规呼吸道护理，尤其是咳血性痰、痰液黏稠不易咳出者，应用祛痰药和超声雾化吸入治疗稀释痰液，必要时鼻导管吸痰。使用人工气道呼吸机辅助呼吸者，行湿化气道、有效吸痰、保持呼吸道通畅等呼吸道护理。必要时，行纤维支气管镜吸痰，特别是对咳嗽无力、呼吸道分泌物黏稠阻塞呼吸道者。

2．**缓解疼痛**　使用胸带等固定；酌情应用药物治疗；教授病人咳嗽、咳痰时双手按压患侧胸壁缓解疼痛。

3．**观察病情**　动态观察病人生命体征和意识等变化，特别是观察病人呼吸的频率、节律和幅度，是否有气促、呼吸困难、发绀和缺氧等症状；是否有皮下气肿或气管移位；有无发生低血容量性休克等，有异常报告医师，做好护理记录。

（二）术前护理

采血送检血型及交叉配血试验、术前备皮等术前准备。

（三）术后护理

1．**病情观察**　重点观察有无发生呼吸困难和反常呼吸运动，异常时马上通知医师处理。其余参见本节中的术前护理措施。

2．**防治感染**　监测体温，若体温＞38.5℃，且持续不退，报告医师并协助处理。采用翻身、叩背、雾化吸入等方法，指导并帮助病人深呼吸、咳嗽、排痰，降低并发呼吸系统疾病的概率。保持敷料清洁、干燥、及时更换，做好引流管护理。

（四）健康教育

1. 科学饮食 清淡、营养丰富，多食果蔬，多饮水，忌食辛辣、生冷、油腻等食物。注意通便。

2. 睡眠和活动 睡眠良好，骨折已临床愈合者逐渐练习床边站立活动、室内行走等康复运动，肋骨固定稳妥。骨折完全愈合后，逐渐增加活动量。

3. 指导用药 遵医嘱、按时、服用药物。经口服药时，防止剧烈呛咳、呕吐等不良刺激导致伤处愈合不良。

4. 复诊指导 定期复查，不适随诊。

第三节 气 胸

气胸（pneumothorax）指胸膜腔内积气。

一、分类和病因

依据胸膜腔的压力情况，可分为闭合性气胸、开放性气胸和张力性气胸。

1. 闭合性气胸 常是肋骨断端刺破肺，气入胸膜腔所致。

2. 开放性气胸 常是锐利器或弹药火器等导致的胸部穿透伤。

3. 张力性气胸 为较大肺泡破裂、较深大肺裂伤或支气管破裂所致。

二、临床表现

（一）闭合性气胸

1. 症状 根据胸膜腔内积气的量和速度，轻者无症状或出现胸闷、胸痛，重者有明显呼吸困难。一般情况下，小量气胸者（肺萎陷在30%以下）无明显呼吸和循环功能异常症状；中量气胸者（肺萎陷在30%～50%）和大量气胸者（肺萎陷在50%以上）均可发生明显的低氧血症症状。

2. 体征 患侧胸部饱满，呈鼓音；呼吸活动度降低，气管向健侧移位，呼吸音减弱、消失。

（二）开放性气胸

1. 症状 呼吸困难、鼻翼扇动、口唇发绀显著，重者有休克症状。

2. 体征 除同闭合性气胸体征外，还可见伤道、颈静脉怒张、胸部吸吮伤口，颈、胸部皮下触及捻发音，心脏、气管向健侧移位。

（三）张力性气胸

1. 症状 严重呼吸困难、发绀、窒息、大汗淋漓、烦躁、意识障碍、休克等。

2. 体征 除同闭合性气胸体征外，气管明显移向健侧，颈静脉怒张，皮下气肿。

三、辅助检查

（一）影像学检查

主要为胸部X线检查。

1. 闭合性气胸　肺萎陷和胸膜腔积气程度不同，偶可见少量胸腔积液，但可见胸腔积气征象常比实际气胸量程度轻。

2. 开放性气胸　患侧胸腔大量积气、肺萎陷，纵隔内器官向健侧移位。

3. 张力性气胸　胸腔严重积气、肺完全萎陷，纵隔内器官向健侧移位，可有纵隔和皮下气肿。

（二）诊断性穿刺

胸腔穿刺能确诊有无气胸，又能抽气降低胸膜腔内压减轻症状。张力性气胸者胸腔穿刺有高压气体向外冲出感，抽气后症状减轻随即又加剧。

四、治疗原则

抢救生命，处理伤口，行胸腔穿刺抽吸或胸腔闭式引流排除积气（液），防治感染。

（一）不同类型气胸的处理

1. 闭合性气胸

（1）小量气胸者：通常积气在1～2周内可吸收，期间严密观察其病情变化，有异常及时处理。

（2）中量或大量气胸者：行胸膜腔穿刺，抽气，减轻肺萎陷。酌情行胸腔闭式引流术，尽早膨肺；药物防治感染。

2. 开放性气胸

（1）紧急封闭伤口：首要急救，即变开放性气胸为闭合性气胸。野外现场若无无菌敷料等医用物品，就地取材制作简易可用的不透气敷料和加压物品，在伤者深呼气末封堵吸吮伤口，施压包扎固定，急速安全送医。

（2）安全转运：在进行伤者安全转运的过程中，若观察到伤者呼吸困难症状加剧或出现张力性气胸的迹象，需要采取紧急措施以缓解胸腔内的高压状态。具体而言，在伤者呼气时短暂地揭开密闭的敷料，允许胸腔内的高压气体排出，从而降低胸腔内的压力。完成气体排放后，应立即重新封闭伤口，确保伤口的密闭性，以防止空气和污染物再次进入胸腔，同时减少感染的风险。这种操作需要迅速且准确，确保病人的安全。

（3）急诊处理：尽早彻底清创、缝合处理伤口，胸腔穿刺排气降压，解决呼吸困难，行胸腔闭式引流。

（4）防治并发症：吸氧，改善病人缺氧症状；补充血容量，纠正休克；合理使用抗生素防治感染。

（5）手术治疗：开胸探查术止血、修复损伤脏器，适用于怀疑胸腔内脏器损伤或进行性出血者。

3. 张力性气胸　是迅速致死的急危重症，需紧急抢救。

（1）快速排气降压：张力性气胸呼吸困难时首要处理措施是急速排气降压。在锁骨中线与第2肋间的交点处，用粗针头进行胸膜腔穿刺排气以降低胸膜腔内高压。连接一个单向活瓣装置或制作能起到单向活瓣作用的简易结构装置，以达到在患侧胸膜腔内促进高压气体外排、阻止外界空气进入、维持胸腔内的压力稳定的作用。

（2）胸腔闭式引流：外接负压吸引装置促进排气减压，促使肺复张。

（3）开胸探查：若胸腔闭式引流治疗无法控制，且有呼吸困难，肺膨胀困难时，提示肺和支气管损伤严重，可行开胸探查手术或胸腔镜手术探查及修补伤口。

（二）胸腔闭式引流

1. 目的

（1）引出胸膜腔内积气、血液和渗液，防止返流。

（2）重建胸膜腔负压，使肺复张。

（3）平衡胸腔压力，保持纵隔的正常位置，预防纵隔位和肺萎陷。

2. 适应证

（1）张力性气胸，中量、大量气胸，开放性气胸。

（2）胸腔积液、脓胸、乳糜胸。

（3）胸腔穿刺术治疗后肺无法复张者。

（4）剖胸手术后引流。

（5）需机械或人工通气的气胸或血胸病人。

（6）拔除引流管后气胸或血胸复发者。

3. 胸管种类

（1）排气为主的塑胶胸管：其管径在1cm左右。其柔软特性能有效促进胸腔内气体的顺畅排出，降低对病人局部组织的摩擦和刺激，减少疼痛感。

（2）排液为主的橡皮胸管：其管径在1.5～2.0cm。其质地硬度适中、坚韧耐用，能有效防止打折和堵塞，确保引流通畅无阻。

4. 胸腔引流的装置　胸腔闭式引流装置是在病人的胸膜腔和外界大气之间起隔绝作用的无菌装置。临床上常用于血胸、气胸等胸部损伤治疗时或剖胸手术后，引出胸膜腔内气体或液体并阻止外界空气进入胸膜腔，重新建立胸膜腔负压状态，维持纵隔位置正常，促进肺膨胀。胸腔引流装置有单瓶、双瓶和三瓶3种，临床上普遍采用多种一次性胸腔闭式引流装置作为治疗选择（图18-3）。

（1）单瓶水封闭式引流：水封瓶在使用前填充大约350ml的生理盐水，顶部被橡胶塞密封，上面有两个孔，分别供长管和短管插入。长管深入生理盐水中，距离液面3～4cm，始终保持竖直状态。短管则作为空气通道，其下端略高于液面，确保瓶内空气能够自由地与外界交换。临床操作中，长管的另一端会与病人的胸膜腔引流管相连。当连接成功后，长管下方管内的水柱会上升，超出液面8～10cm，并随着病人的呼吸而上下移动。若发现这个水柱没有跟随呼吸动作波动，可能提示引流管存在堵塞或不畅的情况，<u>应立刻进行检查并采取必要的处理措施</u>。

（2）双瓶水封闭式引流：在单瓶水封闭式引流基础上进行了改良，增加了一个集液瓶来

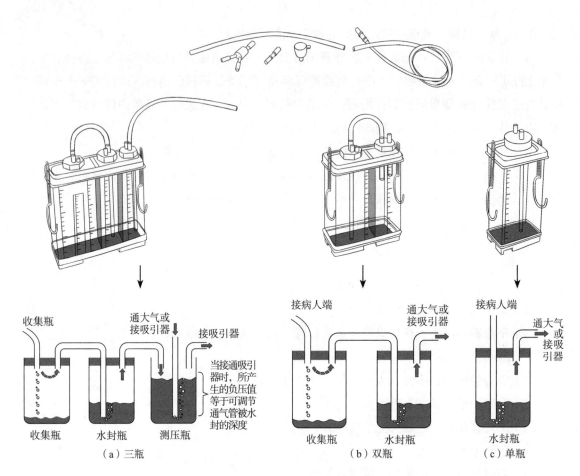

图18-3　封式胸腔闭式引流装置

专门收集胸腔引流液。水封瓶下方的密闭系统保持其稳定性和密封性，不会因引流量的变化而受到影响。

（3）三瓶水封闭式引流：双瓶水封闭式引流装置经过改良，新增了一个负压控制瓶借助施加抽吸力来增加引流效果。其抽吸力的大小不是固定不变的，是通过调整通气管插入液面的深度来灵活控制的，即当抽吸力超过由通气管没入液面所产生的压力时，外界空气会被吸入这个引流系统中。例如，若通气管被插入液面以下15～20cm，那么该系统所产生的负压抽吸力就会相应地达到15～20cmH₂O（即1.47～1.96kPa）。此设计能够确保抽吸力在可控范围内，有效防止因抽吸力过大而对胸膜造成不必要的损伤，在保证引流效果的同时，也保证了病人的安全。

5. 置管和置管位置　胸腔闭式引流术的置管通常在手术室中进行，以确保操作的安全性和准确性。在紧急情况下，为了迅速缓解病人的症状，也可以在急诊室或直接在病人床旁进行置管操作。置管的具体位置是根据病人的临床诊断和胸部X线检查结果来确定的。

（1）积气：选择锁骨中线与第2肋间隙的交点处进行置管。

（2）积液：选择在腋中线与腋后线之间的第6或第7肋间隙进行插管引流。

（3）脓液：选择在脓液积聚的最低点进行置管。

五、护理诊断/问题

1. 气体交换障碍　与胸部损伤、疼痛、胸廓活动受限或肺萎陷有关。

2. **急性疼痛**　与组织损伤有关。

3. **潜在并发症**　切口感染胸腔或肺部感染等。

六、护理措施

（一）非手术治疗

1. 现场急救

（1）开放性气胸：首要且紧迫的步骤是立即使用合适的敷料来封闭胸壁的伤口。其目的是将原本开放的胸腔转变为闭合状态，有效阻止外界空气继续进入胸腔内部。

（2）闭合性或张力性气胸：积气量多者，常用的护理措施是行胸膜腔穿刺抽气和更持久有效地实施胸腔闭式引流术，将胸腔内的气体持续排出，直至胸腔内压力恢复正常。

2. 预防感染　预防潜在的感染风险，应用破伤风抗毒素注射，给予抗生素治疗。

3. 输液管理　对于病情危重、存在胸腔内脏器或血管损伤导致出血，以及呼吸困难持续未能缓解者，除了做好常规的输液准备工作外，还需遵医嘱输血，维持其生命体征的稳定。密切监测并记录液体出入量，准确掌握液体平衡，防止因输液过快或过量而导致肺水肿等严重并发症的发生。合理调整输液速度和补液量，确保病人的安全。

4. 其他　减轻疼痛、呼吸道管理和病情观察等护理措施参见本章第二节肋骨骨折的护理。

（二）术前准备

急诊手术病人，做好药物过敏试验、血型鉴定、交叉配血，术区备皮；择期手术者，做好开放性伤口处理，术前一晚禁食禁饮。

（三）术后护理

1. 胸腔闭式引流的护理

（1）保持管道密闭性：凡士林纱布密闭性好，将其紧密覆盖在置管口处的引流管周围。水封瓶一直处于直立状态，勿倾斜，确保长管始终浸入水中深3～4cm，防止污染和空气进入。在更换引流瓶或搬动病人时，应用两把止血钳在引流管的双向位置夹闭，防止空气逆行进入胸腔。准备松止血钳前，将引流瓶放置在低于胸壁引流口平面的位置，逐步放开止血钳。定期检查整个引流装置是否保持密闭完好状态。

（2）防止逆行感染：必须严格遵守无菌技术操作原则，保持引流装置处于无菌状态，定期更换。胸壁引流口处的敷料必须保持清洁、干燥，防止细菌通过潮湿的敷料侵入伤口。引流瓶的位置始终低于胸壁引流口平面60～100cm，防止发生逆行感染。

（3）保持引流通畅：要定期挤压引流管，确保引流管畅通无阻，防止其受到压迫、折曲或阻塞。尽量半坐卧位，定时变换体位，增加借助重力自然引流效果。鼓励病人进行咳嗽、吹气球等深呼吸练习，改善呼吸功能，促进肺膨胀，利于胸腔内液体和气体的排出。

（4）观察记录引流：密切观察并准确记录引流液的量、颜色和性状；从水封瓶长管的水柱波动情况得知引流管的通畅情况、胸腔内部的压力变动和无效腔的大小。水柱的波动范围通常在4～6cm，若其波动幅度异常增大怀疑肺不张。若其静止不动，提示引流管被堵塞或者肺已复张。若病人出现气促、胸闷或气管向健侧偏移等肺部受压的症状，考虑引流不畅，轻捏引流管或使用负压设备间断抽吸引流瓶的短管，恢复引流管的通畅性，并立即报告医师评估和处理。

（5）处理意外情况：若引流管从胸腔滑脱，马上用手捏闭伤口处皮肤，消毒处理后，以凡士林纱布封闭伤口，协助医师进一步处理；若发现引流瓶损坏或引流管连接处脱落，应用双钳夹闭胸壁引流导管，并及时更换引流装置处理。

（6）拔管：具体如下。

1）拔管指征：引流后，胸部X线片显示肺膨胀良好、已无气体和液体排出，病人无呼吸困难或气促，即可考虑拔管。

2）拔管方法：医师拔管操作要点，先指导病人深吸气以扩张肺部，随后在病人吸气结束时，让其保持短暂的屏气状态，迅速、谨慎地拔除引流管，以防止空气进入胸腔。紧接着，迅速使用凡士林纱布和厚实的敷料覆盖并封闭胸壁上的伤口，随后进行包扎固定，以确保伤口的密封和预防感染。整个过程中，病人和医师需要紧密合作，确保操作的顺利进行，同时保障病人的安全。

3）拔管后护理：拔管后24小时内，严密观察病人有无胸闷、呼吸困难、发绀、切口漏气、渗液、出血和皮下气肿等异常，有异常通知医师处理。

2. 并发症的护理

（1）切口感染：维持切口敷料完整、清洁、干燥。切口换药时观察切口有无红、肿、热、痛等炎症表现，异常时通知医师，进行抗感染治疗。

（2）肺部感染和胸腔感染：因开放性损伤易导致胸腔或肺感染，严密监测体温变化及痰液性状，如病人出现畏寒、高热或咳脓痰等感染征象，应报告医师。

3. 基础护理　病人自理能力下降，根据病人病情和需要做好基础护理和生活护理；督促并帮助病人早期下床活动，促进疾病康复。

（四）健康教育

1. 呼吸功能康复　教会病人练习深呼吸和有效咳嗽、咳痰的方法。嘱病人出院后需行腹式呼吸和有效咳嗽的锻炼。

2. 肢体功能康复　恢复期逐步尽早开展患侧肩关节功能锻炼。气胸痊愈的1个月内，不宜参加跑步、举重等剧烈的体育活动。

3. 定期复诊　定期复诊、随诊，特别是重者，有异常及时治疗。伴有肋骨骨折者，术后3个月复查胸部X线，确定骨折愈合情况。

第四节　血　　胸

血胸（hemothorax）是胸膜腔积血。血胸与气胸可同时存在，称为血气胸（hemopneumo-thorax），多由胸部损伤引起。

一、分类

按照病理生理特点，血胸分为4种类型。

1. 进行性血胸　指大量持续出血所致的胸膜腔积血。

2. 凝固性血胸　当血液在胸腔迅速积聚且积血量超过肺、心包及膈肌运动所产生的去纤维蛋白作用时，胸腔内积血发生凝固，称为凝固性血胸。

3. 迟发性血胸　受伤后一段时间，由于肋骨骨折刺破血管或血管破裂处血凝块脱落，发生延迟出现的胸腔内积血，称为迟发性血胸。

4. 感染性血胸　细菌经伤口或肺破裂口侵入后，会在血液中迅速滋生繁殖，形成感染性血胸，甚至脓血胸。

二、临床表现

（一）症状

血胸的症状与出血量、出血速度和个人体质相关。少量血胸（成人出血量≤0.5L）可无明显症状。中量血胸（成人出血量0.5～1.0L）和大量血胸（成人出血量≥1.0L）出现低血容量性休克表现和胸腔积液的表现。血胸者感染时出现高热等全身表现。

（二）体征

患侧胸部叩诊呈浊音、肋间隙饱满、气管向健侧移位、呼吸音减弱或消失等。

三、辅助检查

（一）实验室检查

血常规示血红蛋白和红细胞压积下降。继发感染者，血白细胞计数和中性粒细胞比例增高，积血涂片和细菌培养发现致病菌。

（二）影像学检查

1. 胸部X线检查　少量血胸者，仅为肋膈角消失。大量血胸者，胸膜腔显示大片阴影，纵隔移向健侧；合并气胸者显示液平面。

2. 胸部B超检查　明确胸腔积液位置和量。

（三）胸膜腔穿刺

抽得胸膜腔内血性液体。

四、治疗原则

1. 非进行性血胸　小量积血注意观察自行吸收效果，酌情处理。中、大量血胸早期行胸膜腔穿刺抽除积血，酌情行胸腔闭式引流。有感染时抗生素治疗。

2. 进行性血胸　积极防治低血容量性休克；行开胸探查、止血。

3. 凝固性血胸　防治感染和血块机化，择期行手术清除积血和血凝块。已机化血块择期早期行血块清除和胸膜表面纤维组织剥除术。

4. 感染性血胸　胸腔闭式引流，彻底排血、排脓；酌情早期行手术清除感染性积血，剥离脓性纤维膜。凝固性血胸、感染性血胸行胸腔镜治疗。

五、护理诊断/问题

1. 气体交换障碍　与胸部损伤、疼痛、胸廓活动受限、肺组织受压导致的肺萎陷有关。
2. 外周组织灌注无效　与失血引起的血容量不足有关。
3. 急性疼痛　与胸部组织损伤有关。
4. 潜在并发症　感染等。

六、护理措施

（一）非手术治疗/术前护理

1. 现场急救　使用生命支持技术实施现场救护治疗。为防止大出血，胸部较大刺伤不宜立即拔除。

2. 病情观察

（1）生命体征：尤其是呼吸频率、节律及呼吸音的变化，有无缺氧，如有异常及时处理。

（2）胸腔积液：进行性加重时，可表现为呼吸急促、肋间隙饱满、气管向健侧移位、伤侧叩诊浊音和呼吸音减低等。中、大量血胸者有低血容量性休克和胸腔积液。

（3）活动性出血：观察胸腔引流液量、颜色和性状。进行性血胸的特征：持续脉搏加快，血压降低，或补充血容量后血压仍不稳定；胸腔闭式引流量＞200ml/h，持续3小时；血常规示红细胞计数、血红蛋白及红细胞压积持续下降，引流液的血红蛋白和红细胞计数同周围血象接近，引流液易凝固。完成术前准备。

3. 静脉补液　积极补充血容量和抗休克治疗，注意补液的量与速度。

（二）术后护理

观察病情，如监测生命体征及引流变化，严密观察活动性出血的征象，如有异常马上告知医师，并协助其处理；密切监测病情危重者的中心静脉压。

维持呼吸功能、胸腔闭式引流护理、预防感染等并发症的护理参见本章第三节气胸的护理。

第五节　肺　损　伤

肺损伤又称肺创伤，指因交通事故、暴力挤压、高处坠落伤及有毒烟雾或化学物质吸入等导致的肺部损伤，是临床上常见的疾病之一，这种损害可以是急性的，也可以是慢性的。

一、病因

导致肺损伤的原因，包括各种意外事故、感染、肺部手术、有毒气体吸入、淹溺、氧中毒、脓毒血症、胃内容物吸入肺内等。

二、分类

（一）根据肺损伤的组织学特点

根据组织学特点，肺损伤可分为肺裂伤、肺挫伤及肺爆震（冲击）伤。

1. 肺裂伤　其临床症状相对较重，多由较大的外力直接作用于胸壁，肺组织在外力作用下撕裂所致；肺裂伤多发生于双肺下叶，多伴有肺挫伤发生。

2. 肺挫伤　胸部创伤中最常出现的是肺挫伤，主要是外力作用于胸壁使得胸腔缩小，胸膜腔内压增大压迫肺组织引起的损伤。

3. 肺爆震（冲击）伤　多发生于一些从事煤气、天然气开采工作等特殊人群，也多见于战伤。是爆炸瞬间释放的冲击波作用于人体胸部所致。

（二）根据致伤因素的性质分类

根据致伤因素的性质，肺损伤可分为创伤性肺损伤、化学性肺损伤、放射性肺损伤、感染性肺损伤等。

三、临床表现

（一）症状

1. 早期症状　肺损伤的症状可能因类型和严重程度而异。早期损伤，容易引起肺炎性反应，如水肿、出血、气胸等，使伤者出现咳嗽、咯血、胸痛及不同程度的呼吸困难等表现。肺挫伤者根据病情的不同可呈现出多种症状。轻者可能仅表现为呼吸困难，伴有咯血现象，咳出的痰液中可能带有血色泡沫，在肺部听诊可闻及啰音。对于病情较重者，这些症状可能会进一步加剧，导致低氧血症的发生，严重影响病人的呼吸功能。轻度肺部冲击伤可能导致病人短暂的胸痛、胸闷，重度者则可能引发更严重的后果，如呼吸困难、发绀等。在某些情况下，病人口鼻中可能会流出带有血性的泡沫状液体，这是肺部受损后出血的表现。部分伤者在受伤后24～48小时内，这些症状可能会逐渐显现或加重而发生急性呼吸窘迫综合征。

2. 中、晚期症状　通常较为严重，呈现为多脏器功能不全，使病人出现昏迷、呼吸窘迫及不同程度的出血性休克等表现。

（二）体征

有外伤者可见胸部伤口，同时病人的呼吸频率增快、伤侧肺部呼吸音减弱或消失，可闻及湿啰音等。肺裂伤伴发脏层胸膜裂伤者可致血气胸，脏层胸膜完整者则多造成肺内血肿。肺挫伤常伴有连枷胸等创伤。肺损伤也可伴有颅脑损伤、胸腹联合伤等多发性创伤。

四、辅助检查

1. **实验室检查**

（1）血常规：提示白细胞增多。细菌感染时以中性粒细胞增多为主，病毒感染时以淋巴细胞增多为主。

（2）血清学检查：病原体感染导致的肺损伤时C反应蛋白、降钙素原、血脑利尿钠肽（brain natriuretic peptide，BNP）、D-二聚体等指标异常。

（3）病原体检查：检查鼻咽拭子、呼吸道分泌物、大便等。

（4）血气分析：可见低氧血症。

2. **肺功能检查** 提示肺活量、第一秒用力呼气量减少，PaO_2与吸入氧浓度（fraction of inspired oxygen，FiO_2）之比≤300mmHg。

3. **影像学检查**

（1）X线检查：肺内血肿时可见肺内圆形或椭圆形、边缘清楚的高密度影。

（2）CT检查：是目前肺损伤诊断的最佳影像学方法。可见肺纹理的增粗、紊乱及模糊，肺实质内形成磨玻璃影等。

五、治疗原则

（一）急性期治疗

以抢救生命为原则，处理肺损伤及心脏破裂、肝、脾和胃肠等合并损伤，对肺损伤病人的呼吸频率、动脉血氧分压、动脉血氧饱和度、心率和血压进行监测。根据监测的呼吸频率和动脉血氧分压对肺损伤情况进行评估，按照吸氧、高压射频给氧、无创性机械通气等程序处理后，再结合心电监护，进行相应处理。失血过多的病人需及时进行输血，补充血容量，以免失血过多造成休克。

（二）药物治疗

1. **血管活性药** 血管扩张药如硝普钠，正性肌力药如多巴酚丁胺，可减轻肺高压，缓解肺水肿，改善肺顺应性，对防治急性呼吸窘迫综合征有显著作用。

2. **抗感染治疗** 用药包括布洛芬、吲哚美辛等，能降低单核细胞的激活性能，减少内皮细胞和粒细胞合成释放的多种因子，抑制全身炎症反应综合征（systemic inflammatory response，SIRS）形成，降低肺动脉压和组织水肿。

3. **激素治疗** 主要用于治疗严重肺损伤，减轻局部的炎症反应。

（三）手术治疗

评估肺损伤的程度，决定是否行手术或胸腔闭式引流术治疗。对肺损伤比较局限、无明显血管损伤的病人，采用胸腔闭式引流术治疗；对肺损伤较严重、无肺动、静脉主干损伤的病人，采用胸腔镜修补处理；对有广泛肺损伤、全肺损伤，肺大血管、气管、支气管损伤的病人，采用开胸肺、血管修补术或肺叶切除术；病情严重、生命体征不平稳者急诊手术同步抢救。对有严重肺裂伤或气管、支气管损伤和闭式胸腔引流量＞300ml/h，或胸腔引流量

＞200ml/h，持续3小时的病人，立即行急诊手术治疗。

（四）肺灌洗治疗

灌洗液有止血、抗炎、祛痰、消除水肿的作用。

六、护理诊断/问题

1. **气体交换障碍** 与肺损伤、疼痛、肺组织受压肺萎陷、呼吸衰竭有关。
2. **外周组织灌注无效** 与肺破裂和肺脏及胸腔内出血、失血引起的血容量不足有关。
3. **急性疼痛** 与组织损伤有关。
4. **焦虑** 与病人疾病、疼痛、担心疾病预后及创伤性心理反应等有关。
5. **潜在并发症** 胸腔感染、阻塞性肺不张、吸入性肺炎、继发性肺脓肿等。

七、护理措施

（一）非手术治疗

1. 现场救护

（1）心肺复苏：对大出血、张力性气胸、呼吸道梗阻和严重脑外伤等严重创伤导致的心搏呼吸骤停病人进行心肺复苏。

（2）保持呼吸道通畅：解除呼吸道梗阻，维持呼吸道通畅。

（3）处理活动性出血：防止失血性休克等并发症发生。

（4）紧急处理创伤性血气胸：迅速排气减压，改善危象状态。封闭开放性伤口、行胸腔闭式引流处理血气胸、固定断端浮动胸壁、抗休克等综合治疗。

（5）病情评估与伤情判断：在全身评估检查的基础上，注意评估颅脑、四肢、腹部外伤、骨盆骨折、脊柱骨折与脊髓损伤等多发性损伤的发生。做好伤情判断，致命性创伤短时紧急复苏后立即手术。生命体征尚平稳，没有立即危及生命的胸腹联合伤等可密切观察或复苏1～2小时，做好术前准备。性质尚未明确的潜在性创伤不排除手术治疗者，严密观察病情变化，进一步明确诊断。

2. 创伤性心理反应干预 使用临床访谈法、观察法与量表法对创伤性心理反应者，特别是严重心理应激或较易发生心理危机者做评估预警，给予专业的心理干预措施。

（二）术后护理

1. 肺损伤的病情观察、防治感染、胸腔闭式引流的护理，并发症的护理等相关内容参见本章第二、三、四节。

2. 健康教育

（1）消除危险因素；避免接触有害物质，采取防护措施，避免职业暴露。改善生活习惯，戒烟等。

（2）呼吸功能锻炼；教授腹式呼吸、有效咳嗽及缓解切口疼痛的方法。

（3）预防感染；防止阻塞性肺不张、吸入性肺炎、继发性肺脓肿等并发症发生。

（4）定期复诊：出现呼吸困难、发热、咯腥臭痰等不适时随时就诊。

第六节　心脏损伤

心脏损伤（cardiac injury）分为钝性心脏损伤与穿透性心脏损伤。

一、钝性心脏损伤

钝性心脏损伤通常由多种外力作用导致，包括胸前区的直接撞击、突然的减速、强烈的挤压、高处坠落时的冲击等。在这些情况下，心脏特别容易受到损害，特别是在心脏处于等容收缩期时，即心脏在收缩但尚未将血液泵出时，遭受的钝性暴力伤害往往导致更为严重的后果。这是因为在这个阶段，心脏处于相对脆弱的状态，对于外部冲击的抵抗能力较弱。

（一）病因

1. 直接暴力　多见于胸部直接被重物或方向盘撞击。
2. 间接暴力　多见于各种重伤因素致心脏受到猛烈震荡；大量血液突然涌入心脏，心腔内压力骤增；突然加速或减速使心脏碰撞胸骨或脊柱。

（二）临床表现

1. 症状　轻者无明显症状，中、重度者可发生胸痛、气促、呼吸困难、心悸、心绞痛等症状。
2. 体征　可闻及心包摩擦音，也可见前胸壁软组织损伤和胸骨骨折。

（三）辅助检查

1. 实验室检查　采用单克隆抗体微粒子化学发光或电化学法检查磷酸肌酸激酶同工酶的质量测定和心肌肌钙蛋白测定，与传统检测方法相比，乳酸脱氢酶及其同工酶和磷酸肌酸激酶及其同工酶活性测定的结果准确性和特异性更高。
2. 心电图检查　可有房性或室性期前收缩或心动过速等心律失常的表现。
3. 超声心动图　可见腱索断裂、反流、室壁瘤形成等心脏结构和功能的改变；食管超声心动图可提高检出率。

（四）治疗原则

1. 非手术治疗　主要为严密监护、补充血容量、吸氧、镇痛、休息等。心肌挫伤后严重致命性并发症大多在伤后早期出现，也可迟发。需严密观察，积极治疗，若伤者血流动力学不稳定、心电图异常或心肌损伤标志物检查异常，可转入ICU监护治疗。
2. 手术治疗　依据病人心脏受损情况，在全麻、体外循环下可开展心脏大血管疾病手术治疗。

二、穿透性心脏损伤

穿透性心脏损伤多数情况下是由火器、刃器或锐器等强烈外力直接作用于心脏，而造成心脏的穿透性损伤。在少数情况下，它也可能由钝性暴力间接导致。穿透性心脏损伤在心脏的不同部位都可能发生，但右心室、左心室、右心房和左心房是更为常见的易发部位。此外，房间隔、室间隔和心脏瓣膜等结构也可能在穿透性心脏损伤中受到波及。

（一）病因

1. 锐器伤或火器伤　多由锐器或火器等穿透胸壁导致心脏损伤；火器伤多为心脏贯通伤，多当场死亡，常见心脏留有异物。

2. 医源性穿透性心脏损伤　随着心脏介入诊断与治疗技术的广泛应用，由操作不慎所致医源性穿透性心脏损伤有所增加。

3. 暴力损伤　多见于撞击前胸、胸骨或肋骨断端移向心脏所致。

（二）临床表现

1. 症状　当开放性胸部损伤导致心脏破裂时，情况通常十分危急，胸壁的伤口会不断有大量鲜血涌出，导致伤者迅速进入低血容量性休克状态，可导致伤者死亡，需积极救治。部分伤者可能会出现心律失常和心力衰竭等心脏功能异常的症状。隐匿的胸部损伤者，不易察觉，容易误诊，需要及时诊断和治疗，防止病情恶化。

2. 体征

（1）心脏压塞征：贝克（Beck）三联征，具体如下。①静脉压增高，大于15cmH₂O（1.47kPa），颈静脉怒张。②心音遥远、心脏搏动微弱。③脉压小，动脉压降低，甚至难以测出。

（2）心脏杂音：根据心脏损伤部位不同而各异，室间隔损伤可闻及收缩期杂音；瓣膜损伤可闻及收缩期或舒张期杂音。

（三）辅助检查

1. 影像学检查　胸部X线检查有助于诊断，超声心动图可确定有无心包积血及积血量。

2. 心包穿刺　抽得血液可确诊。

3. 手术探查　穿透性心脏损伤的病情急危重，若依据常规辅助检查按部就班地明确诊断则因耗时长而延误治疗。因此，一旦不能排除且高度怀疑心脏损伤者，直接送入具备全麻体外循环条件的手术室行心脏外科急诊手术探查，术中明确诊断，避免延误抢救的最佳时机。

（四）处理原则

在面对心脏压塞或失血性休克等紧急情况时，必须迅速采取开胸手术来挽救病人的生命。

在医源性心脏损伤的情况下，如心脏介入诊治过程中导管尖端意外戳伤心脏，处理措施需要更为谨慎。一旦发生这种情况，应立即终止操作，并迅速拔除心导管。同时，使用鱼精蛋白中和已经使用的肝素，减少出血的风险。之后通过心包穿刺来抽吸积血，减轻心脏的压力。处理过程中，需要密切监测病人的状况，尽量避免不必要的开胸手术，以减少病人的痛苦和手术风险。

（五）护理诊断/问题

1. 外周组织灌注无效　与心脏破裂、心脏及胸腔内出血、心律失常、心力衰竭有关。

2. 急性疼痛　与组织损伤有关。

3. 心包压塞　与心脏外伤、心肌受损有关。

4. 心律失常　与心肌受损有关。

5. 潜在并发症　胸腔感染、肺不张。

（六）护理措施

1. 非手术治疗/术前护理

（1）急救护理

1）心脏压塞：行心包腔穿刺减压术，立即做好剖胸探查手术准备。

2）心律失常：严密监测，及时纠正致命性心律失常。

（2）补充血容量：监测中心静脉压下，输血、补液，维持有效血容量和水、电解质及酸碱平衡。治疗无效果伴有胸腔内活动性出血者，迅速为剖胸探查止血做准备。

（3）观察病情：密切观察生命体征、神志、瞳孔、中心静脉压、末梢血氧饱和度、尿量及有无心脏压塞和致命性心律失常的发生。

（4）缓解疼痛：遵医嘱给予镇痛药；积极处理、包扎胸部伤口。

（5）预防感染：遵医嘱合理、足量、有效应用抗生素，预防感染。

2. 术后护理

（1）参见第三节气胸及第二十二章第一节体外循环术后护理。

（2）健康教育：心脏外伤抢救成功的病人，易发生创伤性室壁瘤、假性动脉瘤等，尽早发现诊断心脏内的遗留病变，做出相应的处理。

本章小结

思考题

1. 病人，男，25岁。以"外伤后胸闷、胸痛伴呼吸困难"为主诉入院。T 36.9℃，P 86次/分，R 24次/分，BP 115/85mmHg。病人呼吸困难明显，口唇发绀。听诊：左肺呼吸音粗，右肺未闻及呼吸音。胸部X线检查示右侧肺萎缩和胸膜腔积气，穿刺抽出气体。诊断为气胸。

请问：

（1）该病人主要的护理诊断/问题有哪些？

（2）主要的护理措施有哪些？

2. 病人，男，30岁。以"严重车祸伤及胸部致疼痛、咯血3小时"为主诉由120绿色通道收入院。T 37.0 ℃，P 98次/分，R 24次/分，BP 92/59mmHg。病人神志清，Glasgow昏迷评分15分，双侧瞳孔等大等圆，直径2.5mm。呼吸困难，咯血、咳血性泡沫痰，自诉左胸壁疼痛，咳嗽和深呼吸时加重。左侧胸壁触痛（＋），听诊左肺底湿啰音，右肺呼吸音清。胸部X线片示左侧肋骨骨折断裂线（第5、6、7肋），断端错位。CT提示肺内圆形、边缘清楚、密度增高的团块状阴影。诊断为左侧多根多处肋骨骨折、左肺挫裂伤。

请问：

（1）该病人主要的护理诊断/问题有哪些？

（2）主要的护理措施有哪些？

更多练习

（杨君一）

第十九章　胸壁、胸膜疾病病人的护理

教学课件

学习目标

1. 素质目标

具备"以人为本、以人的健康为中心"的现代护理理念，能注意保护病人隐私。

2. 知识目标

（1）掌握：急、慢性脓胸病人的临床表现及治疗原则和护理措施。

（2）熟悉：脓胸的病因及分类，漏斗胸、胸膜肿瘤和胸壁肿瘤的临床表现。

（3）了解：漏斗胸、脓胸、胸膜肿瘤、胸壁肿瘤的概念。

3. 能力目标

运用护理程序对脓胸病人实施整体护理。

案例

【案例导入】

　　病人，男，23岁。因发热、咳嗽、咳黄色脓痰10日入院。体格检查：T 38.5℃，P 84次/分，R 22次/分，BP 140/85mmHg。急性面容，胸廓无畸形，气管居中，右侧呼吸运动减弱，肋间隙饱满，语音震颤减弱，叩诊呈浊音，听诊右侧呼吸音减弱，可闻及少量湿啰音。实验室检查：血常规示血红蛋白110g/L、白细胞计数 $14×10^9$/L、中性粒细胞比例0.81。胸部X线检查示右胸大片浓密阴影。

【请思考】

　　如何对该病人实施整体护理？

【案例分析】

胸壁和胸膜疾病是损伤、感染、肿瘤或发育异常引起的病理改变，胸壁和胸膜疾病不仅影响病人呼吸功能，还可引起胸部畸形改变，对病人的身心造成伤害，严重影响生活质量。本章主要介绍漏斗胸、脓胸，以及胸壁、胸膜肿瘤。

第一节　漏　斗　胸

漏斗胸（funnel chest）是指胸骨连同肋骨向内、向后凹陷呈舟状或漏斗状畸形，常以胸骨体剑突根部凹陷最深，是最常见的先天性胸壁畸形，漏斗胸的发病率男性高于女性。

一、病因

病因尚不明确。部分病人有家族遗传倾向或同时伴有先天性心脏病，可能与基因改变有关。有学者认为是肋骨生长不协调，下部生长快于上部，从而向后方挤压胸骨形成畸形；也有学者认为是当膈肌中心腱过短时，附着在胸骨体下端和剑突部位的膈肌纤维将胸骨和剑突向后牵拉所致。

二、临床表现

1. 症状　病人在婴儿期多无明显症状。部分病人常体型瘦弱，不喜动，易患上呼吸道感染，活动能力受限。活动时易出现心悸、气短和呼吸困难。畸形严重者，凹陷部压迫心、肺，影响心肺功能。青少年或成年病人的肺功能检查常表现为用力呼气量和最大通气量明显降低。

2. 体征　低龄患儿胸廓凹陷畸形处呈对称性，随着年龄增长，畸形处呈不对称性。除此之外，常有轻度驼背、腹部凸出等特殊体型。

 知识拓展

鸡胸

鸡胸是一种表现为胸骨前凸的畸形，常伴有两侧肋软骨和肋骨凹陷，是仅次于漏斗胸的第二种常见胸壁畸形。病因尚未明确，可能与遗传有关，20% ~ 25% 病人具有家族遗传史。一般认为鸡胸是肋骨和肋软骨过度生长造成的，胸骨畸形继发于肋骨畸形，也可继发于胸腔内疾病。

多数鸡胸不像漏斗胸在出生后即能发现，往往在病儿五六岁以后才逐渐被注意到。畸形轻者对心肺功能无影响，亦无临床症状。重症者因胸廓前后径加长，导致呼吸幅度减弱，肺组织弹性减退，产生气促、乏力症状，患儿常反复出现上呼吸道感染和哮喘，活动耐力较差、易疲劳。主要体征是前胸壁前凸畸形、胸廓前后径增大以及驼背。

资料来源：陈孝平，汪建平，赵继宗.外科学［M］.9版.北京：人民卫生出版社，2018.

三、辅助检查

1. 心电图　常提示心脏顺钟向转位。
2. 胸部X线检查　可见下段胸骨向后凹陷，与脊柱间的距离缩短。
3. 胸部CT检查　显示凹陷更为清晰，可用于畸形严重程度评估和手术治疗依据。

四、治疗原则

轻度畸形不需要特殊处理，多可随年龄增长而自行矫正。漏斗胸的手术矫正应根据其严重程度，对心肺功能、心理健康影响及畸形的发展趋势而定。常用的手术方式如下。

1. 胸骨抬举术（Ravitch手术）　手术原则是切断膈肌与胸骨、剑突的附着部分，充分游离胸骨和肋软骨；将下陷肋软骨与肋骨、胸骨的连接处切断；在胸骨柄处横断胸骨，从而将下陷的胸骨体上抬固定矫正整个胸廓畸形。

2. 胸骨翻转术（Wada手术）　将畸形凹陷区域的胸骨体连同两侧肋软骨整块切下，翻转后重新固定于原部位，使向下后方凹陷的胸骨转变为向前上方凸起，从而纠正畸形。

3. 带蒂胸骨翻转术　主要手术操作与Wada手术相同，但不切断胸廓内动静脉及腹直肌附着处，从而保留胸骨体血供，以利于术后胸骨继续发育。

4. 微创漏斗胸矫正术（Nuss手术）　近年来Nuss手术已广泛应用于临床，并基本取代了以上三种创伤较大的手术方式。Nuss手术采用双侧胸壁腋前线小切口，在胸腔镜辅助下于畸形胸骨后方、心脏前方置入特殊材质的矫形钢板，而无须切断胸骨及肋骨，手术效果较满意，且创伤小，术后2～3年根据患儿胸壁畸形矫正状况再次手术取出矫形钢板。

五、护理诊断/问题

1. 焦虑、恐惧　与胸壁畸形产生自我价值感缺失、自卑及对手术和麻醉及术后矫形的效果不确定有关。
2. 营养失调：低于机体需要量　与营养摄入不足有关。
3. 气体交换受损　与胸部畸形、麻醉、手术有关。
4. 潜在并发症　气胸、感染等。

六、护理措施

（一）术前护理

1. 心理护理　漏斗胸病人因胸壁畸形常感到胆怯和羞愧，自我价值感缺失、自卑和抑郁；病人因对手术和麻醉以及术后矫形的效果不确定而焦虑和恐惧，因此护士应及时了解病人及家属心理状况，建立信任和双向沟通，向他们介绍手术的适应证、方法和优点，以及手术成功案例，并耐心回答他们提出的问题，消除病人及家属焦虑恐惧心理。

2. 营养支持　因胸骨压迫心、肺、食管，进食后导致食物反流，漏斗胸病人术前应加强营养。向病人及家属讲解营养支持的重要性及必要性，指导病人进食高蛋白、高热量、富含维生素饮食，如肉蛋类、奶类，新鲜水果和蔬菜。必要时肠外营养支持。

3. 术前准备　指导病人术前适应性训练，包括有效咳嗽、腹式呼吸、呼吸训练器的使用、床上大小便等。协助医师测量两侧腋中线的距离，选择合适的手术钢板。

（二）术后护理

1. 监测生命体征　多参数心电监护12～24小时，持续低流量吸氧，密切观察血压、呼吸、脉搏及血氧饱和度变化并正确记录。

2. 保持呼吸道通畅　全麻术后返回病房给予去枕平卧，头部偏向一侧，鼻导管吸氧，保持呼吸道通畅。出现躁动者，遵医嘱应用镇静药。密切观察病人的面色、呼吸情况，如有异常及时通知医师。术后第1日可借助呼吸训练器进行深呼吸锻炼。

3. 胸腔闭式引流护理　粘贴醒目管道标识，妥善固定引流管，保持引流通畅，定时挤压引流管，防止扭曲、弯折、堵管。密切观察引流液的颜色、性状和量，并准确记录。

4. 体位及运动　术后需保持平卧于硬板床，盖被宜轻薄，避免胸部负重。严禁翻身侧卧，以防胸廓受压变形，造成胸骨、肋软骨缝合处及克氏针移位。术后第1日即可下床活动。扶病人坐起时平托其后背，保持胸背部挺直，避免牵拉上肢。术后第4～5日可进行日常活动，术后为减少钢板移位的风险，早期应减少大幅度躯干扭转运动。

5. 饮食护理　术后麻醉清醒4～6小时，无腹胀、恶心、呕吐症状即可进食，一般先进食流质、半流质饮食，逐渐过渡到普食。术后加强营养，合理膳食，建议进食富含蛋白质、高热量食物，以及新鲜水果和蔬菜。

6. 并发症的护理

（1）气胸：是漏斗胸术后主要并发症。术后密切观察病人的呼吸型态、频率和节律，定时听诊双肺呼吸音是否清晰、一致，注意有无鼻翼扇动、口唇发绀等缺氧症状；避免翻身叩背，防止钢板移位损伤肺；出现气胸及时报告医师，少量气胸可行胸腔穿刺，大量气胸放置胸腔闭式引流。

（2）感染：严密监测病人的体温，遵医嘱合理使用抗生素，注意观察伤口有无渗血，督促有效咳痰，痰液黏稠不易咳出时，可遵医嘱使用祛痰药氧气雾化吸入，预防伤口感染或呼吸道感染。

（三）健康教育

1. 活动指导　指导病人进行康复训练、体态训练和深呼吸锻炼，有助于畸形的矫正和心肺功能的康复，可减少脊柱侧弯的发生。患儿一般术后2～3周即可上学。出院后1个月内应保持良好的姿势，限制活动；术后6周可逐渐进行非竞技类有氧运动；术后3个月以上，可逐渐进行部分竞技类运动，但不包括对抗性运动（如打篮球、踢足球）。取出钢板2周后，可进行所有运动，同时仍需继续进行深呼吸锻炼及有氧运动。

2. 疾病康复指导　告知病人及家属（因患儿年龄小）于术后1、2、3个月分别行胸部X线检查，以了解钢板的位置，发现移位及时处理。钢板取出前，禁止做胸部和上腹部MRI检查。若出现钢板戳出、胸闷、胸痛等情况，应及时就诊。一般10岁以下儿童，术后2年取出矫形钢板；12岁以上者，术后3年取出矫形钢板。

第二节　脓　胸

脓胸（empyema）是指脓性渗出液积聚于胸膜腔内的化脓性感染。

一、病因与分类

（一）按致病菌分类

按致病菌种类，脓胸可分为化脓性、结核性和特异病原性脓胸。

（二）按感染波及的范围分类

按感染波及范围，脓胸可分为局限性脓胸和全脓胸（图19-1）。

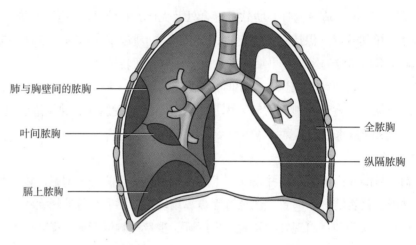

肺与胸壁间的脓胸

叶间脓胸

膈上脓胸

全脓胸

纵隔脓胸

图19-1　脓胸按感染波及范围分类

（三）按病理发展过程分类

按病理发展过程，脓胸可分为急性脓胸和慢性脓胸。

1. **急性脓胸**　多为继发性感染，致病菌以肺炎链球菌多见。随着抗生素的广泛应用，耐药金黄色葡萄球菌所致的脓胸增多，尤其以儿童多见，感染不易控制。脓胸最主要的原发病灶是肺部感染，少数是胸内和纵隔内其他脏器或身体其他部位感染病灶。致病菌侵入胸膜腔并引起感染的途径有直接侵入、经淋巴途径侵入和血源性播散3种。

2. **慢性脓胸**　急性脓胸的病程超过3个月，即进入慢性脓胸期，但是急性脓胸和慢性脓胸并没有明确的分界线。形成慢性脓胸的主要原因：①急性脓胸未及时治疗或处理不当，如引流太迟、引流管拔除过早、引流管过细、引流位置不当等导致。②异物如弹片、死骨、引流管残段等存留，使感染难以控制。③合并支气管或食管瘘未及时处理。④与胸膜腔毗邻的慢性病灶引起，如膈下脓肿、肝脓肿、肋骨骨髓炎等反复侵入。⑤特殊病原菌存在，如结核分枝杆菌、放线菌等慢性炎症，导致纤维层增厚形成致密的纤维板、肺膨胀不全，使脓腔长期不愈。

二、临床表现

1. 急性脓胸

（1）症状：高热、脉速、呼吸急促、食欲缺乏、胸痛及全身不适。积脓较多时有胸闷、咳嗽、咳痰症状，严重者可出现发绀和休克等症状。

（2）体征：患侧呼吸运动减弱，肋间隙饱满；叩诊呈浊音；触诊语音震颤减弱；听诊呼吸音减弱或消失。

2. 慢性脓胸

（1）症状：长期低热、贫血、低蛋白血症、食欲缺乏、消瘦等慢性全身中毒性症状；有时可伴有气促、咳嗽、咳脓痰等症状。

（2）体征：可见胸廓内陷，呼吸运动减弱，肋间隙变窄；支气管及纵隔偏向患侧；听诊呼吸音减弱或消失；可有杵状指（趾）；严重者有脊柱侧凸。

三、辅助检查

1. **实验室检查**　急性脓胸者白细胞计数和中性粒细胞比例升高。慢性脓胸者红细胞计数、红细胞压积和血清蛋白水平降低。

2. **胸部超声检查**　能快速、安全地明确脓胸的位置和范围，为胸腔积液穿刺定位和实施干预治疗提供依据。是目前最常用的辅助检查方法。

3. **胸部X线检查**

（1）急性脓胸：少量积液时显示肋膈角变钝；中等量以上积液则显示内低外高的弧形致密影，呈典型的S形（Ellis线）；大量积液时患侧呈现大片致密阴影；如伴有支气管瘘、食管瘘者可出现液气平面；局限性脓胸者于相应部位呈包裹阴影。

（2）慢性脓胸：X线检查可见胸膜增厚，肋间隙变窄及大片密度增强、模糊阴影，膈肌升高，纵隔移向患侧。脓腔造影或瘘管造影可明确脓腔范围和部位，但支气管胸膜瘘者慎用或禁用此项检查。

4. **胸膜腔穿刺**　抽出脓液即可确诊。脓液细菌培养和药敏试验，可为细菌定性和选用有效抗生素提供依据。

四、治疗原则

1. 急性脓胸

（1）消除病因：如积极治疗食管气管瘘、支气管残端瘘等。

（2）控制感染：根据致病微生物对药物的敏感性，选用有效、足量的抗生素控制全身和胸膜腔感染。

（3）尽早排净积脓：根据情况采取胸腔穿刺、胸腔闭式引流、早期脓胸廓清术等方法，彻底排净脓液，使肺组织尽快复张。

（4）全身支持治疗：如补充营养，维持水、电解质及酸碱平衡，纠正贫血等。

2. **慢性脓胸**　多需要手术治疗，目的是消除致病原因，清除异物，消灭脓腔，尽可能保存肺功能。常用的手术方法有：①胸膜纤维板剥除术。②胸廓成形术。③胸膜全肺切除术。

五、护理诊断/问题

1. **气体交换受损**　与脓液压迫肺组织、胸壁运动受限有关。
2. **急性疼痛**　与炎症刺激有关。
3. **体温过高**　与感染有关。
4. **营养失调：低于机体需要量**　与营养摄入不足、代谢增加、消耗增加有关。

六、护理措施

（一）术前护理

1. **加强营养**　消除病人中毒症状和纠正营养不良，改善全身情况。指导病人多进食高蛋白、高热量和富含维生素的食物。根据病人的习惯和需要制定食谱，合理调配饮食，保证营养供给。对贫血和低蛋白血症者，可少量多次输入新鲜血液、血浆或人血清白蛋白。

2. **改善呼吸功能**

（1）体位：取半坐卧位，以利于呼吸和引流。有支气管胸膜瘘者取患侧卧位，以免脓液流向健侧引起窒息。

（2）吸氧：根据病人呼吸情况给予吸氧，氧流量2～4L/min。

（3）保持呼吸道通畅：痰液较多者，协助病人排痰或体位引流，并遵医嘱合理使用抗生素控制感染。

（4）引流脓液：急性脓胸者应及时控制感染及改善呼吸，可采用以下方法引流脓液。

1）胸腔穿刺：局灶性脓胸或胸腔积液较少的脓胸可采用胸腔穿刺抽脓。抽脓后，可向胸腔内注射抗生素。穿刺过程中及穿刺后应注意观察病人有无不良反应。

2）胸腔闭式引流：脓液稠厚不易抽出，或经治疗脓液未减少、病人症状未见明显改善，或有大量气体，疑伴有气管、食管瘘或腐败性脓胸等，均宜及早行胸腔闭式引流术。

3）胸腔插管开放引流：原有脓腔引流不畅或引流部位不当者，应重新调整引流，以排出胸腔积脓。已行胸腔闭式引流者，若脓腔大、脓液黏稠、胸腔黏连、纵隔固定，可改为胸腔插管开放引流。待脓腔容积测定少于10ml时，可拔出引流管，瘘管自然愈合。

3. **减轻疼痛**　指导病人做腹式深呼吸，减少胸廓运动、减轻疼痛；必要时遵医嘱予以镇静、镇痛处理。

4. **降低体温**　高热者给予冰敷、温水擦浴等物理降温措施，鼓励病人多饮水，必要时给予药物降温。

5. **皮肤护理**　协助病人定时翻身、活动肢体；及时更换汗湿的衣被，保持床单平整清洁，预防压力性损伤发生。

6. **心理护理**　关心体贴病人，多宣教沟通，鼓励其树立战胜疾病的信心，积极配合治疗，早日康复。

（二）术后护理

1. **病情观察**　严密监测病人心率、血压、呼吸及神志变化；注意观察呼吸频率、幅度、有无呼吸困难、发绀等征象，发现异常及时通知医师处理。

2. 维持有效呼吸

（1）控制反常呼吸：慢性脓胸行胸廓成形术后病人应取患侧卧位，用厚棉垫、胸带加压包扎胸部，并根据肋骨切除范围，在胸廓下垫一硬枕或用 1～3kg 沙袋压迫，以控制反常呼吸。包扎松紧适宜，经常检查，随时调整。

（2）呼吸功能训练：鼓励病人有效咳嗽、咳痰、吹气球，使用呼吸功能训练器，促使肺膨胀，增加通气量。

3. 保持有效的胸腔闭式引流

（1）急性脓胸：保持引流管通畅，观察并记录引流量，若病人能及时彻底排除脓液，使肺逐渐恢复膨胀，脓腔闭合，一般可治愈。

（2）慢性脓胸：①选择合适型号的引流管，不能过细，插入位置适当，不应太深，以免影响脓液排出。②若脓腔明显缩小，脓液不多，纵隔已固定，可将闭式引流改为开放式引流。③开放式引流者，保持局部清洁，及时更换敷料，妥善固定引流管，防止滑脱。④引流口周围皮肤涂抹氧化锌软膏，防止发生皮炎。⑤行胸膜纤维板剥除术的病人，术后创面易发生大量渗血，应严密观察生命体征及引流液的颜色、性状和量。若病人血压下降、脉搏增快、尿量减少、烦躁不安、呈贫血貌，或胸腔闭式引流术后连续 2～3 小时引流量 > 100ml/h 且呈鲜红色时，立即报告医师，遵医嘱快速输注新鲜血液，给予止血药，必要时做好再次开胸止血的准备。

4. 康复训练　胸廓成形术后病人，由于手术需要切断部分肌群，特别是肋间肌，易引起脊柱侧弯及术侧肩关节运动障碍，因此术后病人需采取直立姿势，坚持练习头部前后左右回转运动，练习上半身的前屈运动及左右弯曲运动。术后第 1 日即开始上肢运动，如上肢屈伸、抬高、上举、旋转等，使之尽可能恢复到术前的活动水平。

（三）健康教育

1. 预防感染　注意保暖，防止受凉，避免与呼吸道感染者接触，尽量不到人群密集的场所活动，必要时佩戴医用口罩，防止肺部感染。若发现感染症状及时就医治疗。

2. 疾病指导　遵医嘱按时服药。定期复查肺功能，如有不适，随时复诊。

3. 康复指导　嘱病人加强营养，注意休息，避免劳累。指导病人进行呼吸功能锻炼及有氧运动，如深呼吸、吹气球、打太极拳、散步等，以增加肺活量，改善肺功能，增强机体抵抗力。

第三节　胸壁、胸膜肿瘤

一、胸壁肿瘤

胸壁肿瘤（tumor of the chest wall）指发生在胸壁深层组织的肿瘤，如骨骼、骨膜、肌肉、血管及神经等组织，不包括皮肤、皮下组织和乳腺肿瘤。

（一）病因与分类

胸壁肿瘤分为原发性和转移性 2 类。

1. 原发性胸壁肿瘤　分为良性和恶性 2 种。原发于骨组织者，20% 起源于胸骨，80%

起源于肋骨。发生于前胸壁及侧胸壁多于后胸壁。常见的骨骼良性肿瘤包括骨纤维瘤、骨瘤、软骨瘤、骨软骨瘤等；恶性肿瘤则多为各种肉瘤或巨骨细胞瘤等，其中软骨肉瘤占30%～40%。起源于深部组织者包括神经类肿瘤、脂肪瘤、纤维瘤、血管瘤及各类肉瘤等。

2. **转移性胸壁肿瘤**　多由其他部位的恶性肿瘤转移而来，转移至肋骨最为多见，常造成肋骨局部骨质破坏或病理性骨折，引起疼痛，但肿块多不明显。

（二）临床表现

临床表现取决于肿瘤部位、大小、生长速度以及对邻近器官的压迫程度，最常见的症状是胸壁包块和局部疼痛。良性肿瘤的肿块大多边缘清楚，增长缓慢，一般无症状。恶性肿瘤往往表现为肿块生长迅速、边缘不清、表面有扩张血管、疼痛，局部破坏或病理性骨折等。

（三）辅助检查

胸部CT扫描有助于诊断及鉴别诊断。必要时可做肿瘤的针刺活检或切取活检以明确诊断。

（四）治疗原则

诊断明确的良性原发性胸壁肿瘤，如肿瘤较小，且症状不明显，可暂时不处理，定期随访观察。无法确定性质的原发性胸壁肿瘤均应行手术切除以明确诊断。转移性胸壁肿瘤若原发病灶已经切除，亦可采用手术治疗。对于恶性肿瘤应进行包括受累的肌肉、骨骼、肋间组织、壁层胸膜和局部淋巴结在内的胸壁组织整块切除，切除后胸壁缺损面积大者应同期进行胸廓重建术。放疗和化疗对某些不能手术的恶性肿瘤有一定缓解作用，一般多作为综合治疗的一部分。

（五）护理措施

1. **术前护理**　遵医嘱给予有效的抗生素治疗，控制局部感染，特别是并发慢性支气管炎者。做好术前放射治疗或化学治疗期间的对症护理；做好胸壁重建的术前准备，如完善各项化验等检查，锻炼腹式呼吸、配血，皮肤准备，术前肠道准备等。

2. **术后护理**　加强呼吸道护理，鼓励病人深呼吸、有效排痰，必要时行气管切开或呼吸机辅助呼吸；手术部位适当加压包扎，防止积液及感染；遵医嘱合理应用抗生素；指导和鼓励病人进行术侧上肢活动锻炼等。

二、胸膜肿瘤

胸膜肿瘤，指发生于胸膜的肿瘤。

（一）病因与分类

胸膜肿瘤包括原发性胸膜肿瘤和继发性胸膜肿瘤2类。

1. **原发性胸膜肿瘤**　较少见，其中以恶性胸膜间皮瘤和胸膜纤维瘤为多见。胸膜间皮瘤是一种来源于中胚层的罕见肿瘤，恶性程度高，病变广泛，早期诊断比较困难，部分病人进展极快，且预后差。其病因与长期吸入石棉粉尘有密切关系。临床分为弥漫性及局限性两类。弥漫性可发生于任何年龄，常见于40～70岁。男性多于女性。局限性生长缓慢，较多见，绝大多数呈良性表现。

2. 继发性胸膜肿瘤　是其他部位原发肿瘤转移至胸膜形成，几乎任何部位的原发肿瘤均可形成胸膜转移，其中以肺癌和乳腺癌最常见。

（二）临床表现

1. 原发性胸膜肿瘤

（1）弥漫性恶性胸膜间皮瘤：起病症状不明显，常见呼吸困难，持续性剧烈胸痛、干咳等，常伴有大量血性胸腔积液。肿瘤侵犯肺或支气管，可继发少量咯血。偶尔可见同侧霍纳（Horner）综合征或上腔静脉综合征。晚期一般可有全身不适、厌食、消瘦、全身衰竭等。

（2）局限性胸膜间皮瘤：绝大多数呈良性表现，咳嗽、胸痛和发热为常见表现，约50%病人无症状。

2. 继发性胸膜肿瘤　大多数胸膜转移瘤病人无症状，或因胸腔积液出现胸闷、气短、呼吸困难等症状。

（三）辅助检查

1. 胸部CT检查　能显示病变的范围、程度和胸内脏器受累的情况。

2. 其他　胸腔积液脱落细胞学检查、经皮胸膜针刺活检、胸腔镜直视下胸膜活检及剖胸胸膜活检等方法有助于明确诊断。

（四）治疗原则

1. 原发性胸膜肿瘤　弥漫性胸膜间皮瘤的治疗较困难，全胸膜肺切除术创伤大、并发症多、死亡率高，现已很少应用。近年来药物治疗取得了一定的效果。但总体上恶性程度高，预后不良。局限性胸膜纤维间皮瘤常采用手术切除，预后较好。

2. 继发性胸膜肿瘤　其治疗应主要针对原发瘤，但也常需控制胸膜腔渗液。胸腔内注射不同的化学药物，如氮芥、四环素，以防恶性胸腔积液复发。

（五）护理措施

1. 心理护理　病人因血性胸腔积液较多，持续时间长，需长期胸腔闭式引流，容易产生急躁、焦虑、恐惧心理，应多关心体谅病人，给予心理疏导，以增强其遵医行为及与病魔作斗争的信心。

2. 疼痛护理　评估病人疼痛情况，采用非药物和药物护理，减轻病人疼痛。

3. 胸腔闭式引流的护理　参见第十八章胸部损伤的护理。

4. 胸腔内化学治疗的护理　化疗前给予清淡易消化饮食，预防呕吐。抽净胸腔内积液后再注入药物，注药后指导病人每30分钟更换一次体位，使药物充分均匀分布于胸膜腔。协助病人做好生活护理，加强口腔护理和皮肤护理，预防感染。指导家属为病人提供合理膳食，保证营养摄入，增强机体抵抗力。

思考题

1．病人，男，23岁。于半个月前因淋雨后出现发热，咳嗽，间断咳痰，于1周前住院，诊断为肺炎。给予静脉滴注头孢类抗生素及激素治疗仍持续高热，并呼吸急促、胸痛。体格检查：T 39.3℃，P 116次／分，R 35次／分，BP 135/85mmHg，胸廓对称无畸形，左肺呼吸幅度不明显，触诊语音震颤减弱，叩诊浊音，未闻及呼吸音。实验室检查：血白细胞计数$17.5×10^9$/L，中性粒细胞比例0.64，淋巴细胞百分数30%。胸部CT检查示左侧胸腔10.0cm×6.5cm阴影。左侧胸膜腔穿刺，抽出少许稀薄脓液。临床诊断：急性脓胸。

请问：

（1）导致急性脓胸的最常见原因是什么？

（2）该病人的护理诊断有哪些？

（3）应采取哪些针对性护理措施？

2．病人，男，54岁。吸烟37年，20支／日。曾因肺炎住院治疗2周，体温恢复正常后强烈要求出院，未复查胸部X线片。出院后2周，又因右侧胸痛、畏寒、发热、呼吸困难而再次入院。体格检查：胸廓内陷，呼吸运动减弱，肋间隙变窄，听诊呼吸音减弱，支气管偏向右侧。辅助检查：血常规示血红蛋白110g/L，白细胞计数$16×10^9$/L，中性粒细胞比例0.85。胸部X线检查示右肺大片致密阴影。

请问：

（1）该病人可能的临床诊断是什么？

（2）诊断依据有哪些？

更多练习

（章春芝）

第二十章 肺部疾病病人的护理

教学课件

1. 素质目标

具有关心肺癌、支气管扩张症病人和保护肺结核病人隐私的行为能力。

2. 知识目标

（1）掌握：肺癌、支气管扩张症病人的临床表现、治疗原则及护理措施。

（2）熟悉：肺癌、支气管扩张症的病因及辅助检查。

（3）了解：肺癌、肺结核、支气管扩张症的概念；肺结核病人的临床表现、治疗原则及护理措施。

3. 能力目标

运用护理程序对肺癌病人实施整体护理。

案例

【案例导入】

病人，男，48岁。每日吸烟1包，近3个月出现咳嗽、咳痰、痰中带血，自认为感冒，经抗炎抗病毒治疗效果不明显。后行胸部CT检查，发现右肺上叶有一孤立性阴影，直径2.0cm，经支气管镜取活检诊断为右肺上叶癌收入院。经完善术前准备，病人在全麻下行右肺上叶切除术。

【请思考】

如何对该病人实施整体护理？

【案例分析】

肺部疾病，包括肺部组织结构异常、感染和肿物等，可不同程度影响病人的通气和换气功能，甚至导致酸碱平衡失调。

第一节　肺　癌

肺癌（lung cancer）又称原发性支气管肺癌，是指源于支气管黏膜上皮或肺泡上皮的恶性肿瘤。近年来，其发病率和死亡率居全世界和我国恶性肿瘤前位。发病年龄多在40岁以上，男性多于女性，但女性的发病率近年也呈增加趋势。

一、病因

病因尚未明确。吸烟是重要风险因素，因烟草中含有致癌物质苯并芘等。初始吸烟年龄越小、每日吸烟量越大、时间越长，肺癌患病风险越高。其他致病风险因素有环境污染、职业接触（石棉、砷、镉、煤烟焦油、电离辐射等）、既往慢性肺部疾病（慢性阻塞性肺疾病、肺结核、肺纤维化等）、饮食因素、家族肿瘤疾病史、遗传易感性和基因突变等。

二、分类

（一）按生长部位分类

肺癌的分布右肺多于左肺，上叶多于下叶。
1. 中央型肺癌　起源于主支气管、肺叶支气管，靠近肺门。
2. 周围型肺癌　起源于肺段支气管以下，分布在肺的周围部分。

（二）按病理类型分类

目前肺癌病理学分类采用2015年世界卫生组织修订的病理分型标准。
1. 非小细胞肺癌（non-small cell lung cancer，NSCLC）　包括3种组织类型。
（1）鳞状细胞癌（鳞癌）：与抽烟关系密切，多见于男性，起源于较大的支气管，多为中央型肺癌。早期可引起支气管狭窄；晚期可发生坏死，形成空洞或癌性肺脓肿。生长速度较慢，病程较长，转移时间较晚，通常先经淋巴转移，血行转移较晚。
（2）腺癌：近年发病率明显上升，已超过鳞癌，成为最常见的肺癌类型，发病年龄大多也小于鳞癌和小细胞肺癌，多为周围型，生长速度较慢，局部浸润和血行转移发生早，常见于骨、脑、肝、肾上腺。淋巴转移相对较晚。
（3）大细胞癌：多见于老年男性、周围型肺癌。肿块多较大，分化程度低，预后不良。
2. 小细胞肺癌（small cell lung cancer，SCLC）　与吸烟关系密切。老年男性、中央型多见。恶性程度高，侵袭力强，较早出现淋巴和血行转移，远处转移早，预后不佳。
此外，少数肺癌病人同时存在不同组织类型的肺癌，如腺癌和鳞癌混合。

三、临床表现

早期肺癌尤其是周围型肺癌无明显症状，随肿瘤的生长，出现不同的症状。其临床表现与肿瘤的位置、大小、是否压迫和侵犯邻近器官及有无转移有关。

（一）原发肿瘤表现

1. 咳嗽、咳痰　最常见，早期为刺激性干咳或少量黏液痰，抗感染治疗无效。肿瘤阻塞支气管时，可继发肺部感染，咳脓痰。

2. 咯血　多为痰中带血点、血丝或间断少量咯血；肿瘤侵犯大血管可引起大咯血。

3. 喘鸣、胸闷、气促　呼吸气流通过受压或部分阻塞的气管狭窄处可发出喘鸣。对不明原因反复出现局部喘鸣者应高度警惕。肿瘤进展可导致阻塞性肺炎、肺不张、胸腔积液，胸闷、气促更加明显。

4. 胸痛　肿瘤侵犯胸膜、胸壁、神经、肌肉或骨组织时，胸部可出现不规则隐痛或钝痛。

5. 体重减轻、乏力、发热　肿瘤引起体力消耗，出现体重减轻、疲惫。发热多见间断中、低热，合并感染时可见高热。

（二）肿瘤压迫或侵犯邻近组织器官的表现

1. 压迫或侵犯膈神经　引起同侧膈肌麻痹。

2. 压迫或侵犯喉返神经　引起声带麻痹、声音嘶哑。

3. 压迫上腔静脉　引起上腔静脉压迫综合征，表现为面部、颈部、上肢和上胸部静脉怒张，皮下组织水肿。

4. 侵犯胸膜和胸壁　可引起剧烈胸痛、胸腔血性积液及憋气。若侵犯肋骨或胸椎，则相应部位出现压痛。

5. 侵入纵隔、压迫食管　可引起吞咽困难和支气管-食管瘘。

6. 肺上沟瘤　亦称Pancoast肿瘤，侵入纵隔和压迫位于胸廓上口的器官或组织，可出现剧烈胸肩痛、上肢静脉怒张、水肿、臂痛和上肢运动障碍等；压迫颈交感神经则会引起Horner综合征：表现为同侧上睑下垂、瞳孔缩小、眼球内陷、面部无汗等。

（三）肿瘤远处转移的表现

1. 骨转移　转移至椎骨等承重部位可引起骨折、疼痛。

2. 脑转移　出现头痛、呕吐或其他神经系统症状。

3. 肝转移　肝区疼痛、肝大，黄疸、腹水、食欲缺乏等。

4. 肾上腺转移　出现食欲缺乏、腹泻、皮肤色素增加和腋毛脱落等症状。

5. 淋巴结转移　淋巴结肿大，质硬，融合成团，多不伴有压痛。

6. 其他　转移到身体不同部位出现不同症状，如皮下转移可有皮下结节、皮肤溃疡等。

（四）副癌综合征

少数病人可能出现与肿瘤产生的内分泌物质有关的非转移性全身症状，如杵状指、骨关节痛、骨膜增生等骨关节病综合征、库欣综合征（Cushing综合征）、重症肌无力、男性乳房发育、多发性肌肉神经痛等，手术切除癌肿后症状可消失。

四、辅助检查

（一）影像学检查

1. 胸部正侧位X线检查　可发现较典型的肺内病灶。

2. CT　低剂量胸部CT是目前肺癌筛查最有效的检查手段，可以发现肺内早期病变，通过早发现、早诊断、早治疗，提高肺癌病人的生存率及生存质量。

3. PET-CT　提高肺癌诊断的准确性，能对病灶进行精准定位和分期。

4. MRI　并非常用检查手段，但可为肺上沟瘤提供胸壁侵犯及锁骨下血管和臂丛神经受累的准确信息。头颅MRI可确定是否有颅脑转移。

5. 超声检查　常用于检查腹部重要器官有无转移，和对锁骨上窝及腋下等浅表淋巴结进行检查。

6. 全身骨扫描　主要用于骨转移筛查。

（二）有助于明确病理的检查

1. 痰细胞学检查　痰细胞学检查找到癌细胞，可以明确诊断。

2. 支气管镜检查　支气管镜检查可直接观察到肿瘤大小、部位及范围，亦可用支气管刷取肿瘤表面组织检查或取支气管内分泌物行细胞学检查。

3. 其他　支气管内超声引导下针吸活检术，转移病灶活组织检查，胸腔积液检查、胸腔镜、纵隔镜、经胸壁穿刺活组织检查、开胸探查等都可以帮助明确病理诊断。

（三）肿瘤标志物

有常规肿瘤标志物和新型标志物两种。血液中常规肿瘤标志物胃泌素释放肽前体/神经元特异性烯醇化酶、癌胚抗原和细胞角蛋白19片段/鳞状细胞癌抗原可分别用于小细胞肺癌、腺癌和鳞癌的诊断、疗效监测和预后判断。新型标志物如肿瘤相关抗原自身抗体、循环肿瘤细胞（circulating tumor cell，CTC）、循环肿瘤DNA（circulating tumor deoxgribonucleic acid，ctDNA）等亦可对肺癌早期诊断、疗效监测和预后判断提供一定价值。

五、治疗原则

国际抗癌联盟按照原发肿瘤（T）、淋巴结转移（N）和远处转移（M）情况将肺癌进行分期，对临床治疗方案的选择具有重要指导意义。临床上常根据病人的机体状况，以及肿瘤的病理组织学类型、分子类型、侵及范围和发展趋势采取个体化多学科综合治疗，从而最大限度地控制肿瘤进展，延长生存期，提高生活质量。

（一）非手术治疗

1. 放射治疗　是从局部消除肺癌病灶的一种手段，主要用于处理手术后残留病灶、局部晚期病例或配合化学治疗。小细胞肺癌最敏感，鳞癌次之，腺癌最差。

2. 化学治疗　包括系统性化学治疗、新辅助化学治疗（术前化学治疗）和辅助化学治疗（术后化学治疗）。辅助化学治疗通常是铂类药（顺铂或卡铂）联合另一种药物（紫杉醇、多西他赛等）治疗4～6个周期。小细胞肺癌对化学治疗最敏感，鳞癌次之，腺癌最差。

3. **靶向治疗**　是针对肿瘤特有的基因异常进行治疗。目前在肺癌领域应用的靶点有表皮生长因子受体（epidermal growth factor receptor，EGFR）、血管内皮生长因子（vascular endothelial growth factor，VEGF）等。对于携带*EGFR*基因突变者，EGFR抑制药（如吉非替尼）的治疗有效率和疾病控制率远优于传统化学治疗。

4. **免疫治疗**

（1）非特异性免疫疗法：用卡介苗等药物激发和增强人体免疫功能，以抑制肿瘤生长，增强机体对化学治疗药物的耐受性。

（2）特异性免疫疗法：针对抑制T细胞的程序性细胞死亡受体1（programmed death-1，PD-1）的药物可纠正程序性死亡受体配体1（programmed death-ligand 1，PD-L1）抑制的免疫反应；也有用经过处理的自体肺癌细胞或加用佐剂后，作皮下接种治疗。

5. **中医中药治疗**　根据病人临床症状、脉象、舌苔等实施辨证论治，部分病人的症状可得到改善；可减轻放射治疗或化学治疗的不良反应，提高机体抵抗力，延长生存期。

（二）手术治疗

手术治疗的目的是彻底切除肺部原发癌肿病灶和局部及纵隔淋巴结，尽可能保留正常的肺组织。开胸手术和微创手术具备同样的肿瘤学治疗效果，但在技术可行且不失肿瘤学原则的前提下，推荐胸腔镜手术。

手术方式首选解剖性肺叶切除加淋巴结清扫术。根据病变的大小和部位以及病人的耐受程度，分为局部切除和扩大切除。

1. **局部切除**　切除的范围小于一个肺叶，用于早期肺癌和耐受性差的老年病人。包括：①楔形切除术。②肺段切除术。

2. **扩大切除**　切除的范围不局限于一个肺叶，风险高于标准肺叶切除，选择需谨慎。包括：①支气管袖状肺叶切除术。②肺动脉袖状肺叶切除术。③双肺叶切除。④全肺切除术等。

六、护理诊断/问题

1. **气体交换受损**　与肺内病变、手术、麻醉、呼吸道分泌物滞留、肺膨胀不佳、肺换气功能降低等有关。

2. **焦虑**　与担心手术、疼痛、疾病的预后等有关。

3. **营养失调：低于机体需要量**　与机体代谢增加、手术创伤等有关。

4. **潜在并发症**　出血、感染、肺不张、支气管胸膜瘘、肺水肿、肺栓塞、心肌梗死等。

七、护理措施

（一）术前护理

1. **心理护理**　责任护士指导其正确接受和认识疾病，减轻焦虑或恐惧。协助完善各项术前检查，讲解各种治疗和护理的意义、配合要点及注意事项，增强病人战胜疾病的信心。主动关心、体贴病人，说服家属全方位给予支持。

2. **呼吸道准备**　改善肺泡的通气与换气功能，预防肺部感染。

（1）戒烟：术前戒烟2周以上。避免因吸烟刺激肺泡、气管、支气管使分泌物增加及支气管上皮纤毛运动减弱，影响痰液咳出，增加肺部感染概率。

（2）指导训练：指导病人有效的呼吸功能锻炼，练习腹式深呼吸、缩唇呼吸、有效咳嗽、咳痰和使用深呼吸训练器或吹气球等，促进术后肺复张，预防并发症。

（3）保持呼吸道通畅：注意观察痰液的颜色、量、性质及气味；遵医嘱使用支气管扩张药、祛痰药等，以改善呼吸状况。指导大量咯血病人绝对卧床休息，头偏向一侧，预防窒息。咯血后及时协助漱口，避免影响食欲。

（4）机械通气：呼吸功能异常者，根据情况应用机械通气治疗。

（5）预防和控制感染：注意口腔卫生，积极治疗龋齿等口腔疾病。对合并肺部感染、慢性支气管炎或慢性阻塞性肺疾病的病人，及时采集痰液及咽部分泌物做细菌培养，遵医嘱使用抗生素及雾化吸入治疗，以控制感染。

3. **营养支持**　建立温馨舒适进食环境，提供色香味俱全的均衡饮食。营养不良者，经肠内或肠外途径补充营养，增强机体抵抗力。

4. **深静脉血栓（deep vein thrombosis，DVT）预防**　应用卡普里尼（Caprini）评分进行VTE风险筛查，并给予VTE健康宣教；建议戒烟酒、适度饮水，控制血糖和血脂；指导腿部运动锻炼，鼓励下床活动。对高危病人，遵医嘱尽早进行药物预防和机械预防。

（二）术后护理

1. **病情观察**　给予多参数心电监护，定时观察呼吸并唤醒病人，防止因麻醉副作用引起呼吸暂停和CO_2潴留。注意观察有无呼吸窘迫，若有异常，立即通知医师并协助处理。术后24～36小时内，严密观察甲床、口唇及皮肤色泽，肢端温度，若血压持续下降，心率增快，应考虑是否有心功能不全、出血、疼痛、缺氧或血容量不足等情况。

2. **体位护理**

（1）一般情况：病人全麻未清醒前给予去枕平卧、头偏向一侧，避免呕吐物等吸入导致窒息或并发吸入性肺炎；清醒且血压稳定后改为半坐卧位，以利于呼吸和引流。避免取用头低足高仰卧位，以防膈肌上移而影响通气。

（2）根据不同的手术方式及手术范围，术后取不同的体位：①肺段切除术或楔形切除术后尽量选择健侧卧位，以促进患侧肺膨胀。②一侧肺叶切除术后，如呼吸功能较好，可取健侧卧位，以利于术侧残余肺组织膨胀与扩张。如呼吸功能较差，则取半卧位，避免健侧肺受压而限制肺通气。③全肺切除术后避免过度侧卧，宜取1/4侧卧位，以预防纵隔移位和压迫健侧肺导致呼吸循环功能障碍。④咯血或支气管瘘者，取患侧卧位。

3. **呼吸道管理**

（1）吸氧：术后由于肺通气量和弥散面积减少、麻醉副作用、疼痛及肺膨胀不佳等，会出现不同程度的缺氧。通常给予鼻导管吸氧2～4L/min，根据血气分析结果或血氧饱和度调整吸氧流量。

（2）病情观察：术后带气管插管返回病房者，严密观察气管插管的位置和深度，防止脱出或移向一侧支气管，造成通气不足。注意观察呼吸频率、节律、幅度及有无气促、发绀等缺氧征象，听诊双肺呼吸音，发现异常及时通知医师。

（3）深呼吸及咳嗽排痰：病人清醒后鼓励其深呼吸和咳嗽，每1～2小时一次。由下向上、由外向内手法叩背或体外振动辅助排痰，使肺叶、肺段处的分泌物松动流至支气管，嘱病人作3～5次深呼吸后屏气3～5秒，再用力咳出痰液。病人咳嗽时，可固定胸部伤口（图20-1），以减轻疼痛。呼吸道分泌物黏稠者，可用祛痰药、支气管扩张药等行氧气雾化或超声雾化吸入，以达到稀释痰液、解除痉挛、抗感染的目的。对咳嗽无力、呼吸道分泌物滞留者给予吸痰护理。保留气管插管者，随时吸净呼吸道分泌物。全肺切除术后，因支气管残端缝合处在隆突下方，吸痰插管深度不宜超过气管的1/2。支气管袖状切除术后，由于支气管上皮纤毛功能暂时丧失，气管或支气管吻合口充血、水肿易造成呼吸道分泌物潴留，病人不能自行咳痰，应尽早行负压吸痰或支气管纤维镜下吸痰。

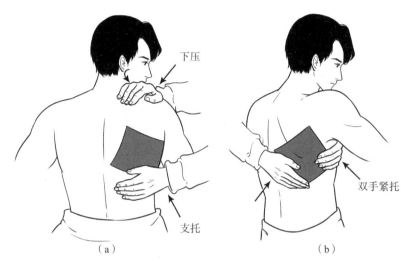

图20-1　胸部伤口固定的方法

注：（a）护士站在病人术侧，一手放在术侧肩膀上并向下压，另一手置于伤口下协助支托胸部。（b）护士站在病人健侧，双手紧托伤口部位以固定胸部伤口。

4. 胸腔闭式引流的护理

（1）一般护理：参见第十八章胸部损伤的护理。

（2）负压吸引的护理：肺癌术后因创面及缝针处漏气，胸腔闭式引流有气体逸出，可在胸腔引流瓶的短管处接低负压吸引器（压力：-0.5～-1.5kPa），促进排气排液，有利于早期肺复张。一般不常规使用，特殊情况应在术后24小时以后开始使用，防止使用过早而出现胸腔内渗血。使用时应密切观察病人有无胸闷、气短、发绀、血性引流液增多等情况，判断气管是否居中，听诊双肺呼吸音是否对称。当不需要负压吸引时，应及时将负压与引流装置断开。

（3）全肺切除术后胸腔闭式引流的护理：胸腔引流管一般呈全钳闭状态，保持术后患侧胸膜腔内有一定的积液，以维持双侧胸腔内压力平衡，防止纵隔过度摆动。注意观察气管是否居中，如明显移向健侧，在排除肺不张后酌情放出适量的引流液，每次放液量不宜超过100ml，速度宜慢，以免快速多量放液而纵隔移位，导致心搏骤停。

5. 伤口护理　观察伤口敷料有无渗血、渗液，发现异常及时通知医师。胸部伤口一般7～9日可拆除缝线。

6. 维持体液平衡和补充营养　①遵医嘱使用药物和补充液量，全肺切除术后病人24小时补液量不超过2000ml，速度以20～30滴/分为宜，并控制钠盐摄入，准确记录出入量，维持液体平衡。②病人全麻清醒、拔除气管插管后，无恶心、呕吐，可少量饮水，无呛咳，可逐步少量进食清淡流质、半流质饮食，逐渐改为普食。宜食高蛋白、高热量、富含维生素、易消化食物，以保证营养，提高机体抵抗力，促进伤口愈合。

7. 活动与锻炼　麻醉清醒后，鼓励床上活动四肢，并协助翻身；生命体征平稳后协助床上坐起；术后第1日，病情允许时可搀扶病人在室内行走3～5分钟，视情况逐渐增加活动量，以促进肺膨胀，改善呼吸循环功能，增进食欲。活动时，应妥善保护引流管，注意观察病情变化，出现头晕、气促、心动过速和出汗等症状时，应立即停止活动。指导病人做肩、臂运动，如术侧手臂上举、"爬墙"运动，以及肩关节旋前、旋后运动，预防术侧胸壁肌肉黏连、肩关节僵直及失用性萎缩，防止肩下垂。鼓励全肺切除术后病人取直立功能位，以恢复正常姿势，防止脊椎侧弯畸形。

8. 并发症的护理

（1）出血：术中胸膜黏连紧密、止血不彻底或血管结扎线脱落等均可导致胸腔内出血。若病人烦躁不安、血压下降、脉搏增快、尿少、胸腔引流液＞100ml/h、呈鲜红色、有血凝块等，应警惕活动性出血。护理：密切观察生命体征，定时检查伤口敷料及引流管周围渗血情况，注意胸腔引流液的颜色、性状和量。一旦出现出血，应立即通知医师，加快输血、补液速度，注意保温，遵医嘱给予止血药，保持胸腔引流管通畅，确保积血及时排出。必要时监测中心静脉压，做好开胸探查止血的准备。

（2）肺部感染和肺不张：病人由于麻醉不良反应使膈肌活动受限、术后无力、疼痛等不能有效咳嗽排痰，导致分泌物堵塞支气管，表现为心动过速、体温升高、哮鸣音、发绀、呼吸困难等症状。护理：鼓励病人咳嗽、咳痰，痰液黏稠者给予氧气雾化或超声雾化吸入，必要时行鼻导管吸痰或协助医师行支气管纤维镜下吸痰，病情严重时可行气管插管或气管切开，确保呼吸道通畅。

（3）支气管胸膜瘘：多发生在术后1周，是肺切除术后严重并发症之一。多因支气管缝合不严密、支气管残端血运不良或支气管缝合处感染、裂开等所致。

病人表现为发热、刺激性咳嗽、痰中带血或咯血、呼吸困难、呼吸音减弱等症状。从胸腔引流管注入亚甲蓝至胸膜腔，若病人咳出蓝色痰液可确诊。支气管胸膜瘘可引起张力性气胸、皮下气肿、脓胸等，如从瘘孔吸入大量胸腔积液会引发窒息。护理：立即报告医师，置病人于患侧卧位，以防漏液流向健侧；遵医嘱使用抗生素；继续行胸腔闭式引流，观察漏气及引流液颜色、量和性质；延长胸腔闭式引流时间，小瘘口可自行愈合，必要时行开胸手术修补。

（4）肺水肿：术后输血、输液过多、过快，以及肺切除或余肺膨胀不全，使肺泡毛细血管床容积减少，病人出现呼吸困难、发绀、心动过速、咳粉红色泡沫痰等。原有心脏疾病和全肺切除病人表现更为明显。护理：立即减慢输液速度，控制液体入量；给予高流量吸氧并以20%～30%乙醇湿化，置下肢下垂位；保持呼吸道通畅；遵医嘱给予多参数心电监护及强心、利尿、镇静和激素治疗，安抚病人及家属紧张情绪。

（5）肺栓塞：与术中肺血管壁损伤、血液高凝以及术后长期卧床等有关。表现为：呼吸困难、咳嗽、咯血、面色苍白、出冷汗等。D-二聚体、动脉血气分析、肺血管造影等可协助诊断。护理：具体如下。①预防：做好风险评估，对存在高危因素的病人，指导床上踝泵运动及直腿抬高运动，早期下床活动，促进血液回流，遵医嘱给予药物抗凝。②处理：绝对卧床休息，高浓度吸氧；控制输液量及速度、镇静、镇痛、抗休克治疗；遵医嘱抗凝治疗或溶栓治疗后维持抗凝治疗。

（6）心肌梗死：与术后肺功能下降、呼吸道分泌物排出不畅、原有心血管病史等有关。病人血氧饱和度下降、胸痛、呼吸困难、心律失常、低血压、休克、心力衰竭等，心电图和心肌酶学检查可协助诊断。护理：心理护理；卧床休息；多参数心电监测，吸氧；遵医嘱镇痛、扩冠状动脉、溶栓、抗心律失常、抗休克等处理。

（三）健康教育

1. 早期筛查　40岁以上人群应定期进行胸部X线普查，尤其对反复呼吸道感染、久咳不愈或咳血痰者，应提高警惕。

2. 营养与锻炼　加强营养，合理膳食。充分休息，适当活动。出院后数周内，坚持腹式深呼吸和有效咳嗽，以促进肺膨胀；继续抬肩、抬臂、手达对侧肩部、举手过头等活动，以预防术侧肩关节僵直。出院半年内不宜从事重体力活动。

3. 预防感染　保持口腔清洁，活动环境空气新鲜，避免出入公共场所或与上呼吸道感染者接触。避免到布满灰尘、烟雾及化学刺激物品的环境。

4. 复诊指导　出现伤口疼痛、剧烈咳嗽及咯血等症状或进行性倦怠应及时返院复诊；若术后需进行放射治疗、化学治疗或靶向治疗等，鼓励其坚持完成相应疗程并告知注意事项，以提高疗效。

第二节　肺　结　核

肺结核（pulmonary tuberculosis）是由结核分枝杆菌引起的、有较强传染性的慢性肺部疾病。20世纪中期，经内科治疗应用有效的抗结核药（如链霉素、异烟肼）大多可痊愈，大大减少了需外科手术治疗病例。

一、病理

肺结核的基本病理改变包括渗出性改变、增生性病变和干酪样坏死。肺内结核病灶可发展形成3种肺部病变：①病灶干酪样坏死，形成空洞。②支气管结核引起张力空洞、支气管狭窄、扩张或肉芽肿。③肺毁损，导致呼吸功能改变，造成限制性阻塞性通气功能障碍、弥散功能障碍或肺内静脉分流以及引起肺源性心脏病。

二、临床表现

1. 症状　多表现为午后或傍晚低热、盗汗、疲倦乏力、食欲缺乏、体重下降、咳嗽、咯血、胸痛、呼吸困难等。部分病人可并发自发性气胸、脓气胸、肺源性心脏病、支气管扩张症等疾病，或继发肺外结核。

2. 体征　可无阳性体征或仅在锁骨上下、肩胛区闻及湿啰音。

三、辅助检查

1. **实验室检查**　红细胞沉降率加快，结核菌素试验阳性，痰结核分枝杆菌检查阳性。
2. **影像学检查**　胸部 X 线检查可早期发现肺结核，对病灶部位、范围、性质、发展情况和治疗效果做出判断。胸部 CT 可发现微小或隐蔽性病变。
3. **支气管镜检查**　经纤维支气管镜对支气管或肺内病灶进行活检。

四、治疗原则

（一）非手术治疗

1. **支持治疗**　加强营养，改善全身情况。
2. **抗结核治疗**　术前给予 6～8 个月的抗结核治疗后，大部分病变可被吸收，是手术的最佳时机；术后继续抗结核治疗 6～12 个月，以防结核复发。

（二）手术治疗

原则是尽可能切除病灶，保留正常肺组织。

1. **适应证**
（1）肺结核空洞：经内科治疗无效，结核分枝杆菌阳性者，特别是张力性空洞、厚壁空洞、巨大空洞及下叶空洞。
（2）结核球：直径＞2cm，难以与肺癌鉴别者。
（3）纤维干酪性肺结核：病人痰结核分枝杆菌检查阳性，经胸部 X 线检查或 CT 检查见较大的干酪样病灶，内科治疗难以起效者．
（4）毁损肺：一侧肺全部或绝大部分由于病变失去功能，并有痰结核分枝杆菌检查阳性，咯血或继发感染等症状，而对侧肺基本正常。
（5）并发结核性支气管扩张症、支气管狭窄及肺不张；痰结核分枝杆菌检查阳性，并经常反复咯血或脓痰。

2. **禁忌证**
（1）一般情况和心肺功能差，肺切除后将严重影响病人的呼吸功能。
（2）肺结核正在扩散或处于活动期。
（3）合并肺外其他脏器结核病，经过系统抗结核治疗，病情仍进展或恶化。

3. **常见手术类型**
（1）肺切除术：根据病变范围和程度实施肺段、肺叶或全肺切除术。
（2）胸廓成形术：自上而下切除肋骨，每次切除不超过 3～4 根，每次手术间隔 3 周，术后加压包扎胸部，避免胸廓反常呼吸运动。由于疗效有限，术后易并发脊柱畸形，近些年很少采用。

五、护理措施

术前呼吸道准备、营养支持及预防深静脉血栓等，术后病情观察、体位护理、呼吸道管理及胸腔闭式引流的护理同肺癌病人的护理。

1. 维持正常体温　体温超过38.5℃者，采用物理降温或遵医嘱给予降温药物；低热或盗汗者给予温水擦浴，勤更衣，保持舒适；遵医嘱给予输液、补充水分，抗结核药治疗直至病情稳定。

2. 并发症的护理

（1）肺部或胸腔继发性感染：遵守无菌操作和呼吸道隔离的原则；保持病人清洁卫生和室内空气流通；遵医嘱使用抗结核、抗感染药；病人出院后彻底消毒灭菌。

（2）支气管胸膜瘘：注意观察病人是否有发热、刺激性咳嗽且健侧卧位时加剧、咳血性痰，胸腔闭式引流管持续性大量漏气，如有上述情况应立即告知医师处理，同时加强呼吸道护理。

3. 健康教育

（1）疾病预防：指导病人及家属保持室内通风；痰液咳入带盖的痰杯内，用2%含氯石灰澄清液（含有效氯5000mg/L）浸泡1小时后弃去；接触痰液后用流动水清洗双手；接触未接受抗结核治疗或治疗不足2～3周的病人时戴医用口罩。

（2）疾病知识：向病人及家属宣教肺结核的病因、临床表现、传染途径及预防传播方法等知识，提高自我护理能力，解除恐惧心理。

（3）疾病康复：讲解服药的相关知识与方法，确保遵医嘱服药，按时足量，教会病人观察药物的不良反应，出现异常征象及时就医；避免接触外来结核分枝杆菌使病情复发；指导规律生活，注意休息，避免劳累，摄取富含营养素的均衡饮食，增强机体抵抗力；定期返院复查。

第三节　支气管扩张症

支气管扩张症（bronchiectasis）是支气管壁及其周围肺组织的炎症性破坏所造成的一根或多根支气管异常性、永久性扩张的慢性呼吸道疾病。

一、病因

支气管扩张症多因支气管及其远端阻塞（支气管内脓块、异物、稠厚分泌物及支气管旁肿大的淋巴结、肿瘤）并发感染所致，两者互为因果，形成恶性循环。婴幼儿期的百日咳、支气管肺炎、肺结核等易诱发支气管扩张症。有先天性支气管壁软骨和支持组织发育缺陷者，更易发生支气管扩张症，但较少见。

二、临床表现

1. 症状　慢性咳嗽、咳痰、咯血，反复发作的呼吸道和肺部感染。病人痰量多，呈黄绿色脓性黏液，甚至有恶臭味。体位改变，尤其是清晨起床时可诱发剧烈咳嗽伴咳大量脓臭痰。咯血可反复发生，痰中带血或大量咯血，咯血量与病情严重程度不一致。病程长者可有贫血、营养不良或杵状指/趾等。

2. **体征**　肺部听诊可闻及局限的湿啰音和呼气性啰音。

三、辅助检查

影像学检查可明确诊断支气管扩张症的部位、范围和程度。

1. **胸部X线**　显示轻度支气管扩张症无明显异常，随着病情进展可出现肺纹理增多、紊乱或网络、蜂窝状改变。

2. **胸部CT**　表现为局限性炎症浸润，肺容积减小，支气管远端柱状或囊状扩张。高分辨薄层CT对支气管扩张症诊断的敏感性和特异性均很高，三维重建可精确显示病变范围与程度，是目前最重要的检查手段。

 知识拓展　●●●

肺大疱

肺大疱（pulmonary bulla）是各种原因导致肺泡腔内压力升高，肺泡壁破裂，互相融合，在肺组织内形成直径＞1cm的含气囊腔。肺泡破裂后空气进入脏层胸膜下间隙，形成的胸膜下小泡，并非严格意义上的肺大疱。

肺大疱一般继发于小支气管的炎性病变，如肺炎、肺结核或肺气肿。有些肺大疱是由先天基因异常引起的。临床上也有不少病因不清的特发性肺大疱。肺大疱有单发也有多发。继发于肺炎或肺结核者常为单发；继发于肺气肿者常为多发，且大疱与周边呈气肿样改变的肺组织常界限不清。肺大疱以位于肺尖部及肺上叶边缘多见。

资料来源：陈孝平，汪建平，赵继宗.外科学［M］.9版.北京：人民卫生出版社，2018.

四、治疗原则

支气管扩张症的治疗措施包括内科治疗与外科治疗。一般来说，内科药物治疗有效的情况下不考虑外科手术治疗。

（一）内科治疗

包括气道廓清治疗、祛痰治疗、长期抗菌药物治疗、铜绿假单胞菌清除治疗。

（二）外科治疗

外科治疗主要是支气管扩张症病变局限时行肺叶切除术。

1. **适应证**　①一般情况好，心、肺、肾等重要器官功能可耐受手术。②规范内科治疗6个月以上症状未减轻。③症状明显，如持续咳嗽，大量脓痰、反复或大量咯血。④病变相对局限。

2. **禁忌证**　①一般情况差，心、肺、肾功能不全，不能耐受手术者。②有肺气肿、哮喘或肺源性心脏病者。③双肺弥漫性病变。

3. **手术方法**　肺叶或肺段切除、全肺切除，肺移植是重度支气管扩张症可选择的治疗手段之一。

五、护理措施

术前呼吸道准备、营养支持及预防深静脉血栓等，术后病情观察、体位护理、呼吸道管理及胸腔闭式引流的护理同肺癌病人的护理。

1. **改善营养状况**　指导病人进食富含维生素、高蛋白、高热量饮食，纠正营养不良和贫血。

2. **并发症的护理**

（1）窒息：病人出现呼吸极度困难，口唇、颜面青紫，心率加快且微弱，甚至出现昏迷和呼吸、心搏骤停。护理：①保持身心平静，充分休息，避免因咯血而紧张导致出血加重，必要时遵医嘱使用镇静药，剧烈咳嗽者适当镇咳，但忌用吗啡。②术中采取双腔气管插管，充分吸痰，防止支气管扩张囊腔中的痰液流入健侧肺，造成窒息或健侧肺感染。③加强呼吸道管理，维持呼吸道通畅。④保持静脉通路通畅，及时配血、输血，遵医嘱应用各类止血药，不宜体位引流。

（2）肺部及胸腔感染：使用雾化吸入、体位引流、呼吸训练等治疗护理，控制感染和减少痰量，争取每日排痰量在50ml以下；加强呼吸道护理；协助做好药物敏感试验，遵医嘱使用抗生素。

3. **健康教育**

（1）疾病知识：讲解本病的病因、临床表现。告知出院后一旦症状加重应及时就诊。

（2）疾病康复：加强体育锻炼，规律生活，劳逸结合，以增强机体抵抗力；注意保暖和保持口腔卫生，忌烟酒及辛辣食物，避免烟雾、灰尘及不良情绪的刺激；坚持有效深呼吸锻炼，预防呼吸道感染，防止支气管扩张症复发。

本章小结

思考题

1. 病人，女，59岁。刺激性干咳3个月，偶有痰中带血，无胸痛、发热、盗汗。吸烟40年，1包半/日。既往体健，无其他传染病史。X线检查：右肺门处有一孤立性的球形阴影，直径2.0cm，初步诊断为右肺中央型肺癌。病人已住院在全麻下行右肺全切＋淋巴结清扫术，术后带胸腔引流管返回病房。

请问：

（1）该病人术后最可能出现哪些并发症？

（2）胸腔闭式引流如何护理？

2．病人，男，43岁。咳嗽、咳痰、咯血、胸痛2个月，伴发热，以下午明显，次晨退至正常，偶有盗汗，无胸闷、气促。精神差，食欲缺乏，近2个月体重下降5kg。吸烟25年,2包/日。查体：T 38.2℃，BP 120/80mmHg，HR 88次/分。胸部X线检查：左上肺直径约2.7cm，密度高且不均匀阴影，可见钙化点。经痰液涂片发现结核分枝杆菌，诊断为肺结核，拟行肺叶切除术。

请问：

（1）该病人目前的护理问题有哪些？

（2）主要护理措施有哪些？

更多练习

（章春芝）

第二十一章　食管疾病病人的护理

教学课件

学习目标

1. 素质目标

树立"以人的健康"为中心的护理理念，具有观察细致、反应敏捷、认真负责和慎独的精神，具备关心食管疾病病人躯体、心理变化的综合能力。

2. 知识目标

（1）掌握：食管相关疾病病人的临床表现和整体护理。

（2）熟悉：食管相关疾病的概念、治疗要点。

（3）了解：食管相关疾病的病因、辅助检查。

3. 能力目标

能运用护理程序对食管癌、食管良性肿瘤、反流性食管炎病人实施整体护理。

案例

【案例导入】

　　病人，男，58岁。1月前进餐时出现哽咽感，无明显诱因，自感食物通过缓慢，1周前症状加重，入院治疗。病人既往体健，平日喜烟、酒。体格检查：T 36.4℃，P 90次/分，R 18次/分，BP 118/88mmHg。近一个月体重下降3kg。胃镜检查：距门齿33～38cm处见溃疡隆起病变，表明糜烂充血。病理检查：（食道）鳞状细胞癌（高中分化）。确诊为食管胸下段恶性肿瘤，拟于明日行手术治疗。

【请思考】

　　如何对该病人落实整体护理？

【案例分析】

第一节　食　管　癌

食管癌（esophageal carcinoma）是从下咽食管起始部到食管胃结合部之间食管上皮来源的癌，主要包括鳞癌与腺癌两种类型，是常见的消化系统恶性肿瘤。据统计，我国每年食管癌新发病例32.4万例，死亡30.1万例，占全球的53.70%和55.35%。我国食管癌好发于40周岁以上人群，尤以60～64岁人群更为多见。呈现男性高于女性、农村高于城市的特点。食管癌的治疗方案、预后效果取决于类型和分期。通过提倡健康的生活方式，改善平日的不良的饮食、生活习惯，以及对于高危人群能够展开早期的癌症筛查，对于降低食管癌的发生率、早期食管癌的检出率，提升预后效果和生存率更为重要。

 知识拓展

食管癌高危人群与筛查

年龄≥40岁且有以下情况之一，即为高危人群：来自食管肿瘤高发地区；有食管肿瘤家族史；食管癌高危因素（吸烟、重度饮酒、头颈部或呼吸道鳞癌、喜食高温及腌制食物、口腔卫生状况不良等），推荐每1～3年进行1次内镜下食管黏膜碘染色法筛查。

内镜检查未见病灶，可定期复查随访。检查发现浅表型病灶，取活检评估病理情况。若病理为低级别上皮内瘤变/异型增生，每3年随访1次；若病理为高级别上皮内瘤变/异型增生、黏膜内癌，并且未发现脉管侵犯，可考虑行内镜下治疗。如果内镜表现较活检病理结果更重，建议行精细食管内镜检查以评估病变情况、决定诊治计划。

资料来源：中华人民共和国国家卫生健康委员会医政医管局.食管癌诊疗指南（2022年版）[J].中华消化外科杂志，2022，21（10）：1247-1268.

一、病因

食管癌病因尚未明确，可能与以下因素有关。

1. **吸烟与饮酒**　长期的吸烟与饮酒已被证实与食管癌的发病有重要的关系。

2. **饮食因素**　长期食用加工的（腌制、熏制）肉类、蔬菜，以及长期进食过热、过烫的食物，均可增加罹患食管癌的风险。亚硝酸胺是公认的化学致癌物。

3. **营养素缺乏**　不良的饮食习惯，如缺少新鲜水果、蔬菜、动物蛋白等将直接导致人体对B族维生素等营养素，以及锌、硒、钼等矿物质摄入的不均衡，与食管癌的发生有着较大的关联。

4. **感染因素**　WHO将黄曲霉毒素B_1作为一类的致癌物质。有研究证明，食物中黄曲霉毒素B_1的暴露量与食管癌的癌前病变有关。

5. **遗传因素** 我国对于食管癌基因学方面的研究也证实了基因与食管鳞癌的发生有重要关联。

6. **其他因素** 与食管慢性炎症、黏膜损伤［食管腐蚀、胃食管反流引起的巴雷特（Barrett）食管、贲门失弛缓症等］，社会因素、心理因素、经济因素，以及病毒感染、肥胖等相关。

二、分型与转移途径

1. **分型** 我国食管癌以鳞状细胞癌为主。

（1）病理分型：参考进展期食管癌的病理特征，可分为髓质型、蕈伞型、溃疡型、缩窄型、腔内型5种类型。

（2）临床分型：参考癌肿的位置与其距离门齿的距离，可分为颈段食管癌、胸上段食管癌、胸中段食管癌、胸下段食管癌4种类型（图21-1），以胸中段食管癌最为常见。

2. **转移途径** 可直接扩散，以淋巴转移为主，晚期可见血行转移。

（1）直接扩散：最先由黏膜下层开始扩散，之后向上、向下逐步蔓延至全组织，并极易通过外膜层侵犯邻近器官和组织。

（2）淋巴转移：是最主要的转移途径。癌细胞首先进入黏膜下淋巴管，通过肌层到达与肿瘤部位相应的区域淋巴结。颈段癌可转移至喉后、颈深和锁骨上淋巴结；胸段癌转移至食管旁淋巴结后，可向上、向下转移至胸部、胃部，或沿气管、支气管累积至肺门。

（3）血行转移：较少见，常发生于中、晚期食管癌，可致肺、肝、肾等组织受损。

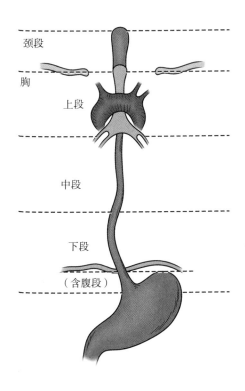

图21-1 食管的分段

三、临床表现

1. 症状

（1）早期：食管癌病人早期症状不明显。进餐粗糙、硬质食物后，可出现不适感，如胸骨后烧灼感、摩擦感、牵拉感。食物通过缓慢，有停滞感。饮水后症状可缓解消失。

（2）中、晚期：进行型吞咽困难是中、晚期食管癌病人的典型症状。与肿瘤的大小和食管梗阻的严重程度有关。病人先出现进食固体食物后吞咽困难，之后进食半流食、流食均可受到影响。由于肿瘤的发展和进食差，出现消瘦、脱水、疲乏无力等表现。当癌肿脱落或局部水肿减退、消失时，进食困难情况可暂时缓解或消失。伴随癌肿的转移部位的不同，可出现不同的症状。当侵犯喉返神经时，可出现声音嘶哑；侵犯颈交感神经后可出现Horner综合征；侵犯气管、支气管可出现食管－气管瘘；侵犯血管可引起大呕血。晚期可出现恶病质。

2. 体征 多数食管癌病人无明显体征改变。当发生转移后，可出现锁骨上淋巴结肿大、肝大、肝压痛、移动性浊音阳性、呼吸运动受限、肋间隙饱满等改变。

四、辅助检查

1. 影像学检查

（1）CT：有助于判断食管癌位置、肿瘤浸润深度、肿瘤与周围器官组织的相对关系、区域淋巴结转移情况以及有无周围血管侵犯。

（2）上消化道造影：可评估癌肿的位置、长度，但不能评估癌肿的浸润深度和周围淋巴结转移情况。

（3）食管气钡双重造影：可显示食管的位置、轮廓、腔的大小，内腔或内壁黏膜皱襞情况，但对于食管肿瘤的内部结构、食管壁的浸润程度和壁外侵犯及转移等情况需结合胃镜和CT结果判断。

（4）其他影像学检查：MRI、PET-CT对食管癌的诊断也起到较为重要的作用。

2. 内镜检查 内镜检查有助于判断肿块的部位、形态，亦可钳取部分组织进行病理学活检确诊疾病。也可选择食管色素内镜对组织染色。但对于食管完全梗阻或不完全梗阻的病人，内镜检查可能无法判断远处情况。

3. 气管镜检查 对于疑似食管胸上段、中段癌侵犯气管、支气管膜部者，可行气管镜检查。

4. 放射性核素检查 借助放射性试剂与肿瘤特异性结合的特点，早期发现肿瘤并及时治疗。

5. 其他检查 如肿瘤标志物检查，但对诊断食管癌缺乏特异性。

五、治疗原则

对于食管癌的病人，多以手术治疗为主，辅以放疗、化疗或其他治疗。

（一）手术治疗

食管癌病人的首选治疗方法。手术的原则是切除完整的肿瘤组织，切除长度需距离癌肿上、下5～8cm并对于周围颈部、胸部、腹部的淋巴结进行清扫，并进行消化道重建术。手术形式以传统手术和胸（腹）腔镜手术两种，现临床中，胸（腹）腔镜的微创手术应用较为广泛。行消化道重建术最常选择的食管代替器官是胃（图21-2）、其次可选择结肠（图21-3）和空肠。

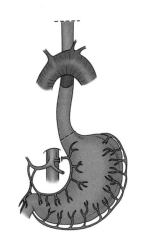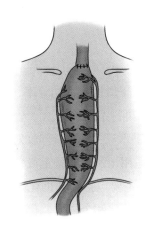

（a）上、中段食管癌切除范围　　　（b）胃代食管、颈部吻合术

图21-2　食管癌切除术后胃代食管术

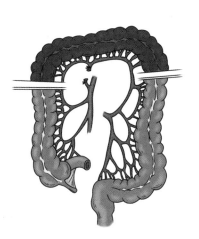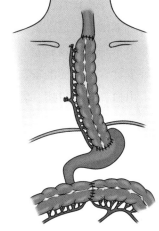

（a）横结肠作为食管替代物的切除部位　　　（b）结肠代食管、颈部吻合术

图21-3　横结肠代食管术

1. **适应证**　①符合UICC/AJCC分期（第8版）[UICC为国际抗癌联盟（Union for International Cancer Control的英文缩写，AJCC为美国癌症联合委员会（The American Joint Committee on Cancer）的英文缩写] Ⅰ、Ⅱ期和部分Ⅲ期食管癌。②放疗后复发，无远处转移，一般情况能耐受手术者。③全身状况良好，心肺储备功能佳。④对癌肿较大的鳞癌，不易切除且全身情况良好者，可先行术前放疗、化疗，待癌肿缩小后再行手术治疗。

2. **禁忌证**　①部分Ⅲ期、Ⅳ期食管癌。②心肺功能较差，不能耐受手术者或合并其他器官、组织严重病变者。

对于食管癌晚期，不能完成根治性手术或放射治疗的病人，若出现吞咽困难时，可考虑行胃-空肠造瘘手术、食管分流术等姑息性手术的方式，达到改善进食、维持营养、延长生命的目的。

（二）内镜治疗

适用于早期食管癌病人或存在癌前病变的病人，通过射频消融、冷冻疗法、内镜黏膜切除术等行内镜下治疗，术前需充分评估手术适应证。

（三）非手术治疗

1. 放射治疗

（1）术前放疗：有助于增加手术切除率，降低术后的复发，提高远期生存率。一般可在放疗周期结束后2～3周再行手术治疗。

（2）术后放疗：在手术后3～6周行放射治疗，有助于对术中未能完全清除的组织进行清除；根治性放疗主要适用于颈段、胸上段食管癌病人或手术禁忌证可耐受放疗者。

2. 化学治疗 化疗主要包括新辅助化疗（术前）、辅助化疗（术后）、姑息性化疗三种形式，注意治疗方案的规范化和个体化，化疗病人需定期复查血象，注意药物不良反应。

六、护理诊断/问题

1. 营养失调：低于机体需要量 与癌肿导致进食量减少、不能进食或消耗增多有关。
2. 吞咽障碍 与癌肿导致食管梗阻或放射治疗有关。
3. 体液不足 与吞咽困难、进水量减少有关。
4. 焦虑 与担心手术和疾病预后差、不确定性因素多有关。
5. 知识缺乏 缺少食管癌术前准备、术后康复的相关知识。
6. 潜在并发症 出血、吻合口瘘、乳糜胸、肠麻痹等。

七、护理措施

（一）术前护理

1. 心理护理 食管癌的病人往往会伴随进行性加重的吞咽困难，体重持续下降、进食困难等情况，以及对于癌症的恐惧、手术的未知和预后的不确定性，术前、术后均可能出现不同程度的心理障碍，具体可体现在紧张、焦虑、失眠、情绪低落等行为的改变。临床护士应给予病人更多的鼓励和帮助。

2. 营养支持和维持水、电解质平衡 大多数病人癌肿侵犯食管出现不同程度的进食困难，导致营养摄入不足，加之肿瘤导致机体消耗增加，容易出现营养不良，水、电解质紊乱，不利于手术和预后。术前应充分进行营养评估，给予个性化的营养方案。对于能经口进食者，给予高热量、高蛋白、丰富维生素的流质、半流质、清淡无刺激的食物，必要时口服肠内营养制剂。不能经口进食者，给予肠外营养。

3. 术前准备

（1）呼吸道准备：①吸烟病人需严格戒烟至少4周以上。②手术病人术前进行有效的咳嗽、咳痰训练，有利于术后清理气道内的分泌物，改善呼吸，防止肺炎和肺不张的发生。

（2）胃肠道准备：①对于饮酒者，需在术前4周严格戒酒。②无胃肠道动力障碍者，可在术前6小时禁食、2小时禁饮。有吞咽困难者，延长禁食、水的时间，避免术中误吸的发生。③术前伴有食管梗阻、炎症的病人，术前遵医嘱分次口服抗生素，减少感染的发生。④进餐后伴有哽咽感或反流者，术前1日，遵医嘱使用生理盐水100ml经鼻胃管冲洗食管和胃，减少局部组织水肿和术中污染的发生。⑤结肠代食管手术者，术前3～5日口服肠道不吸收的抗生素，术前2日无渣流食，术前1日晚清洁灌肠，灌肠结束后，禁食、水。⑥手术当日留置胃管，若因食道梗阻胃管无法置于胃内，不可强行插入，以免出血。胃管可留置于梗阻上方，待术中置于胃内。

（二）术后护理

1. 病情观察　手术结束后至病人完全清醒前，密切观察病人意识、生命体征。清醒后需每30～60分钟测量一次，及时关注病情变化，保持生命体征平稳。

2. 疼痛护理　评估疼痛的性质、时间、程度，听取病人的主诉，分散病人注意力，遵医嘱使用镇痛药或使用镇痛泵。

3. 呼吸道护理　密切观察病人呼吸情况，记录病人呼吸频率、节律及呼吸型态，听诊双肺呼吸音。遵医嘱吸氧，记录氧疗效果。鼓励病人主动咳痰，辅以叩背，清除气道分泌物。若痰液黏稠无力咳出，可雾化稀释痰液，必要时负压吸痰，保持呼吸道通畅。

4. 管道护理　病人术后携带胃肠减压管、胸腔闭式引流管，日常护理中需防止管路扭曲、折叠，观察并记录引流液的色、量、性质。

（1）胃肠减压的护理：①术后6～12小时，管中可引出少量血性或咖啡色液体；如引出大量鲜血或血性液体，病人伴有面色苍白、烦躁不安、脉速、血压下降等情况，可考虑术后出血，需通知医师，紧急处理。②平日可适当捏挤管路，防止管路堵塞。如管路堵塞，可使用生理盐水冲洗、回抽。③如不慎脱管，需通知医师，评估病情后处理，不可盲目回插管路导致吻合口损伤引起吻合口瘘。④拔管。术后正常引流液颜色会逐渐变浅，引流量逐渐减少。对于发生吻合口瘘风险较小者，可在术后2日考虑拔管，反之，则需持续胃肠减压3～4日，待肛门排气，充分评估后考虑拔管。

（2）胸腔闭式引流的护理：保持管道的通畅和密闭，维持引流的有效性，准确记录，应对各种突发情况，拔管前后需充分评估。

（3）结肠代食管（食管重建）术后护理：①保持结肠袢内的减压管通畅。②密切观察病人腹部体征变化，若出现异常需及时通知医师处理。③如减压管中引出大量血性液体，伴有高热、脉速中毒症状，考虑结肠代食管袢坏死，应即刻通知医师，做好抢救准备。④术后由于肠道逆向蠕动，病人可自感粪臭味，应向病人充分解释原因，提示病人注意口腔卫生。术后半年左右，情况可逐渐缓解。

5. 饮食护理　术后早期由于吻合口充血、水肿，需绝对禁食避免食糜进入导致感染。可采用肠外营养补充能量，待肛门排气，拔除胃肠减压管后，通过鼻肠管进行肠内营养，开始可尝试少量饮水，逐渐过渡至流食、半流食，注意循序渐进，少食多餐。若病人进餐后出现腹胀、呃逆感，可延长前阶段饮食，缓慢过渡。待病人恢复良好可拔除鼻肠管恢复经口进食，需注意细嚼慢咽，避免食入生冷、硬质、辛辣刺激的食物。食管癌贲门切除术的病人，易发生反流，病人需在进餐后2小时内采取半卧位。食管－胃吻合术后，胃进入胸腔，压迫部分肺组织，导致病人出现胸闷、进餐后呼吸困难，建议少食多餐，1~2个月后可自行缓解。

6. 并发症护理

（1）出血：术后需密切观察引流液的色、量、性状，术后早期少量出血是正常现象，若出血量较大，或引流管中持续引出鲜血或血性液体，伴随生命体征波动明显，需考虑术后出血，需报告医师紧急处理，配合抢救，并做好术前准备。

（2）吻合口瘘：吻合口瘘是食管癌术后极其严重并可能导致病人死亡的并发症。多发生在术后5~10日，需密切观察病人有无发生吻合口瘘的症状，如呼吸困难、脉速、高热、寒战、休克，全身中毒症状，如有上述症状应立即通知医师紧急处理：①立即嘱病人禁食。②遵医嘱给予抗感染治疗。③行胸腔闭式引流。④密切观察生命体征、意识状态，有无休克发生，若出现休克症状，需积极抗休克治疗。⑤若需再次手术者，配合医师进行术前准备。

（3）乳糜胸：食管癌、贲门癌术后较为严重的并发症之一，系胸导管受损所致。常见于术后第2~10日，少数病人可在术后2~3周出现。具体表现为胸腔闭式引流管内引流液颜色改变。早期因处于禁食状态，多为淡红色或淡黄色液体，后续随恢复经口进食，引流液颜色变为乳白色牛奶状液体，严重时可致病人胸闷、气急、血压下降甚至死亡，故需密切观察病人的症状及体征，一旦发生需及时处理，禁食，行肠外营养，通过胸腔闭式引流持续负压吸引，引出乳糜液，促进肺膨胀。如行胸导管结扎术治疗，则需配合医师完成术前准备。

（4）肠麻痹：术后肠道自主神经系统平衡、局部神经传导或肠平滑肌收缩受到多种因素影响，导致肠道扩张和蠕动消失，肠道内容物无法向前推进。可通过禁食、胃肠减压或维持水、电解质平衡并按摩腹部等方面，促进胃肠道蠕动恢复。

7. 健康教育

（1）饮食指导：遵循"五低一高"原则，即低糖、低盐、低脂、低烟、低酒和高纤维。增加新鲜蔬菜、水果的摄入，确保充足的维生素和矿物质供给。同时，保持少量多餐，避免一次性大量进食，以免对手术后的食管造成过大压力。

（2）日常生活指导：尽量避免提重物、过度弯腰等动作，以防止食管受到牵拉。此外，保持室内空气流通，避免长时间暴露于烟雾、粉尘等有害物质中。注意口腔卫生，定期刷牙、漱口，减少感染风险。

（3）运动指导：进行适当的康复锻炼，如散步、太极拳等轻度运动，有助于促进身体恢复，增强免疫力。但应遵循循序渐进原则，避免过度劳累。

（4）定期复查：应根据医师的建议，定期进行影像学检查、血液检查等，便于及时发现并处理可能出现的问题。同时，保持与医师的良好沟通，及时反馈身体状况，调整治疗方案。

第二节　食管良性肿瘤

食管良性肿瘤（benign esophagus tumors）约占全部食管肿瘤的1%。其中，食管平滑肌瘤最常见，占食管良性肿瘤的50%~70%。除此之外，还有食管乳头状瘤、血管瘤、食管息肉、脂肪瘤，但因症状不典型、症状较轻或无症状，易被忽视。

一、病因

病因尚未明确，可能与遗传、胚胎发育畸形、人乳头状瘤病毒（human papilloma virus，HPV）感染、慢性炎症等因素有关。

二、分类

按解剖部位分类，食管良性肿瘤可分为壁间型、腔内型和黏膜下型。

1. **壁间型**　包括平滑肌瘤、神经鞘瘤、血管瘤及颗粒细胞瘤等。
2. **腔内型**　包括有蒂的息肉和无蒂的乳头状瘤和腺瘤。
3. **黏膜下型**　临床中以平滑肌瘤最为常见。

三、临床表现

食管良性肿瘤的临床表现取决于肿瘤的部位和肿瘤的大小。多数病人无明显症状。但较大的肿瘤可以不同程度地堵塞食管腔，出现吞咽困难、呕吐和消瘦等症状。很多病人有吸入性肺炎、胸骨后压迫感或疼痛感。血管瘤病人可发生出血。

1. **无症状**　半数以上病人无明显症状。
2. **局部症状**

（1）消化系统症状：肿瘤逐渐增大向腔内生长可造成梗阻。具体表现为进食异物感、胸骨后不适、恶心、呕吐、吞咽困难，由此可导致体重减轻、消瘦。

（2）呼吸系统症状：肿瘤向管壁外生长压迫邻近组织导致胸闷、胸痛、咳嗽、呼吸困难等症状。

3. **其他症状**　血管瘤、肿瘤浸润发生溃疡可引起出血、疼痛。

四、辅助检查

1. **影像学检查**　X线食管钡餐造影可显示腔内规则或不规则的充盈缺损，钡剂通过病变处多无明显梗阻，邻近及对侧管壁柔软，蠕动正常，黏膜纹无中断破坏。

2. **内镜检查**　纤维食管镜检查可以明确肿瘤的部位、大小、形状和数目；食管内超声可清晰显示食管壁的5层结构，对壁间型肿瘤的诊断和鉴别诊断具有重要的意义。通过内镜钳取部分组织进行病理学检查对判断肿瘤的类型、分期起到关键的作用，但壁间型肿瘤因病变表面覆盖正常黏膜，不易发现病变。临床中多以内镜下全瘤切除活检或行剥离术后进行活检。对于疑似血管瘤病变不可咬取活检。

五、治疗原则

食管良性肿瘤根据病变类型与瘤体大小选择手术切除或内镜下直视摘除术。若肿瘤体积较小，无明显临床症状，或病人一般情况较差，可以考虑暂不治疗。

1. **手术治疗**　主要适用于固有层肿瘤，黏膜下肿瘤疑似恶变者。血管瘤存在恶变可能亦可采用手术治疗或放射治疗。手术多采用黏膜下肌瘤摘除加肌层修补术，针对病变较大或恶性病灶则需行食管胃部分切除术和食管重建术。现阶段腔镜手术应用较为广泛。

2. 内镜摘除术　对于腔内型有蒂的食管良性肿瘤、黏膜肌层起源的平滑肌瘤或其他良性肿瘤可在内镜直视下切除。

六、护理措施

1. 心理护理　由于疾病有恶变可能，病人往往存在一定的心理负担。在对病人实施护理时，应密切关注病人的心理变化。给予病人心理疏导，树立战胜疾病的信心。

2. 饮食护理　对于肿瘤较大者，可能由进食困难导致营养不良，水、电解质紊乱，故应加强营养风险筛查和营养素摄入，有利于术后的恢复。

3. 其他护理　术前、术后护理参见本章第一节食管癌的护理。

第三节　食管运动功能障碍

一、贲门失弛缓症

贲门失弛缓症（achalasia，AC）又称贲门痉挛、巨食管。是食管贲门部的神经肌肉功能障碍引起的食管下端括约肌松弛不良。食物滞留逐渐使食管张力减退、蠕动减慢及食管扩张的疾病。常见于20～50岁的女性。

（一）病因

病因尚不明确，目前普遍认为是神经肌肉功能障碍所引起的疾病，可能与感染、免疫因素有关。

（二）临床表现

1. 典型症状　最常见的症状是吞咽困难，早期病人进食固体食物较流质食物更易出现吞咽困难。伴随疾病进展，病人进餐固体、液体食物均可出现吞咽困难。此外还伴有胸背部疼痛、食物反流、体重减轻、出血和贫血等表现。临床常用Eckardt评分（见表21-1）评估AC的严重程度和治疗效果。

表21-1　Eckardt 评分表

评分	吞咽困难	食物反流	胸骨后疼痛	体重下降/kg
0分	无	无	无	0
1分	偶尔	偶尔	偶尔	＜5
2分	每天	每天	每天	5～10
3分	每餐	每餐	每餐	＞10

2. 其他症状　还可出现恶心、呕吐、嗳气、烧灼感、窒息感、误吸、夜间咳嗽、咽喉痛等症状。随着病程的延长，可出现营养不良，水、电解质失衡的表现。

（三）辅助检查

1. **X线食管钡餐造影**　可见食管扩张，蠕动减弱，食管下端可见"鸟嘴样"改变。X线食管钡餐造影是诊断的重要方法，但因灵敏度较低，单独诊断的价值不高。

2. **内镜检查**　纤维食管内镜可见食管体扩张，食管有不同程度的扭曲和变形。食管壁可见不同程度的收缩环，可有效鉴别食管器质性狭窄或肿瘤。但存在内镜通过时阻力感不足而漏诊的情况。

3. **食管动力学检查**　高分辨率食管测压：①10次湿咽动作。②卧位或坐位的完整松弛压阈值大于15mmHg（1.995kPa）。③食管蠕动缺失。符合2条及以上即可确诊。

（四）治疗原则

贲门失弛缓症是一种慢性、非治愈性疾病，主要的治疗目标是缓解症状、改善食管排空、预防食管进一步扩张。

1. **药物治疗**　通过药物治疗达到松弛平滑肌的目的。常用药物为硝苯地平、硝酸异山梨酯、磷酸二酯酶抑制药等。但药物治疗效果有限，仅适用于无法进行手术或内镜治疗和拒绝上述治疗的病人。需注意可能存在的不良反应，如头痛、直立性低血压和下肢水肿等。

2. **内镜治疗**　内镜下注射肉毒杆菌毒素安全性高，操作安全，短期效果明显，但需重复注射或联合其他治疗手段。气囊扩张术是治疗AC的有效手段，也是临床一线方法。但严重心肺功能不全、有食管穿孔风险、凝血功能障碍者严禁使用。

3. **手术治疗**　腹腔镜下Heller贲门肌切开术附加胃底部折叠术有效率高，术后并发症少，是临床一线治疗方法，适用于各类型的AC。而食管切除术主要适用于终末期，表现为巨食管，其他治疗方案效果不佳者。术后易发生吸入性肺炎等并发症。

（五）护理措施

注意观察并处理以下并发症。①胃液反流：是术后最常见的并发症。可有嗳气、烧灼感、呕吐等临床表现。给予抗酸药和促胃动力药。②肺不张、肺内感染：保持呼吸道通畅，鼓励病人深呼吸，有效咳嗽、咳痰，使用抗生素治疗。

二、胃食管反流病

胃食管反流病（gastroesophageal reflux disease，GERD）是指胃、十二指肠内容物反流至食管引起不适症状的慢性疾病。按内镜下特点可分为非糜烂性反流病和反流性食管炎。近年来，GERD的发病率有上升的趋势，约是20世纪90年代的2倍以上。GERD已被证实是食管癌最重要的危险因素，其中Barrett食管也被确认是食管腺癌的癌前病变。

（一）病因

GERD的发生与食管抗反流障碍、食管酸清除、食管黏膜防御下降、内脏敏感性等多种因素有关。

（二）临床表现

1. **典型症状**　胃灼热和反流是最典型的症状。胃灼热具体体现为胸骨后烧灼感，可延伸至咽喉部。反流主要表现为胃、十二指肠内容物逆向流至口咽部。

2. 其他症状 包括胸痛、上腹部胀痛、嗳气、口腔异味、中耳炎等。受到内容物的刺激，可诱发咳嗽、胸闷气短、哮喘等。临床中易与呼吸系统疾病混淆。

3. 并发症 上消化道出血、食管狭窄、Barrett食管。

（三）辅助检查

1. 抑酸药诊断试验 对疑似的病人应用抑酸药如质子泵抑制剂（proton pump inhibitor，PPI）。标准剂量为2次/天，持续服用2周，伴有食管外症状者需持续服药4周。以最后1周症状完全缓解作为治疗有效的标准。试验有效可经验性确诊为GERD，无效病人需进一步评估检查。

2. 内镜检查 内镜检查是确诊的重要手段。可排除消化道肿瘤，判断黏膜损伤程度。

3. 食管反流监测 包含食管pH和食管阻抗pH的监测，用于监测食管腔内有无内容物反流情况。酸暴露时间百分比＞4%即可确诊为GERD。

（四）治疗原则

临床中多数的GERD病人以内科治疗为主，少部分病人选择手术治疗。抗反流手术适应证包括：有典型GERD症状，药物治疗无效者；药物治疗有效但无法耐受长期药物治疗者；内镜或X线下食管裂孔疝、Barrett食管；有慢性或复发性食管外症状及并发症。

（五）护理诊断/问题

1. 慢性疼痛 与内容物长期反流所致食管炎症有关。
2. 焦虑 与疾病反复发作，担心手术效果有关。
3. 知识缺乏 缺少胃食管反流病的相关知识。

（六）护理措施

1. 非手术治疗/术前护理

（1）体位护理：指导病人餐后取直立或半坐卧位，对于反流较严重的病人，平卧时应将床头抬高20～30cm。

（2）用药护理：指导病人遵医嘱服用抗酸药或抑酸药，不可擅自更换药物种类、增减药量，甚至停药。注意观察药物的疗效和不良反应。

（3）饮食护理：指导病人少食多餐，选择低脂、易消化食物。适当增加豆制品、瘦肉、鸡蛋等营养丰富食物，少食油炸食物，忌辛辣刺激、浓茶、咖啡等。餐后和反流后饮用适量温开水，减少食物对食管的刺激。对吞咽困难的病人给予流质或半流质饮食，必要时禁食。睡前3～4小时不要进食。对于可经口进食的病人，术前3日给予半流质饮食，不食用酸性食物，不能经口进食者，给予肠外营养，保证营养摄入。术前4周戒烟、戒酒。

（4）口腔护理：保持口腔卫生，早、晚及餐后刷牙，自理能力差者，协助病人做好口腔护理。

2. 术后护理

（1）微创手术：对于行内镜下食管扩张术病人的护理如下。

1）病情观察：密切检测生命体征、及时观察发现并发症。

2）体位：术后给予病人平卧位，充分休息。

3）用药护理：合理抗生素治疗，观察用药效果和不良反应。

4）饮食护理：术后严格禁食水，给予肠外营养。

5）疼痛护理：观察评估病人疼痛性质、程度，必要时遵医嘱使用镇痛药。

（2）传统手术术后护理：参见本章第一节食管癌的护理。

本章小结

思考题

1. 病人，男，64岁。食管癌根治术后3日拔除胃管后，口服流质饮食，术后第5日，病人体温升高至39℃，呼吸频率28次/分。SpO$_2$进行性下降至80%，双肺呼吸音粗，可闻及散在湿啰音，加大氧流量至6L/min呼吸困难不能缓解。伴有胸痛、脉速，影像学检查结果显示术侧胸腔积液。

请问：

（1）该病人术后出现了什么并发症？

（2）如何进行护理？

2. 病人，男，56岁。因进餐后胸骨后烧灼样疼痛2月余入院。目前只能进半流质食物，起病以来大小便正常，食欲缺乏，体重减轻5kg，病人平日嗜烟酒，平均每日吸烟20支，饮白酒500g。体格检查：T 36.6℃，P 86次/分，R 18次/分，BP 121/77mmHg。锁骨上未扪及肿大的浅表淋巴结。X线食管钡餐造影：食管中下段4cm长的局限性管壁僵硬，黏膜水肿，部分中断，钡剂尚可通过。病理检查：食管中下段（28～32cm），鳞状细胞癌。拟于3日后行食管癌根治手术。

请问：

（1）请列出该病人主要的护理问题。

（2）简述护士对该病人术前的护理准备。

更多练习

（祁　阳）

第二十二章 心脏大血管疾病病人的护理

教学课件

学习目标

1. 素质目标

具有护理心脏大血管疾病病人的心理变化和行为的综合能力。

2. 知识目标

（1）掌握：体外循环、法洛四联症、Beck三联征、室间隔缺损、冠状动脉粥样硬化性心脏病、胸主动脉瘤的概念；先天性心脏病、后天性心脏病的病因及临床表现。

（2）熟悉：先天性心脏病、后天性心脏病的护理措施或治疗原则。

（3）了解：体外循环术后的建立、应用目标、护理要点。

3. 能力目标

能运用护理程序对先天性心脏病、后天性心脏病病人实施整体护理。

案例

【案例导入】

患儿，女，6岁。以"活动后气促，加重2个月"为主诉入院。体格检查：T 36.4℃，HR 114次/分，R 16次/分，BP 95/57mmHg。口唇轻度发绀，双肺呼吸音粗，心律齐。$A_2 < P_2$（主动脉瓣听诊区第二心音<肺动脉瓣听诊区第二心音），在胸骨左缘第3～4肋间，可听到强度为Ⅲ至Ⅳ级（最高为Ⅵ级）的粗糙收缩期杂音。心脏彩超：先天性心脏病室间隔缺损。治疗方案：择期行全麻体外循环下室间隔缺损修补术。

【请思考】

如何对该病人落实整体护理？

【案例分析】

第一节　体外循环

体外循环（extracorporeal circulation or cardiopulmonary bypass，CPB），也被称为心肺转流术，是一种医疗技术，在这个过程中，从上、下腔静脉和右心房流出的静脉血被引导出体外。这些血液随后进入人工心肺机（artificial heart-lung machine），在其中进行氧合作用并去除二氧化碳。对血液进行温度调节和过滤杂质后，再通过人工心（血泵）将处理过的血液输送回体内的动脉系统。简而言之，体外循环就是利用人工设备模拟人体的心肺功能，对血液进行氧合和净化后再返回体内，维持循环的生命支持技术。体外循环能够在心脏血流被阻断的情况下，暂时替代心肺的功能，便于医师进行精细操作。

一、人工心肺机的基本组成

1. 人工心　即血泵，是暂时代替人体心脏泵血功能的装置，可分为转压泵和离心泵两种。离心泵具有减少血液成分破坏的优点。

2. 人工肺　即氧合器，是一种在体外执行气体交换任务的设备，它可以临时替代人体的肺部功能。其核心功能在于将流经的静脉血液中的二氧化碳排除，为其注入氧气，实现血液的氧合。

3. 变温器　通过调控循环水的温度并利用导热性能优良的薄金属隔离板，实现对体外循环中血液温度的调节。这种装置对于维持和控制体外循环过程中血液的温度至关重要。

4. 过滤器　在体外循环系统的动脉和静脉系统中都设有过滤装置，主要发挥的作用包括：滤除各种微栓、维持血液纯净，减少对病人的潜在风险、保障病人的安全。

5. 血液浓缩器（血液超滤器）　原理是利用半透膜两侧的压力阶差，滤出水分和小于半透膜孔隙的可溶性中小分子物质。血液浓缩器与体外循环管路以并联方式连接，其入口与动脉端相连，出口与静脉回流室相连。

6. 附属装置　包括各种血管插管、连接管道及检测系统等。

二、体外循环的准备

体外循环前，医护人员需根据病情和手术方案制订个体化的体外循环方案，选择合适的血管插管、连接管道，连接好体外循环系统，并进行预充。

三、体外循环的实施

1. 体外循环的建立　心内直视手术通常选择胸骨正中位置作为切口，以便进入胸腔并充分暴露心脏，为手术提供清晰的视野。在心脏显露后，套绕上、下腔静脉阻断带，以及套上升主动脉牵引带。这些操作是为了在手术过程中更好地控制血流，确保手术的顺利进行。在手术开始前，对病人进行全身肝素化处理。肝素是一种抗凝药，能有效防止血液在手术过程中发生凝固。肝素的用量会根据病人的体重、手术时长以及病人的凝血状况来精确计算，确保抗凝效果的同时，最大限度地降低出血风险，常规肝素用量为300～350U/kg。手术过程中，将插管经由升主动脉与人工心肺机的动脉端相连接；通过上、下腔静脉分别插入腔静脉引流管，与人工心肺机的静脉血回收管相连。为了确保血液在体外循环过程中不会凝固，需要密切监测激活全血凝血时间（activated coagu-lation time，ACT），并调整至 480 ~ 600秒以上。随后，启动心肺机进行转流，从而建立起体外循环（图22-1）。当转流开始后，血液将在人工心肺机和病人之间循环流动，以支持手术过程中的氧气供应和二氧化碳排放。体外循环常在开始转流时，将血液降温至25 ~ 30℃，降低血液温度，使机体新陈代谢速度变慢，进而减少手术过程中血液的损失和体外循环系统的负担。手术即将完成时，逐渐将血液的温度回升到正常体温水平。当心肺转流过程结束后，根据监测的激活全血凝血时间结果，为病人静脉注射适量的鱼精蛋白，以中和之前使用的肝素，恢复血液的正常凝固功能。拔除动脉插管和上、下腔静脉插管时标志着手术的结束。

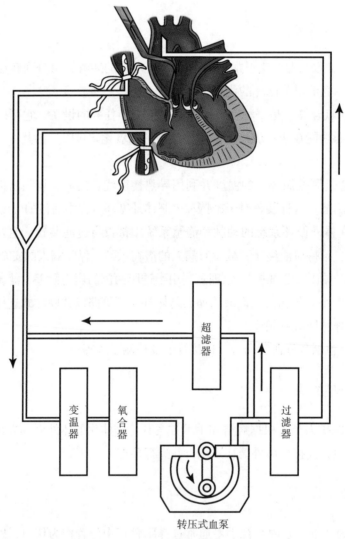

图22-1　体外循环装置示意图

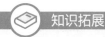 **知识拓展**

鱼精蛋白逆转肝素在体外循环心脏直视术的观察要点

体外循环心脏直视手术结束时应用鱼精蛋白对肝素抗凝进行逆转，鱼精蛋白是拮抗肝素唯一不可替代的药物。研究表明，采用小比例药量的鱼精蛋白逆转肝素，结合输液监护管理系统用药方式，均匀持续速度用药，用药时间设定30分钟，鱼精蛋白药作用时间充足，剂量比例宜小，用药速度均匀，使不良反应少，追加鱼精蛋白少，节省人力、物力，安全有效。观察时，充分认识鱼精蛋白的作用与副作用。术中高度警惕，术中静脉注射鱼精蛋白期间，需密切监测血压，补充血容量，备好血管活性药，提高对抗鱼精蛋白毒性反应的能力。注射完鱼精蛋白5～10分钟，及时测定ACT数值并及时记录，观察中和后效果，防治鱼精蛋白毒性反应。

资料来源：聂观兰，黄俏，陈捷，等.鱼精蛋白逆转肝素在体外循环心脏直视术应用进展及观察要点［J］.医药卫生，2021（8）：318-319.

2. 体外循环中的监测

（1）平均动脉压：即动脉管道内的压力，使其维持在50～70mmHg。

（2）中心静脉压：可反映体外循环过程中静脉回流情况，监测以评估血容量高低和上、下腔静脉引流的通畅程度，体外循环停止时，血容量基本补足，CVP维持在10～15mmHg。

（3）血泵的泵压：是主动脉插管端阻力和通畅度的一个指标。泵压的高低能够显示出主动脉插管端所受到的阻力大小。泵压高通常提示阻力较大，可能是血管狭窄、血液黏稠度增加或其他因素导致的。泵压的变化也能反映主动脉插管的通畅程度。泵压处于稳定、正常范围内，提示插管通畅。若泵压波动大或异常升高，则可能提示插管存在堵塞或不畅的情况。

（4）鼻咽部测温：因其对血液降温和升温的反应均快于直肠温度，是体外循环下心内直视手术常测温部位。

（5）其他：严密监测ACT、心率、心律、尿量与尿色、血气分析及电解质等指标。

四、技术应用目标

密切监测病人的血压、心率等指标，确保血液循环的稳定，同时保持血容量的平衡，防止因失血或血液过度积聚而引发的并发症。使用呼吸机来辅助呼吸，确保病人能够获得足够的氧气并排出体内的二氧化碳，促进有效的气体交换。及时纠正可能出现的水、电解质代谢紊乱和酸碱平衡失调，以维护病人内环境的稳定。根据病人的具体情况和手术需求，合理应用抗生素进行预防性治疗。减少术后并发症的发生，促进快速康复。

五、护理诊断/问题

1. 焦虑与恐惧　　与心脏疾病和体外循环手术有关。

2. 低效性呼吸型态　　与麻醉、人工辅助呼吸、体外循环等有关。

3. **心排血量减少** 与心脏疾病、心功能减退、血容量不足等有关。

4. **潜在并发症** 急性心脏压塞、低心排血量综合征、肾功能不全、感染、脑功能障碍等。

六、护理措施

（一）术前护理

1. **心理护理** 心脏手术病人常因精神紧张而出现焦虑和恐惧心理，导致心动过速或心律失常、心力衰竭。术前针对其具体情况给予心理护理，加强交流与沟通，方便在术后病人清醒但未脱离呼吸机时进行沟通交流，给予病人简单的手语指导。

2. **改善心功能** 对于呼吸困难、心悸气短者间断或持续吸氧，取半卧位。多休息，少活动，充足睡眠，遵医嘱服用洋地黄类制剂和利尿药等改善心功能的药物。若有心悸、气喘、浮肿、尿少者，先行内科治疗，待心功能改善后，考虑手术治疗。正确、精准使用血管活性药。对于法洛四联症者，为确保病人的健康和安全，必须注重休息，严格控制活动量。同时，要尽量避免患儿哭闹和情绪过度激动增加心脏负担，通过这些措施，降低急性缺氧性昏厥发作的风险。同时，为了缓解病人的缺氧状况，采取吸氧措施，氧流量在 4 ～ 6L/min。吸氧治疗每日 2 ～ 3 次，每次持续 20 ～ 30 分钟，以确保充足的氧气供应。改善病人的微循环，解决组织严重缺氧的问题。酌情使用如低分子右旋糖酐等药物促进微循环的改善。降低血液黏稠度，防止因脱水血液黏稠度增加，引发缺氧发作而增加心脏负担。

3. **加强监测** 每日监测体温、心率、血压，每周监测体重。在手术室麻醉诱导前，监测循环指标，包括动脉压、中心静脉压、尿量、心排血量、血氧饱和度等，有异常时及时处理。

4. **防治感染** 保暖防寒，防止呼吸道感染；进行深呼吸和有效咳嗽训练，防止术后肺部并发症；有感染者治疗感染灶；体外循环心内直视手术创伤较大、病人抵抗力较差，术后一旦发生感染，后果严重。术前预防性应用抗生素。吸烟者戒烟 3 周以上。

5. **加强营养支持** 高热量、高蛋白、富含维生素饮食，必要时需接受静脉高营养治疗以补充营养。心功能不全者应将每日的钠盐摄取量控制在 3 克以内。若出现低蛋白血症或贫血症状，可通过输入白蛋白或新鲜血液来改善病情。

6. **用药护理** 术前 2 ～ 3 日给予口服泼尼松 10mg，每日 3 次，预防发生应激综合征。冠状动脉旁路移植术手术前 3 ～ 5 日停用阿司匹林等抗凝药。

7. **完善术前检查** 包括血常规、血型、交叉配血、尿常规、肾功能、凝血功能、血清电解质、心电图和超声心动图等。

（二）术后护理

1. **交接病人** 向医师了解手术细节、机器运转状态、心脏阻断时长、术中病情变化及用药情况，核对带回药物浓度、维持用量和各种管道及皮肤情况；确保各类管道和引流设施畅通无阻，同时密切监测并记录引流液体的量和特征。

2. **安置合适体位** 按照全麻未清醒体位护理，待清醒、循环稳定后解除约束，取半卧位。气管插管呼吸机辅助呼吸者，避免气管插管扭曲影响正常通气。做好病人保护性约束，防止因躁动发生各种管路脱落。

3. 维持有效循环

（1）心电监护等循环指标监测：心脏外科手术病人常规接受桡动脉插管，实现对有创动脉压的持续监测。便于护士连续地观察并记录病人的血压，为治疗提供重要参考。动脉测压时注意：必须严格遵守无菌操作规程，以确保病人的安全；在测压之前，需要对测量设备进行零点校准，保证测量结果的准确性；同时，在操作过程中防止空气进入测压系统，以避免发生空气栓塞；需要定期检查动脉穿刺部位是否有出血或肿胀，确认导管是否牢固未脱落，观察远端皮肤的颜色和温度，及时发现并处理可能出现的异常情况。观察心率、心律、有创血压、末梢血氧饱和度。监测左心房压、右心房压、肺动脉压和肺动脉楔压。处理影响血压测量结果准确性的因素。应用临时起搏器者，妥善固定起搏导线，按照常规操作流程进行护理。

（2）观察周围循环情况：要密切观察病人的周围循环状况，包括注意病人的皮肤色泽、体表温度、皮肤湿度，观察口唇和甲床毛细血管的充盈程度，检查足背动脉的搏动情况。这些观察的目的是及时发现微循环灌注不足和组织缺氧的征兆。此外，还要确保做好充分的病人保暖工作，以防止体温过低。

（3）补充血容量：在实施体外循环过程后，病人往往面临凝血机制受损、手术创面较大、失血较多且持续时间长的风险，可能导致血液从伤口处持续渗出，无法迅速止血。此时，病人的血容量迅速减少，导致血液循环不稳定。若是失血过多或者存在特定的血液成分缺乏（如红细胞、血小板或血浆蛋白）的情况，可能还需要补充新鲜血液、血小板浓缩液或冷冻血浆。

（4）应用血管活性药：精确配药，剂量准确。使用输液泵来严格调控输液的速度和用量，能够确保药物稳定、准确地进入病人体内，从而提高治疗的精准性和安全性。

4. 维持有效通气　在体外循环术后，通常使用机械通气来帮助呼吸，其主要目的是提高血液中的氧含量，减轻呼吸肌的负担，降低肺部的血流阻力，并有助于心脏功能的恢复。

（1）密切观察：观察发绀等呼吸困难状况；观察并记录病人呼吸次数，评估呼吸频繁程度。检查是否存在呼吸急促、缓慢或呼吸暂停等异常节律改变。观察呼吸的深度和力度。双侧肺部的呼吸声音是否一致，双肺功能是否均衡。观察呼吸机的工作节奏是否与病人呼吸相匹配，确保两者的同步性；同时，定期进行动脉血液的气体成分分析，以便根据病人的生理状况实时调整呼吸机的各项设置参数。对呼吸机的参数进行必要的调整，优化病人的呼吸治疗效果。

（2）气管插管拔除前护理

1）妥善固定气管插管：确保气管插管的位置稳定，定期测量并标记气管插管距离门齿的长度。病人躁动不安时，酌情给予镇静药，避免气管插管意外脱出或移位。

2）吸氧：保证病人有足够的氧气吸入，维持其良好的氧合状态。

3）保持呼吸道通畅，防止发生肺不张：清除呼吸道的分泌物和呕吐物，确保呼吸道始终保持畅通无阻，预防潜在的呼吸障碍或并发症。防止气道堵塞，导致肺不张。定时翻身叩背、有效吸痰。

（3）气管插管拔除后护理：全麻清醒、病情平稳、自主呼吸完全恢复后，可拔除气管插管。拔管后：①病人采取半坐卧位，有助于减轻呼吸道的压力，提高呼吸效率。②吸氧，确保获得充足的氧气供应，避免低氧血症对心、脑等重要器官造成损害。③鼓励病人咳痰，定期协助病人改变体位，进行翻身，通过轻拍背部来刺激咳嗽反射，利于痰液顺利排出。咳痰时，注意双手轻按胸壁切口处，减轻切口疼痛，舒适地进行咳嗽动作。雾化吸入，减轻病人喉水肿，降低痰液的黏稠度，使其更容易被咳出。④指导病人进行深呼吸锻炼，促进肺膨胀。⑤防寒保暖，注重保暖措施，确保身体避免受到低温的侵袭和引发相关的呼吸道疾病。

（4）其他：危重者实施气管切开术时，紧密配合医师完成手术操作。

5. 维持正常体温

（1）心脏手术一般在体外循环、低温全麻下进行，术后要做好复温和保暖护理。每30分钟测体温1次。

（2）注意保暖，防止体温下降发生寒战，消耗体力，加重心脏负担。

（3）体温急剧升高时，采用物理降温或用药降温。

6. 维持营养，水、电解质和酸碱平衡

（1）饮食与摄入水量的控制：病人清醒且气管插管已安全拔除后，若无呕吐反应，可循序渐进地少量饮水，以免过早进食导致的误吸风险。经过24小时的观察，若肠蠕动功能恢复良好，可适当开始给予流质饮食，促进病人的营养吸收和康复。术后早期阶段，为减轻心脏负担，控制液体的摄入量，使用利尿药来帮助身体排出多余的水分。同时，特别警惕低钠血症、低氯血症、低钾血症和低钙血症等电解质平衡失调的风险。遵医嘱精确地补充液体和用药，维持病人体内电解质的平衡，达到减轻心脏负荷的目的和避免电解质平衡失调，维持内环境稳定。对病人的24小时出入水量和每小时尿量进行密切监测和准确记录是至关重要的，有助于评估病人的血容量状态，确保其是否充足。通常情况下，在手术后24小时内，因治疗需要和体液平衡的调整，病人的出入水量呈现负平衡状态，即排出量大于摄入量。

（2）处理低钾血症：体外循环后因血液稀释、术后过度换气、人工心肺机高流量氧气送入、激素的应用、尿排出量增多和高血糖等原因出现低血钾。对于长期心功能不佳且长期服用洋地黄和利尿药的病人，也易出现细胞内钾离子的缺失。应遵医嘱及时为病人补充适量的钾，确保其体内钾离子的平衡，维护病人的生理功能稳定。

（3）纠正代谢紊乱：当面临呼吸性碱中毒或酸中毒时，采取调节辅助呼吸的频率和潮气量的方法纠正病人的酸碱平衡。同时，通过静脉补充碳酸氢钠来纠正酸中毒。临床上常用的碳酸氢钠浓度为5%，剂量可根据病人的具体情况在100～250ml之间选择。

7. 心包纵隔引流管的护理　评估心包纵隔引流管的位置，保持引流管通畅，每2小时挤压1次，记录引流液的性质和量，评估病人的恢复情况和及时发现潜在问题。若连续2个小时内，引流液的量超过4ml/（kg·h）的标准，通常被视为活动性出血的征兆，应立即通知医师，做好进行再次开胸止血的充分准备。病情允许时尽早拔除引流管。

8. 活动和功能锻炼　确保病人获得充足的休息，定时协助其进行翻身。对于长期卧床的病人，鼓励其尽早进行四肢的主动或被动运动，有助于促进血液循环，防止深静脉血栓的形成。病情逐渐稳定时根据心功能的恢复情况，逐步制订个性化的下床运动计划。冠状动脉旁路移植术后2小时可进行术侧下肢、脚掌和脚趾的被动锻炼，促进侧支循环的建立；休息时注意抬高患肢，减轻肿胀，避免足下垂；术后24小时根据病情鼓励下床运动，站立时勿持续时间过久；逐渐进行肌肉被动和主动训练。瓣膜置换术病人一般术后休息3～6个月，避免劳累。

9. **心理护理** 麻醉苏醒后，病人面对重症监护室陌生的环境，以及身上留置的各种管道、呼吸机和监护仪器等，可能产生恐惧和不安情绪。为缓解病人的紧张情绪，护士应主动自我介绍，向病人介绍重症监护室的环境。告诉病人已经成功完成了手术，现在处于术后恢复阶段。护士应详细说明各种管道、呼吸机和监护仪器的用途和重要性，让病人明白这些设备能更好地监测他们的身体状况，确保术后恢复顺利。

10. **并发症的护理**

（1）急性心脏压塞

1）原因：体外循环对血小板的破坏、凝血因子的损耗，以及止血药的使用，这些因素共同导致凝血功能障碍，出现心包腔内积血和血块的凝聚，最终可能引发急性心脏压塞这一严重并发症。

2）表现：出现静脉压升高（中心静脉压≥25cmH$_2$O、颈静脉怒张），心音遥远、心搏微弱，脉压小、动脉压降低的Beck三联征；引流量由多突然减少，挤压引流管有血凝块流出等。

3）护理：确保引流管的通畅，并详细记录引流液的情况，还要密切关注中心静脉压的变化，使其维持在5～12cmH$_2$O，评估病人的循环状态。持续、细致地观察病人的病情，为医师提供准确的诊断和治疗依据。

（2）低心排血量综合征

1）原因：体外循环过程中阻断心脏循环，心脏缺血、缺氧以及再灌注损伤，使心肌收缩不全出现低心排血量。低心排血量出现在10%～20%的心脏外科手术病人术后的早期。发病率取决于需要修复的心脏病变的类型和严重性、术前心室功能、术中良好的心肌保护及完善的外科修复。伴有缺血性二尖瓣反流和左心室功能降低的病人，在二尖瓣置换和冠状动脉旁路移植术后常会有较高的低心排血量的发病率。

2）表现：血压和脉压均减少，心率快，脉搏减弱，提示心血管系统可能处于应激状态。中心静脉压的升高可能揭示心脏功能受损或血液回流增加。末梢循环的减弱和四肢的冰凉感，提示病人的外周血液循环存在问题，可能是心排血量不足或血管灌注减少所致，且尿量减少。

3）护理：密切监测心指数、心排血量等数值的变化，尽早发现低心排血量，通知医师处理；补足血容量，纠正水、电解质代谢紊乱和酸碱平衡失调、低氧血症；正确使用正性肌力药和血管活性药，控制泵注速度及用量，并观察用药效果；当药物治疗效果不佳或反复发作室性心律失常时，可行经皮主动脉内球囊反搏（intra-aortic balloon pumping，IABP）。

（3）感染

1）原因：心脏外科手术因其操作复杂、创伤性大、手术耗时较长等特点、体外循环的应用以及可能伴随的心力衰竭和缺氧状态等因素增加了术后感染的风险和概率。

2）表现：术后病人出现体温持续上升并超过38℃，同时伴随有高热不退的情况，是感染的明显迹象。在伤口部位，若观察到局部隆起，触碰时感到明显疼痛，伴有白色分泌物的溢出，则是典型的感染症状。需要立即进行进一步的评估和治疗。

3）护理：持续关注病人的体温动态，严格执行无菌操作标准，确保手术伤口的干燥和清洁，定期更换敷料，并加强口腔和皮肤的卫生管理。在病人情况稳定后，及时移除不必要的导管，以降低感染风险并提高病人舒适度。合理使用抗生素；加强营养支持，避免感冒。

（4）肾功能不全

1）原因：体外循环过程中血流量的减少和灌注压力的降低、红细胞破裂导致血浆中游离血红蛋白含量上升、心脏泵血功能减弱，导致全身血液供应不足和血压下降、血管收缩药不当使用或肾毒性药物的不正确应用等因素导致肾功能不全。

2）表现：出现少尿、无尿、高血钾及血液中尿素氮和血清肌酐水平显著上升等肾功能受损表现。通常提示肾的滤过和排泄功能出现障碍，导致体内代谢废物和多余水分无法正常排出，引发一系列的临床症状。

3）护理：确保尿路畅通，留置导尿管，确保尿量在1ml/（kg·h）以上。密切观察肾功能状况，每小时测量1次尿量，以及每4小时测量1次尿液的pH和比重，来全面评估病人的尿液情况。尿液颜色异常，如血红蛋白尿等，需进一步的评估和处理。治疗策略是通过高渗性利尿、碱化尿液、停用肾毒性药物、限制水和电解质摄入，以及必要时进行透析治疗等措施，来预防和减轻肾功能损害，确保病人能够顺利康复。

（5）脑功能障碍

1）原因：在长时间体外循环时，若灌注压过低，导致脑部无法得到足够的血液供应，引发脑缺血和缺氧的现象。体外循环中微小栓子导致脑梗死等严重病症，引发脑功能障碍。

2）表现：脑部病灶的影响因其在脑部的具体位置、性质和病变的程度而异，可出现清醒的时间延迟，进入昏迷状态，出现躁动不安、癫痫发作、偏瘫和失语等严重的神经功能障碍，需评估和治疗。

3）护理：密切监测病人的意识清晰度、瞳孔的反应灵敏度和肢体的活动能力。若表现出头痛、呕吐、不安或嗜睡等任何异常的症状，或是神经系统检查呈现异常体征，必须立即通知医师，并协助其进行必要的处理，确保病人的安全和康复。

第二节　先天性心脏病

先天性心脏病（congenital heart disease，CHD）简称先心病，是指胎儿在母体内发育过程中，心脏及其主要血管结构出现发育异常，从而导致的先天畸形。先天性心脏病的种类很多，可有2种以上畸形并存，根据左、右两侧及大血管之间有无分流可将其分为3类。①左向右分流型：为潜伏发绀型先心病，如动脉导管未闭、房间隔缺损和室间隔缺损等。②右向左分流型：为发绀型先心病，如法洛四联症等。③无分流型：为非发绀型先心病，如主动脉缩窄等。

一、动脉导管未闭

动脉导管未闭（patent ductus arterious，PDA）是各种原因导致动脉导管在婴儿期未能如期正常闭合所引发的先天性心脏病之一。占先天性心脏病发病率的12%～15%。

（一）病因

与胎儿发育的宫内环境因素和遗传因素有关。

（二）临床表现

1. 症状　当动脉导管较为细小且分流量不大时，在临床上没有明显的症状。若动脉导管粗大且分流量显著，则出现心悸、呼吸急促、咳嗽、全身乏力和多汗等症状。婴儿则表现为喂养困难、生长发育迟缓，以及反复出现肺部感染、呼吸窘迫和心脏功能受损等严重症状。更严重时可表现为下半身发绀和杵状指（趾），即"差异性发绀"。

2. 体征

（1）心脏杂音：在胸骨左缘第2肋间可闻及粗糙响亮的连续性机器样杂音，杂音占据整个收缩期和舒张期，向颈部和背部传导，局部可触及震颤；肺动脉高压者可闻及收缩期杂音，肺动脉瓣区第二心音亢进；左向右分流量大者，因相对性二尖瓣狭窄可闻及心尖部舒张中期隆隆样杂音。

（2）周围血管征：包括颈动脉搏动的异常增强、甲床处毛细血管的明显搏动、水冲脉，以及股动脉听诊时出现的清脆枪击音，提示存在血管或心脏相关的病变。随着肺动脉压力的增高和分流量的下降而不明显，甚至消失。

（三）辅助检查

1. 心电图　正常或左心室肥大；肺动脉高压者表现为左、右心室肥大。

2. 胸部X线检查　心影随分流量增加而增大，左心缘向左下延长；主动脉结凸出，降主动脉呈漏斗状；肺动脉圆锥平直或隆出；肺血管影增粗。

3. 超声心动图　左心房和左心室内径增大；二维超声心动图可直接探查到未闭的动脉导管，并可测其长度和内径；多普勒超声可发现异常血液信号。

（四）治疗原则

主要采取手术治疗。

1. 适应证和禁忌证　对于早产儿、婴幼儿等年幼群体，若反复出现肺炎、呼吸窘迫、心力衰竭或喂养困难等严重症状，尽早实施手术治疗，改善健康状况和生活质量。对于症状不明显或病情相对稳定者，多倾向于在学龄前进行择期手术，确保手术的安全性和有效性，避免过早手术可能带来的风险。艾森门格综合征者禁忌手术。

2. 手术方法

（1）动脉导管结扎术：适用于动脉导管直径较小（小于1cm），导管壁的弹性良好，提示导管的结构和功能相对完整，评估为动脉导管未闭的程度较轻者，可经胸部后外侧切口或胸腔镜技术进入左侧胸腔进行手术。

（2）动脉导管直视闭合术：通过两把导管钳的配合，实现动脉导管的切断和邻近血管边缘的连续缝合。

（3）体外循环下导管闭合术：适合并发严重肺动脉高压且年龄较大的患儿的手术方法。通过体外循环的支持，术中的血液供应和氧气供应能得到保证，安全有效地经肺动脉切口暴露缝合动脉导管内口，安全完成手术。

（4）导管封堵术：适合大部分病人，应用心导管放置合适的封堵器材，以实现封闭动脉导管的目的。

（五）护理诊断/问题

1. 有感染的危险　与机体免疫力低下和心脏疾病引起肺充血有关。

2. 低效性呼吸型态　与手术、缺氧、麻醉、体外循环、应用呼吸机等有关。

3. 潜在并发症　高血压、喉返神经损伤等。

4. 其他　参见本章第一节体外循环的相关内容。

（六）护理措施

1. 术后并发症的护理

（1）高血压

1）原因：因结扎导管，手术后体循环血流量突然增大。

2）表现：高血压或表现为烦躁不安、头痛、呕吐，伴腹痛等高血压危象的表现。

3）护理：术后密切监测血压变化，并观察病人有无高血压脑病的表现；控制血压，控制液体入量。若血压偏高时，用输液泵给予硝普钠或酚妥拉明等降压药。观察疗效及副作用，随血压变化调整剂量稳定血压。保持病人安静，必要时给予镇静药、镇痛药。

（2）左侧喉返神经损伤

1）原因：左侧喉返神经源自左侧的迷走神经，沿着主动脉弓的下方穿行，紧接着绕过导管的下缘，随后沿着食管和气管之间的沟壑向上延伸。其功能是控制左侧声带的运动。误伤导致左侧声带麻痹，影响发音和呼吸功能。

2）表现：声音嘶哑。

3）护理：术后拔除气管插管后，鼓励病人发音。若术后1～2日出现单纯性声音嘶哑症状，是手术过程中喉返神经受到轻微的牵拉、挤压或局部组织水肿引起的。暂时避免发声并充分休息，以减轻喉部负担。给予激素类药物和营养神经药物来辅助治疗，以促进神经功能的恢复和局部水肿的消退。通常1～2个月后可逐渐恢复。

2. 健康教育

（1）早期预防：为了母婴健康，做好孕期保健，早期补充叶酸预防胎儿神经管发育缺陷，防治感染性疾病，如风疹、流感等，避免接触致病危险因素，保持健康的生活方式。

（2）合理饮食：营养丰富均衡，加强孕期饮食。避免过饱加重心脏负担。

（3）休息和活动：依据心功能制订活动量，休息好，防劳累。

（4）疾病自我管理：教会病人家属如下内容。①药物使用指导：严格遵医嘱服用强心、利尿、补钾药，不可随意增减药物剂量，观察药效及副作用。②日常健康监测：如尿量、生命体征、皮肤颜色、术后切口变化。③复诊安排：建议每年检查1次心电图、胸部X线检查和超声心动图等了解病情，制订更适合的治疗方案。④紧急情况应对：发生心力衰竭等不适表现时随诊。

二、房间隔缺损

房间隔缺损（atrial septal defect，ASD）是一种常见的先天性心脏缺陷，可致左心房和右心房之间的血液异常流通，从而影响心脏的正常功能。房间隔缺损占我国先天性心脏病发病率的5%～10%。

（一）病因

与胎儿发育时的母体情况、宫内环境因素和遗传基因有关。

（二）分类

1. 原发孔型房间隔缺损　位于冠状静脉窦前下方，缺损下缘靠近二尖瓣瓣环，常伴有二尖瓣大瓣裂缺。根据最新的命名分类，原发孔型房间隔缺损被归入房室间隔缺损（心内膜垫缺损）。

2. 继发孔型房间隔缺损　常见，位于冠状静脉窦后上方。分为中央型（卵圆孔型）、上腔型（静脉窦型）、下腔型和混合型。单孔缺损多见，多孔缺损或是筛状缺损少见。继发孔型房间隔缺损常伴有二尖瓣狭窄、肺动脉瓣狭窄等其他心内畸形。

（三）临床表现

1. 症状　房间隔缺损的症状与其缺损的大小和血液分流量密切相关。当缺损较小时，在常规体检中发现，病人可没有明显的症状。随着年龄增长，尤其青年期后，由于左心房的血液流量逐渐减少，可出现劳力性气促、乏力和心悸等症状，也更容易出现呼吸道感染。房间隔缺损长期存在，可继发肺动脉高压症和右心衰竭。有些情况下，原发孔房间隔缺损伴有严重二尖瓣关闭不全者，婴儿期就可出现心力衰竭及肺动脉高压症。

2. 体征

（1）视诊：原发孔型房间隔缺损心脏明显增大，心前区隆起。继发孔型房间隔缺损可出现发绀、杵状指（趾）。

（2）触诊：心前区有抬举冲动感，少数可触及震颤。

（3）听诊：肺动脉瓣区可闻及Ⅱ～Ⅲ级吹风样收缩期杂音，伴第二音亢进和固定分裂。分流量大者心尖部可闻及柔和的舒张期杂音。肺动脉高压者，肺动脉瓣区收缩期杂音减轻，第二心音亢进和分裂加重。

（四）辅助检查

1. 心电图　继发孔型房间隔缺损电轴右偏，右室肥大，可合并不完全或完全性右束支传导阻滞。原发孔型房间隔缺损电轴左偏，P-R间期延长，左心室肥大。房间隔缺损晚期常出现心房纤颤、心房扑动。

2. 胸部X线检查　肺纹理增多，肺部血管或支气管的影像在X线片上变得更为密集或明显，与肺部血流量的增加或支气管的炎症有关。呈典型的"梨形心"，显示右心房和右心室明显增大，同时肺动脉段出现突出，而主动脉结则显得相对缩小。"肺门舞蹈征"，是一个特定的X线征象，表现为肺门处的血管影在心脏搏动时呈现明显的搏动或"舞蹈"样变化。原发孔型房间隔缺损显示左心室扩大。

3. 超声心动图　能准确显示缺损与上腔静脉、下腔静脉以及二尖瓣、三尖瓣之间的位置关系。对原发孔型房间隔缺损，超声心动图显示右心房和左心房的扩大，二尖瓣的裂缺和反流现象。

4. 右心导管　测定肺动脉压力并计算肺血管阻力，当右心房血氧含量超过上腔静脉、下腔静脉血氧含量1.9vol%，或者右心导管进入左心房，提示存在房间隔缺损。

（五）治疗原则

最适宜的手术治疗时机通常在患儿2～5岁之间。

1.　**适应证和禁忌证**　对于原发孔型房间隔缺损以及继发孔型房间隔缺损合并肺动脉高压的病人，通常尽早进行手术治疗。早期手术有助于修复缺损，减少血液分流，降低肺动脉压力，改善心脏功能，提高生活质量。艾森门格综合征则被视为手术的禁忌证。艾森门格综合征是一种由先天性心脏病引起的严重并发症，表现为肺动脉高压和心室肥厚，此时手术风险极高，且效果不佳。

2.　**手术方法**　体外循环下对心脏进行修复，即术中需要切开右心房，以便直接对房间隔缺损进行缝合或修补。继发孔型房间隔缺损者，若缺损的大小和位置适合，可采用介入封堵或经胸封堵这两种微创的手术方法。即是在X线或心脏超声的精准引导下，将封堵器植入以封闭房间隔缺损。与传统的手术方法相比，其无须进行体外循环，手术创伤较小，术后恢复更快。

（六）护理诊断/问题

1.　**急性疼痛**　与手术切口有关。
2.　**活动无耐力**　与氧的供需失调有关。
3.　**潜在并发症**　急性左心衰竭、心律失常等。

（七）护理措施

1.　术后并发症的护理

（1）胸骨正中劈开术后切口疼痛：评估疼痛，给予镇痛药，达到有效镇痛。

（2）急性左心衰竭：多见于年龄较大的病人。

1）原因：房间隔缺损导致长时间的血液从左心房流向右心房，病人的左心室在长期的低负荷状态下发育欠佳。房间隔缺损修补后，左心室的前负荷突然增加。若手术过程中或术后给予病人的输液量过大或输液速度过快，左心室可能无法迅速适应这种负荷的增加，诱发急性左心功能不全。

2）表现：急性肺水肿症状。

3）护理：必须严格监控并控制输液的总量及输液速度。特别是术前存在左心房高压（＞20～25mmHg）或左心功能不全风险者，为预防并发症，应进行24小时左心房压力监测，观察肺静脉高压情况。及时处理急性肺水肿的发生；及时应用吗啡、强心药、血管扩张药、利尿药；应用呼气末正压辅助呼吸，及时清理气道内分泌物。

（3）心律失常：多见房性心律失常或室性期前收缩，严密监测动态心电图，发现并处理心律失常或其他心脏问题；建立静脉输液通道，为病人提供抗心律失常药或液体治疗；安置心脏起搏器者按常规护理。

其他护理内容参见本章第一节体外循环术后的护理。

2.　**健康教育**　参见本章第二节动脉导管未闭的相关内容。

三、室间隔缺损

室间隔缺损（ventricular septal defect，VSD）是胎儿期室间隔发育不全所致的心室间异常交通。可单独存在，也可合并其他复杂心血管畸形，是发病率最高的小儿先天性心脏病之一，约占我国先天性心脏病发病率的20%～30%。

（一）病因与分类

1. 病因　主要源于胎儿在宫内发育过程中受到的环境影响、母体状况和遗传基因的综合作用，导致胎儿在胚胎期未能完全发育，形成心室间的异常通道。

2. 分类　根据缺损解剖位置不同，室间隔缺损分为膜部缺损、漏斗部缺损和肌部缺损3类。膜部缺损最多，肌部缺损最少见。

（二）临床表现

1. 症状　取决于室间隔缺损大小。缺损小、分流量小者常无明显症状。缺损大、分流量大者出生后即出现为多汗、呼吸急促、喂养困难、发育迟缓、反复发生呼吸道感染、活动耐力较同龄人差，甚至发生充血性心力衰竭，当发展为进行性梗阻性肺动脉高压时，逐渐出现发绀等缺氧症状和右心衰竭。室间隔缺损者易并发感染性心内膜炎。

2. 体征　听诊胸骨左缘2～4肋间闻及Ⅲ级以上粗糙响亮的全收缩期杂音，向四周广泛传导提示存在室间隔缺损。当缺损导致的分流量较大时，可见心前区轻度隆起，在收缩期杂音最响的部位可触及收缩期震颤，心尖部可闻及柔和的功能性舒张中期杂音。随着肺动脉压力增高，收缩期杂音逐渐减轻，甚至完全消失，同时，肺动脉瓣听诊区第二音亢进显著，呈明显分裂现象，可伴肺动脉瓣关闭不全的舒张期杂音。

（三）辅助检查

1. 心电图　缺损小者，心电图显示正常或电轴左偏改变；缺损大者，左心室高电压，左心室肥大的特征性表现。肺动脉高压时，显示双心室肥大、右心室肥大或伴劳损的情况。

2. 胸部X线检查　缺损小者，肺充血及心影改变轻；缺损较大者，心影轻度到中度扩大，肺动脉段凸出，肺纹理增多，肺野充血；重度梗阻性肺动脉高压时，显示肺门血管影像明显增粗，出现肺外周血管影像减少的现象，此肺血管影像呈"残根征"，是重度梗阻性肺动脉高压的一个重要影像特征，对于疾病的诊断和治疗具有重要的参考价值。

3. 超声心动图　明确诊断。显示缺损大小、位置和分流方向、合并畸形，初步了解肺动脉压力。室间隔缺损时左心房、左心室扩大或双室扩大。

（四）治疗原则

1. 非手术治疗　缺损小、无血流动力学改变、有自行闭合可能者，门诊随访观察。

2. 手术治疗　手术治疗室间隔缺损的决策是一个综合评估的过程，综合考虑多种因素，包括但不限于病人的症状、体征、心功能状态、缺损的具体大小和位置、肺动脉高压的程度以及房室的扩大情况等。年龄和体重不是手术的决定因素。

（1）适应证：对于缺损大和分流量大或伴肺动脉高压的婴幼儿，通常尽早手术。缺损较小但已出现房室扩大者，建议学龄前实施手术；合并心力衰竭或细菌性心内膜炎者，症状得到控制时可实施手术治疗。

（2）禁忌证：艾森门格综合征者。

（3）手术方法：在低温体外循环下行心内直视手术。缺损小者可直接缝合，缺损大者用自体心包片或人工补片材料修补。介入封堵（X线引导）和经胸封堵（超声引导）是治疗室间隔缺损的新方法，在肌部缺损和小的膜部缺损的治疗上有一定的优势。

（五）护理诊断/问题

1. **生长发育迟缓**　与先心病引起缺氧、心功能减退、营养摄入不足有关。

2. **焦虑与恐惧**　与陌生环境、心脏病、手术和使用呼吸机等仪器有关。

3. **心排血量减少**　与心脏病、心功能减退、血容量不足、心律失常，以及水、电解质平衡失调等有关。

4. **低效性呼吸型态**　与缺氧、手术、麻醉、应用呼吸机辅助呼吸、体外循环、术后伤口疼痛等有关。

5. **潜在并发症**　感染、心律失常、急性左心衰竭、急性心脏压塞、肾功能不全、脑功能障碍等。

6. **其他**　参见本章第一节体外循环术后的护理。

（六）护理措施

1. **术后并发症的护理**

（1）心律失常

1）原因：当缺损与房室结和希氏束等重要结构位置相近时，手术的复杂性和风险都会相应增加，且与术者操作技巧和经验等因素有关。

2）表现：多见于交界性心动过速和右束支传导阻滞、房室传导阻滞。

3）护理：持续心电监护，密切观察心律、心率的变化；如出现心律失常，及时通知医师，给予抗心律失常药，观察药物的疗效及副作用；安置心脏起搏器者按护理常规维护。

（2）急性左心衰竭

1）原因：室间隔修补术后，左向右分流消除，左心血容量增多，输液量过多、输液速度过快均可诱发急性左心衰竭。

2）表现：急性肺水肿症状。

3）护理：持续监测心功能，加强观察，警惕急性肺水肿；术后早期控制静脉输入晶体液，速率以1ml/（kg·h）为宜，并注意观察及保持左房压不高于中心静脉压，防止心脏负荷过重；记录24小时出入水量，为准确评估体液平衡状态提供依据；若出现左心衰竭，迅速给予治疗，嘱病人绝对卧床休息，减轻心脏负担。充足的氧气吸入。注意饮食，严格限制钠盐摄入量，防止液体潴留和水肿。给予强心、利尿药，促进心功能恢复，并观察用药后疗效和副作用，特别是洋地黄毒性反应，如心律失常等。

（3）其他并发症：急性心脏压塞、肾功能不全、脑功能障碍等并发症的护理参见本章第一节体外循环中并发症的护理。

2. **健康教育**　参见本章第二节动脉导管未闭的相关内容。

四、法洛四联症

法洛四联症（tetralogy of Fallot，TOF）是右室漏斗部或圆锥动脉干发育不全引起的一种心脏畸形，主要包括肺动脉狭窄、室间隔缺损、主动脉骑跨和右心室肥厚4种解剖畸形。是最常见的发绀型先天性心脏病，占所有先天性心脏病的12%～14%。

（一）病因

与胎儿发育的宫内环境因素、母体情况和遗传基因有关。

（二）临床表现

1. 症状　发绀、喜蹲踞和缺氧发作是法洛四联症的主要症状。表现取决于肺动脉狭窄的严重程度。

（1）发绀：因组织缺氧导致动脉血氧饱和度下降，表现出皮肤发绀症状，随年龄增长发绀加重。啼哭、情绪激动时随心脏负担加重而症状加重，缺氧症状进一步加剧，皮肤发绀更明显。患儿喂养困难、生长发育迟缓，体力和活动力较同龄人差。

（2）喜蹲踞：喜蹲踞是特征性姿态。蹲踞时，患儿通过下肢屈曲减少静脉回心血量，降低了心脏负荷；同时增加体循环阻力，减少右向左分流，增加肺循环血流量，使发绀和呼吸困难症状暂时有所缓解。

（3）缺氧发作：活动后心脏负担加重出现突然呼吸困难，发绀加重，出现缺氧性昏厥和抽搐，甚至危及生命，多见于漏斗部重度狭窄患儿。

2. 体征　生长发育迟缓。因为缺氧，病人口唇、指（趾）甲床发绀，杵状指（趾）是最常见的体征，缺氧越严重，杵状指（趾）越明显。因心脏结构异常，肺动脉压低，肺动脉瓣听诊区第二音减弱或消失。胸骨左缘第2～4肋间可闻及Ⅱ～Ⅲ级喷射性收缩期杂音，肺动脉狭窄轻者，杂音较响。严重肺动脉狭窄者可听不到杂音。

（三）辅助检查

1. 实验室检查　血常规红细胞计数和红细胞压积均升高，与发绀成正比。红细胞计数升高至12×10^{12}/L，血红蛋白150～200g/L，动脉血氧饱和度40%～90%。

2. 心电图　电轴右偏，右心室肥大。

3. 影像学检查

（1）胸部X线检查：呈"靴形心"。升主动脉增宽，肺血管纹理纤细。

（2）超声心动图：多数可明确诊断。

（3）心导管和造影：用于超声心动图不能明确诊断、病情复杂者。

（四）治疗原则

主要是手术治疗，包括姑息手术和矫治手术。

1. 适应证　对于肺动脉及其左、右分支发育正常的病人，实施矫治手术的最佳时机是尽量在1岁内，以期在心脏结构和功能尚未受到严重损害时，手术纠正心脏的畸形，改善病人生活质量。

对于在出生后病情会迅速发展，严重缺氧，频繁发生呼吸道感染和晕厥的严重病人，若病人身体状况或当地的医疗条件不允许立即进行矫治手术，可以先考虑进行姑息手术，缓解其症状，为后续的矫治手术创造更好的条件。

2. 禁忌证　顽固性心力衰竭、严重肝肾功能损害。

3. 手术方式

（1）姑息手术：全麻下行锁骨下动脉-肺动脉吻合术或右心室流出道补片扩大术，增加肺循环血流量，改善缺氧，待条件成熟后再行矫形根治手术。

（2）矫治手术：在低温体外循环下，经右心房或右心室切口，疏通右室流出道、修补室间隔缺损，同时矫正所合并的其他心内畸形。

（五）护理诊断/问题

1. 活动无耐力　与缺氧和呼吸困难有关。
2. 低效性呼吸型态　与缺氧、手术、麻醉、体外循环和术后伤口疼痛等有关。
3. 潜在并发症　灌注肺、低心排血量综合征等。

（六）护理措施

1. 并发症的护理

（1）灌注肺

1）原因：可能与肺动脉发育差、体–肺侧支多或术后液体输入过多有关。

2）表现：急性进行性呼吸困难、发绀、血痰和难治性低氧血症。

3）护理：对于低氧血症者，采用呼气末正压通气辅助通气。根据血气分析及临床表现等调整呼吸机各项参数，尤其是气道压力的变化，确保病人适合的通气支持。及时地清理呼吸道内分泌物，防止阻塞气道，影响通气效果。观察痰液的颜色和性质，唇色、甲床颜色、血氧饱和度。拔除气管插管后，延长吸氧时间3～5日，结合肺部体疗，如叩背排痰；严格限制液体入量，监测血浆胶体渗透压。在术后急性渗血期，根据血浆胶体渗透压的变化，及时补充血浆及白蛋白，维持体液平衡和血浆渗透压的稳定。

（2）低心排血量综合征：参见本章第一节体外循环术后并发症的护理。

2. 健康教育　参见本章第二节室间隔缺损健康教育的相关内容。

第三节　后天性心脏病

后天性心脏病（acquired heart disease）是指出生后各种原因导致的心脏疾病，是临床最常见的心脏病之一，约占我国心脏外科疾病的30%。

一、二尖瓣狭窄

二尖瓣狭窄（mitral stenosis，MS）指二尖瓣瓣膜受损、瓣膜结构和功能异常所导致的瓣口狭窄。

（一）病因

主要由风湿热所致。风湿热反复发作并侵及二尖瓣后，在瓣膜交界处粘着融合，造成瓣口狭窄，瓣叶增厚、挛缩、变硬和钙化等都进一步加重瓣口狭窄，并限制瓣叶活动。

（二）临床表现

1. 症状　出现劳力性呼吸困难，咳嗽于呼吸困难时加重，以及痰中带血、端坐呼吸和夜间阵发性呼吸困难；还可出现心悸、头晕、乏力等心排血量不足的表现。

2. 体征　呈现二尖瓣面容特征，面颊和口唇略显青紫；在心尖部可触摸到舒张期震颤；听诊心尖部闻及第一心音异常清晰和高亢。舒张中期隆隆样杂音；在胸骨左缘第3、4肋间可闻及二尖瓣开放时特定的拍击音；右心衰竭者可见右心衰竭的典型体征。

（三）辅助检查

1. 心电图　轻度狭窄者心电图正常；中、重度狭窄者表现为电轴右偏、P波增宽、呈双峰或电压增高（二尖瓣型P波）反映心房压力高或心房扩大的情况；肺动脉高压者可出现右束支传导阻滞或右心室肥大；病程长者常显示心房颤动，反映心房电活动的快速、不规则和杂乱无章。

2. 胸部X线检查　病变轻者无明显异常，中度、重度狭窄者可见左心房和右心室扩大，心脏影呈梨形。长期肺淤血者肺门增大而模糊，有时在可见双肺下部及肋膈角处一细直的水平线，称Kerley B线。

3. 超声心动图　可显示出二尖瓣狭窄的程度。M型超声心动图检查显示二尖瓣前后叶活动异常，呈同向运动，形成"城墙样"的长方波；二维超声可观察到二尖瓣瓣叶活动差、增厚和变形，二尖瓣口狭窄，左心房、右心室、右心房扩大，而左心室正常。

（四）治疗原则

1. 非手术治疗　无症状或心功能Ⅰ级者非手术治疗是首选的治疗方法。包括充足休息，避免剧烈活动，减轻心脏负担。控制钠盐摄入减少水潴留而减轻心脏负担。预防感染，定期（6～12个月）复查；呼吸困难者口服利尿药，避免和控制诱发急性肺水肿的因素，如急性感染、贫血等。

2. 手术治疗

（1）适应证：心功能Ⅱ级以上且瓣膜病变明显者择期手术。心功能Ⅳ级、急性肺水肿、大咯血、风湿热活动和感染性心内膜炎等情况，原则上积极内科治疗，病情改善后尽早手术；如内科治疗无效，则急诊手术，挽救生命。已出现心房颤动的病人，心功能进行性减退，易发生血栓栓塞，应尽早手术。无症状或心脏功能属于Ⅰ级者，不主张施行手术。

（2）手术方法：常用手术方式为以下2种。

1）二尖瓣交界扩张分离术：目前多采用经皮穿刺球囊导管扩张术。

2）二尖瓣替换术：在体外循环直视下行二尖瓣置换术。常用的人工瓣膜有机械瓣膜和生物瓣膜2种。

（五）护理诊断/问题

1. 活动无耐力　与心排血量减少有关。

2. 低效性呼吸型态　与缺氧、手术、麻醉、应用呼吸机、体外循环、术后伤口疼痛有关。

3. 潜在并发症　出血、动脉栓塞等。

（六）护理措施

1. 并发症的护理

（1）出血：与手术或抗凝过度有关。当术后引流量连续2小时超过4ml/（kg·h），或者观察到有较多的血凝块，伴随有低血容量的迹象时，表明体内出现了活动性出血的情况，立即通知医师进行评估和处理。实施瓣膜置换术者，术后24～48小时内常规开始使用华法林进行抗凝治疗，其效果通过监测凝血酶原时间活动度的国际标准比值（international normailized radio，INR）来评估，理想的INR应保持在2.0～2.5之间。机械瓣膜置换术后的病人，须终生抗凝治疗；对于置换生物瓣膜者，因生物瓣膜的生物相容性较好，抗凝治疗的时间相对较短，通常在术后进行3～6日的抗凝治疗。抗凝治疗期间需定期监测INR，调整华法林的剂量；同时密切观察病人有无牙龈出血等出血征象。

（2）动脉栓塞：多是抗凝不足的表现，警惕有无突发晕厥、偏瘫等情况，或下肢厥冷、疼痛、皮肤苍白等血栓形成或肢体栓塞的现象。

2. 健康教育

（1）用药指导：正确指导病人使用强心、利尿、抗凝等药物。应用抗凝药需告知病人：①擅自减少药物剂量可导致瓣膜无法维持其正常功能，而影响心脏的正常运作；擅自增加药物剂量则可增加身体各部分出血的风险，对整体健康造成威胁，严格遵医嘱用药至关重要。②当抗凝药过量时，可出现鼻出血、皮肤瘀斑和血尿等出血症状，提示需要调整药物剂量减少出血风险。若抗凝药使用不足，可出现下肢厥冷、疼痛和皮肤苍白等症状，提示血栓形成或肢体栓塞，需要增加药物剂量确保瓣膜和其他重要部位的功能正常。正确调整抗凝药的剂量对于预防出血和确保瓣膜功能至关重要。③服用抗凝药期间，注意与其他药物的反应，如苯巴比妥类药物、阿司匹林、双嘧达莫和吗吲哚美辛等药物都具有增强抗凝作用的效果，通过不同的机制影响血液凝固过程，增加出血的风险。维生素K等止血药则具有降低抗凝作用的效果，可以促进血液更好地凝固，减少出血的风险。④复诊指导。对于瓣膜置换术后者，在手术后的半年内，建议每个月都进行凝血酶原时间（prothrombin time，PT）和国际标准化比值的复查，便于根据检查结果来精确调整抗凝药的剂量。半年之后，选用机械瓣膜者，每6个月定期复查1次，持续监控抗凝治疗的效果。

（2）防治感染：避免各种感染引起感染性心内膜炎。

（3）饮食指导：少吃维生素K含量高的食物，如菠菜、白菜、菜花、胡萝卜、西红柿、蛋、猪肝等，以免降低抗凝药的作用。

（4）性生活与妊娠：术后不影响性生活，妊娠时间一般在术后1～2年心功能完全恢复为宜。心功能完全恢复前注意避孕，以免妊娠加重心脏负担，若坚持妊娠，详细咨询医师。

其他护理内容参见本章第一节体外循环相关内容。

二、二尖瓣关闭不全

二尖瓣关闭不全（mitral regurgitation）指二尖瓣瓣膜受损害、瓣膜结构和功能异常导致的瓣口关闭不全，造成左心室血液部分反流至左心房。

（一）病因

可由多种原因引起。风湿性炎症可以导致瓣膜受损和关闭不全。感染性心内膜炎可能引发二尖瓣瓣叶上形成赘生物，甚至造成穿孔，使瓣膜无法正常关闭。其他原因，如腱索断裂、乳头肌功能不全或二尖瓣脱垂等也可导致二尖瓣关闭不全。

（二）临床表现

1. 症状　对于二尖瓣关闭不全者，其症状表现与病变的严重程度和病程长短密切相关。病变轻、心功能代偿良好者可无明显症状；病变较重或病程长者，因回流入左心房血量增多，每搏输出量减少，可出现心悸、乏力和劳累后气促等症状。急性肺水肿、咯血和右心衰竭是晚期出现的症状，较二尖瓣狭窄者少见。

2. 体征　心尖冲动增强，并向左下方移位，在心尖部听诊，可闻及全收缩期的杂音，向腋部传导，是二尖瓣关闭不全时，血液在心室收缩期逆流回心房，产生异常血流声音。第一心音减弱或消失，肺动脉瓣听诊区第二心音亢进，其原因是在心室舒张期，为了推动更多的血液进入肺循环，肺动脉瓣开放的压力增大，导致声音增强。晚期可出现右心衰竭典型的体征。

（三）辅助检查

1. 心电图　较重者显示电轴左偏、二尖瓣型P波、左心室肥大和劳损。

2. 胸部X线检查　左心房和左心室均明显扩大，X线钡餐造影可见食管受压向后移位。

3. 超声心动图　左心房、左心室扩大，二尖瓣活动度大且关闭不全。

（四）治疗原则

1. 非手术治疗　无症状的轻、中度二尖瓣关闭不全者内科治疗，定期随访。

2. 手术治疗　症状明显、心功能改变、心脏扩大者及时在体外循环下实施手术。手术方法有如下两种。

（1）二尖瓣修复成形术：适用于瓣膜病变轻、活动度较好者。

（2）二尖瓣置换术：适用于二尖瓣损伤严重、不宜实施修复成形术者。

（五）护理诊断/问题

参见本章第一节体外循环的护理和第三节后天性心脏病中的二尖瓣狭窄病人的护理。

（六）护理措施

参见本章第一节体外循环的护理和第三节后天性心脏病中的二尖瓣狭窄病人的护理。

三、主动脉瓣狭窄

主动脉瓣狭窄（aortic stenosis，AS）主要源于瓣叶形态和结构的改变，导致瓣口变窄，进而在心脏收缩时阻碍血流通过主动脉瓣。

（一）病因

有多种成因。主要由风湿热对主动脉瓣的损害所致。也与先天性遗传因素、母体妊娠期感染、接触放射线或化学物质等因素有关，影响胎儿主动脉瓣的正常发育，导致瓣膜狭窄。老年性主动脉瓣钙化也是造成主动脉瓣狭窄的常见原因。

（二）临床表现

1. 症状　症状的严重程度与狭窄的程度直接相关。轻度狭窄者无明显症状。中度或重度狭窄者的症状包括但不限于体力下降和乏力，脑部供血不足致眩晕，心肌供血不足致心绞痛，在劳累后致呼吸急促，运动或活动时突然昏厥，可导致呼吸困难、急性肺水肿以及感染性心内膜炎、猝死。

2. **体征** 因狭窄的主动脉瓣在心脏收缩时不能充分开放，导致血流受阻并产生振动，可在胸骨右缘第2肋间触及收缩期震颤。在主动脉瓣区可闻及典型的收缩期喷射性杂音，向颈部传导，是血流在通过狭窄的瓣口时产生湍流和涡流，形成这种特有的声音。主动脉瓣听诊区第二心音延迟并减弱，是因为狭窄的主动脉瓣在关闭时所需的时间较长，关闭的力量较弱，产生的声音也相对较弱。重度狭窄者心脏泵血功能受限，导致血压偏低、脉压小和脉搏细弱。

（三）辅助检查

1. **心电图** 电轴向左偏移，提示左心室肥大。左心室电压增高，伴有劳损迹象提示病情进展。ST段和T波的改变，T波倒置提示心肌供血不足。也可有左束支传导阻滞，提示心脏电信号在从左心室顶部传导到底部的过程中受到了阻碍。

2. **胸部X线检查** 随着疾病的进展和病变的加重，X线影像会显示出左心室增大的迹象、升主动脉扩张。晚期可见肺淤血。

3. **超声心动图** 提示主动脉瓣存在结构性和功能性的改变。如主动脉瓣出现了增厚、变形或钙化的异常现象，瓣口显示缩小情况。

4. **心导管** 直接测量左心室与主动脉之间在收缩期的压力差异，从而准确判断主动脉瓣狭窄的程度。在左心室注射对比剂，利用X线或超声等设备观察左心室腔的大小、形状以及血液流动情况。显示狭窄的瓣口、左心室腔大小，有无二尖瓣关闭不全。

（四）治疗原则

1. **非手术治疗** 无症状的轻、中度狭窄者行内科治疗。

2. **手术治疗**

（1）适应证：对于重度主动脉瓣狭窄者，若伴有心绞痛、心力衰竭等严重症状，尽早手术治疗，缓解病情，改善生活质量。无症状的重度狭窄者若出现心脏进行性增大或明显的左心室功能不全等迹象，也需手术治疗，防止恶化。

（2）手术方式：常用手术方式具体如下。①直视主动脉瓣切开术：适用于瓣膜柔软、弹性好的病人。②主动脉瓣置换术：适用于严重瓣膜病变或伴关闭不全的成年病人，是成人主动脉瓣狭窄手术治疗的主要方法。

（五）护理诊断/问题

参见本章第一节体外循环的护理和第三节后天性心脏病中的二尖瓣狭窄病人的护理。

（六）护理措施

参见本章第一节体外循环的护理和第三节后天性心脏病中的二尖瓣狭窄病人的护理。

四、主动脉瓣关闭不全

主动脉瓣关闭不全（aortic regurgitation，AR）是主动脉瓣膜受到损害，瓣叶发生变形、纤维化、增厚和钙化等病理改变。其限制了瓣叶的活动能力，影响了瓣叶边缘的正常对合，使得主动脉瓣口在心脏舒张期无法完全关闭，造成血液从主动脉反流回左心室。主动脉瓣关闭不全还常常伴随有不同程度的主动脉瓣狭窄，即瓣口在心脏收缩期也可存在狭窄，限制了血液从左心室流入主动脉的顺畅性。

（一）病因

主要病因是风湿热和老年主动脉瓣变性钙化。此外，梅毒、感染性心内膜炎、马方综合征（Marfan syndrome）、先天性主动脉瓣畸形、主动脉夹层等也均可引起主动脉瓣关闭不全。

（二）临床表现

1. 症状　轻度关闭不全且心脏功能代偿好者无明显症状。重度关闭不全者可出现乏力、心悸、劳累后气促，严重者心绞痛、端坐呼吸、阵发性呼吸困难，甚至晕厥。

2. 体征

（1）心脏体征：心界向左下方增大，心尖部抬举性搏动。胸骨左缘第3、4肋间和主动脉瓣区闻及舒张早、中期或全舒张期杂音，向心尖传导，呈叹息样，提示血液在心室舒张期从主动脉反流回左心室产生湍流和涡流。

（2）周围血管征：见于重度关闭不全者。

（三）辅助检查

1. 心电图　电轴左偏，左心室肥大伴劳损。

2. 胸部X线检查　左心室明显增大，向左下方延长；主动脉结隆起，升主动脉和弓部增宽，左心衰竭可见肺淤血征象，提示左心衰竭导致肺循环压力增高，血液在肺部淤积。

3. 超声心动图　显示主动脉瓣关闭不全的原因和瓣膜的形态，了解血液反流的严重程度。

4. 心导管　左心导管检查可测定左室舒张末期容积和左室收缩末期容积，用于评估心脏的收缩功能；左室射血分数用于评估心脏泵血效率；左室舒张末压用于评估心脏舒张功能以及心室顺应性；左室壁厚度对于评估心脏肥厚或心肌病等结构异常具有重要意义。

（四）治疗原则

若病人表现出心绞痛、左心衰竭或心脏逐渐增大的临床迹象，通常是主动脉瓣功能严重受损的信号，特别是没有得到及时和适当治疗的情况下，为了预防进一步损害，改善病人的长期生存率，应尽快进行手术干预。手术方式主要为主动脉瓣置换术。

（五）护理诊断/问题

参见本章第一节体外循环的护理和第三节后天性心脏病中的二尖瓣狭窄病人的护理。

（六）护理措施

参见本章第一节体外循环的护理和第三节后天性心脏病中的二尖瓣狭窄病人的护理。

五、冠状动脉粥样硬化性心脏病

冠状动脉粥样硬化性心脏病（atherosclerotic coronary artery disease）简称冠心病，是由

于冠状动脉粥样硬化使管腔狭窄或阻塞，引起冠状动脉供血不足，导致心肌缺血、缺氧或坏死的一种心脏病。主要侵及冠状动脉主干及其近段分支，左冠状动脉的前降支和回旋支的发病率高于右冠状动脉。

（一）病因

病因尚未完全明确，已公认的主要危险因素有高脂血症、高血压、吸烟与糖尿病等，还与年龄、遗传等不可控因素有关。

（二）临床表现

与冠状动脉粥样硬化狭窄的程度及受累血管数密切相关。主要表现为心绞痛和心肌梗死的症状与体征。

（三）辅助检查

1. 实验室检查　心肌损伤标志物改变，如急性心肌梗死早期磷酸肌酸激酶及其同工酶的活性或质量、肌红蛋白、肌钙蛋白均出现异常变化，对心肌梗死的诊断和病情评估具有重要意义。

2. 心电图　心肌缺血发生心绞痛时，心电图以R波为主的导联中可见ST段压低、T波低平或倒置的心内膜下心肌缺血性改变，以及室性心律失常或传导阻滞。心肌梗死时可见坏死性Q波、损伤性ST段和缺血性T波改变。

3. 超声心动图　可对冠状动脉、心肌、心腔结构，以及血管、心脏的血流动力学状态提供定性、半定量或定量的评价。

4. 冠状动脉造影术　可准确了解粥样硬化的病变部位、血管狭窄程度和狭窄远端冠状动脉血流通畅情况。

（四）治疗原则

冠心病的治疗可分为药物治疗、介入治疗和外科手术治疗，根据病人具体情况选择方案。

1. 药物治疗　可以缓解症状、减缓病变发展，恢复心肌血液灌注。

2. 介入治疗　主要适用于单支或局限性血管病变以及急性心肌梗死。介入治疗主要包括经皮冠状动脉腔内成形术（percutaneous transluminal coronary angioplasty，PTCA）；必要时病变部位放入冠状动脉内支架，即支架植入术（intracoronary stent implantation，STENT）。

3. 手术治疗　目的是通过血管旁路移植绕过狭窄的冠状动脉，为缺血心肌重建血运通道，改善心肌供血、供氧，缓解和消除心绞痛等症状。

（1）适应证：①药物治疗不能缓解的心绞痛，且冠状动脉造影显示冠状动脉两支或两支以上的狭窄病变大于70%。②左冠状动脉主干狭窄和前降支狭窄者。③出现心肌梗死并发症，如室壁瘤形成、室间隔穿孔、二尖瓣乳头肌断裂或功能失调。④介入治疗术后狭窄复发者。

（2）手术方式：冠状动脉旁路移植术（coronary artery bypass graft，CABG）为常用的手术方式，即取一段自体静脉血管移植到冠状动脉主要分支狭窄的远端，以恢复病变冠状动脉远端的血流量，改善心肌功能（图22-2）。自体血管主要有乳内动脉、桡动脉、胃网膜右动脉、大隐静脉、小隐静脉等。

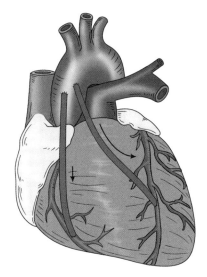

图22-2 升主动脉-冠状动脉的大隐静脉旁路移植

（五）护理诊断/问题

1. 活动无耐力 与心功能不全和心绞痛有关。
2. 焦虑与恐惧 与疾病和手术有关。
3. 有心排血量减少的危险 与低心排血量综合征有关。
4. 潜在并发症 出血、肾衰竭等。

（六）护理措施

1. 术前护理

（1）心理护理：取得病人信任，为病人介绍手术室及监护室环境，告知其手术简要过程及术后注意事项，消除其焦虑、紧张、恐惧心理。

（2）减轻心脏负担

1）休息与活动：注意休息，保证充足的睡眠，避免剧烈体力活动、劳累和情绪波动。

2）合理膳食：多食高维生素、粗纤维素、低脂的食物，防止便秘发生。

3）给氧：间断或持续吸氧，保证重要器官心、脑的氧供，预防缺氧发生。

4）镇静：术日给予少量镇静药，减少精神紧张引起的心肌耗氧增加。

（3）术前指导：手术前3～5天停用阿司匹林等抗凝药；指导病人深呼吸、有效咳嗽、床上肢体功能锻炼等。

2. 术后护理

（1）加强循环和呼吸功能监测：①密切监测血压，维持血压稳定。②观察心率、心律和心电图变化，警惕心律失常和心肌梗死的发生。③监测血氧饱和度和动脉氧分压，防止发生低氧血症。④观察体温和末梢循环，术后早期积极复温，注意保暖，促进末梢循环恢复。⑤观察病人呼吸功能，呼吸频率、幅度和双侧呼吸音。

（2）抗凝治疗护理：术后遵医嘱使用抗凝、抗血小板聚集类药物，如肝素、阿司匹林、双密达莫（潘生丁），以防搭桥的血管发生阻塞，注意观察用药后反应，如局部胃肠道不适和全身出血，密切观察全身皮肤状况及凝血酶原时间，发现异常及时通知医师并协助处理。

（3）取静脉的手术肢体护理：术后局部加压包扎，加强观察，包括：观察手术切口是否有渗血；观察周围血管充盈情况；观察肢体远端的足背动脉搏动情况和足趾温度、颜色、水肿、感觉和运动情况。

（4）功能锻炼：术后2小时可以进行术侧下肢、脚掌和趾的被动锻炼，以促进侧支循环的建立；休息时，注意抬高患肢，以减轻肿胀，避免足下垂；根据病人病情鼓励其早期运动，从床上运动过渡到床边运动，再到下床活动；站立时勿持续时间过久；根据病人耐受程度，逐渐进行肌肉被动和主动训练。

3. 健康教育

（1）疾病知识指导：了解心血管疾病危险因素，包括吸烟、过量饮酒、高血脂、高盐饮食、熬夜、缺少锻炼、性格急躁、情绪波动等，提高疾病预防的意识。

（2）倡导健康生活方式：健康生活方式是冠心病康复的基础。注意劳逸结合；合理均衡饮食，宜摄入低热量、低盐、低脂和优质蛋白质饮食，多吃蔬菜、水果；少食多餐，切忌暴饮暴食；适量运动，术后按照个体耐受和心功能恢复情况逐渐增加运动量，养成定期锻炼的习惯；控制体重；戒烟限酒；保持心情平静和愉悦，学会放松技巧。

（3）用药指导：术后病人终身服用抗凝药如阿司匹林、双嘧达莫（潘生丁），详细向病人介绍用药目的、药物名称、剂量、用法，观察药物常见副作用，如服用阿司匹林可见皮下出血点或便血，告知病人及家属出现异常及时就诊。指导病人外出时务必随身携带硝酸甘油类药物，以防心绞痛发生。

（4）肢体锻炼：术后病人胸骨愈合大约需要3个月，其间肢体锻炼：应循序渐进，避免胸骨受到较大的牵张力，如举重物、抱小孩等；保持正确的姿势，当身体直立或坐位时，尽量保持上半身挺直，两肩向后展；每日做上肢水平上抬练习，避免肩部僵硬；为促进下肢血液循环，腿部可穿弹力护袜；床上休息时，脱去护袜，抬高下肢。

（5）定期复诊：出院后3～6个月复查1次，之后根据病情调整复查时间。出现不适及时就诊。

第四节　胸主动脉疾病

各种疾病造成主动脉壁正常结构的损害，尤其是承受压力和维持大动脉功能的弹力纤维层变脆弱和破坏，使局部主动脉在血流压力的作用下逐渐膨大扩张，形成主动脉瘤。根据主动脉壁病变层次和范围可分为真性动脉瘤、假性动脉瘤以及主动脉夹层动脉瘤。发病隐匿，临床表现复杂，易误诊，预后凶险，死亡率高，一旦确诊，应积极有效治疗。

一、主动脉夹层

主动脉夹层（aortic dissection，AD）是主动脉疾病中一种极其严重且危急的情况。主动脉壁内膜与部分中层裂开，血液在主动脉压力作用下进入裂开间隙，形成血肿并主要向远端延伸扩大。主动脉夹层常发生于近端胸主动脉。其隐匿性高，病情凶险，因此诊断难度较大。此外，主动脉夹层极易导致主动脉的破裂，这进一步增加了其极高的病死率。

（一）病因

1. 遗传性疾病　如马方综合征、努南（Turner）综合征是10～16岁年龄段被诊断为主动脉夹层病人常见的病因。

2. **先天性心血管畸形**　先天性主动脉缩窄和主动脉瓣畸形是主动脉夹层发生的高风险因素。

3. **主动脉壁中层退行性变**　当主动脉壁中层的弹力纤维和胶原纤维发生退行性变或动脉硬化时，主动脉中层变得脆弱，容易在血流压力的作用下裂开导致血液进入主动脉壁内，形成血肿，即主动脉夹层。主动脉夹层是一种严重的心血管疾病，可导致主动脉破裂和心脏衰竭等严重的并发症。

4. **高血压**　当血压持续增高时，主动脉腔内的压力也相应增大，长期的高压状态会对主动脉中层结构造成损害，使其变得脆弱。一旦主动脉中层结构受到破坏，有可能在高压的作用下裂开，形成主动脉夹层。高血压病人应积极控制血压，避免主动脉夹层的发生。

5. **损伤包括创伤性损伤和医源性损伤**　医源性损伤如心血管介入诊断和治疗、心脏手术损伤主动脉壁的中层而产生夹层。

（二）分型和分期

1. **分型**　传统方法中应用最为广泛的是 De Bakey 分型和 Stanford 分型。

（1）De Bakey 分型：根据病变部位和扩展范围分为3型（图22-3）。

1）Ⅰ型：最为常见。内膜破口在升主动脉，主动脉夹层的范围可以延伸至腹主动脉。

2）Ⅱ型：常见于马方综合征。内膜破口在升主动脉，扩展范围局限于升主动脉或主动脉弓。

3）Ⅲ型：内膜破口在主动脉峡部左锁骨下动脉处，扩展范围累及降主动脉和/或延伸至腹主动脉末端。

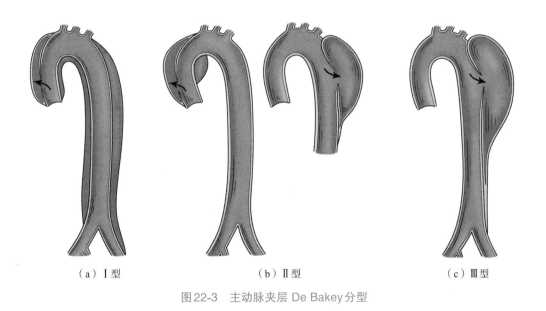

（a）Ⅰ型　　　　　　　　（b）Ⅱ型　　　　　　　　（c）Ⅲ型

图22-3　主动脉夹层 De Bakey 分型

（2）Stanford 分型：临床上常用 Stanford 分型，分为2型（图22-4）。

1）Stanford A 型：病变累及升主动脉（相当于 De Bakey Ⅰ型和Ⅱ型），夹层远端可以终止于不同部位，又称近端型，约占全部病例的2/3。

外科护理学

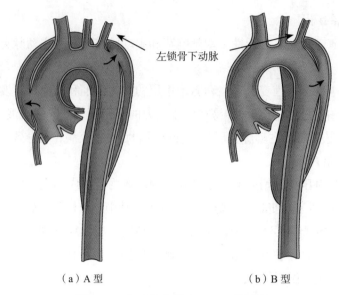

左锁骨下动脉

（a）A 型　　　　　　　　　　（b）B 型

图22-4　主动脉夹层 Stanford 分型图

2）Stanford B 型：病变始于降主动脉（相当于 De Bakey Ⅲ型），远端型，约占全部病例的 1/3。

2. **分期**　主动脉夹层常根据发病时间进行分期。发病时间≤2 周为急性期，2 周至 2 个月为亚急性期，>2 个月为慢性期。慢性期的并发症发生率，特别是主动脉瘤破裂的发生率远低于急性期。

（三）临床表现

1. **疼痛**　是主动脉夹层的主要特征，表现为突发前胸，后背、腰或腹部的剧烈疼痛，呈撕裂样或刀割样锐痛，难以忍受，多呈持续性，并沿动脉走行向胸后背放射性传导。疼痛常在突然用力，如举重物、剧烈运动、咳嗽、排便等情况下出现，这是身体对潜在伤害或疾病的反应。当疼痛发生时，病人可能会表现出痛苦的表情，神情淡漠，面色苍白，心动过速，尿量减少等症状，但血压可能正常或升高。剧烈疼痛时，病人可能会烦躁不安，大汗淋漓，甚至有濒死感。疼痛的部位和性质确实可以提示主动脉夹层破口的部位及进展情况。Stanford A 型夹层通常表现为前胸痛或背痛，而 Stanford B 型夹层则常表现为背痛或腹痛。这两者之间的疼痛部位可能存在交叉，若出现迁移疼痛，则提示夹层的进展。

2. **其他动脉受累症状**　急性主动脉夹层压迫和阻塞主动脉分支的表现：①主动脉瓣关闭不全和急性左心衰竭可能是主动脉瓣受累所致。②心绞痛和心肌梗死可能是冠状动脉受累所致。③脑供血不足和昏迷是头臂动脉受累所致。④截瘫是肋间动脉受累所致。⑤现血尿、无尿、严重高血压甚至肾衰竭可能是肾动脉受累所致。⑥急腹痛、肠坏死和肝或脾梗死可能是腹腔干、肠系膜动脉受累所致。⑦疼痛、无脉甚至缺血坏死等急性下肢缺血症状可能是下肢动脉受累所致。

3. **主动脉瘤破裂**　是一种极其严重的外科紧急情况，其症状包括突发的剧烈胸痛，由于大量失血导致的休克状态，病人可能出现昏迷或晕厥，心脏周围可能出现积血导致心脏压塞，甚至可能直接导致病人死亡。这种情况的紧急性和危险性使得它必须得到迅速且准确的医疗干预。

（四）辅助检查

1. 胸部X线检查　纵隔影增宽，主动脉扩大。

2. 经胸或经食管超声心动图　简便、安全，可用于诊断大部分主动脉夹层，能够显示内膜撕裂口、假腔内血栓、异常血流等。

3. 全主动脉CT血管成像（computed tomography angiography，CTA）　特别适用于主动脉夹层的检测，是急性主动脉夹层的首选检查。主动脉内膜的撕裂口、假腔内形成的血栓以及异常的血流情况，为主动脉夹层的诊断提供重要依据。

4. MRI　能够精确地描绘主动脉夹层的形态结构变化，包括破口的具体位置以及受累的血管分支，并且能够展示血流的动态情况。临床上主要应用于病情相对稳定的病人。

（五）治疗原则

主动脉夹层在急性期时，首要的治疗措施是迅速给予病人镇静和镇痛治疗，同时控制血压和心率，以减少对主动脉壁的压力，从而防止夹层进一步扩展和主动脉破裂的风险。对于Stanford A 型主动脉夹层病人，一旦确诊，通常应按照急诊手术的原则进行处理。这种手术需要在体外循环的条件下进行，通过开胸的方式替换掉病变的血管段，以恢复主动脉的正常结构和功能。急性Stanford B 型主动脉夹层，在药物控制血压、心率稳定后，限期行血管腔内修复术。对于急性Stanford B 型主动脉夹层者先通过药物稳定病人病情，随后在合适的时间进行微创的血管腔内修复手术。若内科治疗手段无法有效控制高血压，且疼痛持续无法缓解，同时病人出现了主动脉破裂的征象或急性下肢缺血症状，表明病情已经相当严重，需要立即采取更为紧急和有效的治疗措施。此时，医师考虑病人的生命安全。急性A 型主动脉夹层合并器官缺血者可行杂交手术（升主动脉和/或弓替换术＋血管腔内修复术）。

（六）护理措施

术前护理和术后护理参见本章第一节体外循环的相关内容。

二、胸主动脉瘤

胸主动脉瘤（thoracic aortic aneurysm）是胸主动脉部分在遭受各种因素作用后，其结构受损，导致在血流的强大压力下，局部或整体出现异常扩张或膨胀，这种扩张或膨胀的程度超过了正常胸主动脉直径的1.5倍。胸主动脉的不同区域，比如升主动脉、主动脉弓和降主动脉，都有可能发生这样的动脉瘤。鉴于胸主动脉内部承受着极高的血压和血流剪切力，一旦动脉瘤破裂，将会导致极为迅猛的出血，出血量极大，因此其死亡率极高。

（一）病因

1. 局部病因　主动脉的中层弹性纤维通常负责保持血管壁弹性和结构完整的纤维，在不明原因的情况下提前加速断裂，这种断裂会导致主动脉壁局部形成囊性的弱化区域，即所谓的"特发性囊性中层退化"。也可能由于其他主动脉相关疾病或损伤继发而来。如，主动脉夹层（即主动脉壁内层撕裂导致血液进入中层）、主动脉瓣膜的病变（如瓣膜狭窄或关闭不全）以及局部创伤病变（如胸部外伤）等因素，均可对主动脉壁造成损害，引发胸主动脉瘤。

2. **全身性病因** 遗传性疾病，如马方综合征、埃勒斯-当洛综合征（Ehlers-Danlos syndrome）以及家族性动脉瘤，通常与基因缺陷有关，此缺陷可能导致主动脉壁的结构脆弱，易于形成动脉瘤。病原微生物感染，如细菌、真菌、梅毒等病原体可能侵入主动脉壁，引发炎症反应，破坏血管壁的正常结构，从而增加动脉瘤的风险。其他动脉病变也可能导致胸主动脉瘤的形成。如动脉粥样硬化是常见的动脉病变，它导致动脉壁内脂质沉积和钙化，使血管壁变脆弱。动脉炎则是炎症性疾病，可影响主动脉壁的结构和功能，增加动脉瘤的风险。

（二）分类

1. **按发生部位分类** 可分为升主动脉瘤、降主动脉瘤、主动脉弓动脉瘤和胸腹主动脉瘤。

2. **按瘤体形态分类** 可分为囊性、梭形、混合性和夹层动脉瘤。

3. **按病理形态学分类** 可分为真性和假性动脉瘤，真性动脉瘤瘤壁具备全层动脉结构，假性动脉瘤瘤壁由动脉外膜、周围黏连组织和附壁血栓构成。

（三）临床表现

早期多无症状，仅在瘤体增大到一定程度并压迫或侵犯邻近器官和组织后才出现临床症状。

1. **胸痛** 因管壁扩张牵拉动脉壁内神经所致，多为胀痛或跳痛，位于胸骨后或背部，呈间歇性或持续性胸痛；当肋骨、胸骨或脊椎受到瘤体的侵蚀时，疼痛感可显著增强。若脊椎神经受到瘤体的压迫，胸痛进一步加剧。

2. **主动脉瘤压迫和侵蚀表现**

（1）压迫症状：动脉瘤逐渐增大可压迫邻近组织和器官。动脉瘤压迫到气管和支气管，可发生刺激性咳嗽，呼吸变得困难，甚至可导致部分肺叶不张，影响正常的肺功能。压迫到喉返神经，喉返神经控制着声带的运动，可导致声音变得嘶哑。若压迫到交感神经，可引起Horner综合征，出现瞳孔缩小、上睑下垂，以及面部无汗等交感神经功能受到干扰所致的表现。若动脉瘤压迫到膈神经，可引起膈肌麻痹，使呼吸变得更为困难。若压迫到左无名静脉，可导致左上肢的静脉压升高，使左上肢的血液回流受阻，产生不适。

（2）侵蚀症状：当升主动脉根部的动脉瘤逐渐增大时，可侵蚀并影响到主动脉瓣瓣环，导致瓣环扩大，进而影响主动脉瓣的正常关闭功能，造成主动脉瓣关闭不全。当动脉瘤在颈部与胸骨切迹交界处上方增长时，或者因瘤体的不断扩张和侵蚀，可破坏胸廓的骨骼结构，在胸壁上形成一个搏动明显的肿块。搏动性肿块的出现，通常提示动脉瘤已经发展到了较为严重的程度。

3. **主动脉瘤破裂表现** 一旦主动脉瘤发生破裂，可突然感到胸痛加剧，并伴随大量出血。若瘤体破裂进入气管，可出现大咯血，甚至窒息，血液会迅速流入呼吸道并阻塞气道。若瘤体破裂进入食管，可出现呕血，血液会流入食管并刺激呕吐反射。主动脉瘤破裂导致大量失血，引发失血性休克，情况紧急。若救治不及时可死亡。

（四）辅助检查

1. **心电图** 无异常改变，合并高血压和主动脉瓣病变者可出现左室肥厚。

2. **胸部X线检查** 前位纵隔增宽，气管、食管被推挤移位，并可见主动脉壁钙化。

3. **超声心动图** 对主动脉根部、升主动脉和主动脉弓的病变诊断准确，可显示瘤体大小和瘤体内有无血栓。

4. **CTA和MRI** 可清楚地看到主动脉瘤的部位、范围、大小，与周围器官的关系以及动脉瘤体结构有无动脉硬化斑块和附壁血栓形成等。

（五）治疗原则

主动脉瘤破裂十分凶险，确诊后尽早手术治疗。

（六）护理措施

术前护理和术后护理参见本章第一节体外循环相关内容。

 知识拓展 ● ●

达芬奇机器人在心脏手术中的应用现状及展望

相比于传统心脏开放手术，达芬奇机器人心脏手术以其微创、精准、清晰、精细和灵活等优势，为临床心脏手术领域带来了革命性的改变，为病人带来了更好的治疗效果和康复体验。目前已广泛应用于治疗缺血性心脏病，如冠状动脉旁路移植术；治疗风湿性心脏病，如二尖瓣手术；治疗先天性心脏病，如房间隔缺损；治疗心脏肿瘤，如心房黏液瘤等。未来，随着心脏外科对微创技术需求的日益增加，机器人手术系统进一步改进，更多的心脏外科医师将会通过培训掌握这一先进技术，以更好地为病人服务。这预示着人类将要跨进一个崭新的医学时代。

资料来源：张业凡，朱征，童继春，等.达芬奇机器人在心脏手术中的应用现状及展望［J］.手术电子杂志，2023，10（1）：64-66.

本章小结

思考题

1. 患儿，6岁。以"心脏杂音6年"为主诉入院。既往史：患儿平时较易感冒，无发绀，活动耐力较同龄儿童稍差，近1年来活动后感气短、咳嗽，无抽搐史。体格检查：T 36.9℃，HR 96次/分，R 18次/分，右上肢BP 120/60mmHg，右下肢BP 140/50mmHg。患儿神志清楚，口唇无发绀，双肺呼吸音清，未闻及干、湿啰音。心律齐，L_2可闻及双期连续性机械样杂音Ⅴ～Ⅵ/Ⅵ级，向锁骨上窝传导，伴细震颤，P_2亢进，股动脉枪击音（＋），水冲脉，毛细血管波动征（－），腹软，无腹痛，双下肢无浮肿。辅助检查：心脏彩超：先心病，非发绀型，动脉导管未闭，二尖瓣反流（轻度），左室收缩功能正常。

请问：

（1）该病人主要的护理诊断/问题有哪些？

（2）主要的护理措施有哪些？

2．患儿，7岁。以"发现心脏杂音6年半"为主诉入院。既往史：自幼活动后胸闷、气短、口唇及颜面发绀、喜蹲踞，有晕厥史。体格检查：T 36.2℃，HR 118次/分，R 16次/分，BP 右上肢120/85mmHg、左下肢127/90mmHg、右下肢140/80mmHg。患儿神志清楚，查体合作。发育迟缓，口唇略发绀，双肺呼吸音粗。$L_2 \sim L_4$肋间可触及收缩期震颤，闻及收缩期Ⅲ～Ⅳ/Ⅵ级杂音。$A_2 > P_2$，P_2听不清。腹软，无压痛，无周围血管症。双下肢无浮肿，未见杵状指。辅助检查：心脏彩超：先天性心脏病（发绀型），肺动脉瓣增厚，回声增强，瓣环部宽12.1mm，开放略受限，右室前壁增厚，延至右室流出道、主动脉骑跨，室间隔间距17.1mm。可见蓝色为主双向分流信号。房间隔中断，断端7mm。

请问：

（1）该病人主要的护理诊断/问题有哪些？

（2）主要的护理措施有哪些？

3．病人，男，62岁。以"反复心前区疼痛4年，加重1个月"为主诉入院。既往高血压病史16年。体格检查：T 36.3℃，HR 76次/分，R 18次/分，BP 110/70mmHg。病人神志清，言语流利，双肺呼吸音粗。辅助检查：心电图：Ⅱ、Ⅲ、avF可见ST段下降0.15mV，$V_1 \sim V_5$可见Q波，冠脉造影：前降支及右冠状动脉闭塞，左主干90%狭窄。心脏彩超：主动脉硬化，右冠瓣钙化，主动脉瓣反流，左室大，左室间隔部及侧壁运动减弱，二尖瓣、三尖瓣反流，肺动脉高压，肺动脉反流，左室舒张收缩功能均减低。

请问：

（1）该病人主要的护理诊断/问题有哪些？

（2）主要的护理措施有哪些？

更多练习

（杨君一）

第二十三章　腹外疝病人的护理

教学课件

学习目标

1. 素质目标

具有关心腹外疝病人心理感受的综合素养。

2. 知识目标

（1）掌握：腹股沟斜疝和直疝的概念、临床表现、治疗原则。

（2）熟悉：腹外疝的分类。

（3）了解：腹外疝的病因。

3. 能力目标

能运用护理程序对腹外疝围手术期病人实施整体护理。

案例

【案例导入】

　　病人，男，76岁。因发现右侧腹股沟可复性肿块15年，不能回纳伴腹痛、呕吐24小时急诊收治入院。在全麻下行右侧腹股沟斜疝无张力修补术，术后生命体征平稳，术毕安全返回病房。

【请思考】

　　如何对该病人落实整体护理？

【案例分析】

第一节　概　　述

　　腹外疝（abdominal external hernia）是由腹腔内的脏器或组织连同腹膜壁层，经腹壁薄弱点或孔隙，向体表突出而形成。腹内疝（abdominal internal hernia）是由脏器或组织进入腹腔内的间隙囊内而形成，如网膜孔疝。

腹壁内衬覆着一层壁腹膜，突出的内脏或组织（疝内容物）通过薄弱点或缺损（疝门或疝环）将它顶出，形成一囊袋样结构（疝囊），外面可覆有各层腹壁组织（疝外被盖），囊袋与腹腔沟通处为疝囊颈，其位置与疝门相当。临床上疝的命名通常以疝的发生部位为依据，例如腹股沟疝、股疝等。疝内容物主要是活动度大的内脏，小肠最为常见，其次是大网膜。

一、病因

腹外疝主要病因有腹壁强度降低和腹内压异常增高。

（一）腹壁强度降低

1. 组织穿透　由于某些组织穿过了腹壁，如精索或子宫圆韧带穿过腹股沟管以及其他因素，导致该区域腹壁强度减弱。
2. 异常解剖　如腹膜鞘状突未闭，宽大的腹股沟三角等先天性解剖异常。
3. 后天因素　包括老年和久病所致肌萎缩、术后切口愈合不良等。
4. 其他　胶原代谢紊乱、遗传因素、长期吸烟等，都可能是腹外疝形成的诱因。

（二）腹内压异常增高

腹内压增高也是腹外疝的一个重要诱因，可能源于慢性咳嗽、便秘、排尿不畅（如前列腺增生、膀胱结石）、晚期妊娠等。

二、分类

根据疝内容物还纳的难易程度和血液供应情况进行分类（表23-1）。

表23-1　腹外疝的分类

分类	特点
易复性疝	腹内压增高，腹外疝会突出，平卧或用手推送时，疝易回纳
难复性疝	疝内容物不能或不能完全回纳到腹腔内，症状比较轻微
嵌顿性疝	疝环较小而腹内压骤升时，疝内容物被卡住无法回纳
绞窄性疝	嵌顿没有及时消除，使肠管及其系膜受压加重，导致动脉血流减少，甚至完全中断

第二节　腹股沟疝

腹股沟疝（inguinal hernia）是指位于腹股沟区域的腹外疝，是最常见的腹外疝。发病率男性多于女性，右侧多于左侧。

一、分类

腹股沟疝分为腹股沟斜疝和腹股沟直疝2种。

1. 腹股沟斜疝　疝囊从腹壁下动脉外侧的腹股沟管深环（内环）开始，斜向内、下、前方，穿越腹股沟管，最后离开腹股沟管的浅环（皮下环），有可能会进入到阴囊中（图23-1）。

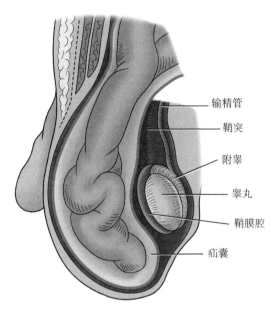

图23-1　后天性腹股沟斜疝结构

2. 腹股沟直疝　是腹内器官通过腹壁下动脉内侧的直疝三角直接向前突出，形成的疝。

二、临床表现

不同类型的腹股沟斜疝，其临床表现不同（表23-2）。腹股沟斜疝的疝块不透光，可以通过透光实验鉴别腹股沟斜疝与鞘膜积液。但因幼儿的疝块组织菲薄，常能透光，需注意仔细甄别。

表23-2　腹股沟斜疝的临床表现

类型	症状	体征
易复性斜疝	在腹股沟区有肿块，偶感胀痛	肿块可回纳，呈带蒂柄的梨形，可降至阴囊或大阴唇。按压浅环，咳嗽时有冲击感；紧压深环，咳嗽或站立时疝块并不出现
难复性斜疝	腹股沟区有肿块，胀痛较易复性斜疝重。滑动性斜疝可能伴有消化不良和便秘等症状	疝块不能完全回纳
嵌顿性斜疝	腹股沟区有肿块，疝块在腹内压骤增时突然增大，并伴有明显疼痛。容易发展为绞窄性疝	肿块紧张发硬，有明显触痛，不能完全回纳
绞窄性斜疝	剧烈疼痛，疼痛也可因疝块压力骤降而暂时缓解	严重者可有急性腹膜炎体征

腹股沟直疝表现为站立时在腹股沟内侧端、耻骨结节上外方出现一半球形肿块，通常不伴有疼痛或其他症状。

腹股沟斜疝的临床特点有别于腹股沟直疝（表23-3）。

表23-3　腹股沟斜疝与腹股沟直疝的鉴别

鉴别点	腹股沟斜疝	腹股沟直疝
发病年龄	多见于儿童及青壮年	多见于老年人
突出途径	经腹股沟管突出，可进入阴囊	由直疝三角突出，不进入阴囊
疝块外形	椭圆或梨形，上部呈蒂柄状	半球形，基底较宽
回纳疝块后压住内环	疝块不再突出	疝块仍可突出
精索与疝囊关系	精索在疝囊后方	精索在疝囊前外方
疝囊颈与腹壁下动脉关系	疝囊颈在腹壁下动脉外侧	疝囊颈在腹壁下动脉内侧
嵌顿机会	较多	极少

三、辅助检查

1. 实验室检查　疝内容物发生继发感染时，白细胞计数和中性粒细胞比例均上升；大便常规可显示隐血试验阳性或存在白细胞。

2. 影像学检查　在疝发生嵌顿或绞窄时，如内容物为肠道，则腹部X线检查同肠梗阻的征象。

四、治疗原则

腹外疝的治疗关键在于预防腹内压增高、及早手术还纳疝块，并预防复发。治疗方法的选择应基于腹外疝的病因、位置以及全身状况和病情严重程度。治疗目标包括：减轻或消除疼痛、恢复活动能力、提供健康知识教育，并防止或及时处理并发症。

（一）非手术治疗

1. 适应证　①年老体弱或患有严重疾病，无法耐受手术，且预计肠管未发生绞窄或坏死的病人。②腹外疝嵌顿时间在3～4小时内，局部压痛不明显，且无腹部压痛或腹肌紧张等腹膜刺激征的病人，可采用手法复位。

2. 治疗方法

（1）医用疝带的使用：在回纳疝块后，婴幼儿用棉线束带；对于年老体弱或患有严重疾病的病人，使用医用疝带顶住疝环，阻止疝块突出。

（2）手法复位：病人取头低足高卧位，注射适量镇痛药（如吗啡或哌替啶）以缓解疼痛和松弛腹肌，用手持续缓慢地将疝块推回腹腔。复位后24小时内，需严密观察腹部体征，一旦发现腹膜炎或肠梗阻迹象，应立即进行手术探查。

（二）手术治疗

大多数腹外疝需要手术治疗，手术的目的是修补腹壁薄弱点、孔隙，手术方法如下。

1. 适应证　腹股沟疝最有效的治疗方法是手术修补，非年老体弱或患有严重疾病等不能耐受手术的人群均可进行手术治疗。且嵌顿性疝原则上视病情行紧急手术，以防疝内容物坏死并解除伴发的肠梗阻。绞窄性疝的内容物已坏死，更需紧急手术。

2. 治疗方法

（1）传统疝修补术

1）疝囊高位结扎术：该方法主要用于婴幼儿或儿童，以及因绞窄性斜疝导致的肠坏死并局部严重感染，暂时不宜进行疝修补术的病人。通过高位结扎疝囊颈，并去除疝囊，实现疝的初步治疗。

2）加强或修补腹股沟管管壁：此术式针对成年腹股沟疝病人。手术目的在于增强或修复腹股沟管前壁或后壁的薄弱区域，从而防止疝的复发。

（2）无张力疝修补术：该方法是在无张力的状态下，通过使用人造高分子材料网片来修复腹壁的缺损部位，它具有低局部张力、小创伤、轻微疼痛和低复发率等优势。是目前外科治疗的常用方法。

（3）经腹腔镜疝修补术：核心原理在于利用合成纤维网片在腹腔内加固腹壁缺损部位，或通过特定装置（如钉子或缝线）来缩小疝的内环。此方法因具有创伤小、术后疼痛轻微、恢复迅速、复发率低以及局部牵扯感小等优势，已在临床实践中得到广泛应用。

五、护理诊断/问题

1. 急性疼痛　与疝内容物嵌顿、肠蠕动受限或肠壁缺血有关。
2. 知识缺乏　缺乏预防腹内压增高及促进术后康复的有关知识。
3. 潜在并发症　切口出血、切口感染、阴囊水肿等。

六、护理措施

（一）非手术治疗/术前护理

1. 休息与活动　多卧床休息，减少活动。离床时用使用疝带压住疝环口，防止腹腔内容物脱出，避免嵌顿疝的发生。

2. 消除致腹内压升高的因素　术前两周戒烟，保暖防感冒，积极治疗慢性咳嗽、便秘、排尿困难等原发病，控制症状。

3. 心理护理　向病人解释腹外疝的治疗方案，减轻焦虑和恐惧，从而更积极地配合治疗和护理。

4. 完善术前准备　术前做好皮肤准备，手术当天为病人清洁手术区域的皮肤，去除毛发和污垢，以防术后感染。术前加强腹壁肌肉锻炼，提前练习在床上利用便器排便。

5. 嵌顿性及绞窄性疝的术前护理

（1）观察病人的病情变化，尤其是手法复位后24小时内严密观察病人生命体征变化，疼痛部位、性质及伴随症状。如果出现腹膜炎或肠梗阻，立即通知医师，并做好手术探查的准备。

（2）禁食和胃肠减压，纠正水、电解质代谢紊乱和酸碱平衡失调。

（3）遵医嘱使用抗感染药。

（二）术后护理

1. **病情观察**　持续监测生命体征；观察伤口敷料是否干燥；保持会阴部清洁干燥。

2. **休息与活动**　根据手术方式选择合适体位，如传统疝修补术后取平卧位，膝下垫软枕以减轻伤口张力。术后根据恢复情况（一般3～5日）逐渐过渡到离床活动。无张力疝修补术者，术后当日或次日即可下床活动，但对于特定病人群体（如年老体弱、复发性疝），需适当推迟下床活动时间。

3. **饮食护理**　术后6～12小时，如病人无恶心、呕吐，可给予流质食物逐渐过渡到正常饮食。如术中发现肠管充血、肿胀或已进行肠管手术（如肠切除、肠吻合术），需待肠道功能恢复后再进食。

4. **术后并发症的护理**

（1）切口出血：注意观察，必要时加压包扎，遵医嘱给予止血药。

（2）切口感染：严格无菌操作，定期更换敷料，遵医嘱使用抗生素。切口感染是疝复发的主要原因之一，一旦发现切口感染征象，应及时处理。

（3）阴囊水肿：由于阴囊位置较低且松弛，术后渗血及渗液易在此积聚。术后需密切观察阴囊肿胀情况，并使用丁字带托起阴囊以减轻水肿。

5. **防止腹内压升高**　为减少腹内压升高对伤口的影响，术后防止受凉感冒导致的剧烈咳嗽，指导病人咳嗽时用手掌按压、保护切口避免裂开。若病人便秘，给予通便药物，避免用力排便。

（三）健康教育

1. **知识宣教**　向病人及家属介绍疾病相关知识，尤其是认识导致腹内压增高的因素，使其能配合治疗。对拟采用无张力疝修补术者，介绍补片材料的优点及费用等。

2. **出院指导**　①防止复发：减少和消除导致腹外疝复发的风险因素，特别注意避免增加腹内压的活动，如剧烈咳嗽、用力排便等；3个月内，避免从事重体力劳动或提举重物等。②饮食指导：调整饮食习惯，确保营养均衡；增加膳食摄入，保持排便通畅。③定期随访：定期复查，若疝复发，应尽早就医。

📎 **知识拓展**　● ● ●

成人腹股沟疝日间手术的手术方式及修补材料的选择

日间手术是指病人在一天内完成手术并出院，这种方式能缩短住院时间、降低费用，并加速康复，提高医疗效率。目前成人腹股沟疝日间手术主要指腹腔镜腹股沟疝修补术及开放腹股沟疝修补术。在修补材料方面，聚丙烯、聚酯和聚偏二氟乙烯等合成材料是常用的选择。同时，脱细胞基质材料生物补片和可降解材料补片也逐渐受到青睐，因为它们可以被身体吸收和降解。

总的来说，这些手术方式和材料的选择都是为了更好地治疗腹股沟疝，让病人更快康复，并更有效地利用医疗资源。

资料来源：中国医师协会外科医师分会疝和腹壁外科学组，中华医学会外科学分会疝与腹壁外科学组，全国卫生产业企业管理协会疝和腹壁外科产业及临床研究分会，等.腹股沟疝日间手术规范化流程专家共识（2020版）［J］.中华消化外科杂志，2020，19（7）：714-719.

第三节　其他腹外疝

一、股疝

股疝（femoral hernia）是腹腔内脏器或组织通过股环，经股管向卵圆窝突出的疝称为股疝。股疝发病率占腹外疝的3%～5%，多见于40岁以上女性。

（一）病因

股管的形态与漏斗相似，是一个狭窄的间隙，上口为股环，下口为卵圆窝，同时女性的骨盆比较大，联合肌腱和腔隙韧带相对薄弱，这导致了股管上口的宽度和松弛程度增加，从而增加了疾病的风险。妊娠是腹内压增高的主要原因。

（二）临床表现

股疝表现为腹股沟韧带下方的卵圆窝处形成半球形突起，且易发生嵌顿和绞窄。嵌顿时，会出明显的急性机械性肠梗阻症状，严重时这些症状可能掩盖股疝的局部表现，导致漏诊。

（三）治疗原则

一旦发现嵌顿，无论疝块大小及有无症状，均需及早手术治疗。临床上，麦克维（McVay）疝修补术被广泛应用，此法不仅能修补腹股沟疝，加强腹股沟管后壁，还能有效堵住股环。

（四）护理措施

具体护理措施参见本章第二节腹股沟疝的护理。

二、切口疝

切口疝（incisional hernia）是发生于腹壁手术切口处的疝，指腹腔器官或组织自腹壁手术切口突出形成的疝。

（一）病因

手术操作不当是导致切口疝的重要原因。切口感染导致腹壁组织破坏而形成的腹部切口

外科护理学

疝也是切口疝形成的一个重要原因。另外缝合时强行拉拢创缘而致组织撕裂、腹内压升高、切口愈合不良等，都是切口疝的易发因素。

（二）临床表现

腹部切口疝的主要症状包括腹部牵拉感，常伴有食欲缺乏、恶心、便秘及腹部隐痛等不适感。容易形成难复性疝，有时还伴有不完全性肠梗阻。体征是腹壁手术切口部位会逐渐膨隆，形成明显的肿块，站立或用力时明显，平卧时可缩小或消失。切口疝的疝环通常较为宽大，发生嵌顿的情况较为少见。

（三）治疗原则

治疗原则是手术修补。缺损范围较小的切口疝采用低张缝合；缺损范围较大的切口疝，可通过开放手术或经腹腔镜内置成形用假体网片以及自体筋膜组织进行修补，加强腹壁缺损区。预防感染和手术后腹胀对此类病人极为重要，修补成形后，遵医嘱给予广谱抗菌药物并用腹带捆缠腹部。

（四）护理措施

具体护理措施参见本章第二节腹股沟疝的护理。

三、脐疝

脐疝（umbilical hernia）腹腔内的器官或组织通过脐环突向体表者称为脐疝。脐疝有小儿脐疝和成人脐疝之分，以前者多见。

（一）病因

1. 小儿脐疝　原因是脐环闭锁不全或脐部瘢痕组织不够坚强，在腹内压增加的情况下发生。

2. 成人脐疝　为后天性，多见于中年经产妇女，也见于肝硬化腹水、肥胖等病人。脐环处有脐血管穿过，是腹壁的薄弱点；此外，由于妊娠或腹水等原因腹内压长期增高，引起腹壁结构发生病理性结构变化，从而降低了腹壁强度，同时，腹内压也促使腹腔内器官或组织通过脐环形成疝。

（二）临床表现

1. 小儿脐疝　多属易复性，小儿啼哭或用力时肿块明显，安静时消失。极少发生嵌顿和绞窄。

2. 成人脐疝　容易发生嵌顿或绞窄。

（三）治疗原则

1. 小儿脐疝　脐环多数在2岁前能自行闭锁，对于2岁以内的小儿，采用非手术治疗，可用棉线束带固定。满2岁后，脐环直径＞1.5cm或5岁以上儿童，建议手术治疗。

2. 成人脐疝　首选手术治疗，原则是切除疝囊，缝合疝环，手术时保留脐眼，以免对病人产生心理上的影响。

（四）护理措施

具体护理措施参见本章第二节腹股沟疝的护理。

本章小结

思考题

1. 病人，男，72岁。左腹股沟区可复性肿块5年余，加重17日入院，诊断为腹股沟直疝，拟行手术治疗。病人有吸烟史，既往有慢性支气管病史、慢性便秘史，自感吸烟和发病无关。

请问：

（1）如何对该病人进行术前准备？

（2）如何对该病人进行健康指导？

2. 病人，男，76岁。因发现右侧腹股沟可复性肿块15年，不能回纳伴腹痛、呕吐24小时，急诊收治入院。在全麻下行右侧腹股沟斜疝无张力修补术，手术后第1日，病人一般情况可，自诉活动时伤口疼痛。体格检查：T 36.8℃，P 76次/分，R 18次/分，BP 124/82mmHg。意识清醒，腹部平坦，切口敷料干燥，导尿管及静脉输液管各1根，均通畅。

请问：

（1）该病人的主要护理问题有哪些？

（2）术后如何对病人进行护理？

更多练习

（周　静）

第二十四章　腹部损伤病人的护理

教学课件

学习目标

1. 素质目标

具有关心腹部损伤病人创伤后心理变化的综合素养。

2. 知识目标

（1）掌握：腹部损伤及常见腹腔脏器损伤的临床表现、治疗原则与护理措施。

（2）熟悉：腹部损伤及常见腹腔脏器损伤的辅助检查。

（3）了解：腹部损伤的致伤因素和分类。

3. 能力目标

能运用护理程序对腹部损伤病人实施整体护理。

案例

【案例导入】

　　病人，男，35岁。病人因斗殴腹部受到多次重击致左上腹疼痛3小时，加重伴头晕、心悸、恶心1小时急诊入院。病人神志清楚，表情痛苦，面色苍白，四肢湿冷，脉搏细速。腹部膨隆，触诊时全腹均有压痛明显，左上腹局部出现反跳痛、肌紧张，腹部移动性浊音（＋）。体格检查：T 36.7℃，P 116次/分，R 28次/分，BP 78/50mmHg。血常规：Hb 82g/L，WBC $12×10^9$/L。腹部X线检查：膈下未见明显游离气体。初步诊断：腹部闭合性损伤、脾破裂、失血性休克。

【请思考】

　　如何对该病人落实整体护理？

【案例分析】

第一节　概　　述

腹部损伤（abdominal injury）是指由各种原因所致的腹壁和/或腹腔内器官的损伤，其发病率约为各种损伤的0.4%～1.8%。腹部损伤常同时伴有内脏损伤，其中腹腔内大量出血和严重感染是致死的主要原因。为降低腹部损伤死亡率，关键在于迅速、准确地判断是否存在内脏损伤、腹腔内大出血，以及损伤的性质和受损脏器，实施及时且恰当的治疗和护理。

一、病因

1. 开放性损伤　常因锐器所引起，如刀刃、枪弹、弹片等。常见的受损内脏依次是肝、小肠、胃、结肠、大血管等。也可见于医源性损伤，种类多，主要由腹腔或相邻部位手术和某些侵入性诊疗操作造成，常见于胃切除时伤及脾或横结肠系膜，胆囊切除时伤及胆管；内镜检查或治疗（息肉摘除、电灼、Oddi括约肌切开等）引起肠穿孔等。

2. 闭合性损伤　有撞击伤、打击伤、坠落伤、挤压伤、冲击（气浪或水波）伤等，常见受损腹腔脏器依次为脾、肾、小肠、肝、肠系膜等。

二、分类

按照腹部损伤是否穿透腹壁、腹腔是否与外界相通分为开放性损伤和闭合性损伤。

1. 开放性损伤　腹膜破损者为穿透伤（多伴内脏损伤）；无腹膜破损者为非穿透伤（偶伴内脏损伤），其中穿透伤中有入口和出口者为贯通伤，有入口无出口者为非贯通伤。

2. 闭合性损伤　体表无伤口，为判断有无内脏损伤带来困难，损伤可能仅累及腹壁，也可以累及腹腔内脏器。

三、临床表现

（一）单纯腹壁损伤

1. 腹壁挫伤　受伤部位疼痛，局限性腹壁肿胀和压痛，有时可见皮下瘀斑，经过休息和对症治疗后可逐渐缓解。

2. 腹直肌血肿或断裂　伤后即刻出现局部疼痛、呕吐，腹直肌僵直、压痛，局部出现痛性包块，随腹肌收缩而疼痛加剧。

3. 腹壁裂伤　腹壁出血、疼痛、局部肿胀、腹式呼吸减弱；应注意对腹壁破损处进行伤道探查，以判断是否为穿透伤、是否合并腹腔脏器损伤。

4. 腹壁缺损　广泛的腹壁缺损可形成不规则伤口、出血，甚至腹腔内脏器外露；病人感到剧烈疼痛、呼吸急促、脉速、血压下降，甚至休克。

（二）腹腔脏器损伤

1. 实质性脏器损伤　主要临床表现为腹腔内或腹膜后出血，严重者可发生休克。

（1）症状：具体如下。①失血性表现：病人出现面色苍白、脉搏细弱等循环血量不足的表现，甚至出现休克。②腹痛：多呈持续性，一般不剧烈，肩部放射痛常提示肝（右）或脾（左）损伤，在头低位数分钟后尤为明显。

（2）体征：体征最明显处一般即是损伤所在。①腹膜刺激征：不严重，如果有胆汁或胰液进入腹腔，可出现明显的腹痛和腹膜刺激征。②移动性浊音阳性：是腹腔内出血的晚期体征，对早期诊断帮助不大。③腹部肿块：肝、脾包膜下破裂或系膜、网膜内出血时，腹部触诊可扪及腹部肿块。④血尿：肾损伤时可出现血尿。

2. 空腔脏器损伤　主要临床表现是局限性或弥漫性腹膜炎。

（1）症状：具体如下。①弥漫性腹膜炎：表现为持续性剧烈腹痛。上消化道损伤时，漏出的胃液或胆汁对腹膜造成强烈刺激，立即引起典型腹膜炎表现；下消化道器官破裂，有时因肠壁的破裂很小、肠内容残渣堵塞破口，使腹膜炎症状在48～72小时后才出现。②全身感染症状：可出现体温升高、脉率增快、呼吸急促等全身感染症状，严重者可发生感染性休克。③胃肠道症状：恶心、呕吐、呕血、便血、腹胀等。④失血表现：空腔脏器破裂处也可有程度不同的出血，但出血量一般不大，除非有合并邻近大血管损伤。

（2）体征：具体如下。①腹膜刺激征：程度因空腔脏器内容物的不同而异，胃液、胆汁或胰液对腹膜的刺激最强，肠液次之，血液最轻。②气腹征：出现腹腔内游离气体，常致肝浊音界缩小或消失。③腹胀：可因肠麻痹出现腹胀，肠鸣音减弱或消失。

四、辅助检查

1. 实验室检查

（1）血常规：腹腔内实质性脏器破裂时，红细胞计数、血红蛋白含量、红细胞压积均进行性下降，白细胞计数略有升高；空腔脏破裂时白细胞计数和中性粒细胞比例明显增高。

（2）淀粉酶：血清淀粉酶或尿淀粉酶升高提示胰腺损伤或胃肠道穿孔，或是腹膜后十二指肠破裂。

（3）尿常规：血尿提示泌尿系统损伤。

2. 影像学检查

（1）X线检查：凡腹内脏器伤诊断已经确定者，立即紧急处理，不必再行X线检查，如伤情允许，有选择的X线检查还是有帮助的。常见腹腔脏器损伤的X线检查结果及提示问题见表24-1。

表24-1　常见腹腔脏器损伤的X线检查结果及提示问题

X线检查结果	腹部损伤相关问题
腹腔游离气体，立位腹部平片表现为膈下新月形阴影	胃肠道（主要是胃、十二指肠和结肠，少见于小肠）破裂
腹膜后积气（可有典型的花斑状阴影）	腹膜后十二指肠或结直肠穿孔
小肠浮动到腹部中央（仰卧位），肠间隙增大，充气的左右结肠可与腹膜脂肪线分离	腹腔内大量积血
腰大肌影消失	腹膜后血肿
右膈升高，肝正常轮廓消失及右下胸肋骨骨折	肝破裂的可能性大
胃右移、横结肠下移，胃大弯有锯齿形压迹（脾胃韧带内血肿）	脾破裂的可能性大

（2）B超检查：主要用于诊断实质性脏器损伤，可以动态观察伤情，判断损伤的有无、部位和程度，但是对空腔脏器损伤因腔内气体干扰而难以判断，如果空腔脏器周围有积液，可以在超声引导下腹腔穿刺，有助于诊断。

（3）CT：对实质性脏器损伤和腹膜后血肿有重要的诊断意义。注射血管对比剂行增强CT能鉴别有无活动性出血及出血部位。

（4）其他：选择性血管造影对于未能证实的肝、脾、胰、肾、十二指肠等脏器损伤者，可有一定诊断价值。MRI检查对血管损伤和特殊部位的血肿，如十二指肠壁间血肿具有较高诊断价值，而磁共振胆胰管成像（magnetic resonance cholangiopancreatography，MRCP）适用于胆道损伤的诊断。

3. 诊断性腹腔穿刺和腹腔灌洗术

（1）诊断性腹腔穿刺术：适用于疑似腹腔内出血或空腔脏器穿孔者，方法简便、快速、经济、安全，准确率达90%以上。腹腔穿刺术的穿刺点常选用脐和髂前上棘连线的中、外1/3交界处或经脐水平线与腋前线相交处（图24-1）。把有多个侧孔的细塑料管经针管送入腹腔深处，进行抽吸（图24-2）。如果抽出不凝血液，即可诊断为腹腔内出血。抽不到液体并不完全排除内脏损伤的可能性，应继续严密观察，必要时可重复穿刺，或改行腹腔灌洗术。

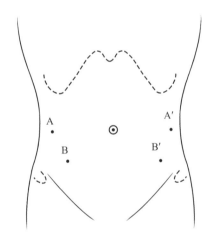

图24-1　诊断性腹腔穿刺的进针点

注：A.A'经脐水平线与腋前线交点。B.B'髂前上棘与脐连线中、外1/3交点。

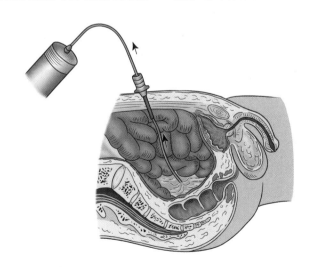

图24-2　诊断性腹腔穿刺抽液方法

（2）诊断性腹腔灌洗术：准确率高（＞90%），尤其对诊断空腔脏器破裂很有价值。诊断性腹腔灌洗术是经上述诊断性腹腔穿刺将多孔塑料管或腹膜透析管进行的诊断技术。该方法首先将导管插入腹腔至20～30cm深度，随后注入500～1000ml无菌生理盐水。在放低导管另一端并连接无菌瓶后，利用虹吸作用使灌洗液缓缓流出。此方法相较于腹腔穿刺，早期诊断阳性率更高，且支持连续观察，无须多次重复穿刺。腹腔穿刺液检查结果若符合以下任一标准，则视为阳性：①灌洗液肉眼观察为血性液。②灌洗液中检出胆汁或胃肠内容物。③显微镜下红细胞计数超过$100×10^9$/L或白细胞计数超过$0.5×10^9$/L。④淀粉酶含量超过100U/dl（Somogyi法）。⑤灌洗液中发现细菌。

4. **腹腔镜检查**　经上述检查仍不能确诊者，条件具备时可行腹腔镜检查，能直接观察损伤脏器的部位、性质及程度，判断出血来源，阳性率达90%以上。

五、治疗原则

救治腹部损伤过程中，应严格遵循损伤控制性外科（damage control surgery,DCS）理念，将病人的生存率置于首位，为其量身定制包括手术在内的最佳治疗方案。

1. **急救处理**　①依据实际情况迅速实施心肺复苏，确保气道通畅。②针对明显的外出血进行及时控制，并处理开放性或张力性气胸，以及控制休克和进展迅速的颅脑损伤。③若上述紧急状况未出现，应优先处理腹部创伤。

2. **非手术治疗**　腹腔脏器损伤者，休克的预防和治疗是至关重要的一环。对于空腔脏器破裂者，应使用足量广谱抗生素以防止感染。对于开放性腹部损伤，应注射破伤风抗毒素1500U以预防破伤风。疑有空腔脏器破裂或明显腹胀时立即实施胃肠减压，并禁饮、禁食。在未明确诊断前，应慎用或禁用镇痛药，以免掩盖病情；而一旦诊断明确可给予镇静药或镇痛药。

3. **手术治疗**　对已确诊或高度怀疑腹腔脏器损伤者，应做好紧急手术的准备，力争早期手术。

（1）适应证：①病情恶化，表现为口渴、烦躁、脉速增快、体温升高、白细胞计数上升、红细胞计下降或发生无法纠正的休克。②腹痛和腹膜刺激征进行性加重或范围扩大。③膈下出现游离气体，肝浊音界缩小或消失，或存在移动性浊音。④诊断性腹腔穿刺术或腹腔灌洗术结果呈阳性。

（2）方法与程序

1）有腹腔内出血：开腹后应立即清除积血和凝血块，迅速确定出血来源，进行处理，包括受损脏器的修补术和切除术等。

2）无腹腔内大出血：应对腹腔脏器进行系统、有序的探查。探查时应优先检查肝、脾等实质性器官，随后是空腔脏器。根据损伤的程度和紧急性，优先处理出血性损伤，再处理空腔脏器损伤。在处理空腔脏器破裂时，应先处理污染严重的损伤，再处理污染较轻的损伤。手术完成时，彻底清除腹腔内残留的液体和异物，根据需要放置适当的引流装置，如烟卷引流、乳胶管引流或双套管进行负压吸引等。

六、护理诊断/问题

1. **急性疼痛**　与腹部损伤、手术有关。

2. 体液不足　与损伤致腹腔内出血、液体渗出等有关。

3. 营养失调：低于机体需要量　与禁食、胃肠减压、高分解代谢状态有关。

4. 潜在并发症　电解质紊乱、休克、受损器官再出血、腹腔感染、腹腔间隔室综合征、腹腔脓肿、黏连性肠梗阻等。

5. 恐惧　与急性创伤、大出血、内脏脱出等视觉刺激有关。

七、护理措施

（一）急救护理

在急救过程中，护理团队需紧密配合，并持续监测病人的病情变化。根据病人的具体情况，可采取以下护理措施。

1. 心肺复苏　确保持续的胸外心脏按压，同时保持呼吸道通畅，这是急救中的关键步骤。

2. 止血与补充循环血量　迅速协助医师控制明显的外出血，并尽快恢复循环血容量，以控制休克状态。建立至少两条以上的静脉输液通路，遵医嘱及时给予输液治疗，必要时进行输血。

3. 腹部伤口处理　对于开放性腹部损伤，应妥善清洁和消毒伤口。若腹腔内脏器或组织自腹壁伤口突出，应用消毒碗覆盖保护，切勿强行回纳，以免加重损伤。

（二）非手术治疗/术前护理

1. 病情观察　①定时监测生命体征：每15～30分钟测定1次。②密切观察皮肤黏膜和意识情况。③腹部评估：每30分钟进行1次，注意腹痛、腹膜刺激征的程度和范围变化。④记录24小时出入量：包括呕吐物，胃肠减压引流液的颜色、性状和量，以及每小时尿量。⑤实验室检查：每30～60分钟采集1次静脉血标本，测定红细胞计数、白细胞计数、血红蛋白浓度和红细胞压积，以判断腹腔内是否有活动性出血。⑥及时获取穿刺液或灌洗液的检验结果。

2. 休息与体位　需绝对卧床休息，病情稳定后可采取半卧位。尽量减少病人的移动和搬运，以防加重伤情。

3. 禁食、禁饮、禁灌肠　诊断未明确之前绝对禁食、禁饮和禁灌肠，以防肠内容物外泄，造成腹腔污染和腹痛加剧，从而避免病情进一步恶化。

4. 胃肠减压　对于疑似空腔脏器损伤的病人，应尽早实施胃肠减压，以减少胃肠内容物的漏出，从而减轻腹痛和降低腹腔污染的风险。

5. 维持体液平衡　腹腔脏器损伤者很容易发生休克，所以防治休克是治疗的重要环节。通过补充足量的平衡盐溶液、电解质等，防止水、电解质代谢紊乱，并纠正酸碱平衡失调。维持有效的循环血量，确保收缩压稳定在90mmHg以上。若抗休克治疗无效，应持续监测中心静脉压以评估体液不足程度，并考虑腹腔内活动性大出血的可能性，应在抗休克的同时尽快剖腹探查并止血。

6. 预防感染　遵医嘱合理使用抗生素。

7. 镇静、镇痛　诊断未明确之前，禁用或慎用镇痛药，以免掩盖病情。可通过分散注意力、暗示疗法和安慰剂疗法等非药物手段缓解疼痛。一旦诊断明确，可根据病情和医嘱给予适当的镇静药、解痉药或镇痛药。

8. **协助医师行诊断性腹腔穿刺术或腹腔灌洗术**　操作过程中，密切观察病人的反应，若出现头晕、恶心、心悸等不良反应，应立即停止操作，平卧休息，给予补充血容量等急救措施。

9. **术前准备**　一旦决定进行手术，应做好术前准备。

10. **心理护理**　鼓励病人说出自身感受，耐心倾听，给予鼓励和同情，并及时给予帮助。

（三）术后护理

1. **病情观察**　①严密监测意识状态、生命体征及24小时出入量。②观察腹部伤口和手术切口，注意腹部症状与体征的变化，及早发现腹腔脓肿等并发症。③危重病人加强呼吸、循环和肝、肾功能的监测。

2. **体位与活动**　待全麻清醒或硬膜外麻醉平卧6小时后，病情稳定者改为半卧位。术后多翻身，尽早下床活动，促进肠蠕动恢复，以预防肠黏连。

3. **禁食、胃肠减压**　做好胃肠减压的护理。肠蠕动恢复、肛门排气后，可停止胃肠减压，无腹胀不适者可拔除胃管。饮食从流质饮食、半流质饮食，逐步过渡到普食。

4. **静脉补液**　遵医嘱给予静脉补液，在输注平衡盐溶液的基础上，适当补充血浆、白蛋白等胶体液体，必要时输注全血。

5. **抗感染治疗**　遵医嘱给予抗生素，控制腹腔内感染。口腔护理，做好呼吸训练，协助病人排痰，防止坠积性肺炎发生，维持呼吸功能。

6. **腹腔引流护理**　引流装置连接正确，引流管贴标签，标注各管位置；妥善固定引流管，为了保持引流通畅，需经常挤捏引流管，防止血块或脓痂堵塞。对负压引流者，调整适宜压力以维持有效引流。普通引流袋每日更换，抗反流型引流袋可2～3天更换1次，更换时严格遵守无菌操作原则；记录引流液的量、性质和颜色；一般待引流液清亮、引流量小于每日10ml，且无发热、腹胀等体征，同时白细胞计数恢复正常时，表明腹膜炎已得到控制，可考虑拔除腹腔引流管。

7. **并发症的护理**

（1）受损器官再出血

1）表现：病人出现血压不稳或下降、面色苍白等失血性休克的表现；腹腔引流管间断或持续引流出大量鲜红色血液；腹腔穿刺抽得不凝固血液；腹部叩诊有移动性浊音，出现便血、呕血或血尿；红细胞计数进行性下降，血压由稳定转为不稳定或下降。以上症状有一项出现常提示病人有活动性出血，需立即报告医师并协助处理。

2）护理：密切观察病情变化，包括生命体征、面色、神志、末梢循环、腹痛情况和辅助检查结果等；多取平卧位，禁止随意搬动病人或让病人下床活动；建立静脉通路，以备快速补液、输血之用；做好紧急手术准备。

（2）腹腔脓肿

1）表现：术后数日，病人体温持续不退或下降后又升高，伴有压痛、反跳痛和肌紧张等腹膜刺激征表现或加重，出现腹胀、腹痛、呃逆、直肠或膀胱刺激症状，辅助检查白细胞计数和中性粒细胞比例明显升高，多提示腹腔脓肿形成。伴有腹腔感染者，腹腔引流管引流出较多混浊或有异味液体。

2）护理：遵医嘱使用抗生素防治腹腔感染；脓肿穿刺抽脓或切开引流，对于已形成脓肿者，配合医师进行穿刺抽脓或切开引流操作，特别是较大的脓肿，可能需要采用经皮穿刺置管引流、手术切开引流或物理疗法的护理配合；给予病人高蛋白、高热量、高维生素饮食或肠内外营养支持。

8. 心理护理　给予病人及家属安慰和解释，并及时给予帮助，帮助病人树立战胜疾病的信心。

 知识拓展

负压封闭引流技术在腹部外科中的应用

负压封闭引流（vacuum sealing drainage，VSD）技术源自1954年雷东（Redon）的创新概念，1959年应用于外科临床，显著提升了引流效果并减少了感染。1995年，中国武汉大学中南医院裘华德教授将其应用于腹部治疗。2008年，VSD技术获中国卫生部推广。该技术基于"负压、封闭和引流"理念。2017年，中国医师协会创伤外科医师分会制定了临床《负压封闭引流技术腹部应用指南》，针对11个关键问题提出实用建议，如预防腹部切口感染、缩短愈合时间等，广泛应用于外科领域。

资料来源：中国医师协会创伤外科医师分会.负压封闭引流技术腹部应用指南[J].中华创伤杂志，2019，35（4）：289-302.

第二节　常见的脏器损伤

一、脾损伤

脾血运丰富，组织脆弱，容易遭受外伤，脾损伤（splenic injury）在腹部损伤中可高达40%～50%。在腹部闭合性损伤中，脾破裂（splenic rupture）居于首位。主要危险是大出血导致死亡。

（一）分类

1. 按损伤原因分类　可分为创伤性、医源性和自发性破裂。

2. 按病理解剖分类　脾破裂可分为3种，中央型破裂（破裂位于脾实质深部）、被膜下破裂（破裂位于脾实质周边部分）和真性破裂（破裂累及被膜）。临床上所见的脾破裂，约85%为真性破裂。

（二）临床表现

1. 血肿形成　中央型破裂和被膜下破裂因被膜完整，出血量受到限制，临床上无明显内出血征象而不易被发现，可形成血肿而被吸收。少数中央型血肿可因并发感染而形成脓肿。

2. 失血性表现 真性破裂出血量较大，可迅速发展为失血性休克，脾被膜下破裂形成的较大血肿，或少数脾真性破裂后被网膜等周围组织包裹形成的局限性血肿，可在轻微外力作用下发生被膜或包裹组织胀破而引起大出血，常发生在腹部外伤后1～2周，称延迟性脾破裂。

3. 腹痛 持续性腹痛，同侧肩部牵涉痛，疼痛程度不严重，腹膜刺激征不剧烈。

（三）辅助检查

1. 实验室检查 红细胞计数、血红蛋白以及红细胞压积常呈进行性下降；因急性出血，白细胞可增高。

2. 影像学检查 扩展的创伤重点超声评估（focused assesment of sonography for trauma，FAST）、普通超声检查可显示脾周围血肿、脾破裂征象及腹腔内积血，快速查看腹腔内出血情况；CT检查可明确脾破裂分型，更为精确；还可进行MRI、放射性核素扫描、DSA等检查。

3. 其他 腹腔镜检查、诊断性腹腔穿刺术等。

（四）治疗原则

脾破裂的治疗原则是"抢救生命第一，保留脾第二"。

1. 非手术治疗

（1）适应证：无休克或容易纠正的一过性休克，超声或CT等影像检查证实脾裂伤比较局限、表浅，无其他腹腔脏器合并伤，可在严密观察血压、脉搏、腹部体征、红细胞压积及影像学变化的前提下行非手术治疗。

（2）主要措施：绝对卧床休息至少1周，禁食、水，输血补液，应用止血药和抗生素等。

2. 手术治疗

（1）适应证：观察中如发现继续出血、发生延迟性脾破裂或发现有其他脏器损伤，应立即手术。

（2）手术探查时，要彻底查明伤情：①损伤轻，可保留脾，根据伤情采用不同的处理方法，如生物胶粘合止血、物理凝固止血、单纯缝合修补、脾动脉结扎及部分脾切除等。②损伤严重，如脾中心部碎裂，脾门撕裂，缝合修补不能有效止血或有大量失活组织，或伴有多发伤，伤情严重，需迅速施行全脾切除术。

（五）护理措施

1. 病情观察 脾切除术后的病人，主要是婴幼儿，对感染的抵抗力减弱，可发生以肺炎链球菌为主要病原体的脾切除术后凶险性感染，应密切监测病人的生命体征、尿量以及神志变化，及时对异常情况进行处理。

2. 休息与活动 非手术治疗期间应将活动量减少到最低，减少增加腹内压的各种诱因，以防延迟性脾破裂；而脾切除术后，出血是常见的并发症，尤其在术后早期更易发生，因此术后病人需根据自身的恢复情况确定下床活动的时机。

3. 发热护理 部分脾切除的病人术后会持续发热2～3周，体温38～40℃，称为"脾热"，应及时给予物理降温，补充水与电解质。

二、肝损伤

肝体积大，质地脆，虽有胸廓保护，但容易受损。肝损伤（liver injury）在腹部损伤中占20%～30%，右肝损伤较左肝多见。肝血运丰富，结构和功能复杂，导致肝损伤后伤情往往较重，易发生失血性休克和胆汁性腹膜炎，死亡率和并发症发生率都较高。

（一）分类

1. **根据肝损伤时腹壁的完整性分类** 分为开放性损伤和闭合性损伤。

2. **根据损伤的部位及深度分类** 分为三型。Ⅰ区带为周围型，Ⅱ区带为中间型，Ⅲ区带为中央型。

3. **按病理解剖分类**

（1）肝破裂：肝被膜和实质均裂伤，为真性破裂。

（2）被膜下血肿：实质裂伤但被膜完整，可能转为肝破裂而导致腹腔内出血。

（3）中央型肝破裂：肝深部实质裂伤，伴或不伴有被膜裂伤。肝被膜下破裂也有转为真性破裂的可能，且易发展为继发性肝脓肿。

（二）临床表现

1. **失血性表现** 有活动性出血以及较深的全层破裂或碎裂可出现失血性休克。肝破裂后的血液可能通过胆管进入十二指肠而出现黑便或呕血。

2. **腹痛** 呈持续性，有同侧肩部牵涉痛，一般不严重，如有胆汁溢入腹腔，则腹痛和腹膜刺激征较脾破裂明显。

3. **继发性脓肿** 肝内或被膜下血肿的继发性感染可形成肝脓肿，出现全身感染征象。

（三）辅助检查

1. **影像学检查** 超声及CT检查对鉴别有无肝损伤及损伤的部位和程度很有价值。扩展的FAST、超声检查可作为快速检查手段；CT检查可明确肝破裂的程度，常作为首选检查。

2. **实验室检查** 血红细胞计数、血红蛋白及红细胞压积不同程度下降。

（四）治疗原则

1. **非手术治疗** 病情稳定者可在严密观察下进行非手术治疗。绝对卧床2周以上，止血、抗休克、抗感染，以及纠正水、电解质代谢紊乱和酸碱平衡失调等；还可进行肝动脉造影栓塞治疗、经皮微波固化治疗、经皮冷循环多极射频凝固止血等。

2. **手术治疗** 精确止血，彻底清创，消除胆汁溢漏，建立通畅的引流。根据伤情可选择清创缝合术、肝动脉结扎、肝切除术、纱布填塞法等术式。术后在创面或肝周应留置多孔硅胶双套管行负压吸引以引流出渗出的血液和胆汁。

（五）护理措施

感染在肝损伤术后最为常见，占并发症的半数左右，需要遵医嘱进行抗生素治疗和全身支持治疗；胆瘘是肝损伤术后的常见并发症，常发生于术后5～10日。保持腹腔引流管通畅，密切观察引流情况，如腹腔引流管有胆汁样液体流出或引流管周围有少量胆汁外渗，立即报告医师，并做好护理配合。

三、胰腺损伤

胰腺损伤（pancreatic injury）占腹部损伤的 1%～2%，损伤多发生在胰腺颈、体部。胰腺损伤后发生胰漏或胰瘘，胰液腐蚀性强，又影响消化功能，故胰腺损伤的病情较重，死亡率高达 20% 左右。

（一）病因

胰腺位于上腹部腹膜后深处，受伤机会较少，国内主要为交通事故所致。

（二）临床表现

胰腺损伤后，胰液可积聚于网膜囊内而表现为上腹明显压痛和肌紧张，还可因膈肌受刺激而出现肩部疼痛。外渗的胰液经网膜孔或破裂的小网膜进入腹腔，致弥漫性腹膜炎伴剧烈腹痛。漏出的胰液还可局限在网膜囊内，形成胰腺假性囊肿。

（三）辅助检查

1. 影像学检查　扩展的 FAST、超声检查可快速发现胰腺周围积血、积液；诊断不明而病情稳定者可做 CT 检查，能显示胰腺轮廓是否整齐及周围有无积血积液，但一般无须做此项检查；磁共振胆胰管成像（magnetic resonance cholangiopancrea to graphy，MRCP）及经内镜逆行胰胆管成像（endoscopic retrograde cholangiopancrea to graphy，ERCP）也可用于胰腺损伤的诊断；MRI 可提高诊断胰腺损伤的准确性。

2. 实验室检查　血清淀粉酶升高和腹腔液中测得高数值淀粉酶有参考价值，但并非胰腺创伤所特有。

（四）治疗原则

高度怀疑或诊断为胰腺损伤，特别是有明显腹膜刺激征者，应立即手术。手术原则是彻底止血、控制胰液外漏和充分引流，根据伤情选择不同的术式，包括胰腺缝合修补术、部分切除术、远端与空肠 Roux-en-Y 吻合术等。

（五）护理措施

1. 引流护理　充分而有效的腹腔及胰周引流是保证手术效果和预防术后并发症（腹腔积液、继发出血、感染和胰瘘）的重要措施。通常在胰周放置 2～4 根较粗的引流管，或置放双套管行负压引流，务必保持引流管通畅，引流管应保留 10 日左右，不能过早拔出，因为有些胰瘘可能在受伤 1 周后才逐渐出现。如发现胰瘘，应保证引流通畅，一般可在 4～6 周内自愈。

2. 病情观察　密切观察病人的症状与体征变化，发现问题及时报告医师并配合处理。

四、胃、十二指肠和小肠损伤

胃损伤（gastric injury）主要发生在上腹或下胸部的穿透伤等腹部开放性损伤中，在腹部闭合性损伤时很少发生，只在饱腹时偶可发生，以开放性损伤为主。十二指肠损伤（duodenal injury）约占腹部损伤的1.16%，但一旦损伤，病情进展快，死亡率可高达25%。小肠占据中、下腹的大部分空间，故小肠损伤（small intestine injury）发生率较高。

（一）临床表现

1. 腹痛　胃、十二指肠破裂者，消化液流入腹腔内，可立即出现剧烈腹痛及腹膜刺激征；若十二指肠破裂发生在腹膜后，腰背部疼痛较剧烈，而腹部疼痛较轻；小肠破裂早期表现不明显，因裂口不大或破裂后被食物残渣、纤维蛋白甚至突出的黏膜堵塞，可无弥漫性腹膜炎的表现，随着时间推移，可出现腹痛、腹胀。

2. 腹胀　胃破裂后，可立即出现肝浊音界消失，膈下有游离气体，早期出现气腹。小肠破裂后只有少数病人有气腹。

3. 腹膜刺激征　胃、十二指肠破裂后，消化液流入腹腔内，可立即出现剧烈腹痛及腹膜刺激征。部分小肠破裂病人因裂口不大或破裂后被食物残渣、纤维蛋白甚至突出的黏膜堵塞裂口，可无弥漫性腹膜炎的表现。

4. 恶心、呕吐　多由腹腔内出血或消化液刺激腹膜的自主神经反射引起，合并腹膜炎时，恶心、呕吐明显加重，也可因肠麻痹而导致持续性呕吐。

5. 休克　多为感染性休克，如合并其他脏器损伤，早期可出现失血性休克。

（二）辅助检查

1. 影像学检查　早期腹部X线检查发现腹腔内、膈下游离气体；超声检查可确定腹腔内积液的量；胃管内注入水溶性碘剂，同时注射对比剂行CT检查对十二指肠损伤的诊断也有帮助。

2. 诊断性腹腔穿刺和腹腔灌洗　穿刺液或灌洗液为血性液体或含有消化道内容物、胆汁，淀粉酶高，提示消化道穿孔。

3. 实验室检查　多伴有血白细胞计数持续增高；有红细胞计数、血红蛋白和红细胞压积下降提示有大量失血；血清淀粉酶增高对十二指肠损伤有一定诊断价值。

4. 腹腔镜探查　可清晰、准确地对腹腔内脏器进行探查，但不适用于血流动力学不稳定的病人。

（三）治疗原则

1. 非手术治疗　损伤小，无明显腹膜炎表现者，可以采取非手术处理，包括禁食、胃肠减压等，同时密切观察病情变化。

2. 手术治疗　手术目的包括术中彻底探查、清理腹腔、根据具体伤情修复受损脏器。

（1）胃损伤：彻底探查胃的各个部位，以免遗漏小的破损。边缘整齐的裂口可直接缝合，若损伤广泛宜行部分切除术，必要时行全胃切除术。

（2）十二指肠损伤：仔细探查，尤其不能遗漏十二指肠腹膜后的破裂。综合分析病情，选择适当的术式，包括单纯修补术、带蒂肠片修补术、十二指肠空肠Roux-en-Y吻合术、十二指肠憩室化手术、浆膜切开血肿清除术、幽门旷置术、胰十二指肠切除术等。

（3）小肠损伤：小肠损伤一经诊断，均需手术治疗。手术时要对小肠和系膜进行系统、细致的探查。术式以简单修补为主，遇到以下情况应做肠切除：①裂口较大或裂口边缘部肠壁组织挫伤严重。②小段肠管有多处破裂。③肠管大部分或完全断裂。④肠管严重挫伤、血运障碍。⑤肠壁内或系膜缘有大血肿。⑥肠系膜损伤影响肠壁血液循环。

（四）护理措施

病人生命体征稳定应采取半卧位，禁食禁饮、胃肠减压，密切观察病情变化。术后遵医嘱给予抗生素，并密切观察腹部体征、监测体温变化，保持胃肠减压管和腹腔引流管通畅，观察并记录引流液的颜色、性状和量，以及时发现并处理损伤处再破裂或腹腔脓肿等并发症。

五、结肠、直肠损伤

结肠损伤（colon injury）多由开放性损伤引起，发生率仅次于小肠，大多伴有其他脏器损伤，单独肠损伤较少。

直肠损伤（rectal injury）往往伤情比较复杂，直肠内粪便含菌量高，损伤后极易引起周围组织间隙感染，且易伴骨盆骨折、泌尿系统损伤，处理较为困难。

（一）临床表现

1. 结肠损伤　主要表现为腹痛、恶心、呕吐和腹膜刺激征。因结肠内容物液体成分少而细菌含量多，故腹膜炎出现得较晚，却较严重。

2. 直肠损伤

（1）腹膜反折上的直肠损伤：临床表现可参考结肠损伤。

（2）腹膜反折下的直肠损伤：可引起严重的直肠周围间隙感染，无腹膜炎症状。腹膜外直肠损伤的临床表现为：①血液从肛门排出。②会阴部、骶尾部、臀部、大腿部的开放伤口有粪便溢出。③尿液中有粪便残渣。④尿液从肛门排出。

（二）辅助检查

1. 影像学检查　腹部X线检查、超声检查、CT具有诊断价值。

2. 结肠镜检查　可及时发现结肠破裂或肠黏膜损伤。

3. 直肠指检　可发现直肠内有出血，有时可摸到直肠裂口，怀疑直肠损伤而直肠指检阴性者，可行直肠镜检查。

4. 其他检查　如腹腔穿刺、腹腔镜探查、实验室检查等。

（三）治疗原则

治疗原则为给予禁食禁饮、胃肠减压、补液、抗感染和止血等治疗措施，根据病情尽快采取手术治疗。

1. 结肠损伤　少数裂口小、腹腔污染轻、全身情况良好者可考虑一期修补或一期结肠切除吻合；大部分病人需先采用肠造口术或肠外置术处理，3～4周后待病人情况好转，再关闭瘘口。

2. 直肠损伤　早期彻底清创，修补直肠破损，行转流性结肠造瘘和直肠周围间隙彻底引流。直肠上端破裂，应剖腹进行修补，若直肠毁损严重，可切除后行端端吻合，同时行乙状结肠双腔造瘘术，2～3个月后闭合造口。直肠下端破裂，应充分引流直肠周围间隙以防感染扩散，并行乙状结肠造口术，使粪便改道直至伤口愈合。

（四）护理措施

结肠、直肠损伤病人手术后要注意保持引流通畅，并加强抗感染治疗；做好肠造口护理；密切观察病人排便情况，采取措施预防便秘。

本章小结

思考题

1. 病人，男性，32岁。病人4小时前因骑电动车摔倒致右侧腹部受到撞击，出现右上腹伴右侧胸部剧痛，无明显心悸、头痛，无恶心、呕吐，无腹胀。体格检查：T 36.6℃，P 114次/分，R 26次/分，BP 90/60mmHg。神志清楚，心肺（－），腹平坦，右上腹明显压痛，其他腹部查体未见明显异常，腹部叩诊（－），移动性浊音（－），肠鸣音（－）。辅助检查：血常规示Hb 86g/L，WBC $12×10^9$/L。腹部X线未见隔下游离气体，小肠稍扩张积气，B超示肝周积液，肝右后叶内可见大小约4cm×6cm高密度阴影，腹腔及盆腔少量积血、积液。诊断：腹部闭合性损伤，肝破裂。

请问：

（1）该病人的主要护理问题有哪些？

（2）如何对病人进行护理？

2. 病人，男，22岁。1小时前被人用刀刺伤左上腹部，急诊入院。病人伤后腹痛剧烈，恶心、呕吐，呕吐物为咖啡色。体格检查：T 37.1℃，P 108次/分，R 28次/分，BP 126/72mmHg；左上腹明显压痛、反跳痛、肌紧张，X线检查示隔下有游离气体。

请问：

（1）该病人目前的情况，最可能发生了什么问题？

（2）如何对病人进行术后护理？

更多练习

（周 静）

第二十五章　急性化脓性腹膜炎病人的护理

教学课件

学习目标

1. 素质目标

具有关心急性化脓性腹膜炎病人心理变化的综合素养。

2. 知识目标

（1）掌握：急性化脓性腹膜炎的概念、病因、分类以及临床表现。

（2）熟悉：急性化脓性腹膜炎的处理原则。

3. 能力目标

能运用护理程序对急性化脓性腹膜炎病人实施整体护理。

案例

【案例导入】

病人，男，39岁。病人3小时前于饱餐后突发右上腹剧烈疼痛，急诊入院。既往有胃溃疡病史，中午聚餐后突发右上腹剧烈疼痛，并迅速蔓延至全腹，呕吐2次，为胃内容物。体格检查：T 37.9℃，P 112次/分，R 26次/分，BP 128/70mmHg，弯腰屈膝位，急性面容，心肺正常，腹部平坦，腹式呼吸消失，腹肌紧张，有明显压痛及反跳痛，移动性浊音（＋），肝浊音界缩小。辅助检查：腹部X线检查膈下可见游离气体。诊断：胃溃疡穿孔、急性化脓性腹膜炎。

【请思考】

如何对该病人落实整体护理？

【案例分析】

　　腹膜分为相互连续的壁腹膜和脏腹膜两部分，两者之间的潜在间隙，构成人体最大的体腔——腹膜腔（图25-1）。急性化脓性腹膜炎是由细菌感染、化学性刺激或物理性损伤等引起的腹膜和腹膜腔的炎症，是外科较为常见的急腹症之一。

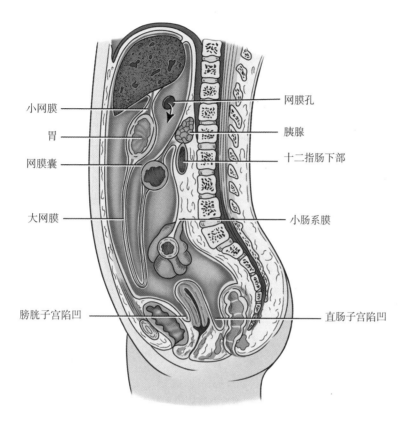

小网膜　　　　网膜孔
胃　　　　　　胰腺
网膜囊　　　　十二指肠下部
大网膜　　　　小肠系膜
膀胱子宫陷凹　直肠子宫陷凹

图 25-1　腹膜解剖模式图

第一节　急性弥漫性腹膜炎

一、病因与分类

发病原因不同，可分为原发性腹膜炎和继发性腹膜炎两大类。

（一）原发性腹膜炎

　　原发性腹膜炎，也称为自发性腹膜炎，其特点在于腹腔内无原发病灶。此病症通常是源于身体其他部位的细菌，通过血液循环、泌尿道或生殖道等途径间接转移至腹膜腔，从而引发炎症，临床上较少见。常见的致病菌主要包括溶血性链球菌、肺炎链球菌及大肠埃希菌等。这些细菌进入腹腔的方式多样，包括通过血液循环的血行播散、沿泌尿道或生殖道的上行性感染、直接扩散以及透壁性感染等途径。

（二）继发性腹膜炎

　　腹膜炎中，继发性腹膜炎是最常见的类型。致病菌主要来源于胃肠道内的常驻菌群，其中大肠埃希菌最常见，其次是厌氧杆菌、链球菌及变形杆菌等，这些细菌在多数情况下并非单独作用，而是形成混合感染，因此使得病情具有较强的毒性。继发性腹膜炎的常见病因如下（图25-2）。

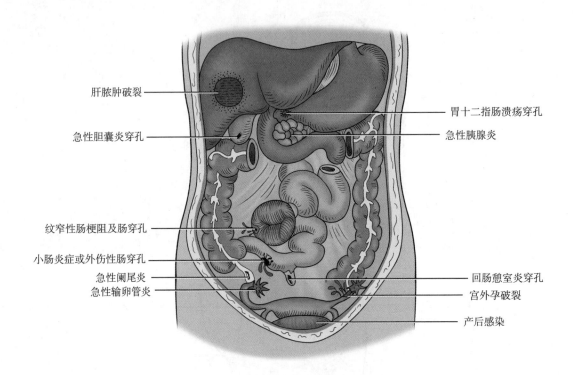

图25-2　继发性腹膜炎的常见病因

1. 腹腔脏器穿孔或破裂　是急性继发性腹膜炎的一个主要成因。腹腔内的空腔脏器，由于溃疡、炎症或外伤导致的穿孔或破裂，会使其内容物泄漏至腹腔，进而引发腹膜炎。

2. 腹腔脏器炎症的扩散　这也是急性继发性腹膜炎的常见原因之一。当腹腔脏器如阑尾、胰腺等发生炎症时，其渗出液中含有大量细菌，并在腹腔内扩散，最终导致腹膜炎的发生。

3. 腹腔脏器缺血　因肠套叠、肠扭转、嵌顿性疝等引起器官缺血、缺氧，最终器官坏死，内容物漏入腹腔，导致化脓性腹膜炎。

4. 其他潜在的病因　除了上述原因外，还有一些其他因素也可能导致腹膜炎的发生。例如，腹部手术过程中可能导致的腹腔污染，空腔脏器术后吻合口的渗漏等。

二、临床表现

1. 症状　腹膜炎症状因病因而异，有的是突然发作，有的则逐渐显现。

（1）腹痛：腹膜炎的核心症状，其特点表现为剧烈且持续的疼痛。病人在活动，如深呼吸、咳嗽或转动身体时，痛感可能加剧，而保持屈曲体位则有助于减轻疼痛。值得注意的是，腹痛的初始位置可能局限于病变的特定区域，但随着时间的推移，其范围可能逐渐扩大，最终涉及整个腹部。

（2）恶心、呕吐：早期多为反射性恶心、呕吐，呕吐物多为胃内容物。

（3）体温、脉搏变化：随炎症加重，体温上升，脉搏加快。但老年体弱者可能体温不升，脉率却增加，如脉率增加体温反而下降，这是病情恶化的迹象。

（4）全身中毒症状：随病情发展，可出现寒战、高热、脉速、呼吸浅快、血压下降、乏力、意识障碍等感染中毒症状，还可出现少尿、脱水征及休克表现。

（5）腹腔间隔室综合征（abdominal compartment syndrome，ACS）：ACS是急性化脓性腹膜炎的严重并发症之一。在腹膜炎的病理进程中，由于炎症介质的释放、自主神经功能的受损以及淋巴回流的紊乱等，多因素共同作用导致腹腔内器官发生进行性水肿，同时胃肠道蠕动功能受到严重障碍。此外，过度的液体复苏治疗和器官内容物的泄露进一步加剧了腹腔内压力的升高，不仅影响内脏血流，还直接威胁到器官的正常功能。当腹内压升高至或超过20mmHg，并伴随着与腹腔内高压相关的单个或多个器官功能衰竭时，便可诊断为腹腔间隔室综合征。ACS一旦出现，病人会表现出多种临床症状，如胸闷气短、呼吸困难、心率明显加快、腹部异常膨隆且张力升高，可能还伴有腹痛和肠鸣音的减弱或完全消失。

2. 体征　随腹膜炎严重程度和病因不同，其体征表现各异，见表25-1。

表25-1　急性腹膜炎的体征

体格检查方法	体征
视诊	急性病容，表情痛苦，腹部明显膨胀，腹式呼吸可能减弱甚至消失
听诊	肠麻痹导致肠鸣音减弱或消失
触诊	出现的腹膜刺激征，是腹膜炎的标志性体征，表现为腹部压痛、反跳痛和肌紧张
叩诊	胃肠道胀气呈鼓音，胃肠穿孔会导致肝浊音界缩小或完全消失，腹腔内积液较多时移动性浊音阳性
直肠指检	直肠前窝饱满和触痛可能提示盆腔感染或盆腔脓肿的存在

三、辅助检查

1. 实验室检查

（1）血常规：白细胞计数和中性粒细胞比例均增高，对于病情危重或机体免疫力低下者，白细胞计数可能并不显著上升，但中性粒细胞比例依然会增高，甚至可能出现中毒颗粒。

（2）尿常规：尿液浓缩，可出现蛋白尿与管型尿，尿酮体可呈阳性。

（3）血生化：可提示酸中毒与电解质紊乱。

2. 影像学检查

（1）腹部X线检查：检查显示小肠普遍胀气，并能观察到多个小液平面的肠麻痹征象；胃肠穿孔时，膈下可见游离气体。

（2）B超检查：可观察到腹腔内存在积液，但不能鉴别液体的性质。

（3）CT：是腹腔感染影像学诊断的金标准，灵敏度和特异度高于超声检查，诊断准确率可达95%。

3. 诊断性腹腔穿刺抽液或腹腔灌洗　先根据叩诊或超声的结果来确定穿刺位置，通常位于两侧下腹部髂前上棘内下方。根据穿刺液的性状等帮助判断病因（表25-2）。穿刺液需要进行穿刺液常规及生化化验，并及时做涂片镜检、革兰染色检查及细菌培养、药敏试验。

表25-2　急性腹膜炎腹腔穿刺穿刺液特点

穿刺液特点	可能疾病类型
黄色、混浊，含胆汁，无臭味；饱食后穿孔时抽出液可含食物残渣	胃十二指肠急性穿孔
稀薄脓性，略有臭味	急性阑尾炎穿孔
色黄，混浊，含稀薄粪便，有臭味	小肠穿孔或破裂
色黄，混浊，含较多胆汁，无臭味	胆囊炎穿孔
血性、胰淀粉酶含量高	急性重症胰腺炎
血性、臭味重	绞窄性肠梗阻
草绿色透明黏性液、渗出液	结核性腹膜炎
鲜血，放置数分钟不凝固	腹腔内出血
鲜血，放置后数分钟发生凝固	误刺入血管

四、治疗原则

腹膜炎的治疗关键在于早期控制感染源，通常建议在确诊腹腔感染后24小时内进行。

1. 非手术治疗　应在充分术前准备和严密病情观察的前提下进行。适应证：①病情较轻或病程已超过24小时，且腹部体征有逐渐减轻趋势者。②伴有严重心、肺等脏器疾病，手术风险高，无法耐受手术者。

2. 手术治疗　绝大多数继发性腹膜炎者需及时手术治疗。适应证：①经非手术治疗6～8小时（一般不超过12小时）后，腹膜炎的症状和体征未见缓解或反而加重者。②腹腔内原发病变严重，如胆囊坏死穿孔、绞窄性肠梗阻、腹腔脏器破裂等导致的腹膜炎。③腹腔内炎症较重，特别是出现休克症状或ACS病人。④腹膜炎病因不明，且病情无局限趋势者。

五、护理诊断/问题

1. 急性疼痛　与壁腹膜受炎症刺激、手术创伤、引流管牵拉等有关。
2. 体液不足　与高热、呕吐、大量腹腔渗出液、引流液丢失过多有关。
3. 体温过高　与腹膜炎毒素吸收有关。
4. 焦虑　与突然发病、病情严重、担心疾病预后等有关。
5. 潜在并发症　休克、腹腔间隔室综合征、腹腔脓肿、黏连性肠梗阻等。

六、护理措施

（一）非手术治疗/术前护理

1. 病情观察　①监测意识状态、生命体征及尿量，记录24小时出入量，根据病情需要进一步监测中心静脉压、红细胞压积等。②观察腹部症状和体征的动态变化。

2. 体位与活动　一般采取半卧位。休克病人取休克体位，并尽量减少不必要的搬动和按压腹部。

3. 禁食和胃肠减压　胃肠道穿孔的病人立即禁食，并留置胃管进行持续胃肠减压；给予肠外营养支持，加强口腔护理和鼻腔清洁；密切观察引流液及腹部情况。

4. 营养支持　急性腹膜炎病人的代谢率约为正常人的140%，给予葡萄糖供给热量，同时补充氨基酸、白蛋白等。长期不能进食者，应尽早实施肠外营养支持。

5. 水、电解质平衡和维持有效循环血量　禁食、胃肠减压及腹腔内大量渗液易造成体内水和电解质紊乱，应迅速建立静脉通道补充水和电解质等。

6. 控制感染　遵医嘱合理应用抗生素，以控制感染。继发性腹膜炎多为混合感染，致病菌以大肠埃希菌最为常见，应优先选择窄谱抗菌药，可以选用第三代头孢菌素。应根据细菌培养及药物敏感试验结果选用合适的抗生素以及确定联合用药方案。

7. 高热护理　高热期间每4小时监测体温1次，遵医嘱给予物理降温或药物降温。

8. 镇静、镇痛　诊断和治疗方案明确者可用哌替啶类镇痛药；诊断尚不明确者，慎用镇痛药，以免掩盖病情。

9. 其他护理　根据病人情况，做好基础护理；有手术指征或已经决定手术者，做好术前准备。

（二）术后护理

护士应了解手术的类型以及麻醉方式，重点了解腹腔引流管放置的部位、切口位置等。

（1）观察病情变化：密切监测生命体征变化，对于危重病人，尤其应注意循环、呼吸和肾功能的监护；观察并记录24小时出入量，尤其是尿量变化；观察腹部症状、体征和全身症状的变化，判断有无膈下、盆腔脓肿的发生；观察引流及伤口愈合情况等。

（2）体位与活动：麻醉未清醒者，去枕平卧，头偏向一侧，观察病人有无恶心、呕吐，防止误吸。麻醉清醒者或硬膜外麻醉病人平卧6小时，生命体征平稳后改为半卧位。卧床期间指导病人进行深呼吸和咳嗽练习，鼓励其勤翻身并活动肢体，病情允许时尽早协助病人下床活动。

（3）饮食护理：继续禁食和胃肠减压，待肠蠕动恢复后逐步恢复经口进食；维持体液平衡；继续做好肠内、外营养支持的护理。

（4）抗感染：遵医嘱应用有效抗菌药。

（5）切口护理：及时更换敷料，保持切口敷料干燥；多观察切口愈合情况并预防切口感染。

（三）心理护理

做好病人及家属的解释和安慰工作，鼓励其表达内心感受和担忧，指导并协助其采取松弛技巧。稳定病人情绪，减轻焦虑和恐惧程度，使其能以积极、平静的心态配合治疗和护理。

知识拓展

测量腹内压的方法

在临床上，测量腹内压是一种重要的诊断手段，它有助于医师了解病人腹腔内的压力情况，从而作出准确的诊断和治疗决策。根据帕斯卡定律，由于腹部的特性，可以在腹部的不同位置进行腹内压测量。目前，有经膀胱测压、经胃测压、经直肠测压以及经下腔静脉测压等测量腹内压的方法。其中，测量膀胱内压因其简单、易行且成本相对较低，而被广大学者推荐为标准的腹内压测量方法。这种方法能够客观地反映腹内压的真实情况，因此在临床上得到了广泛应用。

专家共识推荐通过膀胱压来监测腹内压。现有的经膀胱压测量方法主要有原始的开放系统单一测量技术、密闭系统重复测量技术、改良密闭系统重复测量技术三种。

资料来源：中国腹腔重症协作组.重症患者腹内高压监测与管理专家共识（2020版）[J].中华消化外科杂志，2020，19（10）：1030-1037.

第二节　腹腔脓肿

腹腔脓肿（intra-abdominal abscess）是一种在腹腔内某一间隙或部位形成的局限性脓液积聚现象。这种脓液积聚通常出现在膈肌以下、盆底以上的躯干区域，涵盖了腹腔内的多个部位。多继发于急性腹膜炎、腹内脏器穿孔、炎症以及腹腔内手术形成的脓液在腹腔内积聚，随后被肠管、网膜或肠系膜等内脏器官黏连包裹，从而与游离腹腔分隔开。常见的腹腔脓肿类型包括膈下脓肿和盆腔脓肿（图25-3）。

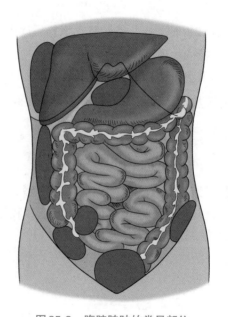

图25-3　腹腔脓肿的常见部位

一、膈下脓肿

膈下脓肿（subphrenic abscess）是脓液在腹腔内积聚于一侧或两侧膈肌下方与横结肠及其系膜的间隙内。这种脓肿可能出现在一个或多个间隙中。由于病人在平卧时膈下部位处于最低位置，因此在急性腹膜炎等病理状态下，腹腔内的脓液易于在此处积聚。脓肿的具体位置往往与引起脓肿的原发病变密切相关。

（一）临床表现

膈下脓肿一旦形成，其临床表现通常包括明显的全身及局部症状。

1. 症状

（1）全身症状：初期表现为弛张热，随着脓肿逐渐形成，表现为持续高热，逐渐出现乏力、衰弱、盗汗等全身表现。

（2）局部症状：局部症状多不典型，常见症状具体如下。①近中线的肋缘下或剑突下持续钝痛。②呃逆，由脓肿对膈肌的刺激引起。③膈下感染可引起胸膜反应，出现胸腔积液、肺不张等表现。

2. 体征　季肋区叩痛，严重时局部皮肤出现凹陷性水肿，并伴随皮温升高；右膈下脓肿可使肝浊音界扩大；病侧胸部下方，呼吸音可能减弱或消失。

（二）辅助检查

1. 实验室检查　血常规可见白细胞计数升高，中性粒细胞比例增高。

2. 影像学检查

（1）胸部X线摄片：可见患侧膈肌升高，随呼吸活动受限或消失，肋膈角模糊、积液，膈下可见占位阴影；有10%～25%脓肿腔内含有气体，可有液气平面。

（2）超声检查或CT：对膈下脓肿的诊断及鉴别诊断帮助较大。

3. 脓肿穿刺　超声引导下可对较大脓肿进行穿刺抽脓，以及进行细菌培养和药物敏感试验。

（三）治疗原则

小的膈下脓肿可非手术治疗，大脓肿则需外科或经皮穿刺置管引流。还需遵医嘱使用抗生素以及补液、输血、营养支持等支持治疗。

（四）护理措施

1. 抗感染与维持正常体温　遵医嘱使用抗生素，根据实际情况采取物理降温或遵医嘱给予药物降温。

2. 脓肿引流的护理　取半卧位，并经常变换体位，以利于引流；鼓励病人深呼吸，以促进脓液的排出和脓腔的闭合；脓肿引流管的其他护理措施同腹腔引流管的护理。临床症状消失，超声检查显示脓腔明显缩小甚至消失，脓液减少至每日10ml以内，即可拔管。

二、盆腔脓肿

盆腔位于腹腔的最低位，腹腔的炎症渗出物或脓液易在此处聚积，从而形成盆腔脓肿（pelvic abscess）。盆腔脓肿时全身中毒症状相对较轻是因为盆腔腹膜吸收毒素能力较弱。

（一）临床表现

1. 症状 治疗急性腹膜炎时，若出现体温上升、有明显的直肠或膀胱刺激症状，应考虑本病的可能。
2. 体征 腹部检查多无阳性体征。

（二）辅助检查

1. 直肠指检 可发现肛管括约肌松弛，直肠前壁饱满、有触痛，有时可触及波动感。
2. 影像学检查 下腹部超声检查、经直肠或阴道超声检查。必要时可行CT帮助诊断。
3. 其他 已婚女性还可经阴道检查，经阴道后穹隆穿刺抽脓有助于诊断。

（三）治疗原则

非手术治疗适用于盆腔脓肿较小或尚未形成时，遵医嘱使用抗生素治疗，并辅以腹部热敷和温热盐水灌肠等疗法；脓肿较大者须手术切开引流。

（四）护理措施

取半卧位，有利于脓肿局限。遵医嘱做好腹部热敷、温水坐浴等物理治疗，并密切观察病情变化，及时了解盆腔脓肿的消退情况。对盆腔脓肿所引起的大小便异常，积极采取措施，缓解病人症状。

本章小结

思考题

1. 病人，男性，39岁。4小时前于饱餐后突发右上腹剧烈疼痛，急诊入院。既往有十二指肠球部溃疡病史，中午聚餐后突发右上腹剧烈疼痛，伴恶心、呕吐，呕吐物为胃内容物，疼痛阵发性加重，1小时后蔓延至全腹。体格检查：T 37.7℃，P 117次/分，R 26次/分，BP 127/70mmHg。弯腰屈膝位，急性面容，心肺正常，腹肌较紧张，右上腹有明显压痛，伴随有反跳痛和肌紧张，肠鸣音活跃，移动性浊音（＋），肝浊音界缩小。辅助检查：腹部X线检查显示膈下可见游离气体。诊断：十二指肠溃疡穿孔、急性化脓性腹膜炎。

请问：

（1）该病人的主要护理问题有哪些？

（2）如何对病人进行护理？

2．病人，女，43岁。1周前因胃溃疡穿孔行胃大部切除术，今晨体温升高至38.7℃，伴寒战，有呃逆及右上腹痛。体格检查：T 38.8℃，P 108次/分，R 26次/分，BP 126/72mmHg，腹部压痛，右肺底呼吸音弱，胸部平片示右肺活动受限，肋膈角少量积液。血常规：白细胞计数18×10^9/L。

请问：

（1）该病人目前最可能发生了什么问题？

（2）如何对病人进行护理？

更多练习

（周　静）

第二十六章　胃、十二指肠疾病病人的护理

教学课件

学习目标

1. 素质目标

具有关心胃、十二指肠疾病病人的综合素养。

2. 知识目标

（1）掌握：胃、十二指肠溃疡，以及胃癌的临床表现和治疗原则。

（2）熟悉：胃、十二指肠溃疡，以及胃癌的概念、病因和辅助检查。

3. 能力目标

能运用护理程序对胃、十二指肠疾病病人整体护理。

案例

【案例导入】

　　病人，男，50岁。因中上腹剧痛3小时，伴恶心、呕吐入院。该病人5年来反复中上腹部烧灼痛，进食后疼痛减轻，近来自觉症状加重。3小时前于午餐后突发剧烈腹痛，迅速波及全腹。体格检查：T 37.9℃，P 83次/分，R 20次/分，BP 92/68mmHg。腹式呼吸消失，全腹肌紧张，压痛和反跳痛明显，叩诊肝浊音界消失，移动性浊音（＋），听诊肠鸣音消失。经检查诊断为十二指肠溃疡穿孔，急诊行十二指肠穿孔缝合术。

【请思考】

　　术后如何对该病人落实整体护理？

【案例分析】

第一节　消化性溃疡

消化性溃疡（peptic ulcer，PU）是一种常见的消化系统疾病，其特征表现为胃、十二指肠的局限性圆形或椭圆形的全层黏膜缺损。胃溃疡（gastric ulcer，GU）和十二指肠溃疡（duodenal ulcer，DU）最为常见。外科手术的适用范围包括急性穿孔、幽门梗阻、大出血、药物治疗无效的溃疡以及胃溃疡恶变等情况。

一、病因

1. 幽门螺杆菌感染　幽门螺杆菌（helicobacter pylori，HP）是一种革兰阴性杆菌，它会导致胃黏液降解，从而改变胃黏膜细胞的通透性，破坏黏膜层的防御功能。目前，我国胃、十二指肠溃疡病人HP检出率分别为80%和90%。

2. 胃酸分泌异常　胃酸分泌超出正常范围时，会激活胃蛋白酶，使胃十二指肠黏膜发生"自身消化"。此外，十二指肠溃疡的形成也与迷走神经张力及兴奋性过度增高，以及迷走神经对刺激的敏感性增加有关。溃疡常发生在经常与胃酸接触的黏膜处。

3. 胃黏膜屏障破坏　非甾体抗炎药（non-steroid anti-inflammatory drug，NSAID）、肾上腺皮质激素、乙醇、咖啡因等均可破坏胃黏膜的防御机制，导致胃黏膜的炎性反应，如水肿、糜烂、出血和溃疡。长期服用非甾体抗炎药可能会导致胃溃疡发生的风险显著提高。

4. 其他因素　包括吸烟、遗传、心理压力等。

二、分类

1. 胃溃疡　通常发生于胃小弯，以胃角多见，其次可见于胃窦部、胃体，胃大弯、胃底少见。

2. 十二指肠溃疡　多发生于球部，球部以下的溃疡称为球后溃疡。

三、临床表现

（一）胃溃疡

腹痛多发生于进餐后0.5～1.0小时，持续1～2小时后消失，疼痛部位多位于剑突与脐间的正中线或略偏左。进食后疼痛不能缓解，服用抗酸药疗效不明显。

（二）十二指肠溃疡

十二指肠溃疡表现为上腹部或剑突下钝痛或烧灼痛，主要为饥饿痛或夜间痛，进食或服用抗酸药可使疼痛缓解或停止。腹痛具有周期性发作的特点，秋冬季或冬春季好发。

（三）并发症

1. 溃疡急性穿孔　多发生于夜间空腹或饱食后，表现为骤起上腹部刀割样剧痛，并迅速波及全腹，若消化液沿右结肠旁沟流入右下腹，可引起右下腹疼痛。病人一般呈急性面容，常伴有恶心、呕吐、面色苍白、出冷汗、脉搏细速、血压下降、四肢厥冷等症状。全腹有明显的压痛和反跳痛，以上腹部最为明显，腹肌紧张呈"木板样"强直，肠鸣音减弱或消失。肝浊音界缩小或消失，可有移动性浊音。有时伴有肩部或肩胛部牵扯痛。

2. **溃疡大出血**　胃溃疡大出血多发生在胃小弯，十二指肠溃疡大出血多发生在球部后壁，是上消化道大出血最常见的原因。呕血和黑便是主要症状，具体表现取决于出血量和出血速度。多数病人只有黑便而无呕血，出血量大或速度快者，表现为大量呕血、紫黑色血便。病人腹部体征不明显，腹胀较轻，上腹部可有轻度压痛，肠鸣音亢进，呕血或便血前后常有心悸、眩晕、无力甚至昏厥。短期内失血量超过800ml时，病人可出现休克表现，如神情紧张、出冷汗、脉搏细速、呼吸急促、血压下降等。

3. **瘢痕性幽门梗阻**　是胃十二指肠溃疡病人因幽门管溃疡、幽门溃疡或十二指肠球部溃疡反复发作形成瘢痕狭窄，合并形成幽门痉挛水肿。呕吐宿食与腹部胀痛是最主要的表现。早期可出现进食后上腹饱胀不适、阵发性胃痉挛性疼痛，伴有嗳气、恶心、呕吐，呕吐量特别大，1次可达1000～2000ml，呕吐物含大量宿食，不含胆汁但带腐败酸臭味；呕吐后病人自觉胃部舒适，但长期呕吐可导致营养不良，并出现消瘦、皮肤干燥、弹性差等表现。严重可致水电解质紊乱和代谢性碱中毒。

四、辅助检查

（一）实验室检查

穿孔病人可出现血白细胞计数及中性粒细胞比例升高；大出血病人可出现红细胞计数、血红蛋白、红细胞压积呈进行性下降。

（二）影像学检查

1. **腹部X线检查**　立位腹部X线检查可见膈下新月状游离气体影，约80%穿孔的病人会出现这种情况。

2. **CT**　对游离气体的检测具有较高的敏感性，因此在穿孔的诊断中点据主要地位。

3. **X线钡餐造影**　可发现消化性溃疡部位有一周围光滑、整齐的龛影或十二指肠球部变形，已明确为幽门梗阻者避免做此检查。

4. **血管造影**　对消化性溃疡大出血病人行选择性腹腔动脉或肠系膜上动脉造影可明确病因与出血部位，必要时行介入治疗。

（三）内镜检查

胃镜检查是确诊消化性溃疡的首选检查方法，不仅能够明确诊断，还能提供有效的治疗方案。对消化性溃疡大出血病人，行急诊胃镜检查可明确出血的位置及原因，并采取电凝、应用血管夹等措施有效止血。

（四）诊断性腹腔穿刺

针对消化性溃疡急性穿孔的病人，如临床表现不典型，可通过腹腔诊断性穿刺检查以确定诊断，穿刺抽出液可含胆汁或食物残渣。

五、治疗原则

1. **非手术治疗**　禁食、胃肠减压，给予静脉输液营养支持；使用抗生素、质子泵抑制药等的药物。

2. **手术治疗**

（1）穿孔缝合术：对胃或十二指肠溃疡穿孔者，以穿孔缝合术为主。穿孔时间短且腹腔污染轻的病人，可通过腹腔镜方式进行；对于出血或穿孔时间长、腹腔污染严重的病人，必须手术治疗。

（2）出血部位的贯穿缝扎术：十二指肠球部后壁溃疡出血，可切开球部前壁后采取贯穿缝扎溃疡止血。

（3）胃大部切除术：是治疗胃十二指肠溃疡及其并发症的首选术式。胃大部切除术的范围是切除胃远端2/3～3/4胃组织并包括幽门、十二指肠的近胃部分和十二指肠球部（图26-1）。胃大部切除术后胃肠道重建的基本方式包括胃十二指肠吻合或胃空肠吻合，包括毕罗（Billroth）Ⅰ式胃大部切除术、毕罗Ⅱ式胃大部切除术和胃空肠Roux-en-Y吻合术。

1）毕罗Ⅰ式胃大部切除术：是胃大部切除后将残胃与十二指肠吻合（图26-2），多适用于胃溃疡。

2）毕罗Ⅱ式胃大部切除术：是胃大部切除后残胃与空肠吻合，十二指肠残端关闭（图26-3），适用于各种消化性溃疡，特别是十二指肠溃疡者。

3）胃空肠Roux-en-Y式吻合术：是胃大部切除后关闭十二指肠残端，在距十二指肠悬韧带（Treitz韧带）10～15cm处切断空肠，将残胃和远端空肠吻合，距此吻合口以下45～60cm处将空肠与空肠近侧断端吻合（图26-4），此法临床使用较少，但有防止术后胆胰液进入残胃的优点。

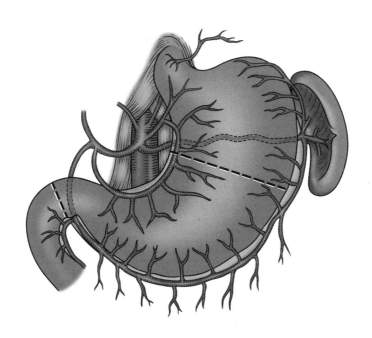

图26-1　胃大部切除术的切除范围

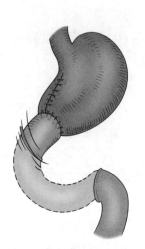

图26-2　毕罗Ⅰ式胃
　　　　大部切除术

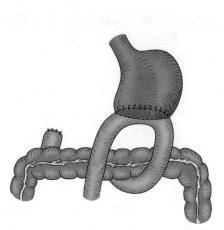

图26-3　毕罗Ⅱ式胃大部切除术

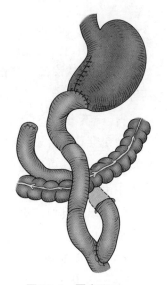

图26-4　胃空肠Roux-
　　　　en-Y式吻合术

六、护理诊断/问题

1. **急性疼痛**　与胃肠内容物对腹膜的刺激、胃和十二指肠黏膜受侵蚀或手术创伤有关。
2. **体液不足**　与禁食、穿孔后大量腹腔渗出液，呕吐而致水、电解质丢失等有关。
3. **营养失调：低于机体需要量**　与摄入不足及消耗增加有关。
4. **焦虑/恐惧**　与疾病知识缺乏、担心手术有关。
5. **潜在并发症**　出血、胃排空障碍、十二指肠残端破裂、吻合口破裂或吻合口瘘、术后梗阻、倾倒综合征等。

七、护理措施

（一）非手术治疗/术前护理

1. **病情观察**　严密观察病人的生命体征、尿量、周围循环情况及腹部情况如腹膜刺激征、肠鸣音等的变化；保持胃肠减压引流通畅，观察有无鲜红色血液持续从胃管引出，若病情持续加重，应及时报告医师，做好急诊手术的准备。
2. **静脉补液**　建立多条静脉通路，根据实验室检查结果，遵医嘱合理安排输液种类和速度，维持水、电解质酸碱平衡和进行抗感染治疗，以纠正营养不良、贫血和低蛋白血症。
3. **饮食护理**　根据病人情况，出现并发症者暂禁食，出血停止或非完全性幽门梗阻者，可进流质或无渣半流质饮食。对无进食禁忌证的手术病人术前1日进流质饮食，术前12小时禁食、禁饮。近年来，胃肠加速康复外科方案中建议病人可术前6小时口服固体食物、术前2小时口服含碳水化合物饮品。
4. **术前准备**　遵医嘱对穿孔病人合理使用抗生素预防和控制感染；对急性大出血病人，遵医嘱进行液体复苏和应用止血药；对完全梗阻病人，持续胃肠减压，术前3日每晚用300～500ml温生理盐水洗胃，以减轻胃壁水肿和炎症，利于术后吻合口愈合。
5. **心理护理**　及时安慰病人，缓解紧张、恐惧情绪。告知病人疾病的特点和治疗的相关知识及手术治疗的必要性，及时解答病人的各种疑问，使病人能积极配合疾病的治疗和护理。

（二）术后护理

1. **休息与活动**　术后全麻未清醒前取去枕平卧位，头偏向一侧，麻醉清醒血压平稳后给予半卧位，有助于减轻腹部切口张力，缓解疼痛，利于呼吸和引流。病情允许的情况下，鼓励病人术后早期活动，病人活动量根据充分评估后制定。

2. **病情观察**　监测生命体征，每30分钟测量一次血压、脉搏、呼吸，直至生命体征平稳；同时观察病人神志、疼痛、尿量、引流液等情况变化。

3. **静脉补液**　禁食期间应静脉补充液体，记录24小时出入量，保证合理输液，维持水电解质平衡。必要时给予血浆、全血或营养支持，改善病人营养状况或贫血，以利于吻合口及切口愈合。

4. **饮食护理**　留置胃管期间予以禁食，拔除胃管后当日可饮少量水或米汤；进食后无不适，第2日进半量流质饮食，每次50～80ml；第3日进全量流质饮食，每次100～150ml；进食后无不适，第4日可进半流质饮食，食物宜温、软、易于消化。进食宜少量多餐，每日5～6餐，循序渐进，逐渐减少进餐次数并增加每次进餐量，逐步过渡到正常饮食。

5. **引流管护理**　妥善固定并准确标记各引流管，避免脱出。保持引流通畅，经常挤捏各引流管，防止受压、扭曲、折叠等。观察并记录引流液的颜色、性状和量等，如有异常，及时告知医师进行处理。

6. **并发证的护理**

（1）出血：包括胃肠道内出血和腹腔内出血。若术后短期内从胃管不断引流出鲜红色血性液体，24小时后仍未停止，甚至出现呕血和黑便，则考虑术后出血。此类病人须加强对胃肠减压引流液的颜色、性状和量的观察，若术后短期内从胃管引流出大量鲜红色血性液体，须及时报告医师处理。遵医嘱应用止血药、输新鲜血等，当出血量＞500ml/h或不能有效止血时，应积极完善术前准备。

（2）胃排空障碍：是以胃排空障碍为主的综合征。常发生在术后4～10日，病人出现上腹饱胀、钝痛和呕吐，呕吐含胆汁胃内容物，呈绿色。一旦发生，应禁食、胃肠减压，给予肠外营养支持；纠正低蛋白血症，维持水、电解质酸碱平衡，应用促胃动力药，也可用3%温盐水洗胃。一般经非手术治疗均能治愈。

（3）十二指肠残端破裂：是毕罗Ⅱ式胃大部切除术后早期严重并发症。常发生在术后24～48小时，病人出现突发性上腹部剧痛、发热和腹膜刺激征，腹腔穿刺可抽得胆汁样液体。一旦确诊立刻进行术前准备。

（4）吻合口破裂或吻合口瘘：是胃大部切除术后的早期严重并发症之一。常发生在术后1周内，病人会表现出全身中毒症状，如高热、脉速、腹膜炎等，还可能会出现腹腔引流管引流出含肠内容物的混浊液体。对于出现弥漫性腹膜炎的吻合口破裂病人须立即手术，做好急诊手术的准备。对形成局部脓肿、外瘘或无弥漫性腹膜炎的病人，进行局部引流；禁食、胃肠减压；合理应用抗生素等；一般情况下吻合口瘘可在4～6周自愈，若经久不愈，须再次手术。

（5）术后梗阻：根据梗阻部位可分为输入袢梗阻、输出袢梗阻和吻合口梗阻，前两者见于毕罗Ⅱ式胃大部切除术后。

1）急性完全性输入袢梗阻：表现为病人突发上腹部剧烈疼痛伴呕吐，量少，呕吐物不含胆汁，呕吐后症状不缓解，且上腹可扪及肿块。病情进展较快，易出现烦躁、脉速、血压下降等休克表现。易发生肠绞窄，病情未缓解须紧急手术治疗。

2）慢性不完全性输入袢梗阻：也称"输入袢综合征"，表现为进食后出现上腹胀痛或绞痛，随即突然喷射性呕吐出大量不含食物的胆汁，呕吐后症状缓解。一般情况下采取保守治疗，包括禁食、胃肠减压、营养支持等，如症状在数周或数月内无法改善，亦需手术治疗。

3）输出袢梗阻：表现为上腹饱胀，严重时呕吐出食物和胆汁。若保守治疗无效，应手术解除梗阻。

4）吻合口梗阻：表现为进食后出现上腹饱胀感和溢出性呕吐，呕吐物含或不含胆汁。X线钡餐造影可见对比剂完全停留在胃内。若经非手术治疗仍无改善，应手术解除梗阻。

（6）倾倒综合征：由于胃大部切除术后，失去幽门对胃排空的控制，导致胃排空过快所产生的一系列综合征。

1）早期倾倒综合征：多发生于进食后30分钟内。病人出现心悸、心动过速、出汗、全身无力、面色苍白和头晕等，伴有腹部饱胀不适或绞痛、恶心、呕吐和腹泻等。指导病人少食多餐，避免过甜、过咸、过浓的流质饮食，宜进低碳水化合物、高蛋白饮食，用餐时限制饮水喝汤，进餐后平卧20分钟。多数病人经调整饮食后能逐渐自愈，极少数症状严重而持久的病人则需手术治疗。

2）晚期倾倒综合征：又称"低血糖综合征"，多发生于餐后2～4小时。病人可出现心悸、出冷汗、面色苍白、手颤、无力甚至虚脱等。指导病人进行饮食调整，避免过量摄入碳水化合物，应增加蛋白质比例。出现症状时稍进饮食，尤其是糖类，即可缓解。

（三）健康教育

1. **饮食指导**　告知病人饮食宜少量多餐，进食高蛋白、低脂饮食，少食盐腌和烟熏食品，避免过冷、过烫、过辣，以及煎、炸食物。

2. **用药指导**　指导病人采取正确的服用药物时间、方式、剂量，以及告知药物作用及不良反应。补充铁剂与足量维生素，避免服用对胃黏膜有损害性的药物，如阿司匹林、吲哚美辛、皮质类固醇等。

3. **出院指导**　指导病人戒烟、戒酒，保持乐观，注意劳逸结合，避免过度劳累。定期门诊复查，若有不适及时就诊。

第二节　胃　癌

胃癌（gastric carcinoma）是我国最常见的恶性肿瘤之一，在我国消化道恶性肿瘤中居第2位，死亡率居恶性肿瘤第2位。好发年龄在50岁以上，男女比例约为2∶1。

一、病因

胃癌的确切病因尚未完全清楚，目前认为与以下因素有关。

1. 地域环境　胃癌发病有明显的地域差别，在我国西北与东部沿海地区胃癌的发病率明显高于南方地区。

2. 饮食习惯　长期食用熏、烤、腌制食品的人群胃癌的发病率高，与食品中亚硝酸盐、真菌毒素、多环芳烃化合物等致癌物含量高有关；食物中缺乏新鲜蔬菜、水果也与发病有一定关系。

3. HP感染　是引发胃癌的主要因素之一。HP感染率高的国家和地区，胃癌发病率也高。HP阳性者胃癌发生的危险性是HP阴性者的3～6倍。HP可通过多种途径引起胃黏膜炎症，可具有致癌作用。

4. 癌前疾病和癌前病变　胃癌的癌前疾病是指一些使胃癌发病危险性增高的良性胃疾病，包括慢性萎缩性胃炎、胃息肉、胃溃疡、胃部分切除后的残胃等。癌前病变指容易发生癌变的胃黏膜病理组织学变化，本身尚不具备恶性改变，是从良性上皮组织转变成癌过程中的病理变化。胃黏膜上皮细胞的不典型性增生属于癌前病变，通常分为轻、中、重3度。

5. 遗传和基因　研究发现胃癌病人有血缘关系的亲属发病率较对照组高4倍，其一级亲属患胃癌的比例显著高于二、三级亲属。

二、分型

（一）大体分型

1. 早期胃癌　指病变仅局限于黏膜和黏膜下层，不论病灶大小或有无淋巴结转移。癌灶直径在5mm以下称微小胃癌，10mm以下称小胃癌。早期胃癌的形态可分为3型。

（1）Ⅰ型（隆起型）：癌灶突向胃腔。

（2）Ⅱ型（浅表型）：癌灶比较平坦，无明显隆起与凹陷。

（3）Ⅲ型（凹陷型）：为较深的溃疡。

2. 进展期胃癌　中期胃癌指癌组织浸润深度超出黏膜下层侵入胃壁肌层；晚期胃癌指病变达浆膜下层或是超出浆膜向外浸润至邻近脏器或有转移者。根据多传统的Borrmann分型法分为4型。

（1）Ⅰ型：息肉（肿块）型，为边界清楚突入胃腔的块状癌灶。

（2）Ⅱ型：溃疡局限型，为边界清楚、略隆起的溃疡状癌灶。

（3）Ⅲ型：溃疡浸润型，为边界模糊不清的溃疡，向周围浸润。

（4）Ⅳ型：弥漫浸润型，癌肿沿胃壁各层向四周浸润生长，边界不清。若全胃受累致胃腔缩窄、胃壁僵硬如革囊状者，称"皮革胃"，恶性程度极高。

（二）组织学分型

世界卫生组织于2000年将胃癌分为：①腺癌（包括肠型和弥漫型）。②乳头状腺癌。③管状腺癌。④黏液腺癌。⑤印戒细胞癌。⑥腺鳞癌。⑦鳞状细胞癌。⑧小细胞癌。⑨未分化癌。⑩其他类型。大多数胃癌是腺癌。

三、临床表现

1. 症状　早期胃癌多无明显症状，部分病人可有上腹隐痛、嗳气、反酸、进食后饱胀、恶心等非特异性的上消化道症状。胃窦癌常出现类似十二指肠溃疡的症状，按慢性胃炎和十二指肠溃疡治疗，症状可暂时缓解，易被忽视。贲门胃底癌可有胸骨后疼痛和进行性哽噎感；幽门附近的胃癌可有呕吐宿食的表现；肿瘤破坏血管后可有呕血和黑便。

2. 体征　早期胃癌多无明显体征，晚期可扪及上腹部肿块。若出现远处转移时，可有肝大、腹水、锁骨上淋巴结肿大等。

四、辅助检查

1. 实验室检查　血常规可有贫血表现，粪便隐血试验常呈持续阳性。此外，癌胚抗原、CA19-9和CA125等肿瘤标志物也可能会升高，但这些指标仅作为判断肿瘤预后和治疗效果，无助于胃癌的诊断。

2. 胃镜检查　可直接观察胃黏膜病变的部位和范围，对可疑病灶可直接取局部组织作病理学检查，是诊断胃癌的最有效方法。此外，通过染色内镜和放大内镜，可显著提高小胃癌和微小胃癌的检出率。

3. X线钡餐造影　目前多采用X线气钡双重造影，通过黏膜相和充盈相的观察作出诊断，优点是痛苦小易被病人接受，缺点是不能进行组织学检查。

4. CT检查　螺旋CT检查可判断胃癌病变范围、局部淋巴结转移和远处转移情况，是手术前判断胃癌临床分期的首选方法。

5. PET检查　是利用胃癌组织对 $[^{18}F]$ 氟 -2- 脱氧 -D- 葡萄糖的亲和性，对胃癌进行诊断，判断淋巴结和远处转移病灶的情况。

五、治疗原则

1. 早期胃癌内镜下治疗　直径＜2cm且无溃疡表现的分化型黏膜内癌，可在内镜下行胃黏膜切除术或内镜黏膜下剥离术。

 知识拓展

早期胃癌内镜黏膜下剥离术

内镜黏膜下剥离术（endoscopic submucosal dissection，ESD）是一种择期诊断性手术或根治性手术，即将病灶周围黏膜用高频电刀环周切开，在黏膜下层和肌层间剥离。适用于早期胃癌、间质瘤的诊断和治疗，对于肿瘤浸润深度达到黏膜下层、无法完整切除和可能存在淋巴结转移的早期胃癌，不应盲目内镜下治疗，原则上应采用标准的外科根治性手术。

资料来源: Ono H, Yao K, Fujishiro M, et al.Guidelines for endoscopic submucosal dissection and endoscopic mucosal resection for early gastric cancer（second edition）[J].Dig Endosc, 2021, 33（1）: 4-20.

2. 手术治疗

（1）根治性手术：原则为整块切除包括癌肿，可能受浸润胃壁在内的胃的全部或大部、大、小网膜和局域淋巴结，并重建消化道。常用的胃切除术：①全胃切除术，包括贲门和幽门的全胃切除。②远端切除术，包括幽门的胃切除术，保留贲门。③近端切除术，包括贲门的胃切除术，保留幽门。

（2）姑息性切除术：指原发病灶无法切除，针对各种并发症可通过手术解除症状，延长生存期，包括姑息性胃切除术、胃空肠吻合术、空肠造口术等。

3. 非手术治疗

（1）化学治疗：是最主要的辅助治疗方法，对于无远处转移的进展期胃癌，进行术前的新辅助化学治疗，可降低根治术后的复发率提高综合治疗效果。常见给药途径有口服、静脉、腹膜腔、动脉插管区域灌注给药等。多种细胞毒性药物，包括铂类化合物、氟嘧啶类、紫杉类、蒽环类和伊立替康对胃癌的治疗均有疗效。

（2）其他治疗：胃癌细胞对放射治疗敏感性较低，因此临床中较少采用；胃癌的免疫治疗包括非特异生物反应调节剂和细胞因子等；靶向治疗包括曲妥珠单抗（抗HER2抗体）和贝伐珠单抗（抗VEGFR抗体）等，对晚期胃癌的治疗有一定的效果。

六、护理诊断/问题

1. 疼痛　与癌症及手术创伤有关。
2. 营养失调：低于机体需要量　与摄入不足及消耗增加有关。
3. 焦虑　与担心手术和疾病预后有关。
4. 潜在并发症　出血、感染、吻合口瘘、术后梗阻、倾倒综合征等。

七、护理措施

（一）术前护理

1. 术前准备　协助病人做好术前各种检查及术前常规准备。对有幽门梗阻者，予以禁食及术前3日起每晚用温生理盐水洗胃，以减轻胃黏膜的水肿；对有慢性便秘者，术前给予生理盐水灌肠，以免术后出现排便困难。

2. 改善营养　根据病人病情，制订合理食谱，给予高蛋白、高热量、高维生素、易消化和少渣食物；对营养不足的病人，遵医嘱给予静脉输液，必要时输血浆或全血，以改善病人的营养状况，提高其对手术的耐受性。

3. 心理护理　为病人提供个性化指导，帮助病人消除负性情绪，使其能积极配合治疗和护理。

（二）术后护理

1. 体位与活动　全麻清醒后，血压稳定则可取半卧位；卧床期间，协助病人定时翻身；根据病人耐受程度，鼓励病人早期活动，建立每日活动目标，逐日增加活动量。

2. 病情观察　动态监测病人生命体征、神志、记录24小时出入量、伤口渗血、渗液和引流液情况。妥善固定并准确标记各引流管，观察并记录引流液的颜色、性状和量等，如有异常，及时告知医师进行处理。

3. **疼痛护理**　有效的镇痛可以缓解病人紧张的情绪、提高早期进食、早期活动等依从性。因此，应评估病人的疼痛程度，根据医嘱给予镇痛药。

4. **营养支持**

（1）肠外营养支持：术后禁食期间，遵医嘱给予静脉输液，维持水、电解质平衡，提高必要的营养素，必要时输血清白蛋白或全血，改善病人的营养状况，促进切口愈合。

（2）肠内营养支持：对术中放置空肠营养管的病人，可术后早期输注肠内营养液，并根据病人状况，制订合理的营养支持方案。输注肠内营养液时应注意控制营养液的温度、浓度和速度，观察有无恶心、呕吐、腹痛、腹胀等并发症的发生。

（3）饮食护理：拔除胃管后，从全流质饮食逐步过渡到半流质饮食、软食至正常饮食，开始时宜少量、清淡，每次饮食后需观察病人有无腹部不适。

5. **并发症的护理**　参见本章第一节胃十二指肠溃疡术后并发症的护理。

（三）健康教育

1. **饮食指导**　告知病人饮食宜少量多餐，定时定量，营养丰富，逐步过渡到正常饮食。少食盐腌和烟熏食品，避免过冷、过烫、过辣及煎、炸食物，戒烟、酒。

2. **活动指导**　参加适当的活动与锻炼，保持乐观，注意劳逸结合，避免过度劳累。

3. **知识宣教**　向病人及家属讲解有关疾病康复知识。积极治疗HP感染和胃癌的癌前疾病，高危人群定期进行检查，如粪便隐血试验、X线钡餐造影、内镜检查等。

4. **复诊指导**　定期门诊随访，检查血常规、肝功能等。术后3年内每3～6个月复查1次，3～5年每半年复查1次，5年后每年1次。内镜检查每年1次。若有腹部不适、肝区肿胀、锁骨上淋巴结肿大等表现时，应随时复查。

本章小结

思考题

1. 病人，女，56岁。既往有十二指肠溃疡病史。昨晚晚餐后感觉腹胀不适，8小时前腹痛腹胀明显，伴有腹膜刺激征，无呕血、黑便、少尿等症状。入院检查后，诊断为"十二指肠溃疡穿孔"，行急诊手术治疗。

请问：

（1）该病人目前主要的护理诊断/问题是什么？

（2）护士应如何护理该病人？

2. 病人，男，62岁。2个月前开始出现上腹饱胀不适、疼痛、食欲缺乏，伴反酸、嗳气，未规律服药，2个月来体重下降5kg。既往吸烟史20年，有长期食用腌制食品习惯。门诊胃镜检查确诊为胃癌，行手术治疗。

请问：

护士应为该病人提供哪些术前术后护理措施？

更多练习

（陈茜茜）

第二十七章　小肠疾病病人的护理

教学课件

学习目标

1. 素质目标

具有关心、尊重肠梗阻、肠瘘病人的态度和行为。

2. 知识目标

（1）掌握：肠梗阻、肠瘘的概念、临床表现、治疗原则和护理措施。

（2）熟悉：肠梗阻、肠瘘的分类和辅助检查。

（3）了解：肠梗阻、肠瘘的病因。

3. 能力目标

能拟订并运用护理程序对肠梗阻、肠瘘病人实施整体护理。

案例

【案例导入】

病人，男，78岁。1个月前出现排便困难，2～4日排1次便，大便干结。近7日未排大便，少量排气，腹胀明显，伴有脐周阵发性疼痛，无呕吐。7年前因阑尾炎穿孔，腹膜炎行手术治疗。体格检查：腹胀，见肠型；腹软，轻度压痛，肠鸣音亢进。腹部平片见中下腹部小肠有多个气液平面，升结肠胀气扩大。

【请思考】

如何对该病人落实整体护理？

【案例分析】

第一节　肠　梗　阻

肠梗阻（intestinal obstruction）是各种原因引起的肠内容物不能正常运行或顺利通过肠道，是常见的外科急腹症之一。肠梗阻病因复杂且病情发展迅速，严重时可危及病人的生命。

一、病因与分类

1. 按肠梗阻发生的原因分类

（1）机械性肠梗阻：最为常见，系多种原因导致的肠腔变窄、肠内容物通过发生障碍。主要原因如下。①肠腔内堵塞：如结石、粪块、异物。②肠管外受压：如肠扭转、腹腔内肿瘤压迫、嵌顿疝。③肠壁病变：如肿瘤、肠套叠、先天性肠道闭锁。

（2）动力性肠梗阻：是由神经反射或毒素刺激引起肠壁肌肉功能紊乱，使肠蠕动消失或肠管痉挛，进而导致肠内容物无法正常通行，而肠道本身没有器质性肠腔狭窄。可分为麻痹性肠梗阻和痉挛性肠梗阻两类。①麻痹性肠梗阻：常见于急性弥漫性腹膜炎、低钾血症、腹部大手术等。②痉挛性肠梗阻：较少见，可继发于肠道功能紊乱、尿毒症和慢性铅中毒等。

（3）血运性肠梗阻：因肠系膜血栓形成、栓塞或血管受压等情况使肠管局部血运障碍，导致肠管失去蠕动能力，肠腔虽无阻塞，但肠内容物停止运行，故亦可归纳入动力性肠梗阻中。但其可迅速继发肠坏死，在处理上也截然不同。

2. 按肠壁血运有无障碍分类

（1）单纯性肠梗阻：仅有肠内容物通过受阻，而无肠管血运障碍。

（2）绞窄性肠梗阻：肠内容物通过受阻，并伴有肠管血运障碍。

3. 其他分类　按肠梗阻发生的部位，可分为高位性（空肠）肠梗阻和低位性（如回肠与结肠）肠梗阻；按梗阻的程度，可分为完全性肠梗阻和不完全性肠梗阻；根据梗阻的发展速度，可分为急性肠梗阻和慢性肠梗阻。当发生肠扭转、结肠肿瘤等时，病变段肠襻两端完全阻塞，称为闭襻性肠梗阻。

二、临床表现

（一）症状

1. 腹痛　单纯性机械性肠梗阻时，病人常表现为阵发性腹部绞痛，疼痛多位于中腹部。腹痛发作时，病人有明显的窜气感，并受阻于某一部位，即梗阻部位。若腹痛间歇期不断缩短，并呈持续性剧烈腹痛，应警惕有绞窄性肠梗阻的可能。麻痹性肠梗阻者，其表现为全腹持续性胀痛或不适。肠蛔虫堵塞多为不完全性肠梗阻，表现为阵发性脐周腹痛。

2. 呕吐　肠梗阻初期的呕吐呈反射性，呕吐物以胃液和食物为主，后期呕吐与梗阻发生的部位和类型有关。梗阻部位越高，呕吐发生越早、越频繁，呕吐物主要为胃及十二指肠内容物和胆汁。梗阻部位越低，呕吐发生越晚，呕吐物最初为胃内容物，后期为呈粪样的肠内容物。麻痹性肠梗阻时的呕吐呈溢出性。绞窄性肠梗阻因其肠管存在血运障碍，其呕吐物为棕褐色或血性液体。若呕吐出蛔虫，多为蛔虫团引起的肠梗阻。

3. **腹胀** 发生时间较腹痛和呕吐晚，其程度与梗阻部位有关。高位性肠梗阻腹胀较轻，低位性肠梗阻腹胀明显。麻痹性肠梗阻则表现为均匀性全腹胀。闭袢性肠梗阻和肠扭转时腹胀多不对称。

4. **停止排便、排气** 高位性肠梗阻早期，可自行或经灌肠后排出肠腔内残存的粪便及气体，故不能因此而排除肠梗阻或误认为是不完全性肠梗阻。完全性肠梗阻者不再排便、排气。不完全性肠梗阻者可有多次少量排便、排气。绞窄性肠梗阻可排出血性黏液样便。

（二）体征

1. 腹部体征

（1）视诊：机械性肠梗阻时可见腹部膨隆、肠型和蠕动波。肠扭转可出现不对称性腹胀。麻痹性肠梗阻则腹胀均匀。

（2）触诊：单纯性肠梗阻可有轻度压痛，但无腹膜刺激征。绞窄性肠梗阻时，可有固定压痛和腹膜刺激征。蛔虫性肠梗阻可在腹中部触及条索状团块。肠套叠时可扪及腊肠样肿块。

（3）叩诊：绞窄性肠梗阻时，腹腔有渗出液，可有移动性浊音。麻痹性肠梗阻全腹呈鼓音。

（4）听诊：机械性肠梗阻时肠鸣音亢进，可听到气过水声或金属音。麻痹性肠梗阻时肠鸣音减弱或消失。

2. 全身变化 肠梗阻初期，病人全身可无明显变化。梗阻晚期或绞窄性肠梗阻病人由于体液丢失，可出现唇干舌燥、眼窝凹陷、尿少或无尿等明显的脱水体征，还可出现面色苍白、脉搏细速、四肢厥冷等休克和全身中毒征象。

（三）常见的肠梗阻

1. 黏连性肠梗阻 是肠黏连或腹腔内黏连带压迫肠管所致的肠梗阻，是肠梗阻中最常见的一种类型。黏连性肠梗阻多发生在小肠，主要病因是腹部手术、损伤、出血、异物等因素，临床上以手术后导致的黏连性肠梗阻最为常见。肠黏连并非都会引起肠梗阻，主要原因是在上述病变的基础上，由外界因素的影响而诱发，如饮食不当、体位突然改变、剧烈活动。腹腔内广泛的黏连可导致单纯性或不完全性肠梗阻，而局限的黏连带可导致肠管扭曲成锐角，或者黏连带压迫肠管（图27-1），引起肠扭转等闭袢性绞窄性肠梗阻。若病人突然出现腹痛加重，并有腹部压痛、腹肌紧张等急性肠梗阻的症状，应考虑为黏连带引起的绞窄性肠梗阻。黏连性肠梗阻一般选择非手术疗法，若经治疗后未见好转甚至病情加重，或怀疑为绞窄性肠梗阻时则需尽早手术，避免发生肠坏死。对于反复频发的黏连性肠梗阻也应该考虑手术治疗。

2. 肠扭转 是一段肠管沿其系膜长轴旋转而形成的闭袢性肠梗阻，属于绞窄性肠梗阻，因其既有肠管的梗阻，又有肠系膜血液循环障碍，是发病急骤、病情凶险的肠梗阻类型。其病因是系膜根部附着处黏连或肠系膜及肠袢过长，当饱食后剧烈活动、小肠内容物骤增及突然改变体位等因素诱发造成肠扭转。常见有部分小肠、全部小肠（图27-2）和乙状结肠扭转（图27-3）。肠扭转极易发生绞窄、坏死，救治过晚或延误治疗极易导致死亡，故应及时手术治疗。

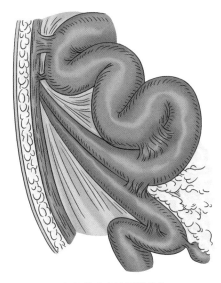

（a）黏连牵扯肠管成角

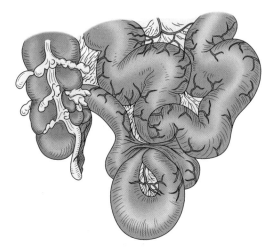

（b）黏连带压迫肠管

图27-1　黏连性肠梗阻

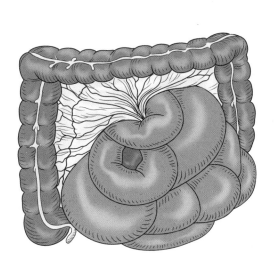

图27-2　全部小肠扭转

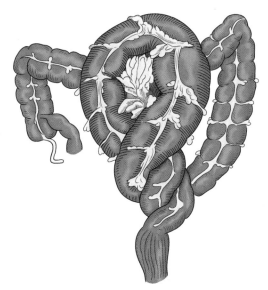

图27-3　乙状结肠扭转

（1）小肠扭转：多见于青壮年，常因饱食后剧烈活动而诱发。病人表现为突发性脐周剧烈绞痛，疼痛呈持续性并伴阵发性加重，腹痛常可放射至腰背部，病人往往不敢平卧，喜膝胸位或蜷曲侧卧位；呕吐频繁；腹部可扪及压痛性包块。

（2）乙状结肠扭转：多见于老年男性，病人常有长期便秘史。表现为突然发生的左下腹绞痛，腹胀明显，但呕吐症状较轻。

3. **肠套叠**　是各种原因使近端肠管蠕动、压缩套入其相连的远端肠管腔内。其病因多与肠功能失调、盲肠活动度过大、肠息肉、肿瘤以及蠕动异常等有关。原发性肠套叠多见于2岁以内的婴幼儿。根据发生的部位，其可分为回盲部肠套叠（回肠末端套入结肠）（图27-4）、小肠套叠和结肠套叠，其中以回盲部肠套叠最常见。腹痛、果酱样血便和腹部肿块是其三大典型症状。患儿常表现为突发性的剧烈腹痛，阵发性哭闹不安，面色苍白，出冷汗，伴有呕吐及果酱样血便。腹部检查可扪及表面光滑、稍可活动、有压痛的腊肠形肿块，肿块位于脐右上方，右下腹触诊空虚感。腹胀等其他肠梗阻症状可随病程的进展而渐渐出现。X线空气或钡剂灌肠检查可见套叠远端受阻，呈"弹簧状"或"杯口状"阴影。早期可用空气或钡剂灌肠复位。如套叠不能复位或病程超过48小时，怀疑有肠穿孔或肠坏死，或空气灌肠后出现腹膜刺激征及全身情况恶化者，均应立即手术治疗。

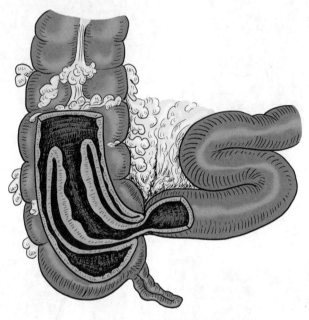

图27-4　回盲部肠套叠

三、辅助检查

1. **实验室检查**　肠梗阻病人出现脱水、血液浓缩时可引起血红蛋白、红细胞压积和尿比重升高。绞窄性肠梗阻病人多有白细胞计数和中性粒细胞比例升高。血气分析、血清电解质、血尿素氮及肌酐检查结果出现异常，则提示病人存在水、电解质代谢紊乱和酸碱平衡失调或肾功能障碍。呕吐物和粪便检查有大量红细胞或隐血试验阳性，提示肠管存在血运障碍。

2. **影像学检查**　一般在梗阻发生的4～6小时后，腹部立位或侧位透视或摄片可以看见多个气液平面和胀气肠袢。空肠梗阻时，空肠黏膜环状皱襞可显示"鱼肋骨刺"样改变。蛔虫堵塞时可见肠腔内成团的蛔虫成虫体阴影。回肠扩张时，可见阶梯状的液平面。肠扭转时可见孤立、突出的胀大肠袢。麻痹性肠梗阻时，可见胃泡影增大，小肠、结肠全部胀气。当怀疑肠套叠、乙状结肠扭转或结肠肿瘤时，可进行X线钡剂灌肠或CT检查，以明确梗阻的部位及性质。CT检查可以明确肠梗阻发生的部位、性质和狭窄情况，以及有无缺血，与周围组织有无黏连等情况。

四、治疗原则

肠梗阻的治疗原则是纠正肠梗阻引起的全身性生理紊乱和尽快解除梗阻。具体的治疗方法要根据梗阻的病因、部位、类型、病情的严重程度和病人全身情况而定。

（一）基础治疗

基础治疗既可以作为非手术治疗的措施，又可作为术前准备。

1. 禁食、胃肠减压　　是治疗肠梗阻的重要措施之一。通过胃肠减压吸出胃肠道内的积气和积液，可以降低肠腔内压力，从而减轻腹胀，恢复肠壁血运，进而缓解局部病变和全身情况。

2. 纠正水、电解质代谢紊乱和酸碱平衡失调　　应根据病人的呕吐情况、尿比重、脱水体征、血液浓缩程度、血清电解质及血气分析结果等确定补液的种类和量。

3. 防治感染和中毒　　遵医嘱合理使用抗生素，并注意观察用药效果及毒副作用。

4. 营养支持和对症治疗　　病人禁食期间，遵医嘱给予肠外营养支持。对于高热者，及时进行物理和药物降温，并评估降温效果。

（二）解除梗阻

1. 非手术治疗　　适用于黏连性肠梗阻、痉挛性或麻痹性肠梗阻、蛔虫堵塞或粪块堵塞引起的肠梗阻、肠结核等炎症引起的不完全性肠梗阻等。主要措施除上述基础治疗外，还包括口服或胃肠道灌注植物油、腹部按摩、针刺疗法和中医中药治疗等，也可酌情使用解痉、镇痛及镇静药。此期间，应密切观察病人的病情变化，若发现症状加重，应及时手术治疗。

2. 手术治疗　　适用于绞窄性肠梗阻、由肿瘤或先天性肠道畸形引起的肠梗阻和非手术治疗无效者。常用的手术方式有以下4种。

（1）单纯解除梗阻：如黏连松解术、肠切开取出异物、肠套叠复位术和肠扭转复位术等。

（2）肠段切除吻合术：如肠管因肿瘤、炎症性狭窄或局部肠管已坏死时，应做肠段切除吻合术。

（3）肠短路吻合术：当晚期肿瘤已浸润固定，或肠黏连成团与周围组织黏连广泛，梗阻部位切除有困难时，可将梗阻近端与远端肠袢行肠短路吻合术。

（4）肠造口或肠外置术：如病人情况极差不能耐受复杂手术或局部病变不能切除的低位梗阻病人，可用这类术式解除梗阻，即在梗阻近端肠管作肠造口术以减压，解除因肠管高度膨胀而带来的生理紊乱。如急性结肠梗阻，如果已出现肠坏死或肠肿瘤，可切除坏死或肿瘤肠段，将两断端外置作造口术，以后再行二期手术重建肠道连续性。

五、护理诊断/问题

1. 急性疼痛　　与肠蠕动增强或肠麻痹有关。

2. 体液不足　　与频繁呕吐、腹腔及肠腔内积液及胃肠减压等有关。

3. 低效性呼吸型态　　与肠管膨胀使膈肌抬高及腹痛有关。

4. 潜在并发症　　术后肠黏连、腹腔感染、肠瘘等。

六、护理措施

（一）非手术治疗/术前护理

1. 缓解疼痛与腹胀

（1）**胃肠减压**：对于单纯性肠梗阻和麻痹性肠梗阻，有效的胃肠减压可达到解除梗阻的目的。通过胃肠减压吸出胃肠道内的积气、积液，可减轻肠管膨胀，降低肠腔压力，改善肠壁血液循环，减轻肠壁水肿。与此同时，还可降低腹内压，缓解因膈肌上抬而导致的呼吸和循环障碍。现多采用鼻胃管减压，应先将胃内容物抽空，再行持续低负压吸引。对于低位性肠梗阻，可使用较长的小肠减压管。胃肠减压期间应做好口腔护理、保持管道通畅和有效的负压引流，并密切观察和准确记录引流液的颜色、性状和量。如发现血性液体，应考虑绞窄性肠梗阻的可能。向减压管内注入植物油或中药等，可起到润滑肠管、刺激肠蠕动恢复的作用。但要注意的是，注入药物后须夹闭鼻胃管1～2小时后再松开。中药应浓煎，每次100ml左右，防止量过多而引起病人呕吐或误吸。

（2）**体位**：病人生命体征平稳后可取半卧位，使膈肌下降，减轻腹肌紧张，有利于减轻腹痛，改善呼吸和循环功能。

（3）**用药护理**：遵医嘱给予生长抑素减少胃肠液的分泌量以减轻胃肠道膨胀。在确定无肠绞窄后，可遵医嘱使用阿托品、消旋山莨菪碱等抗胆碱类解痉药，解除胃肠道平滑肌痉挛，抑制胃肠道腺体的分泌。但对于未明确诊断者，禁用吗啡类镇痛药，以免掩盖病情。遵医嘱合理应用抗生素，防止细菌感染，减少毒素的吸收。注意观察用药后的效果和副作用。

（4）**按摩或针刺疗法**：若为不完全性、痉挛性肠梗阻或单纯蛔虫所致的肠梗阻，可适当顺时针轻柔按摩腹部，缓解病人疼痛。遵医嘱配合应用中医针刺疗法，缓解腹痛。

2. 维持体液与营养平衡

（1）**补充液体**：严密观察病人呕吐的次数、量和呕吐物的性状以及皮肤弹性、尿量、尿比重、血清电解质、血气分析结果等，根据病情及实验室检查结果遵医嘱补液。

（2）**饮食与营养支持**：肠梗阻时禁食、禁水，在此期间给予肠外营养支持。待梗阻解除，病人开始排气、排便，腹痛、腹胀消失12小时后，可考虑进流质饮食，但忌食甜食、牛奶、豆浆等易产气食物。进食后如无不适，24小时后进半流质饮食。3日后进软食。

3. 呕吐护理　呕吐时让病人坐起或头偏向一侧，及时清除口腔内呕吐物，以免误吸引起吸入性肺炎或窒息。呕吐后协助病人漱口，保持其口腔清洁。并观察和记录呕吐物的颜色、性状和量。

4. 病情观察　定时监测生命体征，观察腹痛、腹水和呕吐等变化，及时了解病人各项实验室检查指标。若出现以下情况应警惕发生绞窄性肠梗阻的可能：①腹痛发作急骤，发病开始即可表现为持续性剧痛，或持续性疼痛伴阵发性加重，有时出现腰背部疼痛。②呕吐出现早，剧烈而频繁。③腹胀不对称，腹部有局部隆起或触痛性肿块。④出现明显的腹膜刺激征，肠鸣音可不亢进或由亢进转为减弱甚至消失。⑤呕吐物、胃肠减压液或肛门排出物为血性，或腹腔穿刺抽出血性液体。⑥体温升高、脉率增快、血白细胞计数升高。⑦病情进展迅速，早期即可出现休克，抗休克治疗不明显或无效。⑧经积极非手术治疗症状及体征无明显改善。⑨腹部X线检查可见孤立、突出胀大的肠袢，位置固定不变的阴影，或肠间隙增宽，

提示腹腔积液。

5. 术前准备　如发生绞窄性肠梗阻，应在抗休克和抗感染的同时，积极做好术前准备。急症手术者，紧急做好输液、备皮、配血等术前准备。慢性不完全性肠梗阻需做肠切除手术者，除一般术前准备外，还应按要求做肠道准备。

（二）术后护理

1. 体位　全麻术后未清醒或生病体征不平稳的病人，暂时取平卧位，头偏向一侧，防止误吸或窒息。麻醉清醒且血压平稳后，取半卧位，有利于改善呼吸和循环功能，便于引流。

2. 饮食　术后暂时禁食、禁水，此期间给予静脉补液，以维持水、电解质平衡。待肛门排气后可经口进食，开始可进少量流质食物。进食后若无不适，逐步过渡至半流质饮食、普食。

3. 活动　术后早期协助病人翻身和肢体活动，在病情允许的情况下，鼓励病人尽早下床活动，以促进胃肠蠕动，防止肠黏连。

4. 病情观察　密切观察病人的生命体征，全麻未清醒的病人应有专人护理，待病情平稳后，每1～2小时测量1次生命体征。注意观察病人是否有腹腔脓肿、肠黏连等术后并发症的发生。

5. 引流管的护理　肠切除吻合术后的病人需留置胃肠减压和腹腔引流管，应妥善固定，并保持引流通畅，避免受压、折叠或脱落。更换引流管时注意无菌操作。观察并记录引流液的颜色、量和性状。如发现异常应及时报告医师。

6. 切口的护理　保持切口清洁、干燥，并密切观察切口有无红肿、渗血、渗液等情况，一旦发现异常情况，及时通知医师，协助处理。

7. 并发症的护理

（1）黏连性肠梗阻：由于广泛性肠黏连未能分离完全，或手术后胃肠道处于暂时麻痹状态，加上腹腔炎症、重新引起黏连而导致。鼓励病人术后早期活动，在病情允许的情况下，术后24小时即可床上活动，72小时后可下床活动，以促进胃肠蠕动和机体功能恢复，防止肠黏连。一旦出现阵发性腹痛、腹胀、呕吐等情况，应立即通知医师，尽早采取禁食、胃肠减压、纠正水、电解质代谢紊乱和酸碱平衡失调及防治感染等非手术治疗措施，大多可以缓解。

（2）腹腔感染及肠瘘：若病人术后3～5日出现体温升高、切口红肿及剧痛，应怀疑切口感染；若出现局部或弥漫性腹膜炎表现，腹腔引流管周围流出带粪臭味液体，应警惕腹腔内感染及肠瘘的可能。遵医嘱积极进行全身营养支持和抗感染治疗，以及局部双套管负压引流。引流不畅或感染不能局限者需再次手术处理。

（三）健康教育

1. 饮食指导　注意饮食卫生，饭前、便后洗手，不吃不洁食物；养成良好的饮食习惯，少食生、冷、辛辣刺激性食物；宜进高蛋白、高维生素、易消化吸收的食物；避免暴饮暴食和饭后剧烈运动。

2. 保持排便通畅　老年或胃肠功能差者应注意调整饮食，可根据自身情况适当多食新鲜水果和蔬菜，每天进行适当的体育运动，也可以通过腹部按摩的方法保持大便通畅，无效者可适当服用缓泻剂，避免用力排便。

3. 自我监测　指导病人自我监测病情，若出现腹痛、腹胀、呕吐、停止排便等不适症状，应及时就诊。

第二节　肠　瘘

肠瘘（intestinal fistula）是肠管与其他脏器、体腔或体表之间存在病理性通道，使肠内容物经此进入其他脏器、体腔或至体外，引起严重感染，水、电解质代谢紊乱和酸碱平衡失调、营养不良等改变。

肠瘘分为肠内瘘和肠外瘘，肠内瘘指肠腔通过瘘管与腹内其他脏器或肠管的其他部位相通，如空肠瘘、直肠阴道瘘、直肠膀胱瘘等。肠外瘘指肠腔通过瘘管与体表相通，临床较多见。本节主要介绍肠外瘘。

一、病因

1. 先天性畸形　与胚胎发育异常有关，如卵黄管未闭所致的脐肠瘘。

2. 腹部手术或创伤　肠管受损后若未及时处理可发展为肠瘘。手术损伤是绝大多数肠瘘的病因，如术中误伤肠壁或吻合口愈合不良。

3. 腹腔或肠道感染　如腹腔脓肿、憩室炎、克罗恩病（Crohn disease）、溃疡性结肠炎、肠结核、肠系膜缺血性疾病等。

4. 腹腔敞开治疗　肠袢裸露在敞开的腹腔中，致使肠袢浆膜面干燥、损伤成瘘。

5. 恶性肿瘤　腹腔脏器或肠道恶性肿瘤引起。

二、临床表现

1. 症状　由于外漏的肠内容物对周围组织器官产生强烈刺激，病人可有腹痛、腹胀、恶心、呕吐等，或由于麻痹性肠梗阻而停止排便、排气。腹壁的瘘口可看到消化液、食物、气体或粪便排出。

2. 体征

（1）局部：腹壁可有1个或多个瘘口。肠壁瘘口与腹壁外口之间存在一段或长或短、或曲或直的瘘管为管状瘘；瘘口肠管黏膜外翻，与皮肤愈合而形成唇状瘘；敞开的腹腔出现破裂的肠管，如不与腹部皮肤愈着则为空气肠瘘。高流量的高位小肠瘘漏出的肠液中因含有大量胆汁、胰液等，多呈蛋花样、刺激性较强，腹膜刺激征明显；而低位肠瘘，因瘘口小，其漏出的肠液量少，可形成局限性腹膜炎，漏出的肠液内因含有粪渣，臭气较浓。瘘口周围皮肤被肠液腐蚀，出现糜烂、红肿、疼痛，甚至继发感染。

（2）全身：病人表现为乏力、精神不振、食欲缺乏。继发感染者体温升高，达38℃以上；可出现严重水、电解质代谢紊乱和酸碱平衡失调，严重缺水者可导致低血容量性休克。若未得到及时、有效处理，可并发脓毒血症、多器官功能障碍综合征，甚至死亡。

三、辅助检查

1. **实验室检查**　血常规检查可见血红蛋白、红细胞计数下降；严重感染时白细胞计数及中性粒细胞比例升高。血生化检查可见血清Na^+、K^+浓度降低；血清白蛋白、转铁蛋白、总淋巴细胞计数下降，转氨酶谱（谷丙转氨酶、谷草转氨酶、碱性磷酸酶、r-谷氨酰转移酶等）和胆红素值升高。

2. **影像学检查**

（1）CT检查：是早期诊断的首选。有助于明确腹腔内脓肿位置，肠瘘可能的位置，腹腔感染情况，肠壁炎性水肿情况，窦道走行及窦道周围情况等。

（2）B超检查：有利于明确脓肿位置，还可在超声引导下进行脓肿穿刺引流。

（3）瘘管造影：适用于瘘管已形成的病人。有利于明确瘘口的部位与数量、局部肠管有无病变、瘘管的长度与走行、脓腔范围及引流通畅度等情况。

3. **口服染料或药用炭**　是最简单实用的检查手段，适用于肠外瘘形成初期。病人口服或通过胃管注入亚甲蓝、骨炭末等天然染料，然后记录其从瘘口排出的量、时间和部位等，可用于初步判断瘘的部位及瘘口大小。

4. **瘘管组织活检及病理学检查**　可明确有无结核、肿瘤等病变。

四、治疗原则

（一）非手术治疗

1. **补液与营养支持**　及时补充体液，纠正水、电解质代谢紊乱和酸碱平衡失调和营养失调。肠外瘘可采用肠外营养和肠内营养两种支持方法。肠内营养方面，高位瘘病人可选用稍长一些的鼻肠管，将导管尖端插入肠瘘以下的肠管部分，或是在肠瘘口以下的肠管插管或造口进行喂养；低位瘘口，可对近端瘘口的肠液进行收集，或是肠液加营养液，从远端灌入。

2. **控制感染**　根据肠瘘的部位、常见菌群或药物敏感试验结果，合理应用抗生素。

3. **应用生长抑素和生长激素**　使用奥曲肽等生长抑素制剂，能显著降低胃肠分泌量，从而降低瘘口处肠液的漏出量及体液丢失量。当肠液量明显减少时，改用生长激素可促进蛋白质合成，从而加速组织修复。

4. **瘘口局部处理**

（1）局部引流：常用双腔套管负压引流，以有效引流外漏肠液，部分病人经有效引流后可以愈合；如果感染得到控制并形成局限病灶，也可以使用负压引流；对于空气肠瘘并发切口开放的病人，持续的负压密封吸引引流可以取得良好的效果。

（2）封堵处理：对于瘘管比较短直、口径大的管状瘘，可用硅胶片和医用胶等材料封堵瘘口，促进管状瘘愈合。

5. **腹腔开放疗法**　对于肠瘘多发或感染范围广泛者，可选择腹腔开放疗法，避免炎性水肿和腹内压持续升高。在负压引流的基础上，还可达到更有效引流、控制感染的目的。

知识拓展 ●●●

腹腔开放后确定性关腹或临时关腹措施

　　腹腔感染源控制成功且腹腔高压解除后，应尽早行确定性关腹术。腹壁条件允许的情况下，最佳的关腹措施是直接皮下全层关腹。如因腹壁肌肉层回缩导致腹壁缺损，可采用腹壁组织结构分离技术关闭腹腔；若合并巨大腹壁缺损，可优先选用各类型的生物补片进行修补，不推荐使用人工合成补片，包括聚丙烯、聚四氟乙烯或聚酯纤维。对于污染或者合并肠瘘的腹腔开放创面，在实施分阶段治疗时，可采取生物材料保护、负压辅助临时性关腹、Skin only法关腹以及持续筋膜层牵引，防止创面磨损、感染和腹壁筋膜层回缩。

　　资料来源：中华医学会外科学分会外科感染与重症医学学组，等.腹腔开放疗法中国专家共识（2023版）[J].中华胃肠外科杂志，2023，3：207-214.

（二）手术治疗

　　1. **瘘口造口术**　适用于肠瘘口大、肠液漏出量多、腹腔污染严重、不能耐受一次性彻底手术的病人。待以后病人全身情况改善后再行二次手术，切除瘘口，肠管行端端吻合，闭合造瘘口。

　　2. **肠段部分切除吻合术**　对经以上处理不能自愈的肠瘘病人，可切除瘘管附近肠袢后行肠段端端吻合，此方法最常用且效果好。

　　3. **肠瘘局部楔形切除缝合术**　适用于瘘口较小且瘘管较细的肠瘘，比较简单。

五、护理诊断/问题

　　1. **体液不足**　与禁食、大量的肠液外漏有关。

　　2. **焦虑/恐惧**　与长期肠液外漏的视觉与痛觉刺激、担心预后有关。

　　3. **营养失调：低于机体需要量**　与大量肠液外漏、炎症等引起机体消耗增加有关。

　　4. **体温过高**　与腹腔感染有关。

　　5. **皮肤完整性受损**　与瘘口周围皮肤被消化液腐蚀有关。

　　6. **潜在并发症**　腹腔感染、黏连性肠梗阻、肠瘘等。

六、护理措施

（一）非手术治疗/术前护理

　　1. **维持体液平衡**　遵医嘱及时补充液体和电解质，纠正水、电解质代谢紊乱和酸碱平衡失调；密切观察病情并准确记录，根据病人血电解质、血气分析、生命体征、皮肤温度及弹性、24小时出入量，及时调整补充液体的种类、速度与量。

2. 控制感染

（1）体位：采取低半坐卧位，可使漏出的肠液流入盆腔，促使感染局限，便于引流。因为盆腔腹膜抗感染性强、吸收弱，所以可以减少毒素的吸收。

（2）应用抗生素：遵医嘱合理应用有效抗生素。

（3）腹腔双套管引流的护理：在手术切口或瘘管内放置双套管行腹腔灌洗并持续负压吸引，从而减少肠液的溢出，促进局部肉芽组织的生长以及愈合。腹腔双套管引流是最常用的引流方式，使用时应注意以下方面：

1）调节负压大小：一般负压以 0.01～0.02MPa（75～150mmHg）为宜，具体应根据肠液黏稠度及日漏出量调整；应避免负压过小致引流不充分，或负压过大造成肠黏膜吸附于管壁引起损伤和出血。当瘘管形成、漏出的肠液少时，应降低压力。

2）保持引流管通畅：妥善固定，定时挤压引流管，并及时清除套管内的堵塞物；若管腔堵塞，顺时针方向缓慢旋转松动外套管，无效时，应及时通知医师，另行更换引流管。

3）调节灌洗液的量及速度：根据引流液的量及性状进行相应的调节。一般每天灌洗量为 2000～4000ml，速度为 40～60 滴/分，若漏出的肠液量多且黏稠，可适当加大灌洗的量及速度；而在瘘管形成，肠液漏出减少后，灌洗量可酌情减少。灌洗液以等渗盐水为主，如腹腔感染严重或有脓腔形成，灌洗液中可加入敏感抗生素。灌洗时，保持灌洗液的温度在 30～40℃，避免过冷对病人造成不良刺激。

4）观察和记录：观察病人有无畏寒、心悸气急、面色苍白等不良反应，一旦出现上述反应，应立即停止灌洗，并对症处理。观察并记录引流液的量及性状（每日肠液漏出量＝引流量－灌洗量）。多发瘘者常采用多根引流管同时冲洗和引流，注意冲液瓶和引流瓶应分别标记，并分别观察和记录。通过灌洗量和引流量判断进出量是否平衡。若灌洗量大于引流量，常提示引流不畅，须及时处理。

3. 瘘口周围皮肤的护理　瘘管漏出的肠液具有较强的腐蚀性，可导致局部皮肤糜烂，甚至溃疡、持续出血。故应保持腹腔引流管通畅，减少肠液漏出；及时清理漏出的肠液，保持皮肤清洁干燥，常选用 0.9% 氯化钠溶液或温开水冲洗局部创面，清洁后涂抹复方氧化锌软膏、皮肤保护粉或覆盖皮肤保护膜加以保护。若局部皮肤发生糜烂，可采用红外线或超短波等物理治疗。

4. 营养支持　疾病早期应停止经口进食，可通过中心静脉置管行全胃肠外营养，既可迅速补充所需营养，又可减少肠液的分泌。但应动态监测其营养状况并评价治疗效果。随着病情逐步好转、漏出肠液量的减少、肠功能的恢复，逐渐恢复肠内营养。可通过鼻胃管或空肠造口插管给予要素饮食，但要逐渐增加灌注量和速度，避免发生渗透性腹泻。消化液回输是一种方便有效、经济实惠的营养支持模式，在病人全身及局部炎症得到控制，引流液中无脓性分泌物，肠道功能恢复后，可对消化液进行收集并回输。护理时应妥善固定导管，保持输注管通畅，回输过程中逐渐加快速度和增加用量。消化液应在收集后尽快回输，避免污染。

5. 腹腔开放护理　当病人咳嗽时，可以用双手保护腹部切口，减轻张力。保持腹腔开放创面湿润，防止干燥引发肠瘘，同时促进裸露创面的修复。对于放置引流管的创面，要确保引流通畅。对于使用真空负压密闭引流的病人，需要检查连接管是否漏气，接头是否有血凝块堵塞，创面是否被封闭。在开放创面上方放置支撑架，以免压迫创面，并便于引流和观察创面情况。

6. 心理护理　由于肠瘘多发生于术后，病人的病情较严重、易反复，治疗时间长，因此病人容易产生焦虑、悲观、失望等情绪。应向病人及其家属解释肠瘘的相关知识，以消除他们的心理顾虑，增强对疾病的认知，并树立战胜疾病的信心，更好地配合治疗与护理。

7. 术前准备　除胃肠道手术前的常规护理外，还应加强以下相关护理。

（1）皮肤准备：在手术前，仔细清洁瘘口周围的皮肤，去除污垢和油脂，保持局部清洁。

（2）口腔护理：禁食可导致口腔细菌的大量繁殖，易发生口腔炎症、溃疡、口腔异味等情况，护士应遵医嘱给予特殊的口腔护理，一般每天2～3次/天，也可根据病情需要适当增加次数。

（二）术后护理

除肠道手术后常规护理，还应注意以下几点。

1. 饮食护理　术后早期阶段继续禁食4～6日，防止肠瘘的再次发生，禁食期间给予全胃肠外营养支持，并做好相应护理。

2. 引流管护理　肠瘘手术后留置的引流管较多，包括胃肠减压管、导尿管、腹腔负压引流管等，均需妥善固定并标识，并做好引流管的常规护理。

3. 并发症的护理　黏连性肠梗阻、腹腔感染和肠瘘的护理参见本章第一节中肠梗阻术后并发症的护理。

（三）健康教育

1. 疾病知识指导　讲解肠瘘相关知识，告诫病人和家属及时清除漏出的肠液，保持皮肤清洁干燥，并讲解其重要性，以引起重视；注意各种引流管的护理，若发现引流不畅，应及时告知。

2. 饮食指导　出院后切忌暴饮暴食，早期进食时以低脂、适量蛋白质、高碳水化合物、清淡低渣饮食为主。随着肠道功能的恢复，可逐渐增加蛋白质和脂肪摄入量。

3. 休息与运动　一般在瘘口封闭后进行活动。先开始被动性肢体活动，如按摩四肢，做肢体伸屈动作，并做深呼吸；随着身体的恢复，指导病人自行床上活动，逐渐增加活动量；当瘘口愈合时，应指导病人及早离床活动；如病情和体力允许，鼓励病人坚持每天进行适量的户外锻炼，并注意保暖，防止着凉。

4. 复诊指导　病理性肠瘘病人，应于出院后3个月、6个月复诊，检查原发病的情况；创伤所致的肠瘘者，一旦出现腹痛、腹胀、排便不畅等情况，及时就医。

思考题

1. 病人，男，46岁。持续性上腹部疼痛，阵发性加剧，停止排便排气，伴有腹胀呕吐，呕吐物为消化液和食物，3年前做过阑尾切除术。体格检查：腹部轻度膨胀，未见肠型，右下腹阑尾斜切口，瘢痕愈合良好，肠鸣音亢进，腹部无明显压痛，无触及包块，无腹外疝征象。

请问：

（1）该病人首先考虑为哪种疾病？治疗方法是什么？

（2）可能的护理诊断/问题有哪些？

2. 病人瘘口周围的皮肤该如何进行护理？

更多练习

（李　魏）

第二十八章　阑尾炎病人的护理

教学课件

案例

【案例导入】

　　病人，女，33岁。转移性右下腹痛24小时，伴恶心、呕吐、发热。体格检查：T 38.5℃，P 96次/分，R 18次/分，BP 124/82mmHg。右下腹压痛，反跳痛，肌紧张，肠鸣音10～15次/分。辅助检查：WBC $20.6×10^9$/L，中性粒细胞百分比82%。初步诊断为急性阑尾炎，并于全麻下行腹腔镜阑尾切除术，术中探查未见其他异常。

【请思考】

　　病人返回病房后，应如何进行护理？

【案例分析】

第一节 急性阑尾炎

急性阑尾炎（acute appendicitis）是指发生在阑尾的急性炎症反应，是外科常见的急腹症。多发生于20～30岁的青壮年，男性发病率高于女性。

一、病因

1. 阑尾管腔阻塞 是急性阑尾炎最常见的病因。阑尾管腔细长，开口狭小，系膜较短，使阑尾卷曲，导致阑尾管腔易于阻塞。导致阻塞最常见的原因是淋巴滤泡的明显增生，约占60%，多见于年轻人。其次是肠石阻塞，食物残渣、异物、蛔虫、炎性狭窄、肿瘤等较少见。

2. 细菌入侵 阑尾管腔阻塞后，腔内细菌大量繁殖并分泌内毒素和外毒素，损伤黏膜上皮，细菌通过溃疡面进入阑尾肌层引起炎症，加重感染。致病菌多为肠道内的各种革兰阴性杆菌和厌氧菌。

二、分类

根据急性阑尾炎的临床过程和病理解剖学变化，可分为4种类型。

1. 急性单纯性阑尾炎 属于轻型阑尾炎或病变早期，炎症多局限于黏膜和黏膜下层。

2. 急性化脓性阑尾炎 又称急性蜂窝织炎性阑尾炎，多由急性单纯性阑尾炎发展而来。阑尾周围的腹腔内有稀薄脓液，形成局限性腹膜炎。

3. 坏疽性阑尾炎及穿孔性阑尾炎 是一种重型阑尾炎。阑尾病变进一步加重引起血运障碍，阑尾管壁出现坏死或部分坏死，呈暗紫色或黑色。因管腔阻塞或积脓增多，压力升高，加重管壁血运障碍，严重者可发生穿孔，穿孔多发生于阑尾根部和近端。若穿孔后阑尾未能被大网膜包裹，脓液流入腹腔，感染扩散，可引起急性弥漫性腹膜炎。

4. 阑尾周围脓肿 急性阑尾炎化脓、坏疽或穿孔后，大网膜和邻近的肠管可将阑尾包裹形成黏连，导致炎性肿块或阑尾周围脓肿的出现。

三、临床表现

1. 症状

（1）腹痛：典型表现为转移性右下腹痛，疼痛多始于上腹部或脐周，呈阵发性腹痛，且位置不固定，6～8小时后疼痛转移并局限于右下腹，为持续性疼痛并逐渐加重。仅有少数病人在发病初即表现为右下腹疼痛。不同病理类型的阑尾炎腹痛也有所不同，如急性单纯性阑尾炎为轻度隐痛或钝痛；急性化脓性阑尾炎为阵发性胀痛；坏疽性阑尾炎呈持续性剧烈腹痛；穿孔性阑尾炎因阑尾管腔压力骤减，腹痛可暂时减轻，但合并腹膜炎后，腹痛又持续加剧。

（2）胃肠道症状：阑尾炎早期可出现轻度厌食、恶心或呕吐，呕吐多为反射性，程度较轻。晚期因弥漫性腹膜炎导致麻痹性肠梗阻，症状逐渐加重，可出现持续性呕吐、腹胀和排气排便减少。部分病人可发生便秘、腹泻等胃肠功能紊乱症状。

（3）全身表现：早期有轻微的乏力。炎症加重时出现全身中毒症状，表现为口渴、心率增快，体温升高达38℃左右。阑尾穿孔合并腹膜炎者，可出现寒战、体温达39～40℃，以及反应迟钝或烦躁不安等症状。若发生门静脉炎，病人可出现寒战、高热及轻度黄疸等表现，严重者可导致感染性休克。

2. 体征

（1）右下腹固定压痛：是急性阑尾炎的重要体征。压痛点通常位于脐与右髂前上棘连线中、外1/3交界处，又称麦氏点（Mc Burney点）（图28-1）。其他常见的压痛部位有Lenz点（位于左右髂前上棘连线的右、中1/3交点上）、Morris点（位于右髂前上棘与脐连线和腹直肌外缘交汇点上）。压痛的程度与病变程度相关，压痛范围随阑尾炎症波及范围的扩大亦相应扩大，但仍以阑尾所在部位的压痛最为明显。

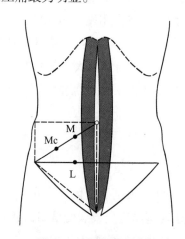

图28-1　阑尾炎压痛点

注：M，Morris点。Mc，Mc Burney点。L，Lenz点。

（2）腹膜刺激征：可见局限性或弥漫性腹部压痛、反跳痛和腹肌紧张。小儿、老人、肥胖者、孕妇、虚弱者或盲肠后位阑尾炎病人的腹膜刺激征可不明显。

（3）右下腹包块：阑尾炎性肿块或阑尾周围脓肿形成时，可在病人右下腹扪及边界不清、位置固定的压痛性包块。

3. 特殊体征

（1）结肠充气试验（rovsing征）：病人仰卧位，检查者一手掌压迫左下腹降结肠区，另一手掌按压近侧结肠，结肠积气可传至盲肠和阑尾，引起右下腹疼痛为阳性。

（2）腰大肌试验（psoas征）：病人左侧卧位，将右下肢向后过伸，若引起右下腹疼痛为阳性，常提示阑尾位置较深，位于腰大肌前方，为盲肠后位或腹膜后位。

（3）闭孔内肌试验（obturator征）：病人仰卧位，右髋和右膝均屈曲90°，再将右髋被动向内旋转，引起右下腹疼痛为阳性，提示阑尾位置较低，靠近闭孔内肌。

（4）直肠指检：盆腔位阑尾炎常在直肠右前方有触痛。若阑尾发生穿孔，炎症波及盆腔时，直肠前壁可出现广泛触痛。若发生盆腔脓肿，可触及痛性肿块。

四、辅助检查

1. 实验室检查　白细胞计数和中性粒细胞比例增高。

2. 影像学检查

（1）腹部平片：可见盲肠和回肠末端扩张和气液平面，偶见钙化的粪石和异物。

（2）B超：可见肿大的阑尾或脓肿，推测病变的严重程度及病理类型。

（3）CT：有助于阑尾周围脓肿的诊断。

3. 腹腔镜检查　可以直接观察阑尾有无炎症，也能分辨与阑尾炎有相似症状的其他脏器疾病，对明确诊断起决定性作用。诊断同时也可经腹腔镜行阑尾切除术。

五、治疗原则

一旦确诊，绝大多数急性阑尾炎应早期手术治疗。

1. 非手术治疗　适用于诊断不明确、症状较轻、不愿意手术的急性单纯性阑尾炎，以及病程已超过72小时、炎性肿块和/或阑尾周围脓肿已形成等有手术禁忌者。治疗措施主要包括禁食、使用有效的抗生素和补液治疗等。

2. 手术治疗　急性阑尾炎诊断明确后，应尽早手术治疗。对阑尾周围脓肿者，先行非手术治疗，应用抗生素治疗或同时联合中药治疗，促进脓肿吸收消退，也可在超声引导下置管引流或穿刺抽脓。待3个月后再行阑尾切除术。

 知识拓展

内镜下逆行阑尾炎治疗术

内镜下逆行阑尾炎治疗术（endoscopic retrograde appendicitis therapy，ERAT）是一种简便、微创、无疤的内镜下微创手术，于2012年由刘冰熔教授提出。该方法通过结肠镜经肛门逆行至回盲部，利用内镜头端的透明帽探查到阑尾的开口，应用内镜相关辅助工具如导丝、导管、取石球囊、塑料支架等进行阑尾冲洗、造影、取石、引流等操作，从而在保留阑尾的前提下解除阑尾腔梗阻，起到治疗阑尾炎的目的。ERAT目前主要适用于急性单纯性阑尾炎、化脓性阑尾炎、阑尾粪石梗阻引起的急性阑尾炎、阑尾腔局部狭窄、阑尾穿孔脓肿局部包裹等治疗。

资料来源：王家辉，崔光星，吕文.内镜逆行性阑尾炎治疗术的临床应用进展［J］.浙江实用医学，2022，27（3）：276-269.

六、护理诊断/问题

1. 急性疼痛　与阑尾炎症刺激或手术创伤有关。
2. 体温过高　与腹腔感染和切口感染有关。
3. 焦虑/恐惧　与缺乏疾病相关知识的了解，担心预后有关。
4. 潜在并发症　腹腔脓肿、门静脉炎、切口感染、出血、黏连性肠梗阻、阑尾残株炎及肠瘘/粪瘘等。

七、护理措施

（一）非手术治疗/术前护理

1. 病情观察　密切观察病人的生命体征、腹痛和腹部体征的变化。如出现右下腹痛加剧、发热，白细胞计数和中性粒细胞比例升高，应及时报告医师，并做好急诊手术的准备。

2. 避免肠内压增高　给予清淡饮食或禁食，必要时行胃肠减压，给予肠外营养支持；禁服泻药及灌肠，以免增加肠蠕动和肠内压力，导致阑尾穿孔或炎症扩散。

3. 控制感染　遵医嘱合理应用有效的抗生素；脓肿形成者可配合医师行脓肿穿刺抽液，并根据脓液的药敏试验结果选用有效的抗生素，注意观察药物的疗效和不良反应。

4. 疼痛护理　协助病人取半坐卧位，可使腹肌放松，减轻腹部张力，缓解疼痛。诊断明确或已决定手术者疼痛剧烈时，可遵医嘱给予镇痛药或解痉药。

5. 心理护理　及时了解病人及家属的心理反应，并讲解疾病相关知识，减轻病人对手术的焦虑和恐惧，使其能够积极配合治疗和护理。

6. 并发症的护理

（1）腹腔脓肿：是阑尾炎未经及时、有效治疗的结果，可在盆腔、膈下或肠间隙等处形成脓肿，其中以阑尾周围脓肿最常见。典型表现为压痛性肿块、腹胀，也可出现直肠、膀胱刺激症状和全身中毒症状等。超声和CT检查可协助定位，也可在超声引导下穿刺抽脓、冲洗或置管引流，必要时做好急诊手术的准备。

（2）门静脉炎：较少见。急性阑尾炎时，感染性血栓脱落进入阑尾静脉中，沿肠系膜上静脉至门静脉，可导致门静脉炎。表现为寒战、高热、肝大、剑突下压痛、轻度黄疸等。如病情进一步加重，可导致感染性休克或脓毒症，治疗不及时可发展为细菌性肝脓肿，一经发现，遵医嘱应用大剂量抗生素，并立即做好手术前的准备。

7. 术前准备　拟急诊手术者应紧急作好备皮、配血、输液等术前准备。

（二）术后护理

1. 病情观察　密切监测生命体征，并准确记录；加强巡视，注意倾听病人的主诉，观察病人腹部症状、体征和手术切口的变化，若发现异常，应及时通知医师，并协助处理。

2. 体位　全麻术后清醒或硬膜外麻醉平卧6小时后，生命体征平稳者可取半卧位，以减轻疼痛，并使炎症局限，预防腹腔脓肿的形成。

3. 活动　鼓励病人术后早期床上活动，待麻醉反应消失后便可下床活动，以促进肠蠕动，减少肠黏连的发生。

4. 饮食　术后需禁食，给予静脉补液和营养支持。待肛门排气后，进流质饮食，逐渐过渡到半流食和普食。

5. 腹腔引流管的护理　阑尾切除术后较少留置引流管，只有在局部有脓肿、阑尾包埋不满意和处理困难或有肠瘘形成时采用，用于引流脓液和肠内容物，一般1周左右拔除。引流管应妥善固定，保持引流通畅，注意观察并记录引流液的颜色、量及性状，如有异常，及时通知医师。

6. 并发症的护理

（1）切口感染：是阑尾切除术后最常见的并发症，常见于急性化脓性阑尾炎或穿孔性阑尾炎。表现为手术后3日左右体温升高，切口局部胀痛或跳痛、红肿、压痛，甚至出现波动感。应遵医嘱予以抗生素预防，若出现感染，可行穿刺抽出脓液，或在波动处拆除缝线敞开引流，排出脓液，清除坏死组织。定期换药，及时更换敷料，保持敷料清洁、干燥。

（2）出血：多因阑尾系膜血管的结扎线松脱而引起。病人有腹痛、腹胀、失血性休克等表现，一旦发现，应立即通知医师，并遵医嘱输血、补液，并做好紧急手术止血的准备。

（3）黏连性肠梗阻：多因局部炎性渗出、手术损伤、切口异物和术后长期卧床等引起。术后应鼓励病人尽早下床活动；不完全性肠梗阻者行胃肠减压，完全性肠梗阻者，应手术治疗。

（4）阑尾残株炎：若阑尾残端保留过长超过1cm，术后残株易复发炎症，症状表现同阑尾炎，钡剂灌肠检查可明确诊断。症状较重者再行手术切除阑尾残株。

（5）肠瘘/粪瘘：较少见。多因残端结扎线脱落、术中损伤盲肠壁、盲肠原有结核或癌肿病变等所致。术后数日内可见肠内容物经切口或瘘口溢出，并有阑尾周围脓肿的表现。阑尾炎所致的粪瘘一般位置较低，对机体影响较小，通过保守治疗，多数病人的粪瘘可自行闭合。如病程超过3个月仍未愈合，应手术治疗。

（三）健康教育

1. 预防指导　指导健康人群保持良好的饮食、卫生和生活习惯，饭后不做跳跃、奔跑等剧烈运动。消化性溃疡、慢性结肠炎等病人应积极治疗或控制病情，以预防慢性阑尾炎急性发作。

2. 知识指导　向病人介绍阑尾炎相关的护理和治疗知识。术后指导病人尽早下床活动，以促进肠蠕动的恢复，防止肠黏连。选择营养丰富、低脂、易消化的食物、注意饮食卫生，避免腹部受凉。

3. 复诊指导　指导病人进行自我监测，出院后一旦出现腹痛、腹胀、恶心、呕吐等不适及时就诊。阑尾周围脓肿未切除阑尾者，告知病人3个月后再次住院行阑尾切除术。

第二节　特殊类型阑尾炎

一、新生儿急性阑尾炎

较少见。早期临床表现无特殊性，仅有厌食、恶心、呕吐、腹泻及脱水等症状，无明显发热和白细胞升高。由于新生儿不能提供病史，早期确诊较困难，穿孔率高达80%，病死率也很高。诊断时应仔细检查患儿有无腹胀及右下腹压痛等体征，并应早期手术治疗。

二、小儿急性阑尾炎

小儿急性阑尾炎是儿童常见的急腹症之一。小儿大网膜发育不全，难以通过大网膜移动达到包裹病变阑尾，局限炎症的作用，容易形成弥漫性腹膜炎。其临床特点：①病情较重且发展迅速，早期即可出现高热、寒战、呕吐甚至惊厥等症状。②右下腹部体征不明显，但有局部压痛和肌紧张，是小儿阑尾炎的重要体征。③穿孔及并发症的发生率较高。④常有明显诱因，如上呼吸道感染、急性扁桃体炎、急性肠炎等。治疗原则为尽早手术，护理时注意病情观察，遵医嘱应用抗生素和静脉补液，积极预防和协助处理并发症。

三、妊娠期急性阑尾炎

较常见，发病多见于妊娠的中、晚期，可能与胎儿快速生长有关。临床特点有：①妊娠期盲肠和阑尾被增大的子宫向右上腹推移，压痛点随之上移。②妊娠中、晚期腹壁被抬高，炎症刺激不到壁腹膜，因此压痛、肌紧张和反跳痛均不明显。③增大的子宫将大网膜推向一侧，导致大网膜不易包裹，阑尾穿孔后感染不易局限，易在上腹部扩散。⑤炎症刺激子宫，易引起流产或早产，威胁胎儿和孕妇的安全。治疗原则以早期手术为主，以防止流产及妊娠后期阑尾炎复发。围手术期加用孕酮，手术切口尽可能偏高，不用腹腔引流。术后应用青霉素类抗生素，以防止胎儿畸形。临产期急性阑尾炎或并发阑尾穿孔及全身感染症状严重时，可考虑经腹行剖宫产术，同时切除病变阑尾。在护理过程中，需要评估病人及家属对胎儿风险的认知程度，以及对疾病和治疗的心理承受能力和应对能力。

四、老年人急性阑尾炎

较少见，但随着人口老龄化的发展，患病人数也逐渐增多。其临床特点：①老年人对疼痛感觉迟钝，腹肌薄弱，防御功能减退，所以主诉不强烈、体征不典型。②临床表现轻，如体温和白细胞计数升高不明显，而病理改变重。③老年人多伴动脉硬化，易导致阑尾缺血坏死或穿孔。④老年人大网膜多有萎缩，故阑尾穿孔后炎症不易局限，易发生弥漫性腹膜炎。⑤老年人常伴有心血管疾病、糖尿病等，使病情更加复杂严重。治疗原则为一旦明确诊断，及时手术治疗，并加强围手术期管理，注意处理伴发疾病，预防并发症的发生。

五、AIDS/HIV感染病人的急性阑尾炎

此类病人因免疫功能缺陷或异常，其症状和体征不典型，白细胞计数不高，容易导致延误诊断和治疗。超声和CT检查有助于诊断。及早诊断并进行手术治疗可获得较高的生存率，否则穿孔率较高。不应将AIDS/HIV病人视为阑尾切除手术的禁忌证。

第三节　慢性阑尾炎

慢性阑尾炎（chronic appendicitis）大多由急性阑尾炎转变而来，少数病变开始即呈慢性过程。

一、病因

慢性阑尾炎通常是急性阑尾炎发作时未能完全清除病灶、残留感染，病情迁延不愈而导致的。具有明确的病史，诊断相对较容易。部分慢性阑尾炎没有急性阑尾炎发作史，症状隐蔽，体征不确定，有时出现阑尾部位压痛，可能与阑尾慢性梗阻有关，这种情况下容易被误诊。

二、临床表现

病人有急性阑尾炎病史，发作时常出现反射性胃部不适、腹胀、便秘等症状，甚至恶心、呕吐等。右下腹疼痛和局部压痛常固定，严重时可导致消化不良，甚至引发腹腔炎症、脓肿等并发症。部分病人可能只有隐痛或不适，发作多见于剧烈活动或饮食不洁时。有些病

人取左侧卧位时，可在其右下腹触及阑尾条索，质地硬，并有压痛。

三、辅助检查

1. X线钡剂灌肠　可以观察到阑尾狭窄变细、不规则或扭曲，阑尾不充盈或充盈不全，同时在显影的阑尾处可有明显的压痛。72小时后X线透视复查显示阑尾腔内仍有钡剂残留，有助于明确诊断。

2. B超检查　可排除慢性胆囊炎、慢性附件炎及慢性尿路感染等。

3. 内镜检查　对有下消化道症状且右下腹压痛者应进行结肠内镜检查，结肠镜可直接观察到阑尾的开口及其周围的黏膜的变化并进行活检，也可以对阑尾腔进行造影，对诊断和鉴别诊断具有重要意义。

四、治疗原则

诊断明确后应及时治疗，内镜诊断明确且反复发作者应立即手术治疗，并行病理检查证实诊断；对未经内镜证实、非反复发作者可先进行抗生素等保守治疗。

五、护理措施

参见本章第一节急性阑尾炎的护理措施。

本章小结

思考题

1. 病人，女，28岁。因"急性化脓性阑尾炎合并穿孔性弥漫性腹膜炎"行急性阑尾切除术。术后第6日体温持续在38.6℃左右。体格检查：右上腹痛，右肺底呼吸音弱。X线检查：右膈活动受限，肋膈角有少量积液，白细胞计数$22 \times 10^9/L$。

请问：

（1）病人术后第6日，首先应考虑有什么并发症？

（2）作为护士的你应采取什么护理措施？

2. 病人，男，72岁。2日前因急性阑尾炎行阑尾切除术，现诉腹胀，未排气、排便。

请问：

目前对该病人应采取哪些护理措施？

更多练习

（李　魏）

学习目标

1. 素质目标

树立"以人的健康"为中心的护理理念，具有观察细致、反应敏捷、认真负责和慎独的精神。保护造口病人隐私，具有爱伤精神。

2. 知识目标

（1）掌握：乙状结肠扭转、结肠癌、直肠癌、痔病人的临床表现和整体护理。

（2）熟悉：直肠肛管其他疾病的概念、临床表现诊断及治疗要点和护理措施。

（3）了解：直肠肛管相关疾病的病因、辅助检查。

3. 能力目标

能运用护理程序对直肠肛管疾病病人实施整体护理。

案例

【案例导入】

病人，女，50岁。半年前无明显诱因出现间断性腹痛不适，未予以特殊处理，后出现便血，粪便变细，体重减轻就医。体格检查：T 36.8℃，P 83次/分，R 20次/分，BP 105/75mmHg，身高159cm，体重48kg。行腹部CT和肠镜检查考虑为"肝内多发转移""结肠距肛18cm可见3cm×4cm×3cm肿块，表面糜烂坏死"。诊断为乙状结肠癌，拟于3日后全麻下行腹腔镜乙状结肠癌根治术＋腹腔淋巴结清扫术＋结肠造口术。

【请思考】

如何为病人实施整体护理？

【案例分析】

第一节 乙状结肠扭转

乙状结肠扭转是指乙状结肠沿肠系膜长轴发生360°～720°旋转导致肠管发生部分或完全梗阻、血运障碍等病理生理改变，属于绞窄性肠梗阻。多见于乙状结肠冗长、有便秘的老年人。

一、病因

1. 解剖因素 肠系膜长度比肠管两端距离长，易发生扭转。

2. 物理因素 肠内容物增多如饱餐、便秘、蛔虫和肿瘤。

3. 动力因素 体位改变、做腹内压增加的活动等。餐后立刻进行腹内压增加的活动易发生肠扭转。

4. 疾病因素 术后肠黏连、瘢痕形成、盆腔炎、肿瘤等。

二、临床表现

乙状结肠扭转根据发病急缓分为亚急性型和急性型。

1. 亚急性型 发病缓慢，常伴有慢性便秘史和不规则腹痛史。

（1）症状：具体如下。①腹痛：多位于中下腹，持续性胀痛伴阵发性加剧，无排便排气。②呕吐：呕吐量小，晚期呕吐物有粪臭味。

（2）体征：病人腹部胀满，腹胀不对称，左侧明显。触诊轻度压痛，无腹膜刺激征。少数病人可触及下腹部囊性肿块。听诊可闻及高调的气过水声和肠鸣音。高龄体弱者可出现休克。

2. 急性型 起病急，病情发展迅速，具有低位性肠梗阻表现。

（1）症状：具体如下。①剧烈腹痛：多呈现全腹弥漫性疼痛。②呕吐：呕吐频繁，出现较早，易导致电解质代谢紊乱和酸碱平衡失调。

（2）体征：全腹伴有压痛、反跳痛，腹肌紧张，腹膜刺激征明显。严重者肠鸣音消失，提示可能发生肠坏死。

3. 并发症 肠壁缺血坏死、营养不良、感染性休克等。

三、辅助检查

1. X线检查 腹部X线平片示左侧腹部可见双腔"马蹄状"巨大的乙状结肠肠祥，严重者可至中上腹部和膈肌以下。X线钡剂灌肠可见钡影尖端呈锥形或"鸟嘴形"。

2. 内镜检查 乙状结肠镜可明确诊断并对扭转的结肠进行复位，亦可排除单纯性肠梗阻等相似疾病。

3. 低压盐水灌肠试验 若灌肠液注入量＜500ml，即可判断存在扭转或梗阻位于乙状结肠。

四、治疗原则

1. 非手术治疗

（1）内镜解除：通过乙状结肠镜可解除肠内胀气并复位扭转的结肠。肠坏死或疑似坏死者禁用。

（2）灌肠疗法：使用500ml高渗盐水或肥皂水缓慢灌入乙状结肠，达到复位的目的。操作不可重复进行，压力不可过高，避免发生穿孔。

2. 手术治疗　乙状结肠切除术并一期吻合术。切除坏死肠段，断端提拉至腹壁行乙状结肠造口术，术后视恢复状况择期行吻合术。

五、护理诊断/问题

1. 体液不足　与术前频繁大量呕吐、术后引流有关。
2. 疼痛　与肠坏死引起腹痛、术后切口疼痛有关。
3. 营养失调：低于机体需要量　与疾病导致胃肠功能紊乱有关。
4. 知识缺乏　缺乏造口护理相关知识。
5. 潜在并发症　肠壁缺血坏死、感染性休克。

六、护理措施

（一）非手术治疗/术前护理

1. 心理护理　多数病人因急性乙状结肠扭转而入院，对手术产生焦虑、恐惧心理。护士应做好术前解释工作，缓解病人的紧张不安情绪，获得病人的配合，以良好的心态接受手术。

2. 术前准备　术区备皮、禁食水、胃肠减压、肠道准备。

（二）术后护理

1. 病情观察　术后密切观察生命体征和病情变化。麻醉未清醒时，每30分钟测量一次生命体征。麻醉清醒，血压平稳后，可减少测量频率，延长测量间隔。

2. 体位与活动　麻醉未清醒时给予去枕平卧位，头偏向一侧。清醒后，调整至半卧位。鼓励病人尽早下床活动。

3. 饮食护理　术后禁食、水，给予肠外营养，待肠蠕动恢复，肛门排气后，可考虑恢复经口进食。指导病人选择高热量、高蛋白质和丰富维生素的食物，注意少食多餐，从流质饮食、半流质饮食逐渐过渡至正常饮食。

4. 疼痛护理　①协助病人采取半卧位。②病人咳嗽时，用手按压切口处，避免震动引起疼痛。③妥善固定引流管，避免体位更换时引起管路牵拉痛。④必要时，遵医嘱给予镇痛药。

5. 引流管护理　保持管路通畅，监测并记录引流液的色、量、性状。妥善固定，避免管路受压、扭曲、折叠。

6. 基础护理 每日做好口腔护理、会阴擦洗、压疮风险评估等工作。

7. 造口护理

（1）肠造口评估：从活力、高度、形状和大小多方面评估。正常造口呈圆形或椭圆形，高度高于腹壁1～2cm，颜色呈现鲜红色或粉红色，表面有湿润有光泽。

（2）造口袋更换

1）揭除：一只手按住皮肤，另一只手自上而下缓慢揭除造口袋。

2）观察：底盘粘胶有无腐蚀；底盘是否沾有粪便；造口周围皮肤有无红肿。

3）清洁：使用清水或温水擦拭造口周围皮肤，待干。

4）测量：使用造口底盘测量造口直径。

5）裁剪：使用弯剪子裁剪，裁剪直径大于测量直径1～2mm，用食指捋平毛刺。

6）粘贴：撕开底胶，自下而上粘贴。

7）封闭：封闭底部夹子。

（3）造口及造口周围相关并发症的观察与处理

1）造口出血：常见于术后早期，是造口黏膜与周围血管未结扎或结扎线脱落所致。出血量较少可通过棉签压迫止血，出血量较多者，需配合医师缝合止血。

2）造口缺血/坏死：造口血运不良或局部张力过大所致。需及时解除可能压迫造口的因素。对于损伤面积较小可在损伤周围涂抹造口粉，若损伤面积过大，需及时报告医师处理，完全坏死者，需重建造口。

3）造口狭窄：由于瘢痕挛缩引起造口狭窄，可通过指检判断狭窄程度。指导病人正确使用扩肛器。若出现排便困难，可按压造口周围或使用开塞露润滑肠道。若出现停止排便排气、腹胀、腹痛，需及时就医。

4）周围皮肤损伤：以粪水性皮炎、撕脱性损伤常见。观察皮肤颜色、损伤范围和程度，指导病人正确更换造口袋的方法。选择保护用品如皮肤保护膜、造口粉、防漏膏。

（4）健康教育

1）饮食指导：给予高热量、高蛋白、高维生素多元化饮食，避免食入过多粗纤维食物，易产气、产异味的食物，生冷辛辣油炸类食物，多饮水。

2）运动指导：鼓励运动。选择适合的运动方式，早期不宜进行负重运动，避免引起造口旁疝。不可进行冲撞、撞击类运动；推荐使用两件式造口袋。

3）着装指导：选择宽松、柔软、舒适衣物。

4）记录：养成良好习惯，记录造口变化。

5）心理护理：术后充分沟通，鼓励病人正视造口的存在，参与造口袋的更换，有助于增加对造口的接受程度。

8. 并发症的护理

（1）出血：术后引流管中持续引出大量红色血性液体，提示存在出血，需充分补液并通知医师必要时手术止血。

（2）肠黏连：指导病人出院后避免暴饮暴食，规律进食。保持大便通畅，必要时可服用药物软化粪便。若突然出现腹胀、停止排便排气等疑似肠黏连症状，需及时就医。

第二节 肠息肉

肠道黏膜表面异常而向内突出的隆起，在未明确病理性质前，统称为肠息肉。肠息肉好发于任何部位，结肠和直肠息肉较多见。

一、病因

1. 年龄　肠息肉的发病率与年龄增长有关。建议50周岁以上人群，定期进行肠镜检查，降低恶变风险。

2. 感染　感染引起的肠道慢性炎性疾病，如溃疡性结肠炎、阿米巴痢疾、肠结核。部分病毒感染可引发腺瘤性息肉。

3. 生活习惯　久坐、缺乏运动、进餐快，食用高热量、高脂肪、低纤维素的食物，易促进肠息肉的生长，而吸烟、酗酒与腺瘤性息肉的发生有着密切的关系。

4. 遗传因素　存在家族聚集性如家族性非息肉病大肠癌、家族性腺瘤性息肉病。

二、临床表现

1. 疼痛　部分病人存在腹胀、腹痛，疼痛的性质多为隐痛、钝痛。腹胀、腹痛长期存在且频繁发生。

2. 便血　病人可伴有间断性便血或粪便表面带血。炎性肠病者会出现黏液血便。出血量较大者，可引发贫血。

3. 排便习惯改变　病人可出现排便次数增多，粪便不成形等改变。

4. 并发症　肠套叠、肠梗阻、肛门脱出。

三、辅助检查

1. 内镜检查　肠镜检查可明确息肉位置、数量并完成内镜下切除。通过病理检查可明确息肉性质。

2. 直肠指诊　可触及低位息肉。

3. X线钡剂造影　钡剂灌肠可见充盈缺损。

4. 粪便隐血试验　缺乏特异性。

四、治疗原则

炎症性息肉以积极治疗原发病为主，部分病人在炎症消除后，息肉可自行消失。亦可根据息肉大小选择内镜下摘除或手术治疗。腺瘤性息肉有恶变的可能，应尽早切除。腹膜反折以下可经肛周局部切除，腹膜反折以上可通过腹腔镜切除。若息肉癌变浸润黏膜下层或肌层，需按结、直肠癌术式处理。

五、护理诊断/问题

1. 排便形态改变　与肠息肉导致排便不规律有关。
2. 疼痛　与肠息肉刺激肠道神经导致肠道肌肉异常收缩有关。
3. 潜在并发症　肠套叠、肠梗阻、肛门脱出、出血、穿孔等。

六、护理措施

（一）非手术治疗/术前护理

1. 心理护理　介绍内镜治疗的目的和可能出现的不适，获得理解配合。
2. 饮食指导　嘱病人术前3日无渣或少渣半流食，术前1日流质饮食。禁饮牛奶等乳制品，无痛肠镜者需术前6～8小时禁食、水。
3. 用药指导　部分药物可在手术当日饮少量水服用，如口服降糖药等；抗血小板药和抗凝药需在医师指导下使用。
4. 肠道准备　术前1日晚，分次服用复方聚乙二醇，至排出黄色透明无渣水样便。服用缓泻剂前3～4小时禁食至检查结束。

（二）术后护理

1. 病情观察　病人完全清醒后，即可返回病室。术后观察有无出血、黑便、腹痛、面色苍白、血压下降等。一旦发生，需立即通知医师。
2. 休息与活动　术后建议卧床休息，72小时内不可进行剧烈运动、高空作业等，注意观察排气情况，可适当散步或按摩腹部促进肠道蠕动。
3. 饮食护理　病人在手术结束肛门排气后3日内可进少渣饮食，避免生冷辛辣、易产气食物。
4. 排便护理　术后需密切观察粪便的颜色、性状，若排便困难，可遵医嘱使用开塞露等药物。

第三节　结　肠　癌

结肠癌是消化系统常见恶性肿瘤，好发于中老年人群。国家癌症中心最新调查显示，我国结肠癌发病率城市高于农村，东部远高于中、西部地区。

一、病因

结肠癌的病因尚未明确，但可能与以下因素有关。
1. 遗传因素　结直肠癌具有遗传倾向，家族性腺瘤性息肉病结肠癌发病率高于正常人群。
2. 癌前疾病与癌前病变　多数来自腺瘤癌变，以绒毛状腺瘤为主。近年来，溃疡性结肠炎，结、直肠息肉等被列为结、直肠癌的癌前疾病。

3. **生活习惯** 与高脂肪、高蛋白、低纤维素饮食有关。此外，吸烟、酗酒、肥胖、糖尿病等人群罹患结、直肠癌风险较高。

二、分型与分期

1. **大体分型** 可分为隆起型、溃疡型、浸润型3种类型。溃疡型最常见，分化程度低、转移早。

2. **组织学分型** 可分为腺癌、腺鳞癌和未分化癌。腺癌中，以管状腺癌最常见。黏液腺癌和印戒细胞癌恶性程度高，预后差。腺鳞癌较少见；未分化癌癌细胞较小，排列无序，预后差。

3. **临床分期** 目前临床主要参考国际抗癌联盟（Union for International Cancer Control, UICC）结直肠癌2017年第八版TNM分期法。其中T表示原发肿瘤，N表示区域淋巴结转移，M表示远处转移。结肠癌主要经淋巴转移，首先转移至结肠壁和结肠旁淋巴结，再至肠系膜血管周围和肠系膜血管根部淋巴结。血行转移多见于肝，其次为肺、骨等。结肠癌可直接浸润到邻近器官如膀胱、输尿管、子宫。癌细胞脱落可出现腹膜种植转移。

三、临床表现

早期无特异症状，易被忽视。进展期主要表现如下。

1. **排便习惯和粪便性状改变** 常作为结肠癌的首发症状。具体表现为排便次数增多，粪便不成形。癌肿生长导致部分肠梗阻时，病人可存在便秘与腹泻交替存在的现象。癌肿表面破溃、感染时，可出现粪便带血或黏、脓液血便。

2. **腹痛或腹部不适** 为结肠癌早期症状，疼痛部位不明确，疼痛多为持续隐痛。癌肿引发肠梗阻时，可产生剧烈疼痛或阵发性绞痛。

3. **腹部肿块** 右半结肠癌多见，肿块为癌肿本身或梗阻近侧的粪便，触诊有明显压痛。早期包块可有一定的活动度，晚期癌肿逐层浸润、固定。

4. **肠梗阻** 结肠癌晚期表现，多见于左半结肠。有低位、慢性、不完全性肠梗阻的特点，少数病人可出现完全性肠梗阻。

5. **全身症状** 低热、贫血、消瘦、乏力，晚期出现恶病质。

由于癌肿位置和病理分型的差异，左半、右半结肠癌往往呈现不同的特征，详见表29-1。

表29-1 左半、右半结肠癌临床表现差异

	右半结肠癌	左半结肠癌
粪便性状	稀便为主，黏、脓液血便	粪便成形，干便
大体分型	隆起型	浸润型
癌肿破溃出血	粪便可呈现暗红色	出血量少、粪便表面带血
腹部包块	易触及	少见
便秘	少见	多见
梗阻症状	少见	多见

四、辅助检查

1. 内镜检查　通过纤维结肠镜可判断癌肿大小、形态、浸润深度，钳取部分组织进行病理学检查，是诊断结、直肠癌最有效、可靠的方法。

2. 影像学检查

（1）CT：有助于评估原发肿瘤的位置、分期、浸润范围、深度，以及是否存在远处转移等，也适用于结肠癌术后的复查。

（2）超声检查：有助于了解结肠癌的浸润深度和淋巴结转移情况，也可协助诊断肝转移情况。

（3）磁共振检查：了解盆腔内扩散情况，有无侵犯膀胱、子宫及盆壁。

（4）其他影像学检查：X线钡剂灌肠、气钡双重造影、PET-CT。

3. 其他检查　粪便隐血试验常作为结直肠癌的初筛检查，CEA和CA-199作为肿瘤标志物缺乏特异性，多应用于结肠癌术后复查。

五、治疗原则

结肠癌治疗以手术切除为主，同时建议新辅助治疗（术前放、化疗），提升治疗效果。

1. 非手术治疗

（1）化学治疗：化学治疗适用于各个阶段的病人，给药途径以全身静脉用药为主。其中，新辅助化疗有助于缩小癌肿体积，提高手术的切除率。辅助化疗适用于手术后的病人，降低癌症的复发，提高术后生存期。姑息性化疗在一定程度上可抑制肿瘤生长，延长生存期。

（2）放射治疗：术前放疗有助于缩小癌肿体积，降低分期，提高切除率，降低复发率。术后放疗多应用于结肠癌未接受术前放疗，病理提示复发风险较大的病人。

（3）其他治疗：如靶向治疗、中医药治疗等。

2. 手术治疗

（1）根治性手术：全面探查肝、胃肠道、子宫、附件、腹膜、大网膜等组织有无癌肿，切除范围包括癌组织、两端足够距离的肠段、肠系膜并清扫区域淋巴结。根据癌肿位置不同，术式可分为右半结肠切除术（图29-1）、横结肠切除术（图29-2）、左半结肠切除术（图29-3）、乙状结肠切除术（图29-4）。

（2）姑息性手术：常见于结肠癌所致急性肠梗阻病人。若肿瘤较大，无法切除或病人无法耐受手术，可留置支架或行肠管短路手术。

六、护理诊断/问题

1. 焦虑　与对癌症的恐惧、对预后的未知有关。
2. 营养失调：低于机体需要量　与癌肿慢性消耗、手术创伤、放疗及化疗反应有关。
3. 疼痛　与手术创伤和造口相关并发症有关。
4. 体象障碍　与肠造口导致排便方式改变有关。
5. 知识缺乏　缺乏肠造口护理相关知识。
6. 潜在并发症　切口感染、吻合口瘘、造口并发症、造口周围皮肤损伤等。

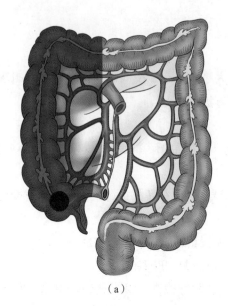 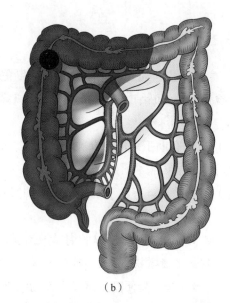

（a）　　　　　　　　　　　　　　　（b）

图29-1　右半结肠切除范围

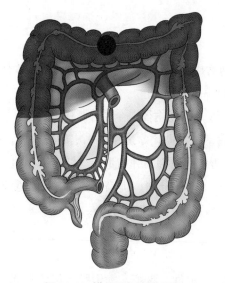 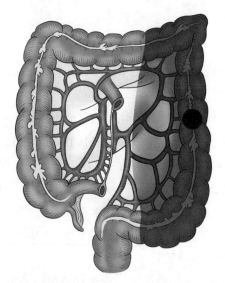

图29-2　横结肠切除范围　　　　　　　　　　图29-3　左半结肠切除范围

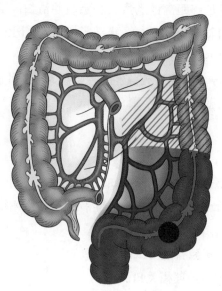

图29-4　乙状结肠切除范围

七、护理措施

（一）术前护理

1. **心理护理** 充分关心病人，获得病人的配合。对于接受肠造口的病人，术前通过图片、模型、案例等形式介绍造口相关知识。

2. **营养护理** 术前给予高热量、高蛋白、高维生素的营养丰富易消化的少渣饮食，无法经口进食如并发急性肠梗阻者，通过肠外营养补充能量，及时纠正水、电解质代谢紊乱和酸碱平衡失调。

3. **肠道准备**

（1）饮食准备

1）传统方式：术前3日，少渣半流食；术前1～2日，无渣流食，术前12小时禁食，4小时禁饮。术前1日晚行清洁灌肠。

2）新型方法：术前3日至12小时，口服全营养制剂，减少肠腔粪渣残留，降低术后感染率。

（2）肠道清洁

1）导泻法：目前临床应用较多的是复方聚乙二醇电解质散溶液。药物通过增加粪便含水量刺激小肠蠕动，造成容量性腹泻以达到清洁肠道的目的。全程饮水量需大于2000ml。肠梗阻、肠穿孔、消化道出血禁用此法。

2）灌肠法：主要适用于年老体弱，无法耐受导泻法的病人或导泻法无法完全清洁肠道的病人。通过大量不保留灌肠清洁肠道。

（3）阴道冲洗：对于肿瘤侵犯阴道后壁的病人，术前3日晚，每日需会阴冲洗，可减少术中污染和术后感染。

（4）术前用药：术前3日口服肠道不吸收的抗生素，术前口服维生素K。

（5）管路准备：手术日晨留置胃管、导尿管。部分病人需在术前1日留置PICC或中心静脉导管（central venous catheter，CVC）。

（6）造口定位：行肠造口术的病人术前进行造口定位，有助于病人更好了解造口。肠造口宜选择在腹直肌上，其中，回肠造口宜在右下腹脐与髂前上棘连线中上1/3处或与髂前上棘、耻骨联合三点形成的三角形中线交点处。乙状结肠造口可用相同方法于左下腹定位。

（二）术后护理

1. **病情观察** 术后早期每30分钟测量一次病人生命体征。待病人完全清醒后，转回病房。同时观察病人腹部切口敷料，造口开放后观察造口情况。

2. **休息与活动** 病人未完全清醒时，给予平卧位，头偏向一侧。清醒后，可调整至半卧位。术后鼓励病人尽早下床活动，暂不能下床者，鼓励床上翻身和四肢活动。

3. **饮食护理** 术后持续禁食，胃肠减压至恢复肠道蠕动、肛门排气或造口开放。恢复经口进食后，给予高热量、高蛋白、高维生素饮食，忌生冷辛辣易产气食物。注意循序渐进、少食多餐的原则，从流食、半流食逐渐过渡至普食。

4. **疼痛护理** 建议病人半卧位，减轻腹壁张力有助于缓解疼痛。必要时遵医嘱给予镇痛药。

5. 管道护理　密切观察记录胃肠减压管、腹腔引流管、尿管等管路引出液体的颜色、量和性状，保持引流通畅，防止管路受压、扭曲、堵塞和非计划性拔管。

6. 并发症的护理

（1）切口感染：密切监测病人体温，遵医嘱术后预防性应用抗生素，保持切口周围敷料清洁干燥。有肠造口者术后2～3日造口侧侧卧位，避免内容物污染切口。

（2）吻合口瘘：若病人突发高热、脉搏细速，剧烈腹痛或疼痛持续加重，引流管内引出混浊液体，部分病人伴有腹肌紧张、板状腹等体征，可高度怀疑吻合口瘘。立即禁食、胃肠减压，持续引流。若需急诊手术，需配合医师完成术前准备。

7. 肠造口护理　参考本章第一节乙状结肠扭转护理措施相关内容。

 知识拓展

中国加速康复外科临床实践指南（2021）（五）

加速术后康复（enhanced recovery after surgery，ERAS）通过优化围手术期处理，降低手术创伤和应激反应，加速病人的康复，提高生活质量。具体体现在术前加强宣教和预康复。推荐口服抗生素联合机械性肠道准备作为术前常规措施。择期无胃肠梗阻的病人，麻醉诱导前6小时可进食不含油炸、脂肪及肉类的固体食物，2小时可口服清流质等。术中监测防止低体温，控制晶体、胶体液输入量，避免容量负荷过重。术后考虑多模式镇痛，不推荐常规留置腹腔引流并尽早拔除导尿管，尽快恢复经口进食等。

资料来源：中华医学会外科学分会，中华医学会麻醉学分会.中国加速康复外科临床实践指南（2021）（五）[J].协和医学杂志，2021，12（5）：658-665.

第四节　直　肠　癌

直肠癌是指从齿状线至直肠与乙状结肠交界之间的癌症，与结肠癌统称大肠癌，是消化系统常见恶性肿瘤之一。我国直肠癌发病年龄中位数在45岁左右，近年来呈现低龄化的趋势。

一、病因

同结肠癌的病因，参见本章第三节结肠癌的病因相关内容。

二、转移途径

1. 直接浸润　下段直肠癌由于缺乏浆膜层屏障的保护，易侵袭周围器官，如前列腺、阴道和输尿管。

2. 淋巴转移　是直肠癌主要的扩散途径。向上转移至直肠上动脉、肠系膜下动脉和腹主动脉周围淋巴结；向侧方、向下转移至髂内淋巴结。

3. 血行转移　中晚期发生。癌细胞入侵肠系膜血管，沿门静脉系统形成肝转移，也可沿髂静脉转移至肺。

4. 种植转移　较少见，发生广泛转移时，可出现血性腹水。

三、临床表现

早期无明显症状、体征改变，癌肿影响排便或破溃时可出现明显症状。

1. 直肠刺激症状　伴有腹胀、腹痛、腹泻，排便不尽、里急后重感。晚期可见下腹痛。

2. 黏液血便　最常见症状。癌肿破溃后，血液或黏液附着于粪便表面。严重感染时，可出现脓血便。

3. 肠腔狭窄症状　癌肿生长增大引起肠腔缩窄，病人可出现粪便形态变细，继而出现腹胀、腹痛、排便困难、肠鸣音亢进等不完全性肠梗阻症状。

4. 转移症状　当癌肿侵犯前列腺、膀胱、输尿管时，可出现排尿困难、血尿、尿路刺激征等；侵犯女性阴道后壁，可引起白带增多，甚至在穿透阴道后壁时可致直肠阴道瘘；侵犯肝组织可引起肝大、黄疸、腹水等。

四、辅助检查

1. 直肠指检　是诊断低位直肠癌最重要、最直接的方法。检查时，病人取膝胸卧位（图29-5），对于年老体弱者可采用左侧卧位（图29-6）检查。女性直肠癌病人疑似侵犯阴道

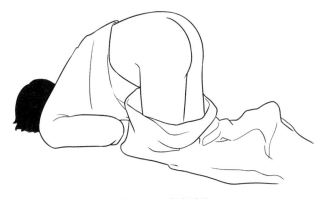

图29-5　膝胸卧位

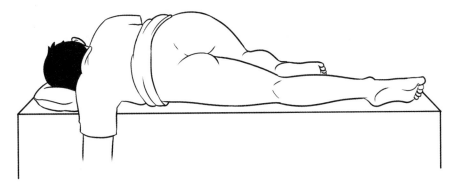

图29-6　左侧卧位

后壁者，推荐三合诊检查。

2. **内镜检查**　通过直肠镜判断肿物距肛缘的位置、形态、局部浸润程度等并钳取部分组织行病理学活组织检查。

3. **影像学检查**

（1）超声检查：适用于早期直肠癌的分期诊断。

（2）X线检查：气钡双重造影虽作为诊断该病的常用手段，但无法明确分期。疑有肠梗阻的病人慎用。

（3）盆腔增强MRI：不但能评估肿瘤浸润肠壁深度、淋巴结是否转移，更重要的是能准确分辨直肠系膜筋膜是否受累。

（4）胸腹盆增强CT：主要用于评估多发于肝、肺的远处转移。肝、肺多数大于1cm的病变可以通过CT准确判定是否转移。盆腔CT对软组织的分辨能力不如MRI。

（5）全身PET-CT：主要被推荐用于如下2种情况。①已有淋巴结转移的结直肠癌。②术后检查怀疑复发转移。

五、治疗原则

手术治疗是唯一可能治愈直肠癌的方法。术前新辅助化疗和术后辅助化疗有助于缩小癌肿体积，利于术中切除，降低术后复发的风险。

1. **根治性手术**

（1）腹会阴联合直肠癌切除术［迈尔斯（Miles）手术］：适用于腹膜反折以下的直肠癌。切除范围包括乙状结肠及其系膜、直肠、肛管、肛提肌、坐骨直肠窝内组织和肛门周围皮肤，清扫相应的动脉旁淋巴结（图29-7）。腹部作永久性结肠造口。

（2）直肠癌低位前切术［狄克逊（Dixon）手术］：适用于腹膜反折以上的直肠癌。切除乙状结肠和直肠大部，游离腹膜反折部下方的直肠，在腹膜外吻合乙状结肠和直肠切端（图29-8）。此手术损伤较小，术后保留肛门功能。

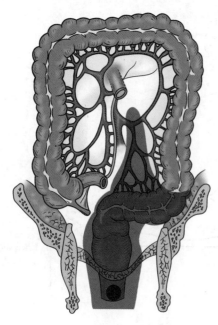

图29-7　Miles手术切除范围

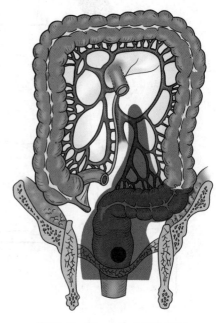

图29-8　Dixon手术切除范围

（3）经腹直肠癌切除、近端造口、远端封闭术［哈特曼（Hartmann）手术］：适用于身体虚弱无法耐受Miles手术或并发急性肠梗阻不宜行Dixon手术者。术后行永久性肠造口。

2. 姑息性手术　适用于晚期直肠癌病人，目的是解除梗阻、缓解痛苦、延长生存期。如乙状结肠双腔造口术。

六、护理诊断/问题

参见本章第三节结肠癌护理。

七、护理措施

参见本章第三节结肠癌护理。

第五节　直肠肛管其他疾病

一、痔

痔（hemorrhoid）是常见的肛肠疾病，好发于各年龄层。以齿状线为界，以上为内痔，好发于截石位下3点、7点、11点位，齿状线以下为外痔。内痔与外痔血管丛跨齿状线融合形成混合痔（图29-9）。

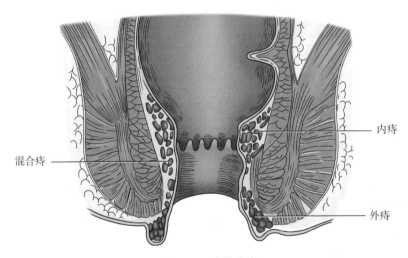

图29-9　痔的分类

（一）病因

痔的病因尚不明确，可能与多种因素有关。好发于久坐人群、老年人、孕妇和长期便秘、腹泻病人。

（二）临床表现

根据痔位置的不同分为：内痔、外痔、混合痔。

1. 内痔　主要表现为便血和痔的脱出，根据严重程度分为如下4期。

（1）Ⅰ度内痔：便时带血，呈点滴状或喷射状出血，痔核无脱出。

（2）Ⅱ度内痔：常见便血，排便时痔核脱出，便后自行还纳。

（3）Ⅲ度内痔：偶尔便血，咳嗽、排便、负重物等腹内压增加时痔核脱出，便后需用手还纳。

（4）Ⅳ度内痔：偶尔便血，痔核持续脱出于体外，无法还纳或还纳后又立即脱出。可伴有剧烈疼痛、水肿、感染、坏死等发生。

2. 外痔　主要表现为肛门部软组织团块。伴有肛门不适、肛周潮湿、瘙痒和异物感。伴有炎症、感染或血栓时，疼痛明显。

3. 混合痔　同时可伴有内痔和外痔的临床表现。

（三）辅助检查

肛门镜可以直接观察直肠内黏膜有无充血、水肿、溃疡等情况，有助于疾病确诊。

（四）治疗原则

首选非手术治疗，临床主张无症状不治疗、有症状首先消除症状。手术治疗适用于保守治疗效果不佳者，主要包括：传统硬化剂注射、透明帽辅助内镜下硬化术、胶圈套扎、超声多普勒引导下痔动脉结扎术、冷冻疗法等。

（五）护理诊断/问题

1. 焦虑　与担心手术预后有关。

2. 疼痛　与疾病和手术创伤有关。

3. 知识缺乏　缺乏疾病相关知识。

4. 舒适度改变　与肛门坠胀有关。

5. 潜在并发症　出血、尿潴留、切口感染、肛门狭窄等。

（六）护理措施

1. 非手术治疗/术前护理

（1）心理护理：与病人充分交谈，使病人了解手术过程，缓解病人的焦虑，获得配合。

（2）饮食与活动：调整饮食结构，多饮水，增加膳食纤维的摄入。养成规律排便的习惯，多运动，避免久坐。

（3）疼痛护理：肛管内注入抗生素软膏、油剂或栓剂，有助于润滑肛管，促进炎症吸收。外痔可通过局部热敷或涂抹抗生素、镇痛药缓解症状。

（4）温水坐浴：便后及时清洗肛周，保持清洁舒适。选择1∶5000高锰酸钾溶液温水坐浴，促进局部血液循环。

（5）术前准备：术前进少渣食物，如蒸蛋、稀粥等。术前1日晚排空粪便，必要时行大量不保留灌肠，术区备皮。

（6）痔块还纳：局部涂抹润滑油，轻柔按摩肛门，使肛门肌肉放松，轻轻推送脱出的痔核，将痔核还纳。

2. 术后护理

（1）病情观察：监测病人生命体征、意识状态。若病人出现面色苍白、脉搏细速、血压下降，及时报告医师处理。

（2）休息与活动：建议病人术后24小时内床上活动，体位改变宜缓慢。之后鼓励下床活动，动作需适度。伤口愈合后可正常生活、工作，不可久坐、久站。

（3）饮食护理：术后1～2小时即可进食，选择无渣或少渣的清淡易消化食物。忌油腻、辛辣食物，忌烟酒。

（4）疼痛护理：多由括约肌痉挛或粪便刺激创面所致。评估疼痛程度，分析原因，遵医嘱使用镇痛药或除去多余敷料。

（5）并发症的护理

1）出血：直肠肛管静脉丛丰富，术中止血不彻底或术后用力排便可致出血。需密切观察生命体征，若出现头晕、面色苍白、心悸、血压下降等需及时通知医师处理。

2）尿潴留：术后每4～6小时鼓励病人排尿一次，排尿困难者，可通过听流水声或下腹部热敷诱导排尿，必要时留置导尿。

3）切口感染：观察切口的情况，排便后保持肛周清洁。使用1∶5000高锰酸钾温水坐浴。

4）肛门狭窄：观察病人术后有无排便困难或粪便变细情况，指导病人正确的扩肛方法。

二、直肠肛管周围脓肿

直肠肛管周围脓肿是直肠肛管周围软组织内或其周围间隙内发生急性化脓性感染并形成脓肿，男性多见，好发于青壮年。起病急、疼痛剧烈。常见的致病菌有大肠埃希菌、金黄色葡萄球菌等多种细菌混合感染。

（一）病因

1. 感染性因素　肛腺感染最为常见，长期便秘或腹泻易发生肛窦炎，感染延及肛腺扩散形成脓肿。

2. 医源性因素　直肠肛门手术术后感染、局部麻醉吸收不良、乙状结肠镜检查引起直肠后间隙脓肿等。

3. 其他因素　直肠内异物损伤后感染、免疫力低下、营养不良等。

（二）临床表现

1. 肛周脓肿　最常见。疼痛为最常见症状。起初为胀痛，化脓后跳痛，排便时疼痛加重，脓肿在肛门前方可发生尿潴留，脓肿在肛门后方出现尾骶部疼痛。全身中毒症状轻，局部肿胀、发红、压痛、有波动感。

2. 坐骨直肠窝脓肿　较多见。全身不适、高热、寒战等全身中毒症状。局部见肛门一侧肿胀、发红、灼热、压痛、跳痛，活动和排便时疼痛加重，可伴有排尿困难等。

3. 骨盆直肠窝脓肿　少见。全身症状重，寒战、高热、乏力。严重者可见中毒症状。局部症状轻，仅有直肠下坠感，酸痛或不适等表现，亦可发生排尿困难。

4. 其他　肛管括约肌间隙脓肿、直肠后间隙脓肿、直肠壁内脓肿位置较深，局部症状不明显。

（三）辅助检查

1. 局部穿刺抽脓　穿刺留取标本，进行细菌培养，有助于明确病因。
2. 实验室检查　全身感染者白细胞计数升高，中性粒细胞比例升高，严重者可出现核左移。
3. 其他　肛管超声检查或CT及MRI检查对经一般检查不能明确诊断的病例有重要的诊断和鉴别诊断意义。

（四）治疗原则

1. 非手术治疗　应用抗生素、局部理疗、温水坐浴等。目的是控制感染、缓解疼痛、促进排便。
2. 手术治疗　脓肿切开引流是治疗直肠肛管周围脓肿最主要的方法。除此之外，挂线手术可以达到引流的目的，避免肛瘘的发生。

（五）护理诊断/问题

1. 疼痛　与脓肿对周围组织的压迫和炎症刺激有关。
2. 皮肤完整性受损　与脓肿可能破裂导致皮肤破损有关。

（六）护理措施

1. 休息与活动　卧床休息为主，选择舒适体位，避免局部受压。
2. 用药护理　遵医嘱使用抗生素，观察效果和不良反应直至炎症消散。
3. 饮食护理　以少渣饮食为主，保持大便通畅。
4. 排便护理　养成规律排便的习惯，可口服液体石蜡或其他缓泻剂，保持排便通畅，便后保持肛周清洁并使用1∶5000高锰酸钾坐浴。
5. 引流处理　术后2～3日，可考虑取出引流条。如脓腔较深，引流量较大时，可延长引流时间，约术后1周取出。

三、肛裂

肛裂是指从齿状线到肛缘的肛管组织表面裂开，形成小溃疡。好发于年轻人群。慢性肛裂由于病程长和反复发作，裂口上端的肛门瓣和肛乳头水肿，造成肛乳头肥大，下端皮肤呈袋状垂向下突出于肛门外，形成前哨痔。肛裂、前哨痔、肛乳头肥大常同时存在，称为肛裂三联征（图29-10）。

（一）病因

1. 排便异常　外力的冲击和摩擦可诱发肛裂。粪便过粗过硬、便秘、腹泻均可导致肛管裂开。
2. 括约肌痉挛　肠道、肛管或肛窦的炎症，括约肌外露，以及紧张愤怒等情绪，导致肛门内括约肌张力升高。排便时，导致裂口出现。
3. 解剖因素　肛门外括约肌于肛管前后形成两个三角形裂隙，肛管缺乏足够的支撑。排便时肛管后壁承受压力大，正中线处易发生肛裂。

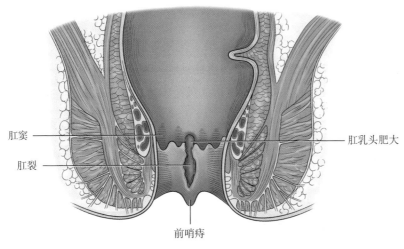

图29-10　肛裂

（二）临床表现

肛裂的典型临床表现为疼痛、便血和便秘。

1. 症状

（1）疼痛：是肛裂的最主要症状，呈疼痛—缓解—高峰—缓解—再疼痛周期性变化。

（2）便血：排便时滴血或便后纸上擦血为主要表现，呈鲜红色血液。出血量与裂口的深浅、大小有关，大出血少见。

（3）便秘：可使肛裂加重。病人出现肛裂后因肛门疼痛而恐惧排便，导致粪便干硬，形成恶性循环。

2. 体征　视诊可见肛缘前后侧长赘皮，被称为前哨痔，是肛裂的重要标志之一。裂口多位于肛门的前后正中位置。若见裂口内白色组织，表明裂口程度较深，可观察到括约肌表面筋膜组织。触诊可通过肛管紧张度判断肛裂严重程度，亦可触及到肛乳头肥大。

（三）辅助检查

已确诊者，一般不宜行直肠指检或肛门镜检查，避免增加病人痛苦。可以取活组织做病理检查，以明确诊断。

（四）治疗原则

以非手术治疗为主。通过纠正排便、饮食调整、温水坐浴等方式治疗。手术治疗主要适用于保守治疗效果不佳者，可以考虑行肛裂切除和/或内括约肌侧切。急性肛裂可以通过增加纤维素摄入、多饮水及温水坐浴治疗。

（五）护理诊断/问题

1. 疼痛　与排便时肛裂处受到刺激，引起剧烈疼痛有关。

2. 排便模式改变　与疼痛导致避免排便，引起便秘或排便习惯改变有关。

3. 出血　与肛裂处可能伴有少量出血有关。

4. 恐惧　与对疼痛、出血及排便的恐惧有关。

（六）护理措施

1. 排便习惯调整　食物中增加新鲜水果、蔬菜等膳食纤维的摄入，鼓励病人多饮水。养成规律排便的习惯。可口服缓泻剂或促肠道蠕动的药物。

2. 心理护理　讲解疾病相关知识，缓解病人恐惧焦虑而不敢排便的心理。

3. 其他护理　休息与活动、饮食护理、疼痛护理、并发症护理参见本章第五节痔的护理措施。

四、肛瘘

肛瘘是肛管或直肠与肛周皮肤之间的管道形成脓肿溃破或切口引流的后遗病变。好发于婴幼儿和20 ～ 40岁的青壮年。

（一）病因

与肛周脓肿、直肠肛门损伤、肛门裂反复感染、会阴部手术、炎性肠病、直肠肛管癌等等多种因素有关。

（二）分类

1. 根据瘘口位置　齿状线处肛窦是肛瘘的感染内口，以齿状线为起点，向上是高位肛瘘，向下是低位肛瘘。

2. 根据瘘口数量　只有一个瘘口，一个瘘管称为单纯性肛瘘。存在多个瘘口，称为复杂性肛瘘。但对于瘘管过长、弯曲的单个瘘口也可称为复杂性肛瘘。

3. 根据瘘管与括约肌的关系　括约肌间型、经括约肌型、括约肌上型和括约肌外型。

（三）临床表现

1. 症状

（1）分泌物异常：反复发作，流少量脓液、黏液或血性分泌物。

（2）疼痛：外口假性愈合，脓液积存于管腔内导致引流不畅时，局部胀痛，疼痛可在引流后减轻。

（3）瘙痒：分泌物刺激瘘口周围皮肤，导致肛周皮肤瘙痒或湿疹。

（4）排便、排气：较大的高位瘘口可排出粪便和气体。

（5）全身症状：全身症状少见。少数病程迁延者伴有排便困难、肛门狭窄、贫血、身体消瘦、精神萎靡等症状。继发感染时可伴有体温升高。

2. 体征　视诊可见单个或多个外口，呈红色乳头状隆起；直肠指检可在肛缘触及索条状硬块，按压轻度疼痛。

（四）辅助检查

1. 内镜检查　肛门镜可见内口的位置和数量，可明确瘘管位置较深的内口。

2. 影像学检查　B超检查、X线检查、CT、磁共振可准确描述瘘管和内口的位置、范围及其与括约肌的关系。

3. 特殊检查　将白色湿纱布条填入肛管直肠下端，从外口注入1 ～ 2ml亚甲蓝溶液，根据染色位置判断内口。

4. 实验室检查 因感染诱发肛管周围脓肿时，白细胞计数、中性粒细胞比例增高。

（五）治疗原则

1. 非手术治疗 应用抗生素或者消肿镇痛洗剂温水坐浴或中医中药治疗；单纯性肛瘘可使用0.5%甲硝唑溶液堵塞瘘管并通过外口注入生物蛋白胶；挂线疗法适用于距肛门3～5cm以内，有内、外口的低位肛瘘、部分高位肛瘘或作为复杂性肛瘘切开或切除的辅助疗法。

2. 手术治疗 肛瘘切开术、肛瘘切除术、括约肌间瘘管结扎术等。

（六）护理诊断/问题

1. 皮肤完整性受损 与肛瘘外口持续有分泌物排出，导致周围皮肤潮湿、破损有关。

2. 感染风险增加 与肛瘘作为潜在的感染通道，易导致局部或全身感染有关。

（七）护理措施

参见本章第五节痔的护理措施。

本章小结

思考题

1. 病人，男，62岁。近期腹泻、便秘交替存在，伴有脓血便半年，因出现腹痛、大便变细就医。直肠指检触及距离肛门5cm触质地坚硬，表面高低不平的肿块，约3cm×3cm×4cm大小。疑似为直肠癌，拟行剖腹探查术。

请问：

结合病例，病人主要的护理问题是什么？

2. 病人，女，55岁。2年前无明显诱因下出现肛周肿物脱出，无明显疼痛，无血便，无腹痛、腹胀，无头晕、乏力，未及时治疗，上述症状持续存在，1周前肛周肿物疼痛，为明确诊治就医，门诊拟"混合痔"收住入院。查体：肛门外缘前位痔核脱出；直肠指检示左前位痔核触痛，直肠指检距离肛缘6cm内未见异常，退出指套未见血液、黏液。肛门镜：痔区充血、水肿、色暗，未见渗血、渗液。拟于明日行内痔错位套扎＋外痔切除术。

请问：

结合病例，病人主要的护理问题和护理措施是什么？

更多练习

（祁　阳）

第三十章 肝脏疾病、门静脉高压症病人的护理

教学课件

学习目标

1. 素质目标

具有关心肝脏疾病与门静脉高压症病人心理变化的综合素养。

2. 知识目标

（1）掌握：门静脉高压症、肝癌、肝脓肿的病因、临床表现以及护理措施。

（2）熟悉：门静脉高压症、肝癌、肝脓肿的处理原则。

3. 能力目标

能运用护理程序对肝脏疾病与门静脉高压症病人实施整体护理。

案例

【案例导入】

病人，男，52岁。因进食后突发呕吐新鲜血液约200ml急诊收入院。病人表现为乏力，头晕、心悸，食欲缺乏，腹胀，小便可、大便黑。体格检查：T 36.6℃，P 96次/分，R 22次/分，BP 101/64mmHg。查体发现脾大，脾功能亢进，腹部移动性浊音（＋）。既往乙型病毒性肝炎病史12年。

【请思考】

如何对该病人落实整体护理？

【案例分析】

第一节　门静脉高压症

门静脉高压症（portal hypertension）是由于门静脉系统中血流受阻，血液淤滞和/或血流量增加引起门静脉压力增高所引起的一系列临床综合征。其主要临床表现为脾大及脾功能亢进、食管与胃底静脉曲张及破裂出血伴有呕血或黑便与腹水等。正常门静脉压力为 $1.27 \sim 2.35kPa$（ $13 \sim 24cmH_2O$ ），平均为 $1.76kPa$（ $18cmH_2O$ ）左右，门静脉压力大于 $2.35kPa$（ $24cmH_2O$ ）为门静脉高压症。

一、病因

门静脉系统内无控制血流的瓣膜，门静脉压力通过流入血流和流出阻力形成并维持。门静脉血流阻力增加，常是门静脉高压症的始动因素。

二、分类

按阻力增加的部位，可将门静脉高压症分为肝前、肝内和肝后型三类。

1. 肝前型　多见于肝外门静脉血栓形成、先天性畸形和外在压迫等。此型门静脉高压症病人，肝功能多正常或轻度损害，预后较肝内型好。

2. 肝内型　分为窦前、窦后和窦型。在我国，肝炎、肝硬化是引起肝窦和窦后阻塞性门静脉高压症的常见病因。

3. 肝后型　常因巴德-基亚里综合征（Budd-Chiari syndrome）、缩窄性心包炎、严重右心衰竭等，使静脉流出道（包括肝静脉、下腔静脉甚至右心）被阻塞而致。

三、临床表现

1. 脾大、脾功能亢进　早期即可有脾充血、肿大，程度不一，在左肋缘下可扪及；早期质软、活动；晚期，活动度减少，常伴有脾功能亢进。

2. 呕血或黑便　食管、胃底曲张静脉破裂出血是门静脉高压最危险的并发症，少量出血时呈柏油样黑便。大出血、休克和贫血导致肝细胞严重缺氧易诱发肝性脑病。

3. 腹水　是肝功能严重受损的表现，大出血后加剧腹水的形成。常伴有腹胀、食欲缺乏和下肢水肿等表现。

4. 体征　可伴有肝大、黄疸、蜘蛛痣、肝掌、腹壁静脉曲张等。

四、辅助检查

1. 实验室检查

（1）血常规：脾功能亢进时，血细胞计数减少，以白细胞计数降至 $3 \times 10^9/L$ 以下和血小板计数减少至（ $70 \sim 80$ ） $\times 10^9/L$ 以下最为多见，血红蛋白和红细胞压积下降。

（2）肝功能检查：血清胆红素增高，低蛋白血症，白/球蛋白比例倒置，凝血酶原时间延长。国内常用Child-Pugh分级评估肝功能（表30-1）。

表30-1　Child-Pugh分级

项目	异常程度得分		
	1分	2分	3分
血清胆红素/（μmol·L⁻¹）	＜34.2	34.2～51.3	＞51.3
血浆白蛋白/（g·L⁻¹）	＞35	28～35	＜28
凝血酶原延长时间/s	1～3	4～6	＞6
腹水	无	少量，易控制	中等量，难控制
肝性脑病	无	轻度	中度以上

注：总分5～6分者肝功能良好（A级）；7～9分者肝功能中等（B级）；10分以上者肝功能差（C级）。

2. 影像学检查

（1）食管X线钡餐造影和内镜检查：食管钡剂充盈时，曲张静脉使食管的轮廓呈虫蚀状改变；排空时，曲张静脉呈蚯蚓状或串珠样负影。内镜见黏膜下曲张静脉或血管团。

（2）腹部超声检查：可了解肝和脾的形态、大小、有无腹水及门静脉扩张。

（3）CT及MRI检查：CT可测定肝体积；MRI不仅可以准确测定门静脉血流方向及血流量，还可将门静脉高压症病人的脑生化成分绘制成曲线进行分析，为制订手术方案提供依据。

 知识拓展

门静脉高压症相关出血的诊疗

门静脉高压症相关出血有特定的预后和治疗，肝硬化是引起门静脉高压最常见的病因，食管胃底静脉曲张破裂出血是肝硬化失代偿期最严重的后果。因此，应考虑肝硬化阶段、肝功能评分［Child-Pugh评分，终末期肝病模型（model for end-stage liver disease，MELD）］和其他并发症的存在。Rockall评分系统与Blatchford评分系统、Cedars-Sinai Medical Centre预后指数、AIMS65评分系统、CANUKA评分系统等都有一定指导性意义。

其次，要警惕合并凝血功能障碍的出血：如使用抗凝药、抗血小板药、非甾体抗炎药等；血液病：如血友病、白血病、恶性组织细胞增多症、再生障碍性贫血、弥散性血管内凝血；其他可导致凝血机制障碍的疾病如肝衰竭、肾衰竭、败血症等。多学科诊疗的最终目标就是控制出血，预防再出血和降低病死率。

资料来源：中华医学会急诊分会，中国医师协会介入医师分会，中华医学会放射学分会介入学组，等.门静脉高压出血急救流程专家共识（2022）［J］.中华内科杂志，2022，61（5）：496-506.

五、治疗原则

主要根据食管胃底静脉曲张破裂出血、脾大伴脾功能亢进、顽固性腹水、原发性肝病的临床表现。根据病人具体情况，采用非手术治疗或手术治疗。

（一）非手术治疗

非手术治疗适用于一般状况不良，肝功能储备差的病人。难以耐受手术的病人，尽可能采取非手术治疗。主要治疗措施如下。

1. 抗休克治疗　尽快建立有效的静脉通道，立即补充血容量。

2. 药物止血　首选血管收缩药或硝酸酯类血管扩张药合用或生长抑素类。药物治疗早期再出血率较高，配合应用三腔二囊管（图30-1）可增加疗效。

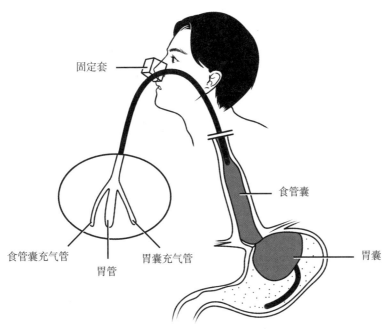

固定套

食管囊

食管囊充气管

胃管

胃囊充气管

胃囊

图30-1　三腔二囊管

3. 三腔二囊管压迫止血　三腔二囊管适用于一般止血措施难以控制的门静脉高压症合并食管胃底静脉曲张破裂出血。其止血率约80%，并发症发生率10%～20%，再出血率25%～50%。利用气囊分别压迫胃底和食管下段破裂的曲张静脉而起止血作用。通常用于药物止血或内镜治疗无效的病人。该管（图30-1）有三腔：一腔通胃囊，充气150～200ml后压迫胃底；一腔通食管囊，充气100～150ml后压迫食管下段；一腔通胃腔，经此腔可吸引、冲洗或注入止血药。牵引重量为0.25～0.50kg。根据病情8～24小时放气囊1次，气囊放后观察24小时，如无活动性出血即可考虑拔管。

4. 内镜治疗

（1）食管曲张静脉硬化剂注射（endoscopic injection sclerosis，EIS）：经内镜将硬化剂直接注射到曲张静脉腔内或曲张静脉旁的黏膜下组织，使曲张静脉闭塞，以治疗食管静脉曲张出血和预防再出血。

（2）内镜下食管曲张静脉套扎术（endoscopic variceal ligation，EVL）：经内镜将要结扎的曲张静脉吸入结扎器中，用橡皮圈套扎在曲张静脉基底部，被公认是控制急性出血的首选方法。与药物治疗联合应用更为有效。

5. **经颈静脉肝内门体静脉分流术**（transjugular intrahepatic portosystemic shunt, TIPS） 采用介入放射方法，经颈静脉途径在肝静脉与门静脉主要分支之间建立通道，置入支架实现门体分流，TIPS可明显降低门静脉压力，一般可降低至原来压力的一半。能治疗急性出血和预防复发出血。目前主要用于经药物和内镜治疗无效、外科手术后再出血和等待肝移植的病人。

（二）手术治疗

手术治疗适用于曾经或现在发生消化道出血，或静脉曲张明显和出血风险较大，以及一般情况尚可、肝功能较好的病人。常用手术方式有门体分流术和断流术。

1. **门体分流术** 是将门静脉与腔静脉系连接起来，使压力较高的门静脉血液直接分流到腔静脉，从而降低门静脉压力达到止血的目的。

2. **断流术** 即脾切除，同时行贲门周围血管离断术，阻断门奇静脉间的反常血流，达到止血的目的。

六、护理诊断/问题

1. **体液不足** 与上消化道大量出血、手术创伤有关。

2. **体液过多（腹水）** 与肝功能损害致低蛋白血症、血浆胶体渗透压降低及醛固酮分泌增多有关。

3. **营养失调：低于机体需要量** 与肝功能损害、营养摄入不足、消化吸收障碍有关。

4. **知识缺乏** 缺乏预防上消化道出血、肝疾病的有关知识。

5. **潜在并发症** 上消化道大出血、术后出血、肝性脑病、静脉血栓形成等。

七、护理措施

（一）非手术治疗/术前护理

1. **心理护理** 理解病人的感受，给予病人安慰和解释，以减轻其恐惧，稳定情绪。必要时按医嘱给予镇静药，以免情绪紧张而加重出血。

2. **控制出血，纠正体液失衡**

（1）恢复血容量，纠正体液平衡：迅速建立静脉通路，按出血量补充液体，及时备血、输血，并预防过度扩容，注意纠正水、电解质紊乱。

（2）止血用药与护理：用冰盐水或冰盐水加血管收缩药行胃内灌洗，灌洗至回抽液清澈，低温灌洗液可使胃黏膜血管收缩，减少血流，降低胃分泌及运动；遵医嘱应用止血药时注意药物不良反应。

（3）病情观察：监测生命体征、中心静脉压和尿量。观察出血的特点，如呕血前有无恶心感、上腹部不适等症状，准确记录呕血、黑便的颜色、性状和量。

（4）三腔二囊管压迫止血的护理：参见本章第一节门静脉高压症非手术治疗原则。

3. **控制或减少腹水的生成**

（1）休息：术前尽量取平卧位，以增加肝、肾血流灌注。

（2）饮食：注意补充营养，纠正低蛋白血症。每日钠摄入量限制在500～800mg（氯化钠1.2～2.0g），少食含钠高的食物，如咸肉、酱菜、酱油、罐头、味精等。

（3）遵医嘱使用利尿药：记录24小时出入液量，并观察有无低钾、低钠血症。

（4）测量腹围和体重：每日测腹围1次，标记腹围测量部位，每次在同一时间、同一体位和同一部位测量。

4. 保护肝功能，预防肝性脑病

（1）休息与活动：肝功能较差者以卧床休息为主，安排少量活动。

（2）改善营养状况：给予高能量、丰富维生素、适量蛋白饮食，可输全血及白蛋白。

（3）常规心电监测及氧气吸入，监测生命体征变化及保护肝功能。

（4）药物应用：遵医嘱给予多烯磷脂酰胆碱、谷胱甘肽等保肝药物，避免使用红霉素、巴比妥类等有肝损害的药物。

（5）纠正水、电解质代谢紊乱和酸碱平衡失调：预防和控制出血；避免快速排尿和大量腹水。

（6）预防感染：遵医嘱应用抗感染药物。

（7）清除肠道内积血；预防便秘，可口服硫酸镁溶液导泻或酸性溶液灌肠，禁忌肥皂水等碱性溶液灌肠。

5. 预防食管胃底静脉曲张破裂出血　病人术前注意饮食，避免腹内压增高因素。术前可补充维生素B、维生素C、维生素K及凝血因子。

6. 术前准备　做好急诊手术的常规术前准备。

（二）术后护理

1. 休息与活动　病人生命体征平稳后取半卧位。对预防膈下感染有重要意义。

2. 病情观察　密切观察生命体征变化，神志，尿量，引流液体的量、性状和颜色等。

3. 改善营养状况　术后早期禁食，根据病人情况给予肠外或肠内营养支持。

4. 并发症的护理

（1）出血：定时观察血压、脉搏、呼吸及有无伤口、引流管和消化道出血情况。

（2）肝性脑病：分流术后，定时测定肝功能并检测血氨浓度；观察病人有无轻微的性格异常、定向力减退、嗜睡与躁动交替，黄疸是否加深，有无发热、食欲缺乏、肝臭等肝衰竭表现。

（3）感染：常见腹腔、呼吸系统和尿路感染，术后应加强观察。

（4）预防和处理静脉血栓：术后应注意监测血常规、凝血功能和D-二聚体；视病情行超声等检查，注意有无门静脉血栓形成，必要时遵医嘱给予低分子量肝素、阿司匹林等抗凝治疗。

（三）健康教育

1. 休息与活动　合理休息与适当活动，避免过度劳累，一旦出现头晕、心悸和出汗等不适，立即卧床休息。

2. 饮食指导　指导病人制订戒烟、酒计划。进食无渣软食，避免粗糙、干硬及刺激性食物，以免诱发大出血。

3. 避免引起腹内压增高的因素　如咳嗽、打喷嚏、用力排便、提取重物等，以免诱发曲张静脉破裂出血。

4. 定期复诊　指导病人及家属掌握出血先兆知识，如黑便等。

第二节　肝　癌

肝癌是常见的恶性肝肿瘤，可分为原发性肝癌和继发性肝癌。

一、原发性肝癌

原发性肝癌（primary carcinoma of the liver）是指发生于肝细胞和肝内胆管上皮细胞的癌，是我国常见恶性肿瘤之一。肝癌流行于我国东南沿海地区，好发于40～50岁。在我国，肝癌发病率和死亡率在常见恶性肿瘤中分别位于第五位和第二位。

（一）病因

原发性肝癌的病因和发病机制迄今为止尚未完全肯定，可能与多种因素的综合作用有关。

1. **病毒性肝炎**　流行病学调查发现约1/3的原发性肝癌病人有慢性肝炎史，乙型和丙型肝炎病毒均为肝癌的促发因素。肝癌病人常有急性肝炎→慢性肝炎→肝硬化→肝癌的病程。

2. **肝硬化**　原发性肝癌合并肝硬化者的比例很高，占50%～90%，大多数为乙型或丙型病毒性肝炎发展成大结节性肝硬化。

3. **黄曲霉毒素**　主要是黄曲霉毒素B_1有强烈的致癌作用。流行病学调查发现在粮油、食品受黄曲霉毒素B_1污染严重的地区，肝癌发病率也较高。

4. **其他因素**　如水藻霉素等多种致癌或促癌物质污染水源，造成饮用水污染致肝癌。亚硝胺、烟酒、肥胖与糖尿病、寄生虫、遗传等可能与肝癌发生有关。

（二）分类

1. **大体形态分型**　大体可分为结节型、块状型和弥漫型三类。

（1）结节型：最为多见，经常见到单个或多个大小不一的结节分布于肝内，瘤体直径小于5cm，多伴有肝硬化。

（2）块状型：常为单发，一般瘤体直径大于5cm，超过10cm的为巨块型，容易出血、坏死，此型较少伴有肝硬化。

（3）弥漫型：结节大小均等，密集分布于全肝，呈灰白色，与肝硬化极为相似，病情发展迅速，预后差，此型少见。

2. **组织学分型**　组织学分为肝细胞型、胆管细胞型和混合型，在我国肝细胞型最常见，约占90%。

3. **转移途径**　原发性肝癌可经血行转移、淋巴转移、种植转移造成癌细胞扩散。肝内血行转移发生最早、最常见。

（三）临床表现

起病隐匿，早期缺乏典型症状。经甲胎蛋白（alpha-fetoproteins，AFP）普查检出的早期病例无任何症状和体征，称为亚临床肝癌。出现症状即就诊者病程大多已进入中晚期，其主要表现如下。

1. 症状

（1）肝区疼痛：是最常见和最主要的症状。半数以上病人出现右上腹或中上腹持续性钝痛、胀痛或刺痛，夜间或劳累后加重。

（2）消化道症状：表现为食欲缺乏、腹胀，也可有恶心、呕吐、腹泻等症状，但常因不引起重视而延误病情。

（3）全身症状：有乏力、进行性消瘦、发热、营养不良，晚期病人可呈恶病质表现。

（4）癌旁综合征：以低血糖、红细胞增多症、高胆固醇血症较常见。

2. 体征

（1）肝大或右上腹肿块：进行性肝大是肝癌最常见的体征。肝呈进行性不对称肿大，表面有大小不等的结节和肿块。

（2）黄疸：一般在中晚期出现，由肝细胞损害，或癌肿压迫、侵犯肝门附近的胆管，或癌组织和血块脱落引起胆道梗阻所致。

（3）腹水：是中晚期肝癌的常见体征，主要由慢性肝功能受损使白蛋白合成减少或门静脉高压等原因所致。腹水一般为漏出液，也有血性腹水出现。

（四）辅助检查

1. 实验室检查　AFP是诊断原发性肝癌最常用的方法和最有价值的肿瘤标志物。现已广泛用于肝癌的普查、诊断、判断治疗效果和预测复发。

2. 影像学检查

（1）B超检查：能发现直径2cm甚至更小的癌变，是目前首选的肝癌定位检查，可显示癌变的部位和大小。

（2）CT及MRI：能清楚显示肝的病理形态表现，如病灶的大小、形态、部位、数目以及病灶内有无出血、坏死、钙化等，有助于制订手术方案。

（3）肝动脉造影：诊断肝癌准确率达95%左右，对血管丰富的癌肿，其分辨率低限约0.5cm。因其是创伤性检查，只在必要时考虑采用。

3. 肝穿刺活组织检查　必要时可以在超声引导下行穿刺活组织检查，可确定诊断。但有出血、癌肿破裂及沿食管转移的危险。

（五）治疗原则

早期肝癌应尽量采取手术切除，对不能切除的大肝癌可运用多种治疗措施。

1. 手术治疗　适应于全身状况良好，心、肺、肾等重要脏器功能无严重障碍者或肿瘤局限于肝的一叶或半肝以内无严重肝硬化者。肝切除仍是目前根治原发性肝癌最好的方法。手术应遵循彻底性和安全性，根据实际病情可选择做肝叶切除、半肝切除，亦可做肝段或次肝段切除或局部切除。

2. 介入治疗　肝动脉栓塞化疗（transarterial chemoembolization，TACE）为不能行手术治疗的肝癌病人的首选治疗方法。经胃网膜右动脉或门静脉作肝动脉插管，可将导管连接于微量注射泵，将化疗药物持续性微量灌注。

3. 非手术治疗

（1）B超引导下经皮穿刺肿瘤行射频、微波或无水乙醇注射治疗：适用于瘤体较小而不能或不宜手术者。注入无水乙醇可使癌细胞脱水、凝固、坏死。

（2）放射治疗：适用于一般情况较好，肝功能较好，不伴有肝硬化、腹水和黄疸等症状，癌肿较小且局限者。

（3）中医中药治疗：配合手术、化疗和放疗使用，可减轻病人放、化疗的不良反应，增强抵抗力。

（4）免疫治疗：常用卡介苗、转移因子和干扰素等。跟化疗联合应用可降低术后复发率，延长生存期，但其疗效尚未完全肯定。

 知识拓展 ● ● ●

原发性肝癌新辅助治疗的探讨

新辅助治疗主要是指在术前所进行的一系列的治疗。如放疗、化疗、介入治疗等。目前医师主要通过分子标记物进一步筛选适合接受新辅助治疗的病人。使用分子标记物筛选适合新辅助治疗的病人，在其他实体瘤领域已经有一些突破。研究提示，有效的生物标记物可以帮助筛选更多获益于新辅助治疗的病人，甚至可能让部分病人免除手术切除。肝癌领域离这样的目标还有较远的距离。在系统抗肿瘤治疗和局部治疗的帮助下，肝癌的新辅助治疗领域充满着希望，但面临着多个挑战。相比较以往，目前更需要多学科协作，为肝癌的新辅助提供有效方案，进而提高手术切除的疗效。

资料来源：朱小东，周俭.原发性肝癌新辅助治疗的共识与争议［J］.中国实用外科杂志，2023，43（3）：286-290，309.

（六）护理诊断/问题

1. 焦虑　与担忧疾病预后和生存期限有关。
2. 疼痛　与肿瘤生长导致肝包膜张力增加或手术及其他治疗有关。
3. 营养失调：低于机体需要量　与肝功能下降，食欲缺乏、胃肠道不良反应及肿瘤消耗有关。
4. 潜在并发症　上消化道出血、肝性脑病、膈下积液或脓肿等。

（七）护理措施

1. 术前护理

（1）保肝治疗及营养支持：术前应给予高热量、高蛋白、高维生素、易消化饮食，提高对手术的耐受力，并积极纠正低蛋白血症、贫血、营养不良及凝血功能障碍，应用保肝药物，采取有效的保肝措施。合并肝硬化有肝功能损害者，应适当限制蛋白质摄入。

（2）改善凝血功能：术前3日起补充维生素K_1，尽量减少术中和术后的出血。

（3）肠道准备：术前3日口服链霉素、卡那霉素等肠道不吸收抗生素，以抑制肠道内细菌。术前一天清洁灌肠，以减少血氨的来源，应注意禁用肥皂水灌肠，改用酸性溶液灌肠。

（4）其他：教会病人深呼吸、有效咳痰及翻身的方法，练习卧位排尿排便，以减少术后不适和预防并发症的发生。术前常规留置胃管。应备足血液，以新鲜血为佳，避免术中输入大量库存血而引起高钾血症。

2. 术后护理

（1）严密观察病情变化：术后应严密观察生命体征，有无出血征兆、意识变化；观察有无黄疸及腹水和尿量的情况；观察腹腔引流管及胃肠减压管的引流情况，引流液的量和性质；定期复查肝功能。

（2）体位：术后48小时若病情允许可取半卧位，为防止术后肝断面出血，要避免过早下床活动。

（3）缓解疼痛：术后疼痛剧烈者，应积极有效地镇痛，遵医嘱给予镇痛药，或采用微量镇痛泵镇痛。

（4）引流管护理：引流管应妥善固定，避免受压和扭曲，保持引流通畅；严格遵守无菌原则，每日更换引流瓶（袋），准确记录引流液的颜色、质量和性状。

（5）改善营养状况：术后给予高热量、高蛋白、维生素和膳食纤维饮食，必要时提供肠内、外营养支持。

3. 并发症的预防和护理

（1）出血

1）癌肿破裂出血：是原发性肝癌晚期常见的并发症。应告知病人尽量避免剧烈咳嗽、用力排便等使腹内压骤升的动作。加强对腹部体征的观察，若病人突然腹痛，且伴有腹膜刺激征，应高度怀疑癌肿破裂出血，应及时通知医师配合抢救。

2）手术后出血：是肝切除术后常见的并发症之一，应在术后严密观察病情变化，观察及记录每日引流液的量及颜色、性状，若24小时内引流液大于300ml，应怀疑肝断面出血，及时通知医师配合处理。

（2）肝性脑病：常发生在肝功能失代偿或濒临失代偿的原发性肝癌病人。应注意观察病人的意识、生命体征变化。有无肝性脑病早期出现的性格行为的改变，有无表情淡漠、欣快感或扑翼样震颤等前驱症状。在护理过程中，应尽量避免应用镇静催眠药、麻醉药等药物，禁用肥皂水灌肠，可用弱酸性溶液灌肠。肝性脑病者应限制蛋白质的摄入，以减少血氨的产生，可口服新霉素等抗生素，以抑制肠道细菌的繁殖，减少氨的产生；对于便秘者，可给予口服乳果糖，促使肠道内氨的排出。遵医嘱使用谷氨酸钾等降血氨的药物。

（3）膈下积液及脓肿：膈下积液及脓肿多发生在手术后1周左右，是肝切除术后的严重并发症。术后引流不畅或引流管拔除过早，均可使残肝旁积液、积血，继发感染而形成膈下脓肿。应注意术后引流管的护理，不可过早拔管，一般在术后3～5日拔管。若病人术后体温正常后再度升高，同时伴有上腹部或右季肋部胀痛等不适，应怀疑有膈下积液或脓肿，应及时通知医师并配合处理。

二、继发性肝癌

继发性肝癌（secondary liver cancer）是人体其他部位的恶性肿瘤转移至肝而发生的肿瘤，又称转移性肝癌。

（一）病因

继发性肝癌的组织学特性与原发性肝癌相同，许多器官的癌肿都可转移到肝，尤其多见于腹腔内器官的癌肿，如结肠癌、胃癌、胰腺癌、胆囊癌、卵巢癌、子宫癌等，其次为乳腺、肺、肾等部位的癌肿。其发生率仅次于淋巴系统转移。继发性肝癌可以是单个结节，但更多见的为多发结节。癌结节外观呈灰白色，质地颇硬、与周围正常组织分界明显，结节的病理结构和类型与肝外原发肿瘤相似。

（二）临床表现

大多数病人有肝外癌病史。常以原发癌所引起的症状和体征为主要表现，并有肝区痛的临床表现。转移性肝癌较小时无症状，往往在体检或剖腹探查时发现癌肿已转移至肝。若原发癌切除后出现肝区间歇性不适或疼痛，应考虑有肝转移。随病情发展，病人可有乏力、食欲缺乏、体重减轻。部分病人表现有肝大及质地坚硬有触痛的癌结节；晚期病人可出现黄疸和腹水等。

（三）辅助检查

甲胎蛋白（AFP）检测常为阴性，肝功能检查多属正常。晚期病人碱性磷酸酶（alkaline phosphatase，ALP）、γ-谷氨酰转移酶（γ glutamyl transferase，γ-GT）、血清胆红素可升高。超声检查、CT、放射性核素扫描、肝动脉造影、磁共振等对判断病变部位、数目、大小有重要诊断价值。CT典型的转移瘤影像，可见"牛眼征"。

（四）治疗原则

处理原发病灶的同时，处理肝转移癌灶。肝切除是治疗转移性肝癌的最有效的办法。

1. 肝叶切除术　继发性肝癌通常呈多发或弥漫性并累及全肝，能接受手术切除者比例不高（20%～30%）。适应证：①病人全身情况好，心、肝、肺、肾功能均在正常范围。②原发病灶能被切除或已被切除者。③病变局限于肝一叶而全身其他部位或腹腔内无转移者。

2. 化学治疗　全身或局部化疗可以控制肿瘤生长，缓解病人的症状，如疼痛、黄疸和发热等。应根据原发癌细胞的生物学特性以及对化疗药物的敏感性选用相应的药物治疗。

3. 间歇性放射治疗　放射治疗很少用于继发性肝癌，因常可造成肝组织的损害（包括肝坏死、胆管纤维化）。

（五）护理措施

参见本节中的原发性肝癌病人的护理。

第三节　肝　脓　肿

肝脏受感染后，若未得到及时、有效的处理而形成脓肿，称为肝脓肿（liver abscess）。临床以细菌性肝脓肿和阿米巴性肝脓肿为常见。

一、细菌性肝脓肿

化脓性细菌引起的肝内化脓性感染，称为细菌性肝脓肿。最常见致病菌为大肠埃希菌和金黄色葡萄球菌，其次为链球菌、类杆菌属等。

（一）病因

由于肝有双重血液供应，又通过胆道与肠道相通，因而受细菌感染的机会多。病原菌入侵肝的常见途径如下。

1. **胆道系统**　是最主要的入侵途径和最常见的病因。胆囊炎、胆道蛔虫等并发急性化脓性胆管炎时，细菌沿胆管上行、感染肝而形成脓肿；胆道疾病所致的肝脓肿常为多发性，以左外叶最多见。

2. **肝动脉**　体内任何部位的化脓性病变，如急性上呼吸道感染、化脓性骨髓炎、亚急性细菌性心内膜炎、痈等，病原菌均可能随肝动脉入侵，而在肝内形成多发性脓肿。

3. **门静脉**　坏疽性阑尾炎、细菌性痢疾、痔核感染等可引起门静脉属支的血栓性静脉炎及脓毒栓子脱落进入肝内，引起肝脓肿。

4. **淋巴系统**　肝毗邻部位的感染，如膈下脓肿或肾周脓肿时，细菌可经淋巴系统入侵肝。

5. **开放性肝损伤**　细菌直接从伤口入侵肝引起感染，形成脓肿。

6. **隐源性肝脓肿**　可能与肝内已存在的隐匿病变相关。

（二）临床表现

1. **症状**

（1）寒战和高热：是最常见的早期症状，体温可高达39～40℃，呈弛张热，伴多汗，脉率增快。

（2）肝区疼痛：多数病人出现肝区持续性胀痛或钝痛，有时可伴有右肩牵涉痛或胸痛。

（3）消化道及全身表现：恶心、呕吐、食欲缺乏、周身乏力，病人在短期内即呈现严重病容。

2. **体征**　最常见为肝区压痛和肝大，右下胸部和肝区有叩击痛。若脓肿位于肝前下缘比较表浅的部位，可伴有右上腹肌紧张和局部明显触痛；严重者可出现黄疸。病程较长者，常有贫血。

（三）辅助检查

1. **实验室检查**　血白细胞计数增高，中性粒细胞比例可高达90%以上，有核左移现象和中毒颗粒；有时出现贫血。肝功能检查可有轻度异常。

2. **影像学检查**

（1）X线检查：肝阴影增大，右膈肌抬高和活动受限。

（2）B超检查：首选检查方法，分辨肝内直径为2cm的液性病灶，并明确其部位和大小。超声造影示病灶周边及分隔增强，表现为"黑洞征"。

（3）放射性核素扫描、CT、MRI和肝动脉造影对诊断肝脓肿有帮助。

3. **诊断性肝穿刺**　必要时可在肝区压痛最剧烈处或在超声探测引导下施行诊断性穿刺，

抽出脓液即可证实。

（四）治疗原则

早诊断，早治疗，包括原发病的处理，避免并发症。

1. **非手术治疗** 适用于急性期、脓肿尚未局限或多发性小脓肿者。

（1）应用抗生素：在未明确致病菌前，可首选氨苄西林（或头孢菌素）加氨基糖苷类抗生素或甲硝唑等；待细菌培养及药物敏感试验结果明确后再选用有效药物。原则为剂量大、疗程足。

（2）全身支持治疗：纠正水、电解质代谢紊乱和酸碱平衡失调；积极提供支持治疗，必要时可反复多次输血，纠正低蛋白血症；改善肝功能和增强机体抵抗力。

（3）脓肿穿刺引流：单个较大的脓肿可在超声引导下穿刺抽脓；近年来也采用经穿刺置管、持续冲洗引流，必要时注入抗生素治疗。

（4）中医中药治疗：属于辅助性治疗。以清热解毒为主，常选用五味消毒饮或柴胡解毒汤等。

2. **手术治疗**

（1）脓肿切开引流术：适用于较大的脓肿，估计有穿破可能或已并发腹膜炎、脓胸以及胆源性胰腺炎者。常用的手术途径有经腹腔、经前侧腹膜外和经后侧腹膜外脓肿切开引流术。

（2）肝叶切除术：适用于慢性厚壁肝脓肿切开引流术后长期不愈及肝内胆管结石合并左外叶多发性肝脓肿且该肝叶功能丧失者。

（五）护理措施

1. **病情观察** 肝脓肿若继发脓毒血症、急性化脓性胆管炎者或出现中毒性休克征象时，可危及生命，应立即抢救，加强对生命体征和腹部体征的观察。动态观察体温变化，特别是当病人发生寒战后，体温高于39℃时，应每2小时测量一次体温，并适时抽血做血培养。同时注意观察病人有无因大量出汗引起虚脱或高热惊厥等并发症。

2. **营养支持** 肝脓肿系消耗性疾病，应鼓励病人多食高蛋白、高热量、富含维生素和膳食纤维的食物以保证足够的液体摄入量；必要时经静脉输注血制品，进食较差、营养不良者，提供肠内、外营养支持。

3. **高热护理** 细菌性肝脓肿者全身中毒症状明显，体温多在39～40℃。护理时应注意：①保持病室空气新鲜，定时通风，维持室温于18～22℃，湿度为50%～70%。②病人衣着适量，床褥勿盖过多，及时更换汗湿的衣裤和床单，以保持舒适。③当体温高于39.5℃时，首先给予物理降温。④加强对体温的动态观察。⑤除须控制入水量者，保证高热病人每天至少摄入2000ml液体，以防脱水。⑥物理降温：头枕冰袋、乙醇擦浴、灌肠（4℃生理盐水）等。⑦必要时用解热镇痛药。⑧遵医嘱正确合理应用抗生素，并注意观察药物副作用。对长期应用抗生素者应警惕腹膜性肠炎及继发二重感染。

4. **疼痛护理** 根据病人的情况给予适宜的镇痛措施。

5. **引流管护理** 其作用在彻底引流脓液，促进脓腔闭合。当脓腔引流液少于10ml时，可拔除引流管，改为凡士林纱条引流，适时换药，直至脓腔闭合。为防止继发二重感染，阿米巴性肝脓肿宜采用闭式引流。

二、阿米巴性肝脓肿

阿米巴性肝脓肿（amebic liver abscess）是肠道阿米巴病最常见的并发症，大多为单发性的大脓肿，好发于肝右叶，尤以右肝顶部多见。

（一）病因

溶组织内阿米巴是唯一致病人体的阿米巴。机体或肠道抵抗力降低时，阿米巴滋养体侵入肠壁，形成溃疡；阿米巴滋养体再经肠壁破损处的静脉、淋巴管或直接侵入肝。

（二）临床表现

起病可较急也可较缓，病程一般较长，病情较细菌性肝脓肿轻。成年男性如有持续或间歇性高热、食欲缺乏、体质虚弱、肝大伴触痛等症状，应怀疑发生阿米巴性肝脓肿。阿米巴脓肿的脓腔较大，充满脓液，典型的脓液为果酱色（或巧克力色），较黏稠，无臭、无菌。如上述症状发生在阿米巴痢疾急性期或既往有阿米巴痢疾史者，可初步诊断为阿米巴性肝脓肿。但是，有时容易误诊，应注意鉴别诊断（表30-2）。

表30-2　细菌性肝脓肿与阿米巴性肝脓肿的鉴别

	细菌性肝脓肿	阿米巴性肝脓肿
病史	继发于胆道感染或其他化脓性疾病	继发于阿米巴痢疾
症状	病情急骤严重，全身脓毒症，症状明显，伴寒战、高热	起病较缓慢，病程较长，可有高热或不规则发热、盗汗
体征	肝大常不显著，多无局限性隆起	肝大显著，可有局限性隆起
血液检查	白细胞计数及中性粒细胞明显增加	白细胞计数可增加，血清阿米巴抗体检测阳性
血培养	血液细菌培养可阳性	若无继发细菌感染，血液细菌培养阴性
粪便检查	无特殊表现	部分病人可找到阿米巴滋养体
脓液	多为黄白色脓液、恶臭，涂片和培养可发现细菌	大多为棕褐色脓液、无臭味，镜检有时可找到阿米巴滋养体；若无混合感染，涂片和培养无细菌
诊断性治疗	抗阿米巴治疗无效	抗阿米巴治疗有效
脓肿	较小，常为多发性	较大，多为单发，多见于肝右叶

（三）辅助检查

实验室检查血白细胞计数可增高，但以嗜酸性粒细胞计数增高为明显表现。血清阿米巴抗体检测阳性；粪便中可找到阿米巴滋养体；部分病人乙状结肠镜检、溃疡面刮片可找到阿米巴滋养体。

（四）治疗原则

以非手术治疗为主。

1. 非手术治疗

（1）抗阿米巴治疗：包括应用甲硝唑、氯喹等药物。治疗期间应严密观察药物的副作用。

（2）支持治疗：补液、补充维生素、纠正低蛋白血症、预防或改善营养不良、纠正贫血及维护肝功能等。

2. 手术治疗

（1）经皮穿刺肝脓肿或闭式引流：病情重、脓腔较大者，在抗阿米巴治疗同时，可在B超引导下多次穿刺抽脓或留置导管做闭式引流。

（2）手术切开引流：适用情况具体如下。①脓肿经2～3次穿刺抽脓、同时经抗阿米巴药治疗，而脓腔未缩小或高热不退者。②巨大脓肿（直径大于10cm）或脓肿位置表浅者。③脓肿合并细菌感染。④脓肿已穿破胸、腹腔或邻近脏器。⑤脓肿位于肝左外叶，穿刺引流脓液有穿破心包或误伤腹腔脏器的危险。

（3）肝叶切除术：适用情况具体如下。①慢性厚壁脓肿，药物治疗效果不佳。②切开引流后脓腔壁不易塌陷者。③脓肿切开引流后形成难以治愈的无效腔或窦道者。

（五）护理措施

参见本节中的细菌性肝脓肿病人的护理。

本章小结

思考题

1. 病人，男，59岁。因突发呕吐鲜血300ml急诊入院，此次发病前伴有黑便5日，体查发现脾大，脾功能亢进，腹部移动性浊音阳性。白细胞计数降至$3.5×10^9$/L以下。血小板计数减至$76×10^9$/L以下。既往有肝硬化病史。

请问：

（1）该病人首先考虑的诊断是什么？

（2）应给予该病人哪些护理措施？

2. 病人，男，54岁。肝区疼痛3个月，伴腹胀、食欲缺乏、乏力、消瘦半年，加重1个月。既往乙型病毒性肝炎病史10年。查体：T 36.7、P 78次/分，R 18次/分，BP 110/70mmHg。巩膜轻度黄染。右上腹压痛，无肌紧张，肝于右肋缘下2cm触及，边缘钝，质中，有触痛。实验室检查：甲胎蛋白阳性。B超检查：肝右叶有一直径8cm高回声占位性病变，肝内外胆管不扩张。

请问：

（1）该病人可能的诊断是什么？

（2）该病人存在哪些主要护理诊断/问题，应给予哪些护理措施？

更多练习

（李　岩）

第三十一章　胆道疾病病人的护理

教学课件

学习目标

1. 素质目标

具有关心胆道感染和胆道肿瘤疾病病人的态度和行为。

2. 知识目标

（1）掌握：胆石症、胆道感染的临床表现和护理措施。

（2）熟悉：胆道疾病的特殊检查和护理；胆石症、胆道感染的病因、辅助检查、治疗原则。

（3）了解：胆囊结石、胆管结石、急性胆囊炎、急性梗阻性化脓性胆管炎等的概念。

3. 能力目标

能运用护理程序对胆道疾病病人提供整体护理。

案例

【案例导入】

　　病人，男，73岁。因进食油腻食物后突发右上腹痛6小时，并向右肩部放射，伴恶心、呕吐。完善相关检查，急诊收入院。体格检查：T 38.6℃，P 94次/分，R 22次/分，BP 133/74mmHg；身高170cm，体重65kg。皮肤、巩膜黄染，右上腹压痛、反跳痛及肌紧张，墨菲（Murphy）征（＋）。血常规：WBC 12.9×10^9/L，中性粒细胞比例86.9%。腹部超声：胆囊饱满，胆囊壁增厚，囊腔内见一直径约2.2cm×0.8cm的强回声团，肝外胆管扩张。完善相关术前检查，明确诊断，拟行手术治疗。

【请思考】

　　病人需进一步完善哪项辅助检查及护理要点？

【案例分析】

第一节　胆道疾病的特殊检查和护理

一、超声检查

（一）腹部超声

腹部超声检查是一种安全、快速、经济又简单准确的检查方法，为胆道疾病检查的首选方法。超声检查可诊断胆囊结石、胆囊息肉样病变、急或慢性胆囊炎及胆囊癌变、胆道蛔虫病，诊断准确率可达90%以上。超声检查还适用于开腹手术和腹腔镜手术的术中。

1. 目的　了解肝内、外胆管及胆囊病变部位和大小，引导肝胆管穿刺、引流、取石，判断胆道梗阻部位及原因。

2. 适应证　胆囊炎、胆囊结石、胆道肿瘤、胆道畸形、胆道蛔虫等胆道系统疾病的诊断。

3. 护理

（1）检查前：病人需禁食8小时以上。胆囊检查前3日避免糖类等易产气食物；检查前一晚进清淡饮食，以减少肠道内容物和气体的影响。

（2）检查时：多取仰卧位，左侧卧位有利于显示胆囊颈及肝外胆管病变，当胆囊位置较高时可采用坐位或站位。

（二）超声内镜检查术

超声内镜检查术（endoscopic ultrasonography，EUS）是一种直视性的腔内超声检查技术，不受胃肠内气体影响，可同时进行电子内镜和超声检查，准确率高，并可进行活检，可用于胆总管下段和壶腹部近距离检查。鉴别良恶性疾病具有重要作用。

1. 目的　了解胆总管病变部位和大小；判断胆道梗阻部位和原因。

2. 适应证　胆总管结石、胆总管中下段肿瘤、胆囊微小结石及胆汁淤积等疾病的诊断。

3. 护理

（1）检查前准备：检查前4～6小时禁食，检查前松开衣领与裤带，若有活动性义齿应先摘下。

（2）检查中护理：取左侧屈膝卧位，嘱病人深吸气咬紧牙关，保持头放低稍向后仰，以增大咽喉部的间隙，利于插入内镜和排出分泌物。出现恶心、呕吐或呛咳时，保持气道通畅，防止误吸或窒息的发生。观察病人的呼吸和面色，必要时监测血氧饱和度、心率和心律的变化。

（3）检查后护理：检查后需禁食2小时，待喉部麻醉药或镇静药作用消失后方可进食；行细针穿刺活检者需禁食4～6小时，密切观察生命体征、腹部体征、有无出血等情况。

二、放射学检查

（一）内镜逆行胰胆管造影

内镜逆行胰胆管造影（endoscopic retrograde cholangiopancreatography，ERCP）是在纤维

十二指肠镜直视下通过十二指肠乳头将导管插入胆管和/或胰管内进行造影的方法，常适用于低位胆管梗阻的诊断。

1. 目的　①直接观察十二指肠及乳头部的病变，对病变部位取材做活检。②收集十二指肠液、胆汁及胰液进行理化及细胞学检查。③通过造影显示和诊断胆道系统和胰管的病变。④用于治疗，如鼻胆管引流、奥狄（Oddi）括约肌狭窄切开术、胆总管下端取石等。

2. 适应证　胆道疾病伴黄疸；疑为胆源性胰腺炎、胆胰或壶腹部肿瘤；先天性胆胰异常。

3. 禁忌证　急性胰腺炎，碘过敏者禁忌做此项检查。

4. 护理

（1）检查前准备：基本同其他内镜检查前的准备；评估病人心肺功能、凝血酶原时间和血小板计数；指导病人进行左侧卧位和吞咽动作练习；检查前6～8小时禁食；检查前15分钟常规注射地西泮5～10mg，山莨菪碱10mg及哌替啶50mg，口服咽部局麻药。

（2）检查中护理：插内镜时指导病人进行深呼吸并放松，造影过程中若发现特殊情况应及时终止操作并做相应的处理。

（3）检查后护理：造影后2小时方可进食；由于本检查可能诱发急性胰腺炎和胆管炎等情况，发现异常及时处理；遵医嘱预防性应用抗菌药。造影后3小时内及第2日晨各检测血清淀粉酶1次，注意观察病人的体温和腹部情况，发现异常及时处理。

 知识拓展

胆胰管汇合部良性疾病的基本病理生理变化

胆胰管汇合部是胆管与胰管相结合的"枢纽"部位，控制着胆汁和胰液的流速与流向。胆胰管汇合部良性疾病不仅会导致胆汁及胰液流出不畅，形成胆管和胰管高压，进一步引起胆胰管扩张、胆汁胰液淤积和结石，还会改变胆汁和胰液的流向，出现胰胆反流、胆胰反流或肠胆反流，引起胆胰系统的急慢性炎症和肿瘤。

资料来源：中国医师协会内镜医师分会内镜微创保胆专业委员会，胆胰管汇合部良性疾病内镜诊治专家共识协作组.胆胰管汇合部良性疾病内镜诊治专家共识（2023版）［J］.中华医学杂志，2023，103（40）：3174-3179.

（二）经皮穿刺肝胆道成像

经皮穿刺肝胆道成像（percutaneous transhepatic cholangiography，PTC）是指在X线透视或B超引导下，利用特制穿刺针经皮穿入肝内胆管，再将对比剂直接注入胆管而使肝内外胆管迅速显影的检查方法。也可通过导管行经皮肝穿刺胆道引流术（percutaneous transhepatic cholangial drainage，PTCD）或放置胆管内支架。

1. 目的　了解肝内外胆管的情况，病变部位、范围、程度和性质，必要时可置管做胆汁引流。

2. 适应证　①原因不明的梗阻性黄疸行ERCP失败。②术后疑有残余结石或胆管狭窄者。③B超提示肝内胆管扩张者。

3. 禁忌证　心肺功能不全、凝血时间异常、急性胆道感染及碘过敏者。

4. 护理

（1）检查前准备：术前应检查凝血功能及注射维生素K_1，必要时应用抗生素。常规行碘过敏试验，并做好造影后即刻剖腹探查的各种准备工作，术前1晚口服缓泻剂或灌肠，术日晨禁食。

（2）检查中护理：检查时根据穿刺位置取相应体位，如经肋间穿刺取仰卧位，经腹膜外穿刺取俯卧位。

（3）检查后护理：造影后应平卧休息4～6小时，定时测血压和脉搏，注意有无内出血及胆漏发生，遵医嘱应用止血药和抗菌药。

（三）电子计算机体层扫描、磁共振胆胰管成像

电子计算机体层扫描（computed tomography，CT）、磁共振胆胰管成像（magnetic resonance cholangiopancreatography，MRCP）具有成像无重叠、分辨率高等特点，尤其是MRCP能更好地显示肝内外胆管扩张及梗阻的情况。

1. 目的　了解肝、胆、胰的形态结构及其内部的结石、肿瘤、梗阻、扩张等情况。

2. 适应证　主要用于腹部超声诊断不清、疑有肿瘤及指导术中定位。

3. 禁忌证　置有心脏起搏器、神经刺激器、人工心脏瓣膜、心脏血管支架、眼球异物、动脉瘤夹、金属节育环等的病人。

4. 护理

（1）检查前准备：嘱病人取下义齿、发夹、戒指、手表等一切金属物品，以免造成金属伪影而影响结石、胆成像质量；手机、磁卡亦不能带入检查室。指导病人完成吸气—呼气—闭气的呼吸方法，减少扫描中因腹部呼吸运动造成的伪影。告知病人检查中梯度场启动可有噪声，以取得配合，对噪声敏感的病人可使用耳塞。对儿童及不能配合检查者，检查前适当应用镇静药。

（2）检查中护理：指导病人取平卧位，保持身体制动状态，采用正确的呼吸方法配合检查者完成扫描。

（四）胆管造影

胆道手术中可经胆囊通过胆囊颈插管至胆总管或经T管做胆道造影。术后拔除T管前常规经T管做胆道造影。

1. 目的　了解胆道有无残余结石、异物及通畅情况；了解胆总管与肠吻合口是否通畅。

2. 适应证　①术中疑有胆道残余结石、狭窄或异物者。②胆总管切开留置T管引流者。

3. 护理

（1）检查前准备：向病人说明检查的目的，以取得合作。T管造影检查一般于术后2周进行，检查前嘱病人排便，必要时给予灌肠。

（2）检查中护理：病人取仰卧位，左侧抬高约15°，将T管的体外部分常规消毒并排出其内空气后，将抽好对比剂的注射器连接T管，使对比剂借助注射器自身重力的作用自行流

入胆道。对比剂注入后立即摄片。

（3）检查后护理：造影完毕，将T管连接引流袋、开放引流24小时以上，以排出对比剂；必要时遵医嘱使用抗菌药。

三、胆道镜检查

胆道镜检查可协助诊断和治疗胆道疾病，了解胆道有无狭窄、畸形、肿瘤等。亦可在胆道镜直视下行取石术或取活组织行病理检查。可分为术中和术后胆道镜检查。

（一）术中胆道镜

术中胆道镜（intraoperative choledochoscope，IOC）是通过胆总管切口或胆囊切口经胆囊管插入胆道镜进行检查和治疗。检查顺序为先肝内胆管，后肝外胆管。

1. 目的 ①了解胆道有无结石、肿瘤、畸形、狭窄或蛔虫等。②了解胆囊取石术后有无残留结石。

2. 适应证 ①术前胆道疾病诊断不明，高度怀疑胆管内肿瘤。②疑有胆管内残留结石。③有胆总管下段及肝内主要胆管分支开口处狭窄。

3. 护理 术前禁食至少4小时。操作过程中随时协助吸尽溢出的胆汁和腹腔内渗出物，防止发生并发症。

（二）术后胆道镜

术后胆道镜（postoperative choledochoscope，POC）是经T管窦道或皮下空肠盲祥插入纤维胆道镜进行检查和治疗。

1. 目的 诊断和治疗胆道术后的其余问题，如判定有无残余结石或胆管狭窄，进行取石、取虫、冲洗、止血、灌注抗生素等。

2. 适应证 ①胆道术后残余结石、胆道蛔虫、狭窄、出血等。②胆道冲洗或灌注药物。

3. 禁忌证 严重心功能不全、胆道感染或有出血倾向者。

4. 护理

（1）检查前准备：术后单纯胆道镜检查应于术后4周进行，胆道镜取石于术后6周进行。

（2）检查中护理：病人取仰卧位，T管拔除后从窦道插入胆道镜，检查时注意观察病人。

（3）检查后护理：观察病人有无发热、恶心、呕吐、腹泻和胆道出血等；观察病人腹部情况，注意有无腹膜炎的症状和体征，以及时发现和处理。

第二节 胆 石 症

胆石症（cholelithiasis）指发生在胆囊和胆管的结石，是我国的常见病、多发病。自然人群中的发病率达10%左右。近年来由于饮食结构的改变，发病特点也发生了变化。胆囊结石的发病率高于胆管结石，胆固醇结石多于胆色素结石，女性发病率高于男性。

一、胆囊结石

胆囊结石（cholecystolithiasis）为发生在胆囊内的结石，主要为胆固醇结石和以胆固醇为主的混合性结石，常与急性胆囊炎并存。是常见病、多发病。主要见于成年人，以女性多见。但随着年龄增长其性别差异逐渐减小，老年男女发病比例基本相等。

（一）病因

胆囊结石是综合性因素作用的结果，任何影响胆固醇与胆汁酸磷脂浓度比例和造成胆汁淤积的因素都能导致结石形成，其主要与胆汁中胆固醇过饱和、胆固醇成核过程异常以及胆囊功能异常有关。

（二）临床表现

病人是否出现临床症状与结石大小、部位、是否合并感染、梗阻及胆囊的功能有关。单纯性胆囊结石、无梗阻和无感染时，常无临床症状或仅有轻微的消化系统症状。结石嵌顿时，则可出现明显症状和体征。

1. 症状

（1）腹痛：表现为突发的右上腹阵发性剧烈绞痛，可向右肩部、肩胛部或背部放射。常发生于饱餐、进食油腻食物后或睡眠时。

（2）消化道症状：常伴恶心、呕吐、食欲缺乏、腹胀、腹部不适等非特异性的消化道症状。

2. 体征　有时可在右上腹部触及肿大的胆囊。若继发感染，右上腹部可有明显压痛、肌紧张或反跳痛。

（三）辅助检查

腹部超声可显示胆囊内结石；CT、MRI也可显示胆囊结石，但不作为常规检查。

（四）治疗原则

1. 手术治疗　对于有症状和/或并发症的胆囊结石，首选腹腔镜胆囊切除术（laparoscopic cholecystectomy，LC）治疗。腹腔镜胆囊切除术是指在电视腹腔镜窥视下，通过腹壁的3～4个小戳孔，将腹腔镜手术器械插入腹腔行胆囊切除术。该术式为微创手术，具有创伤小、恢复快、瘢痕小等优点，已得到迅速普及。在病情复杂或没有腹腔镜条件的情况下也可开腹做胆囊切除。长期观察表明，约30%以上的病人会出现症状及并发症而需要手术。下列情况应考虑手术治疗：①结石数量多及结石直径≥2～3cm。②胆囊壁钙化或瓷性胆囊。③伴有胆囊息肉直径＞1cm。④胆囊壁增厚（＞3mm）即伴有慢性胆囊炎。

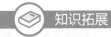 **知识拓展**

经脐单孔腹腔镜胆囊切除术

腹腔镜胆囊切除术目前是治疗胆囊结石、胆囊息肉的首选治疗方式，随着目前外科手术技术的进步和人们对于手术切口美容要求的提高，经脐单孔腹腔镜胆囊切除术（Single port laparoscopic cholecystectomy，SLC）逐步进入临床，逐步成为胆囊切除术的主要术式。单孔腹腔镜手术（laparoendoscopic single site surgery，LESS）通过单一小切口进行腹腔镜手术，具有创伤小，术后疼痛轻、恢复快，取标本快速安全等优点，践行了外科手术趋近创伤最小化和康复最快化的理念。

资料来源：舒瑜，盖吉钦.单孔腹腔镜手术在胆囊结石伴急性胆囊炎治疗中的应用体会［J］.肝胆胰外科杂志，2023，35（10）：614-616，621.

2. **非手术治疗**　无症状的胆囊结石一般不需预防性手术治疗，可观察和随诊。对合并严重心血管疾病不能耐受手术的老年病人，可采取溶石或排石疗法。

（五）护理问题

1. **急性疼痛**　与胆囊结石突然嵌顿、胆汁排空受阻导致胆囊强烈收缩有关。
2. **知识缺乏**　缺乏胆石症和手术相关的知识。
3. **潜在并发症**　胆瘘、出血、皮下气肿、高碳酸血症。

（六）护理措施

1. **术前护理**

（1）疼痛的护理：评估疼痛的程度、性质、发作的时间、诱因及缓解的相关因素；评估饮食、体位、睡眠的关系；腹膜刺激征及Murphy征是否阳性等。为进一步治疗和护理提供依据。

（2）合理饮食：进食低脂饮食，以免诱发急性胆囊炎而影响手术治疗。

（3）宣教：提供相关知识介绍胆石症和腹腔镜手术相关的知识。

（4）呼吸道准备：LC手术中将CO_2注入腹腔形成气腹CO_2，弥散入血可导致高碳酸血症及呼吸抑制，因此，术前病人需进行呼吸功能锻炼；病人还需避免感冒并戒烟，以减少呼吸道分泌物，利于术后早日康复。

2. **术后护理**

（1）病情观察：密切观察生命体征变化，观察腹部体征，了解有无腹痛、腹胀及腹膜刺激征等。如有引流管者，妥善固定，并做好引流液的观察与记录。

（2）体位与活动：协助病人取舒适卧位，有节律地深呼吸，达到放松和减轻疼痛的目的；并鼓励病人早期离床活动。

（3）疼痛护理：实施疼痛评估，结合评估结果与病人病情，遵医嘱采取物理方法与药物镇痛等，达到个体化疼痛管理。

（4）饮食护理：术后禁食6小时。术后24小时内饮食以无脂流质、半流质饮食为主，逐渐过渡到低脂饮食。

（5）并发症的护理

1）高碳酸血症：表现为呼吸缓慢、$PaCO_2$升高。为避免高碳酸血症发生，LC手术后常规给予低流量吸氧，鼓励病人深呼吸，有效咳嗽，促进体内CO_2排出。

2）肩背部酸痛：腹腔中残存的CO_2气体可聚集在膈下产生碳酸，刺激膈肌及胆囊床创面，引起术后不同程度的腰背部、肩部不适或疼痛等。一般无须处理，症状明显者延长吸氧时间，可自行缓解。

3）胆瘘：观察生命体征、腹部引流和引流液的情况。若病人出现发热、腹胀和腹痛等腹膜炎表现，或腹腔引流液呈黄绿色胆汁样，常提示发生胆瘘。一旦发生，及时报告医师并协助处理。

二、胆管结石

胆管结石（choledocholithiasis）为发生在肝内、外胆管的结石。

（一）病因

胆管结石的主要原因包括胆汁淤积、细菌感染和脂类代谢异常。胆囊内结石或肝内胆管结石在某些因素作用下进入肝外胆管引起肝外胆管结石。肝外胆管结石的形成除上述原因外，胆道内异物，如虫卵和蛔虫的尸体亦可成为结石的核心。

（二）分类

1. 根据胆管结石发病的原因

（1）原发性胆管结石：在胆管内形成的结石，称为原发性胆管结石，以胆色素结石或混合性结石多见。

（2）继发性胆管结石：胆管内结石来自胆囊结石者，称为继发性胆管结石，以胆固醇结石多见。

2. 根据结石所在的部位

（1）肝外胆管结石：肝管分叉部以下的胆管结石为肝外胆管结石。

（2）肝内胆管结石：肝管分叉部以上的胆管结石为肝内胆管结石。

（三）临床表现

取决于胆道有无梗阻、感染及其程度。当结石阻塞胆道并继发感染时，可表现为典型的沙尔科三联征（Charcot三联征）即腹痛、寒战高热和黄疸。

1. 肝外胆管结石

（1）腹痛：发生在剑突下或右上腹部，呈阵发性绞痛，或持续性疼痛阵发性加剧，疼痛可向右肩背部放射。

（2）寒战高热：系胆管梗阻并继发感染引起的全身性中毒症状。多发生于剧烈腹痛后，体温可高达$39 \sim 40℃$。

（3）黄疸：其程度取决于梗阻的程度及是否继发感染，若梗阻不完全或结石有松动，则黄疸程度轻，且呈波动性；若为完全性梗阻，则黄疸呈进行性加深；病人可有尿色变黄和皮肤瘙痒等症状。

2. 肝内胆管结石　肝内胆管结石常与肝外胆管结石并存，其临床表现与肝外胆管结石相似。当胆管梗阻和感染仅发生在部分肝叶、肝段胆管时，病人可无症状或仅有轻微的肝区和患侧胸背部胀痛。若一侧肝内胆管结石合并感染而未能及时治疗并发展为叶、段胆管积脓或肝脓肿时，病人可出现消瘦、体弱等表现。部分病人可有肝大、肝区压痛和叩痛等体征。

（四）辅助检查

1. 实验室检查　血常规检查可见白细胞计数及中性粒细胞比例明显升高；血清胆红素、转氨酶和碱性磷酸酶升高。尿液检查示尿胆红素升高，尿胆原降低甚至消失，粪便检查粪中尿胆原减少。

2. 影像学检查　B超检查可显示胆管内结石影，近端胆管扩张。PTC、ERCP或MRCP等检查可显示梗阻部位、程度、结石大小和数量等。

（五）治疗原则

胆管结石以手术治疗为主，原则为尽量取尽结石，解除胆道狭窄和梗阻，去除感染病灶，手术后保持胆汁引流通畅，预防结石再发。

1. 肝外胆管结石　亦以手术治疗为主，常用手术方法有胆总管切开取石、T管引流术（图31-1）和胆肠吻合术，其他方法有Oddi括约肌成形术，经内镜下括约肌切开取石术等。

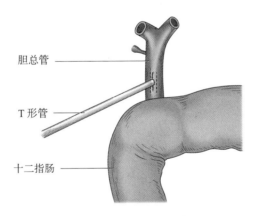

胆总管

T形管

十二指肠

图31-1　T形引流管

2. 肝内胆管结石　采取以手术方法为主的综合治疗。合并感染时，给予足量有效的抗生素，加强支持治疗，维持水、电解质及酸碱平衡。手术方法有高位胆管切开取石和胆肠内引流；对反复感染致肝局部纤维化、萎缩和失功能者，可切除病变的肝叶；术后出现残余结石时，可在窦道形成后拔除T形引流管（T管），经其窦道插入纤维胆道镜取石。

（六）护理措施

1. 术前护理

（1）病情观察：密切观察病人病情变化，如出现寒战、高热、腹痛加重、腹痛范围扩大等，应考虑病情加重，要及时报告医师，积极进行处理。

（2）缓解疼痛：①针对病人的疼痛部位、性质、程度、诱因、缓解和加重的因素，有针对性地采取措施以缓解疼痛，先用非药物缓解疼痛的方法镇痛，必要时遵医嘱应用镇痛药，并评估其效果。②指导病人采取舒适卧位休息。

（3）降低体温：根据病人的体温情况，采取物理降温或药物降温，遵医嘱应用抗生素控制感染。

（4）改善和维持营养状况：①入院后即准备手术者，禁食水、休息，并积极补充液体和电解质，以维持水、电解质及酸碱平衡，非手术治疗者根据病情决定饮食种类。②营养不良会影响术后伤口愈合，应给予高蛋白、高碳水化合物、高维生素、低脂的普通饮食或半流质饮食，不能经口饮食或进食不足者，可经胃肠外途径补充足够的肠外营养制剂，以维持病人良好的营养状态。

（5）纠正凝血功能障碍：肝功能受损伤者可肌内注射维生素 K_1 10mg，每日2次，纠正凝血功能障碍，应观察其疗效及有无不良反应出现。

（6）心理护理：观察、了解病人及家属对手术的心理反应，有无烦躁不安、焦虑、恐惧的心理，耐心倾听病人及家属的诉说，根据具体情况给予详细解释，说明手术的重要性，疾病转归，以消除其顾虑，积极配合手术。

（7）皮肤护理：应指导病人修剪指甲，勿搔抓皮肤，防止破损；保持皮肤清洁，用温水擦浴，减轻皮肤瘙痒症状。

2. 术后护理

（1）病情观察：包括神志、生命体征、尿量、腹部体征及引流液的量、颜色和性质，警惕出血和胆瘘的可能。

（2）营养支持：在病人恢复进食前或进食量不足时，仍需从胃肠外途径补充营养素；当病人恢复进食后，应鼓励病人进食高蛋白、高碳水化合物、高维生素和低脂饮食。

（3）T管引流的护理

1）严格无菌操作：长期带管病人定期更换引流袋，更换时应严格无菌操作，预防感染。遵医嘱预防性应用抗生素。引流管周垫以无菌纱布，若有渗湿，及时更换。

2）妥善固定T管：接无菌引流袋后，将T管妥善固定于腹壁，避免病人在翻身或活动时牵拉而脱出。对躁动及不合作的病人，应采取约束等相应的防护措施。

3）保持有效引流：引流管保持通畅，防止受压、扭曲、折叠，经常自上而下挤捏引流管。

4）防止引流液反流：平卧时引流管的远端不可高于腋中线，坐位、站立或活动时应低于腹部切口，以防引流液反流。引流袋的位置过低，可使胆汁流出过量，影响脂肪的消化、吸收，术后7日左右可抬管，减少胆汁丢失。

5）观察并记录引流液的颜色、量和性状：正常成人24小时分泌胆汁的量为800～1200ml，呈黄绿色、清亮、无沉渣、有一定黏性。术后24小时内引流量为300～500ml，恢复进食后，每天可有600～700ml，以后逐渐减少至每天200ml左右。术后1～2日胆汁的颜色可呈淡黄色，以后逐渐加深、清亮，呈黄色。

6）拔管：术后10～14日，病人若无发热、腹痛、黄疸等症状；同时胆汁引流量减少，每天少于200ml，色深黄，清亮，无脓液，无结石，无沉渣；可先试行夹管，饭前、饭后各夹管1小时，逐渐增加到全天夹管，1～2日无不适，行T管胆道造影或胆道镜检查，胆管无狭窄、结石、异物，开放引流1日以上，使对比剂完全排出，可再次夹管，仍无症状可予拔管。拔管时应注意切忌使用暴力，以免将导管窦道撕断，造成胆汁性腹膜炎；拔管后局部伤口以凡士林纱布堵塞，2～3日后，窦道自然封闭；拔管1周内，仍需密切观察病人体温、有无黄疸及腹部症状等。

　　3. 并发症的观察、预防及护理

　　（1）黄疸：若术后有较重的肝功能损害、胆管狭窄或术中损伤胆管，则术后黄疸时间较长。护理应注意密切观察血清胆红素浓度，发现问题及时报告医师，并遵医嘱肌内注射维生素K_1，将病人指甲剪短，防止因黄疸所致皮肤瘙痒时抓破皮肤；以温水擦洗皮肤，保持清洁。

　　（2）出血：术后早期出血多由术中结扎血管线脱落、肝断面渗血及凝血功能障碍所致，应加强预防和观察。

　　1）卧床休息：肝部分切除术后的病人，术后应卧床3～5日，以防过早活动致肝断面出血。

　　2）改善和纠正凝血功能：遵医嘱予以维生素K_1 10mg肌内注射，每天2次。

　　3）加强观察：术后早期若病人腹腔引流管内引流出血性液增多，每小时超过100ml，持续3小时以上，或病人出现腹胀、腹围增大，伴面色苍白、脉搏细速、血压下降等表现时，提示病人可能有腹腔内出血，应立即报告医师，并配合医师进行相应的急救和护理。

　　（3）胆瘘：胆管损伤、胆总管下端梗阻、T管引流不畅等均可引起胆瘘。按常规做好引流管的护理。加强观察，术后病人若出现发热、腹胀和腹痛等腹膜炎的表现，或病人腹腔引流液呈黄绿色胆汁样，常提示病人发生胆瘘。一旦发现胆瘘的征象，应立即与医师联系，并协助处理。

第三节　胆道感染

　　胆道感染是指胆囊壁和/或胆管壁受到细菌侵袭而发生的炎症反应，胆汁中有细菌生长。胆道感染与胆石症常互为因果关系，胆石症可引起胆道梗阻，梗阻可造成胆汁淤滞、细菌繁殖而致胆道感染；胆道反复感染又是胆石形成的致病因素和促发因素。根据发病的缓急和病程的长短分为急性胆囊炎和慢性胆囊炎。

一、急性胆囊炎

　　急性胆囊炎（acute cholecystitis）是胆囊管梗阻和细菌感染引起的炎症，为一种常见急腹症。约95%的急性胆囊炎病人合并胆囊结石，称为急性结石性胆囊炎；未合并胆囊结石者，称为急性非结石性胆囊炎。

（一）病因

　　1. 急性结石性胆囊炎

　　（1）胆囊管梗阻：结石堵塞胆囊管或嵌顿于胆囊颈，直接损伤黏膜，导致胆汁排出受阻，胆汁淤滞、浓缩；高浓度胆汁酸盐具有细胞毒性，引起细胞损害，加重黏膜的炎症、水肿甚至坏死。

（2）细菌感染：细菌通过胆道逆行进入胆囊，或经血液循环或淋巴途径进入，在胆汁流出不畅时造成感染。主要致病菌为革兰阴性杆菌，以大肠埃希菌最常见，常合并厌氧菌感染。

2. **急性非结石性胆囊炎** 约占5%，病因不清楚，多见于严重创伤、烧伤、长期肠外营养、腹部非胆道大手术后等危重病人。

（二）临床表现

1. 症状

（1）腹痛：多数病人有上腹部疼痛史，表现为右上腹阵发性绞痛，常在饱餐、进食油腻食物后或夜间发作，疼痛可放射至右肩及右肩胛下。

（2）消化道症状：病人腹痛发作时常伴有恶心、呕吐、厌食等消化道症状。

（3）发热或中毒症状：根据胆囊炎症反应程度的不同，病人可出现不同程度的体温升高和脉搏加快。

2. 体征

（1）腹部压痛：右上腹可有不同程度和不同范围的压痛、反跳痛和肌紧张，称为墨菲（Murphy）征阳性。

（2）黄疸：10%～25%的病人可出现轻度黄疸，多见于胆囊炎症反复发作合并米里齐（Mirizzi）综合征的病人。

（三）辅助检查

1. **实验室检查** 血常规检查可见白细胞计数及中性粒细胞比例升高，部分病人可有血清胆红素、转氨酶、碱性磷酸酶（AKP）及淀粉酶升高。

2. **影像学检查** B超检查可显示胆囊增大，胆囊壁增厚，大部分病人可见胆囊内有结石光团。

（四）治疗原则

主要为手术治疗。手术时机和手术方式取决于病人的病情。

1. **非手术治疗** 适应证：①诊断明确、病情较轻的急性胆囊炎病人。②老年人或伴有严重心血管疾病不能耐受手术的病人，在非手术治疗的基础上积极治疗各种合并症，待病人一般情况好转后再考虑择期手术治疗。③作为手术前准备的一部分。

2. **手术治疗** 适应证：①发病在48～72小时以内者。②经非手术治疗无效且病情持续加重者。③合并胆囊穿孔、弥漫性腹膜炎、急性梗阻性化脓性胆管炎、急性坏死性胰腺炎等严重并发症者。其余病人可根据具体情况择期手术。

（五）护理措施

参见本章第二节胆囊结石的护理。

二、慢性胆囊炎

慢性胆囊炎（chronic cholecystitis）是胆囊持续、反复发作的炎症过程，超过90%的病人有胆囊结石。

1. 病因　大多继发于急性胆囊炎，是急性胆囊炎反复发作的结果。

2. 临床表现　症状常不典型，主要表现为上腹部饱胀不适、厌食油腻和嗳气等消化不良的症状以及右上腹和肩背部隐痛。多数病人曾有典型的胆绞痛病史。

3. 辅助检查　B超检查显示胆囊壁增厚，胆囊腔缩小或萎缩、排空功能减退或消失，常伴胆囊结石。

4. 治疗原则　对伴有胆囊结石或确诊为本病的无结石者应行胆囊切除，首选腹腔镜胆囊切除。对年老体弱或伴有重要器官严重器质性病变者，可选择非手术治疗，方法包括限制脂肪饮食、口服胆盐和消炎利胆药物、中药治疗等。

5. 护理措施　参见本章第二节胆囊结石的护理。

三、急性梗阻性化脓性胆管炎

急性梗阻性化脓性胆管炎（acute obstructive suppurative cholangitis，AOSC）又称急性重症胆管炎，是在胆道梗阻基础上并发的急性化脓性细菌感染，急性胆管炎和急性梗阻性化脓性胆管炎是同一疾病的不同发展阶段。

（一）病因

1. 胆道梗阻　最常见的原因为胆道结石性梗阻。胆道发生梗阻时，胆盐不能进入肠道，易造成细菌移位。此外，胆道蛔虫、胆管狭窄、胆管及壶腹部肿瘤等亦可引起胆道梗阻而导致急性化脓性炎症。

2. 细菌感染　胆道内细菌大多来自胃肠道，可经十二指肠逆行进入胆道，或小肠炎症时，细菌经门静脉系统入肝到达胆道引起感染。可以是单一菌种感染，也可以是2种以上的菌种感染。以大肠埃希菌、变形杆菌、克雷伯菌、铜绿假单胞菌等革兰阴性杆菌多见。近年来，厌氧菌及革兰阳性球菌在胆道感染中的比例有增高的趋势。

（二）临床表现

本病发病急骤，病情进展迅速，除了具有Charcot三联征外，还有休克及中枢神经系统受抑制的表现，称为雷诺（Reynolds）五联征。

1. 症状

（1）腹痛：病人常表现为突发的剑突下或右上腹持续性疼痛，可阵发性加重，并向右肩胛下及腰背部放射。腹痛程度可因梗阻部位的不同而有差异，肝内梗阻者疼痛较轻，肝外梗阻时症状明显。

（2）寒战、高热：体温呈持续升高达39～40℃或更高。

（3）黄疸：多数病人可出现不同程度的黄疸，若仅为一侧胆管梗阻可不出现黄疸。

（4）休克：口唇发绀，呼吸急促、出冷汗、脉搏细速，可达120次/分以上，血压在短时间内迅速下降，可出现全身发绀或皮下瘀斑。

（5）神经系统症状：主要表现为神志淡漠、烦躁、谵妄或嗜睡、神志不清甚至昏迷，病情严重者可在短期内出现感染性休克表现。

2. 体征　腹部压痛或腹膜刺激征，剑突下或右上腹部可有不同程度压痛或腹膜刺激征，可有肝大及肝区叩痛，可扪及肿大的胆囊。

（三）辅助检查

1. **实验室检查**　血常规检查可见白细胞计数及中性粒细胞比例明显升高，白细胞计数超过 $20 \times 10^9/L$，细胞质内可出现中毒颗粒；血小板计数降低；凝血酶原时间延长。动脉血气分析检查可提示血氧分压降低和代谢性酸中毒。尿常规检查可发现蛋白及颗粒管型。

2. **影像学检查**　B超检查可显示肝和胆囊肿大，肝、内外胆管扩张及胆管内结石光团伴声影。必要时可行CT、ERCP、MRCP、PTC等检查，以了解梗阻部位、程度、结石大小和数量等。

（四）治疗原则

1. **手术治疗**　紧急手术解除胆道梗阻并引流，尽早有效降低胆管内压力，积极控制感染和抢救病人生命。手术治疗简单而有效。多采用胆总管切开减压加T管引流术。术中注意肝内胆管是否引流通畅，以防形成多发性肝脓肿。

2. **非手术治疗**　非手术治疗手段及术前准备的主要措施：禁食、持续胃肠减压及解痉镇痛；抗休克治疗；联合应用足量、有效、广谱抗菌药物。若病情无改善，应及时手术治疗。

（五）护理措施

参见本章第二节胆石症的护理。

第四节　胆囊息肉和胆道肿瘤

一、胆囊息肉

胆囊息肉是指胆囊壁向胆囊腔内突出或隆起的局限性息肉样病变的总称。以良性多见，形状多样，有球形或半球形，带蒂或基底较宽。

（一）分类

1. **肿瘤性息肉样病变**　包括腺瘤、腺癌、血管瘤和平滑肌瘤等，以腺瘤多见。腺瘤表面可有破溃出血、坏死、感染等。

2. **非肿瘤性息肉样病变**　常见有胆固醇息肉、炎性息肉和腺肌性增生等。

（二）临床表现

常无特殊临床表现。部分病人有右上腹部疼痛或不适，偶尔有恶心、呕吐、食欲缺乏、消化不良等轻微的症状。少数可发生癌变。体格检查可有右上腹部深压痛。若胆囊管梗阻，可扪及肿大的胆囊。

（三）辅助检查

超声检查可见向胆囊腔内隆起的回声光团，不伴声影，检出率较高，是诊断本病的首选方法，但很难分辨其良、恶性。CT增强扫描或MRI可显示肿瘤供血情况；常规B超和彩色多普勒超声、内镜超声及超声引导下经皮细针穿刺活检等可帮助明确诊断。

（四）治疗原则

1. **随访观察**　良性病变者，可定期随访观察，视病情发展选择相应的治疗方法。

2. **手术治疗**　对症状明显的病人，在排除胃、十二指肠及其他胆道疾病后，宜手术治疗。部分无症状但有以下情况者仍需考虑手术治疗：直径超过1cm的单发病变；年龄超过50岁者；短期内病变迅速增大者；合并胆囊结石或胆囊壁增厚者。若发生恶变，则按胆囊癌处理。

（五）护理措施

1. **术前/术后护理**　术前护理如皮肤及呼吸道准备等，术后护理如病情观察、体位与活动、饮食护理、疼痛护理及并发症的护理等，参见本章第二节胆囊结石的护理。

2. **健康教育**　暂不手术者定期复查，每半年做一次腹部超声检查，以确定是否手术治疗。

二、胆囊癌

胆囊癌（carcinoma of gallbladder）是指发生在胆囊的癌性病变，以胆囊体和底部多见。在所有癌症中所占比例不高，但在胆道系统恶性肿瘤中却是较常见的一种，约占肝外胆管癌的25%。发病年龄多集中在50岁以上者，女性发病率为男性的3～4倍。

（一）病因

病因尚不清楚，约70%的胆囊癌病人合并有胆囊结石，可能与胆囊黏膜受结石长期物理性刺激、慢性炎症及细菌代谢产物中的致癌物质等因素的作用而导致细胞异常增生有关。近年的流行病学调查显示胆囊癌发病与萎缩性胆囊炎、胆囊息肉样病变有一定的关系，胆囊空肠吻合术后、完全钙化的"瓷化"胆囊和溃疡性结肠炎等亦可能成为致癌因素。

（二）临床表现

发病隐匿，早期无典型和特异性的症状。部分病人可因胆囊结石行胆囊切除时意外发现胆囊癌。不同的病变部位及病程可有不同的临床表现。

1. 合并结石或慢性胆囊炎者，早期多表现为类似胆囊炎或胆石症的症状，如上腹部持续性隐痛、食欲缺乏、恶心、呕吐等。

2. 当肿瘤侵犯到浆膜层或胆囊床时，可有类似急性胆囊炎和胆囊结石的症状，如右上腹痛、发热、黄疸等。

3. 晚期胆囊癌病人，可能在右上腹触及肿块，此时病人可出现腹胀、腹痛、黄疸、贫血或恶病质等表现。肿瘤也可穿透浆膜，导致胆囊急性穿孔，导致急性腹膜炎、胆道出血等。

（三）辅助检查

1. **实验室检查**　CEA或肿瘤标志物CA-199、CA-125等可有异常升高，但无特异性。

2. **影像学检查**　B超、CT检查可见胆囊壁呈不同程度增厚或显示胆囊内新生物，亦可发现肝内转移灶或肿大的淋巴结；MRI可显示肿瘤的血供情况；B超引导下经皮胆囊细针穿刺抽吸活检，可帮助明确诊断。

（四）治疗原则

首选手术治疗，化学治疗及放射治疗效果均不理想。

1. 单纯胆囊切除术　适用于癌肿局限于黏膜层者。

2. 胆囊癌根治性切除术　适用于肿瘤侵及胆囊肌层或全层，伴区域性淋巴结转移者。

3. 姑息性手术　适用于癌肿晚期不能手术切除者。

（五）护理措施

1. 心理护理　胆囊癌是高度恶性肿瘤，临床表现缺乏特异性，早期诊断困难，预后差。病人可出现紧张、沮丧、精神极度不安及忧郁等心理反应。护士可通过与病人建立良好的护患关系，引导其正视病情；通过鼓励病人及家属主动参与治疗方案的选择，增加病人的信任感，从而提高就医的依从性。

2. 术前/术后护理　单纯胆囊切除术的护理参见本章第二节胆囊结石的护理；胆囊癌根治性切除术的护理参见第三十章第二节肝癌的护理。

三、胆管癌

胆管癌（carcinoma of bile duct）指原发于肝外胆管包括左、右肝管至胆总管下端的癌性病变。以50～70岁的男性多见。50%～75%的胆管癌发生在上段胆管（位于左、右肝管至胆囊管开口以上部位），即肝门部胆管；10%～25%发生在中段胆管（位于胆囊管开口至十二指肠上缘）；10%～20%发生在下段胆管（位于十二指肠上缘至十二指肠乳头）。

（一）病因

病因尚不明确，可能与胆管结石、原发性硬化性胆管炎、先天性胆管扩张症、慢性炎性肠病、胆管空肠吻合术后及肝吸虫等有关。近年的研究提示，胆管癌的发生还与乙型肝炎病毒、丙型肝炎病毒感染有关。

（二）分类

按胆管癌的大体形态分类。

1. 乳头状癌　呈息肉状向管腔内生长，多发于胆管下段。

2. 结节状癌　小而局限的硬化型或结节状，多发于胆管中、上段。

3. 弥漫性癌　广泛浸润胆管，使胆管壁增厚、管腔狭窄，并可向肝十二指肠韧带浸润。组织学分类中以腺癌多见，约占95%，此外尚有低分化癌、未分化癌、鳞状细胞癌等。胆管癌生长缓慢，主要沿胆管壁向上、下浸润生长。转移方式主要为淋巴转移，亦可经腹腔种植或血行转移。

（三）临床表现

1. 症状

（1）黄疸：大部分病人表现为进行性加重的黄疸，尿色变黄；大便颜色呈灰白或白陶土色。

（2）腹痛：表现为上腹部饱胀不适、隐痛、胀痛或绞痛，可向腰背部放射，常伴全身皮肤瘙痒、恶心、食欲缺乏、消瘦、乏力等症状；合并感染时可出现急性胆管炎的临床表现。

2. **体征**　肿瘤发生在胆囊以下胆管时，常可触及肿大的胆囊，Murphy征可呈阴性；当肿瘤发生在胆囊以上胆管和肝门部胆管时，胆囊常缩小而不能触及。部分病人可出现肝大，质硬，有触痛或叩痛；晚期病人可在上腹部触及肿块，可伴有腹水和下肢水肿。

（四）辅助检查

1. **实验室检查**

（1）血生化检查：血清总胆红素、直接胆红素、AKP显著升高，肝功能受损害时可出现酶谱异常升高。

（2）肿瘤标志物：CEA、CA-199、CA-125可升高或正常。

（3）凝血酶原时间延长。

2. **影像学检查**　①首选腹部超声检查可见肝内、外胆管扩张及肿瘤的位置、大小。②ERCP、CT、MRI检查可显示胆道梗阻的部位及肿瘤大小等，磁共振胰胆管造影（MRCP）能清楚显示肝内、外胆管的影像，显示病变部位的效果优于腹部超声检查、CT和MRI。

（五）治疗原则

以手术治疗为主。中、上段胆管癌在切除肿瘤后行胆管空肠吻合术；下段胆管癌多需行胰十二指肠切除术。肿瘤晚期无法手术切除者，可选择做胆管空肠Roux-en-Y吻合术、PTCD和经PTCD或ERCP放置内支架引流等。解除消化道梗阻，行胃空肠吻合术。

（六）护理措施

1. **术前/术后护理**　肝门胆管癌根治切除术的护理措施参见第三十章第二节肝癌的护理；胰十二指肠切除术的护理措施参见第三十二章第二节胰腺癌的护理。

2. **健康教育**　定期复查，出现肿瘤复发时能及早发现并采取相应治疗措施。

本章小结

思考题

1. 病人，女，41岁。因晚餐后突然出现右上腹疼痛，伴恶心、呕吐入院，体检：T 36.3℃，P 96次/分，BP 112/88mmHg。右上腹部有压痛、肌紧张、反跳痛，Murphy征阳性。B超检查：胆囊肿大，囊壁增厚，胆囊内可见强光团伴声影。诊断为胆囊结石伴急性胆囊炎。完善相关检查后在全麻下行腹腔镜胆囊切除术，术后安返病房，带有腹腔引流管，妥善固定。病人神志清楚，诉伤口疼痛，疼痛评分6分。

请问：

（1）当前该病人最主要护理诊断/问题是什么？

（2）针对该问题我们应该给予哪些护理措施？

（3）术后如何进行腹腔引流管的护理？

2. 病人，男，60岁。因剧烈腹痛伴畏寒、发热，巩膜黄染2日入院。发病前一日曾进油腻食物，引起右上腹不适，夜间剧痛，恶心、呕吐，畏寒、发热，尿呈浓茶色，当地医院检查发现血压偏低，转来本院治疗。查体：体温39℃，脉搏106次/分，血压80/60mmHg，神志淡漠，回答不清，巩膜黄染，右上腹压痛反跳痛明显，胆囊摸不清，肠鸣音减弱。化验检查：白细胞计数10.2×10^9/L，中性粒细胞比例95%，尿胆红素阳性。

请问：

（1）该病人可能是胆道系统疾病哪种类型，目前病情判断处于什么时期？

（2）术前应给予哪些护理措施？

更多练习

（李　岩）

第三十二章　胰腺疾病病人的护理

教学课件

学习目标

1. 素质目标

具有尊重与爱护胰腺疾病病人并为此类病人提供全程、全人的整体照护的综合素养。

2. 知识目标

（1）掌握：急性胰腺炎、胰腺癌和壶腹周围癌的临床表现和护理措施。

（2）熟悉：急性胰腺炎、胰腺癌和壶腹周围癌的处理原则。

3. 能力目标

能运用护理程序对急性胰腺炎病人、胰腺癌和壶腹周围癌病人实施整体护理。

案例

【案例导入】

　　病人，男，42岁。因上腹痛8小时伴恶心、呕吐急诊入院。病人急性病容，皮肤巩膜无黄染，腹部膨隆，全腹肌紧张，可及压痛、反跳痛，中上腹明显，肠鸣音减弱。急查病人既往胆囊结石2年，无酗酒等不良嗜好。辅助检查：血常规 RBC 5.4×10^{12}/L，Hb 120g/L，WBC 14.3×10^9/L，血清淀粉酶 1780U/dl，尿淀粉酶 370U/dl，脂肪酶 412U/L，血糖 12.6mmol/L。腹部CT：胰腺肿胀，实质密度不均匀，腹腔及腹膜后广泛渗出。体格检查：T 38.5℃，P 92次/分，R 24次/分，BP 92/60mmHg。考虑该病人急性胰腺炎发作，予禁食、胃肠减压、抗感染、解痉、补液等对症治疗。

【请思考】

　　如何对该病人落实整体护理？

【案例分析】

第一节　胰　腺　炎

胰腺炎是胰腺因胰蛋白酶的自身消化而引起的一种疾病，分急性胰腺炎和慢性胰腺炎。急性胰腺炎（acute pancreatitis）是胰腺分泌的胰酶在胰腺内被异常激活，对胰腺自身及其周围脏器产生自我消化而引起的炎症性疾病，是临床上常见的急腹症之一。轻者常呈自限性，预后良好；重者病情凶险，病死率高。慢性胰腺炎（chronic pancreatitis）是多种原因引起的胰实质和胰管的不可逆的慢性炎症，以反复发作的上腹部疼痛伴不同程度的胰腺内、外分泌功能减退或丧失为主要特征。本节重点介绍急性胰腺炎。

一、病因

1. **胆道疾病**　占50%以上，称胆源性胰腺炎。结石、炎症、肿瘤、胆道蛔虫、手术操作等阻塞胆总管末端，胆汁可经"共同通道"反流至胰管，胆汁中的磷脂酰胆碱和胆盐可损伤胰管的黏膜屏障，诱发急性胰腺炎。

2. **饮酒**　是常见病因之一。乙醇损伤胰腺，刺激胰液分泌、引起十二指肠乳头水肿和Oddi括约肌痉挛，导致胰管内压力增高，胰管破裂，胰液进入腺泡周围组织而引起一系列的酶性损害及胰腺的"自我消化"。

3. **十二指肠液反流**　十二指肠内压力升高使十二指肠液向胰管内反流激活胰蛋白酶原，导致胰腺组织自身消化。

4. **代谢性疾病**　高脂血症和高钙血症可诱发胰腺炎。

5. **创伤**　上腹部钝器伤、贯通伤或手术创伤等。

6. **其他**　如饮食、药物、感染因素以及与妊娠相关的代谢、内分泌、遗传和自身免疫性疾病等也可诱发胰腺炎。

二、分类

急性胰腺炎的基本病理改变是胰腺呈不同程度的水肿、充血、出血和坏死。按病理变化分两类。

1. **急性水肿性胰腺炎**　病变轻，常局限于体尾部。胰腺肿胀变硬，充血，被膜紧张，胰周可有积液。镜下可见腺泡及间质充血、水肿伴有炎性细胞浸润，偶有轻度出血或局限性脂肪坏死。

2. **急性出血坏死性胰腺炎**　病变以胰腺实质出血、坏死为特征。胰腺肿胀，呈暗紫色，分叶结构模糊；坏死灶呈灰黑色，大小不等，严重者整个胰腺变黑。腹腔内可见皂化斑和脂肪坏死灶，腹膜后可出现广泛组织坏死。腹腔内或者腹膜后有暗红色血性液体或血性混浊渗液或咖啡样液。镜下可见脂肪坏死和腺泡破坏，腺泡小叶结构模糊不清，炎性细胞浸润，间质小血管壁坏死，呈片状出血。

三、临床表现

1. 症状

（1）腹痛：是本病的主要症状。常于饱餐或饮酒后突然发作，腹痛剧烈、持续，多位于上腹正中偏左，可向左侧腰背部及左肩部放射。胆源性胰腺炎的腹痛始于右上腹，逐渐向左侧转移。病变累及全胰时，疼痛范围扩大并呈束带状向腰背部放射。

（2）腹胀：常与腹痛并存，因腹腔神经丛受刺激引起肠麻痹所致。早期为反射性，继发感染后为腹膜后的炎症刺激所致。腹胀与腹膜后炎症正相关，腹水可加重腹胀，腹内压增高可导致腹腔间隔室综合征。

（3）恶心、呕吐：该症状早期即可出现，呕吐剧烈且频繁，呕吐后腹痛不缓解。呕吐物通常为胃十二指肠内容物，偶可呈咖啡色。

（4）发热：轻症胰腺炎可不发热或轻微发热；胰腺坏死伴感染时，出现持续高热。合并胆道感染时可出现寒战、高热。

（5）休克和脏器功能障碍：早期表现为低血容量性休克，后期合并感染性休克。累及呼吸系统时出现呼吸困难和发绀等急性呼吸衰竭表现；严重者可有中枢神经系统症状及DIC表现。

2. 体征

（1）腹膜炎体征：轻症急性胰腺炎压痛多局限于上腹部，无明显肌紧张。重症急性胰腺炎压痛明显，伴有肌紧张和反跳痛，范围较广或延及全腹。移动性浊音多为阳性；肠鸣音减弱或消失。

（2）其他：结石嵌顿或胰头肿大压迫胆总管可导致皮肤、巩膜黄疸。胰腺坏死伴感染时，腰部、季肋部和下腹部皮肤出现大片青紫色瘀斑，称格雷－特纳（Grey-Turner）征；若出现在脐周，称卡伦（Cullen）征。

四、辅助检查

1. 实验室检查

（1）淀粉酶测定：血、尿淀粉酶测定是最常用的诊断方法。淀粉酶值越高诊断准确率也越大，但升高的幅度和病变严重程度不呈正相关。血清淀粉酶在发病2～3小时开始升高，24小时达高峰，持续4～5日后逐渐降至正常；尿淀粉酶在24小时才开始升高，48小时达到高峰，下降缓慢，持续1～2周后恢复正常。

（2）血清脂肪酶测定：血清脂肪酶明显升高具有特异性，也是比较客观的诊断指标。

（3）其他：可有高血糖、低血钙、白细胞计数升高、肝功能异常、血气分析异常等。C反应蛋白增高（发病48小时＞150mg/ml）提示病情较重。诊断性腹腔穿刺若抽出血性渗出液，其淀粉酶值升高对诊断很有帮助。

2. 影像学检查

（1）腹部超声：简单经济，无创伤，容易受胃肠道气体的干扰，影响诊断的准确性。胰腺水肿时显示为均匀低回声，若出现粗大的强回声改变提示有出血、坏死的可能。

（2）CT：是最具诊断价值的影像学检查，尤其是CT增强扫描能鉴别是否合并胰腺组织坏死。

（3）MRI及MRCP：可提供与CT类似的诊断信息。磁共振胆胰管成像（MRCP）能清晰地显示胆管和胰管，有助于判断胆管及胰管的情况。

五、治疗原则

根据急性胰腺炎的病情严重程度分级、分期和病因选择合适的治疗方法。

1. 非手术治疗　主要通过全身及对症治疗减少胰液分泌、控制炎症、缓解疼痛、抑制胰酶活性、治疗和防止并发症的发生和发展。

（1）禁食、胃肠减压：可减轻腹胀，减少胰液分泌、控制炎症。

（2）补液：纠正水、电解质代谢紊乱和酸碱平衡失调、维持有效血容量，防治休克。

（3）解痉镇痛：药物常用山莨菪碱、阿托品、盐酸哌替啶等，但一般禁用吗啡。

（4）抑制胰腺分泌：可使用生长抑素等药物抑制胰酶分泌，减轻胰腺炎症，缓解症状。

（5）营养支持：提供机体必须的营养物质，维护肠黏膜屏障功能。

（6）抗生素的应用：一般使用比较广谱的头孢类抗生素。

（7）中药治疗：主要是疏肝理气、清热利湿、通腑泻下等。通过上述处理可以减少胰液分泌，以防感染及多器官功能障碍综合征（MODS）的发生。

2. 手术治疗

（1）适应证：①急性腹膜炎不能排除其他急腹症时。②伴胆总管下端梗阻或胆道感染者。③胰腺和胰周坏死组织继发感染。④合并肠穿孔、大出血或胰腺假性囊肿。

（2）手术方法：胰腺和胰周坏死组织清除加引流术是最常见的手术方式。若为胆源性胰腺炎合并胆道梗阻者应行内镜下Oddi括约肌切开术、取石、放置鼻胆管引流等。

六、护理诊断/问题

1. 焦虑　与担心手术及预后有关。

2. 急性疼痛　与胰腺及其周围组织炎症、胆道梗阻有关。

3. 有体液不足的危险　与炎性渗出、出血、呕吐、禁食等有关。

4. 营养失调：低于机体需要量　与呕吐、禁食和大量消耗有关。

5. 体温过高　与胰腺组织坏死、继发感染或继发胰腺脓肿有关。

6. 潜在并发症　出血、感染、休克、MODS、胰瘘、胃肠道瘘。

七、护理措施

（一）非手术治疗的护理/术前护理

1. 禁食、胃肠减压　禁食，持续胃肠减压可防止呕吐、减轻腹胀、降低腹内压。

2. 静脉补液　补充电解质，维持水、电解质及酸碱平衡；预防并治疗低血压，维持循环稳定，改善微循环。严密观察病人神志、皮肤黏膜温度和色泽情况；监测生命体征、水、电解质及酸碱平衡情况；准确记录24小时出入量，必要时监测中心静脉压及每小时尿量。

3. **控制疼痛**　诊断明确后给予解痉镇痛药，常用解痉药有山莨菪碱、阿托品等；谨慎使用吗啡，因其可引起oddi括约肌张力增高。协助病人取舒适卧位，如膝盖弯曲，靠近胸部以缓解疼痛；按摩背部，可增加舒适感。

4. **抑制胰腺分泌**　遵医嘱使用质子泵抑制药、H_2受体阻断药、生长抑素或胰蛋白酶抑制药等。

5. **营养支持**　禁食期间可给予完全肠外营养支持；待病情稳定、肠道功能恢复后可尽早给予肠内营养，逐步过渡、酌情恢复饮食。在病人行肠内、肠外营养支持期间，需密切观察导管性、代谢性或胃肠道并发症的发生。

6. **降温治疗**　发热病人给予物理降温，必要时予药物降温及抗生素控制感染。

7. **心理护理**　由于急性胰腺炎发病急剧，病情复杂，病人缺乏相关疾病知识，易产生恐惧、焦虑心理。及时了解病人感受，安慰、鼓励并介绍治疗和康复知识，帮助病人树立信心，积极配合治疗。

（二）术后护理

1. **病情观察**　严密观察并记录病人的生命体征、神志、伤口敷料、腹部症状及体征、24小时出入量，以及引流液的量、色、性状等。

2. **体位与活动**　病人麻醉未清醒前取平卧位，头偏向一侧，以免呕吐物、分泌物吸入导致窒息或并发吸入性肺炎。清醒且血压稳定后，协助病人取半卧位，以利于呼吸和引流。鼓励病人早期床上活动，争取尽早下床活动。

3. **伤口护理**　观察伤口敷料是否干燥，有无渗血、渗液，伤口周围皮肤有无发红及伤口愈合情况，保持伤口敷料清洁干燥。

4. **引流管护理**　术后引流管包括胃管、腹腔双套管、胰周引流管、空肠造瘘管、胃造瘘管及导尿管等。需区分各引流管的位置和作用，做好标识，妥善固定。定期更换引流装置，保持引流通畅，观察并记录引流液的颜色、量和性状。

（1）腹腔双套管灌洗引流护理：目的是灌洗引流脱落的坏死组织、黏稠的脓液或血块。护理要点：①灌洗液现配现用，常用生理盐水加抗生素，持续灌洗速度以20～30滴/分为宜。②妥善固定，保持引流通畅，持续低负压吸引，负压不宜过大，以免损伤内脏组织和血管；发现引流管道堵塞应及时通知医师处理。③观察引流液的颜色、量和性状，引流液开始为含坏死组织、脓液或血块的暗红色混浊液体；2～3日后颜色逐渐变淡、清亮。若引流液呈血性，伴脉速和血压下降，应考虑大血管被腐蚀破裂引起继发出血，需及时通知医师并做好急诊手术的准备。④准确记录冲洗液量及引流液量，维持出入量平衡。⑤病人体温维持正常10日左右，白细胞计数正常，腹腔引流液少于5ml/d，引流液的淀粉酶测定值正常，可考虑拔管。拔管后保持局部敷料的清洁、干燥。

（2）空肠造瘘管护理：可通过空肠造瘘管行术后肠内营养支持。护理要点：①妥善固定管道，避免牵拉，防止滑脱。②滴注营养液前后使用生理盐水或温水冲洗管道，持续输注时每4小时冲洗管道1次，保持管道通畅；出现滴注不畅或管道堵塞时，可用生理盐水或温水行"压力冲洗"或负压抽吸。③营养液需现配现用，使用时间不超过24小时；输注时注意营养液的温度、速度和浓度；观察有无腹痛、腹胀或腹泻等不良反应。

5. 并发症的护理

（1）出血：胃管、腹腔引流管或手术切口流出血性液体，和/或出现呕血、黑便、血便。以下情况均可引起出血，如手术创面的活动性渗血、消化液腐蚀引起的腹腔大血管出血、应激性溃疡或感染坏死组织侵犯引起的消化道大出血等。出血的护理要点包括：①密切观察生命体征，观察排泄物及呕吐物的色、性质、量。②保持引流管通畅，准确记录引流液的颜色、性状和量。③使用止血药和抑酸药；监测凝血功能，纠正凝血功能紊乱。④根据出血部位及出血量可采取冰盐水加去甲肾上腺素胃内灌洗，必要时再次手术止血。

（2）胰瘘：腹壁渗出或引流管流出无色清亮液体，病人可出现发热、腹痛、腹胀。往往是由于胰管受损或破裂引起。胰瘘的护理要点：①取半卧位，保持引流通畅，严密观察并记录引流液色、性状和量。②视胰瘘程度，采取禁食、持续胃肠减压、静脉泵入生长抑素等措施。③保护腹壁瘘口周围皮肤，可用皮肤保护膜涂抹，以防胰液对皮肤的浸润及腐蚀。④必要时作腹腔灌洗引流，防止胰液积聚侵蚀内脏、腐蚀大血管或继发感染。

（3）胃肠道瘘：病人出现明显的腹膜刺激征并进行性加重，或引流出胃肠液。往往是胰液的消化和感染坏死病灶的腐蚀引起胃肠道壁坏死、穿孔，继而引起胃肠道瘘。胃肠道瘘的护理要点：①保持引流通畅，持续腹腔灌洗，低负压吸引，防止消化液积聚引起感染和腹膜炎。②维持水、电解质平衡，加强营养支持，合理使用生长抑素。③保护瘘口周围皮肤。④必要时手术治疗。

 知识拓展 ● ● ●

急性胰腺炎的多学科诊疗

急性胰腺炎具有病情进展快、并发症多、病死率高的特点。近年来，医学研究人员对急性胰腺炎有了新的认识，于病人急性反应期进行综合治疗，预防脏器功能障碍，可降低病死率。

多学科诊疗（multi-disciplinary，MDT）理念是一种新型诊疗模式，它主张将多个学科联合起来对病人病情予以诊断、治疗，可实现医疗资源的优化配置，各科室人员共同对诊治方案予以探讨，丰富治疗思路、集思广益，制订最优治疗方案。急性胰腺炎的救治过程包括液体管理、镇痛与镇静管理、抗生素的使用、急诊ERCP、营养支持、脏器功能支持、ACS的管理、局部并发症的处理、中医治疗等，每一阶段具体方案的制订需急诊科、ICU、消化科、外科、超声科、介入科、麻醉科、营养科、中医科、影像科、康复科等多学科紧密协作。

资料来源：中国医师协会肿瘤医师分会，中国医疗保健国际交流促进会胰腺疾病专家委员会，中国医药教育协会腹部肿瘤专家委员会.中国胰腺癌多学科综合治疗模式专家共识（2020版）[J].中华肿瘤杂志，2020，42（7）：531-536.

第二节　胰腺肿瘤和壶腹周围癌

胰腺癌（cancer of the pancreas）是一种消化道恶性肿瘤，发病隐匿，进展迅速，治疗效果及预后极差。好发于40岁以上，男性发病率略高。胰头部肿瘤多见，占70% ～ 80%，其次是胰体尾部，全胰癌少见。目前居我国常见癌症死因的第四位。本节主要介绍胰头癌。

一、病因

引发胰腺癌的直接病因尚不明确，吸烟是公认的危险因素。其他的危险因素包括：肥胖、糖尿病、慢性胰腺炎、遗传因素、长期的职业和环境暴露等。

二、分类

胰腺癌包括胰头癌、胰体尾部癌，以导管细胞腺癌最多见，约占90%；腺泡细胞癌，黏液性囊腺癌等少见。

三、临床表现

1. 症状

（1）上腹疼痛、不适：是常见的首发症状。早期出现上腹隐痛、钝痛、胀痛等不适。中晚期因癌肿侵及腹膜后神经丛，出现持续性剧烈腹痛，向腰背部放射，不能平卧，屈膝卧位可适度缓解，严重影响睡眠和饮食。

（2）黄疸：是最主要的症状，可伴皮肤瘙痒、茶色尿和陶土色大便，呈进行性加重。黄疸出现的早晚和肿瘤的位置相关，距胆总管越近，黄疸出现越早，胆道梗阻越完全，黄疸越深。约25%的胰头癌病人表现为无痛性黄疸，黄疸伴无痛性胆囊增大称库瓦西耶（courvoisier）征，对胰头癌具有诊断意义。

（3）消化道症状：如食欲缺乏、消化不良、腹胀、腹泻或便秘等；部分病人可出现恶心、呕吐。晚期癌肿浸润或压迫胃十二指肠可出现上消化道梗阻或消化道出血。

（4）消瘦和乏力：是主要临床表现之一，病人因饮食减少、消化不良、睡眠不足和癌肿消耗等造成消瘦乏力、体重下降，伴有贫血、低蛋白血症等，晚期可出现恶病质。

（5）其他：可出现发热、急性胰腺炎发作、糖尿病、脾功能亢进及血栓性静脉炎等。部分病人出现抑郁、焦虑、个性狂躁等精神神经障碍。晚期可出现腹水或扪及上腹肿块或远处转移症状。

2. 体征　肝大、胆囊肿大、左上腹或脐周闻及血管杂音，晚期可出现腹水或扪及上腹肿块或远处转移症状。

四、辅助检查

1. 实验室检查

（1）血清生化学检查：胰头癌导致胰管梗阻的早期可有血清淀粉酶、尿淀粉酶的一过性升高，空腹或餐后血糖升高及糖耐量异常。继发胆道梗阻或出现肝转移时，常出现血清总胆红素和结合胆红素升高，碱性磷酸酶和转氨酶多有升高。

（2）免疫学检查：诊断胰腺癌常用的肿瘤标志物有CA19-9、CEA和胰腺癌胚抗原（pancreatic oncofetal antigen，POA）。CA19-9临床意义较大，目前最常用于胰腺癌的辅助诊断和术后随访。

2. 影像学检查

（1）CT：能清楚显示胰腺形态、肿瘤部位、肿瘤与邻近血管的关系及后腹膜淋巴结转移情况，是诊断胰腺癌的重要手段。

（2）MRI或MRCP：MRI诊断胰腺癌敏感性和特异性较高；MRCP可显示胰胆管扩张、梗阻情况，具有重要诊断意义。

（3）EUS：优于普通超声检查，可发现直径小于1cm的胰癌，必要时可在EUS引导下穿刺活检。

（4）腹部超声检查：可显示肝内、外胆管扩张、胰管扩张，胆囊胀大，胰头部占位病变，同时可观察有无肝转移和淋巴结转移。

（5）ERCP：可显示胆管或胰管狭窄或扩张，并能进行活检；还可经内镜在胆管内置入内支撑管，达到术前减轻黄疸的目的。此种检查可引起急性胰腺炎或胆道感染，应予警惕。

（6）PTC和PTCD：适用于重度黄疸且肝内胆管扩张者，对判断梗阻部位、胆管扩张程度具有重要价值。在行PTC的同时行胆管内置管引流可减轻黄疸和防止胆漏。

五、治疗原则

1. 非手术治疗　目前常用吉西他滨、氟尿嘧啶和丝裂霉等化疗药；还可选择介入治疗、放疗、基因治疗及免疫治疗等。

2. 手术治疗　手术切除是胰腺癌最有效的治疗方法。

（1）胰十二指肠切除术（Whipple手术）：是治疗胰头癌的外科手段，切除范围包括胰头（含钩突），胆囊和胆总管，远端胃、十二指肠及空肠上段，同时清除周围淋巴结，再将胰腺、胆总管、胃和空肠吻合，重建消化道（图32-1）。

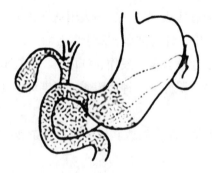

图32-1　胰头十二指肠切除范围示意图

（2）保留幽门的胰十二指肠切除术：即保留全胃、幽门和十二指肠球部，其他切除范围同经典的胰十二指肠切除术。

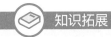

知识拓展

机器人辅助胰十二指肠切除术

　　随着腹腔镜器械的发展和外科技术的提升，腹腔镜十二指肠切除术得到不断发展和成熟。腹腔镜胰十二指肠切除术分为完全腹腔镜胰十二指肠切除术和腹腔镜辅助，前者难度更大，技术要求更高，是最复杂的腹腔镜手术之一，被称为腹腔镜手术的"珠穆朗玛峰"。机器人辅助腹腔镜手术的优势在于应用三维视觉成像和显微镜放大功能，使小血管更易于辨认和处理，术中出血量更少，手术时间与传统开腹手术相比明显缩短。手术医师应具备丰富的胰腺手术经验及腹腔镜手术经验，术中的配合、术野的充分暴露及仔细精确的操作是彻底根治肿瘤的关键。

　　资料来源：王骥，马红钦，刘利，等.开腹、腹腔镜与机器人手术经验的初步探讨［J］.肝胆胰外科杂志，2022，34（8）：478-483.

六、护理诊断/问题

1. **焦虑与恐惧**　与担心手术及预后有关。
2. **疼痛**　与肿瘤压迫脏器有关。
3. **营养失调：低于机体需要量**　与食欲缺乏、消化不良及肿瘤大量消耗有关。
4. **潜在并发症**　出血、感染、胆瘘、胰瘘、胃排空延迟。

七、护理措施

（一）术前护理

　　1. **心理护理**　胰腺癌发病隐匿，大多数病人就诊时已处于中晚期，常出现否认、悲哀、畏惧和愤怒等不良情绪，护士应理解、同情病人，帮助病人取得家庭和社会的支持，鼓励病人积极配合治疗与护理。

　　2. **疼痛护理**　评估腹痛的部位、性质、规律及持续时间，合理使用镇痛药，保证病人良好的睡眠及休息。

　　3. **营养支持**　监测营养相关指标，提供高热量、高蛋白、高维生素、低脂饮食，必要时可经肠内和/或肠外营养途径改善病人营养状况。

　　4. **用药护理**　有黄疸者，静脉输注维生素K_1，改善凝血功能；血糖异常者，通过调节饮食和注射胰岛素控制血糖；胆道梗阻继发感染者，给予抗生素控制感染；使用保肝药、复合维生素B等。

　　5. **皮肤护理**　保持皮肤清洁，用温水擦浴；皮肤瘙痒者，勿搔抓皮肤，防止破损发生皮肤感染；必要时可给予炉甘石洗剂外用及镇静药和抗组胺药。

　　6. **术前准备**　手术前一日进行皮肤准备、交叉配血、药物皮试等，口服缓泻剂并观察肠道准备的情况，必要时进行清洁灌肠。

（二）术后护理

1. **病情观察**　严密监测生命体征，观察腹部体征、伤口及引流情况，准确记录24小时出入量，必要时监测CVP及每小时尿量。动态监测血糖，维持血糖在正常范围。

2. **营养支持**　术后早期禁食，禁食期间予肠外营养支持，维持水、电解质平衡，必要时输注白蛋白。拔除胃管后宜流质、半流质饮食，逐渐过渡至正常饮食。术后因胰腺外分泌功能减退，易发生消化不良、腹泻等，可口服胰酶制剂。

3. **并发症的护理**

（1）出血：是危及病人生命最严重的并发症，表现为腹腔引流管和胃肠减压管流出大量鲜红色血性液体，呕血、黑便或便血等消化道出血，以及心悸、面色苍白、血压下降、脉搏细速等休克表现。护理要点：①监测生命体征。②观察胃肠减压及腹腔引流液的颜色、性状及量。③少量出血可予止血药、输血等治疗，大量出血需再次手术止血。

（2）胰瘘：是胰十二指肠切除术后最常见的并发症和导致死亡的主要原因。可能与术前黄疸持续时间长、营养状况差、术中出血量大有关。护理措施参见本章第一节急性胰腺炎的护理。

（3）胆瘘：常发生于术后5～7日，表现为腹腔引流管流出大量胆汁，每日数百至一千毫升不等。护理措施参见胆石症病人的护理。

（4）感染：术后出现发热、腹痛和腹胀、白细胞计数增高等表现。护理要点：①监测体温。②观察腹痛和腹胀及白细胞计数等。③合理使用抗生素，加强全身支持治疗。④腹腔脓肿形成可在超声引导下行脓肿穿刺置管引流术。

（5）胃排空延迟：多见于保留幽门的胰十二指肠切除术后，表现为病人手术10日以后仍不能规律进食或需胃肠减压，多数病人经保守治疗3～6周可恢复。原因：常因非机械性梗阻因素导致胃动力紊乱综合征。护理要点：①禁食、持续胃肠减压。②维持水、电解质平衡，合理补液。③使用肠外或肠内营养支持。④使用促胃动力药促进胃动力恢复。⑤使用抗生素，去除腹腔内感染。

本章小结

思考题　1. 病人，男，69岁。因"上腹隐痛2月余、皮肤巩膜黄染1周"就诊。完善各项检查明确诊断为胰腺癌，行"胰十二指肠切除术"，术后第7日腹腔引流管突然引流出500ml血性液，无呕血，黑便，体格检查：体温36.8℃，脉搏133次/分，呼吸24次/分，血压82/46mmHg；病人腹膨隆，腹肌紧张。立即建立静脉通道给予补液、输血、升压治疗，拟急诊行动脉造影和动脉栓塞术。

请问：

（1）该病人的目前主要的护理诊断/问题是什么？

（2）针对以上护理诊断，如何进行护理？

2. 病人，男，41岁。与朋友聚餐饮酒后出现腹痛8小时就诊，既往体健，体格检查：T 36.3℃，P 84次/分，R16次/分，BP 120/66mmHg，病人主诉腹胀，伴有恶心、呕吐，左上腹可及压痛，反跳痛，急查血尿淀粉酶均明显升高。

请问：

（1）该病人的目前主要的护理诊断/问题是什么？

（2）如病人采取非手术治疗，治疗措施包括什么？

更多练习

（包雪青）

第三十三章　周围血管疾病病人的护理

学习目标

1. 素质目标

具有关心周围血管疾病病人的心理和尊重病人隐私的综合素质。

2. 知识目标

（1）掌握：动脉硬化性闭塞症、血栓闭塞性脉管炎、原发性下肢静脉曲张和深静脉血栓的临床表现和护理措施；间歇性跛行、静息痛、肢体抬高试验的概念。

（2）熟悉：动脉硬化性闭塞症、血栓闭塞性脉管炎、原发性下肢静脉曲张和深静脉血栓形成的病因、辅助检查和治疗原则；周围血管损伤的临床表现和护理措施。

（3）了解：周围血管损伤的病因、分类和治疗原则。

3. 能力目标

能运用护理程序对常见周围血管疾病的病人实施整体护理。

案例

【案例导入】

　　病人，男，38岁。吸烟16年，每天30支左右，冷库工作8年。近年来，右小腿持续性剧烈疼痛，不能行走，夜间加重，到医院就诊。体格检查：右小腿苍白，肌萎缩，足背动脉搏动消失。

【请思考】

　　如何为该病人落实整体护理？

【案例分析】

第一节　周围血管损伤

周围血管损伤（peripheral vascular trauma）以四肢血管损伤多见，其次为颈部、骨盆、胸腹部等。动脉损伤多于静脉，伴行的动静脉合并损伤和单独损伤均可见到。主干血管损伤可因失血过多而危及生命，或导致永久性功能障碍或肢体丧失。因此，及时发现并正确处理血管损伤是治疗的关键。

一、病因

任何外来的直接或间接暴力侵袭血管均能引起开放性或闭合性血管损伤。

1. 直接损伤

（1）锐器损伤：如枪弹伤、刀伤、刺伤、手术及血管腔内操作等医源性损伤，多为开放性损伤。

（2）钝性损伤：如挫伤、挤压伤、外来压迫（石膏固定、绷带、止血带等）、骨折断端与关节脱位等，多为闭合性损伤。

2. 间接损伤　包括创伤造成的动脉强烈持续痉挛、快速活动中突然减速造成血管震荡伤（高空坠落、车辆冲击等）及过度伸展动作引起血管撕裂伤。

二、分类

因不同致伤因素可导致血管不同性质损伤，包括直接因素如刀伤、刺伤、手术等锐性损伤和挤压伤、压迫等钝性损伤，以及间接因素包括创伤造成的动脉强烈持续痉挛、快速活动中突然减速造成的血管震荡伤和过度伸展动作引起的血管撕裂伤。

三、临床表现

1. 症状　创伤部位可有伤口大量出血，肢体肿胀明显、疼痛、远端动脉搏动消失等，严重者可出现休克。

2. 体征　当不同受伤部位的血肿相互交通以及动脉损伤部位有狭窄者，听诊可闻及收缩期杂音，触诊时感到震颤。

四、辅助检查

1. X线检查　可了解是否合并骨折、关节脱位及是否有异物存留等情况。

2. 超声多普勒检查　可以探及血管内的血流方向、速度、血管口径变化，是否连续，有无破裂、狭窄及血栓形成等。在创伤的远侧部位检测，如果动脉压低于 $10 \sim 20mmHg$，应进一步做动脉造影检查。

3. CT血管造影（CT angiography，CTA）　可明确血管损伤的部位及范围，为选择手术方式提供依据。

4. 血管造影　可显示血管狭窄、缺损、中断或对比剂外溢等血管损伤的表现，是诊断血管损伤的重要检查，可明确血管损伤部位和范围，为手术方式的选择提供依据。

五、治疗原则

首先处理危及生命的合并性损伤。

1. 非手术治疗

（1）伤口止血：①伤口覆盖纱布后，局部压迫包扎止血。②消毒敷料填塞压迫、绷带加压包扎止血。③损伤血管暴露于伤口时，用止血钳或无损伤血管钳钳夹止血。

（2）防治休克和感染：立即建立静脉通路输液、输血，防治休克，同时给予有效足量的抗生素预防感染。

2. 介入治疗　血管损伤（假性动脉瘤、夹层等）者可行支架置入术（包括覆膜或裸支架）、栓塞等治疗。

3. 手术治疗

（1）止血清创：用无损伤性血管钳钳夹，或经血管断端插入福格蒂（Fogarty）取栓导管并充盈球囊阻断血流，修剪无活力血管壁，清除血管腔内的血栓、组织碎片和异物。

（2）处理损伤血管：在病情和技术条件允许时，应积极争取修复损伤的主干动、静脉，方法如下。①侧壁缝合术。②补片成形术。③端−端或端侧吻合术。④血管移植术，自体大隐静脉或人工血管移植。对非主干动、静脉损伤，或病人处于不可耐受血管重建术等情况下，可行血管结扎术。

 知识拓展　● ● ●

临时血管转流术的应用

临时血管转流术（temporary intravascular shunt，TIVS）指通过一根与损伤血管管径相近的人工通道，暂时性地接通受损血管远近端，维持远端肢体血运。该技术主要可用于以下几种情况：严重多发伤并血管损伤一期需行损伤控制性手术的伤员；严重开放性骨折，骨折固定时间较长、需优先处理骨折的伤员；需断肢再植的伤员；因基层卫生院和战争前线资源缺乏，需向上级医院或后方转运的血管损伤病人；大型自然灾害或暴恐活动致血管损伤病人人数多，医疗资源不足时。据临床实践统计，TIVS可以有效避免或降低因伤员转运及其他并发疾病救治过程中远端肌肉、神经的损伤，有效减少伤员因肢体缺血导致的截肢及死亡风险。

资料来源：单长蒙，徐永清.TIVS在周围血管损伤中的研究进展［J］.中国临床解剖学杂志，2022，40（20），39-41.

六、护理诊断/问题

1. 急性疼痛　与创伤及合并症有关。

2. 焦虑与恐惧　与损伤刺激、出血及担心预后有关。

3. **体液不足**　与大量出血有关。

4. **组织完整性受损**　与致伤因子导致组织结构破坏有关。

5. **潜在并发症**　休克、感染、筋膜间隔综合征等。

七、护理措施

（一）急救与术前护理

1. **迅速评估伤情抢救生命**　迅速排除造成继续损伤的因素，让病人安全快速脱离危险。根据病人的外伤史、受伤部位和生命体征变化，进行初步检查，快速评估伤情。首先处理危及生命的情况，如心搏、呼吸骤停、窒息、大出血等。

2. **建立静脉通路**　迅速建立静脉通路，尽快输血、输液，并根据监测指标估算输液量及判断补液效果。可用血管活性药缓解周围血管舒缩功能的紊乱，改善组织灌注，维持重要器官的血供，但需注意血管活性药的副作用，同时注意勿使液体从损伤的血管漏出。

3. **病情观察**　密切观察生命体征、意识、瞳孔、尿量、肢体温度及颜色等；动态检测红细胞计数、红细胞压积和血红蛋白水平。病情危重者应给予中心静脉压监测，以调整液体入量，维持循环稳定。

4. **术前准备**　术前严格备皮，需植皮者应做好植皮区的皮肤准备。

（二）术后护理

1. **体位**　患肢保暖、制动，静脉血管手术后，患肢要抬高于心脏水平线20～30cm；动脉血管手术后，患肢放平或低于心脏水平线。

2. **病情观察**

（1）肢体血运的观察：术后严密观察肢体血供情况，包括肢体的动脉搏动、皮肤颜色及温度、浅静脉充盈情况等。

（2）用药观察：抗凝治疗期间注意观察有无出血、渗血等抗凝过度现象，发现异常及时通知医师。

3. **并发症的护理**

（1）感染：①观察切口敷料是否干燥，若有浸湿及时更换，保持切口周围皮肤清洁、干燥。②每隔24～48小时观察创面，一旦发现感染，及时通知医师并协助处理。③遵医嘱应用抗生素预防感染。

（2）筋膜间隔综合征：肢体血管损伤病人术后若出现肢体进行性疼痛、肿胀、颜色苍白、感觉及活动障碍、不明原因的发热和心率加快，应警惕筋膜间隔综合征的发生，立即通知医师并做好深筋膜切开减压的准备。

（三）健康教育

1. **疾病预防**　保护肢体，避免外伤和末梢组织受压。

2. **功能锻炼**　鼓励病人术后循序渐进地进行肢体功能锻炼，促进侧支循环建立，增加末梢组织的灌注。

3. **复诊指导**　定期门诊复查，了解血管通畅情况，期间如有不适立即就诊。

第二节　动脉硬化性闭塞症

动脉硬化性闭塞症（arteriosclerosis obliterans，ASO）因动脉内膜增厚、钙化、继发血栓形成等导致动脉狭窄甚至闭塞的一组全身性慢性缺血性疾病，多见于45岁以上的男性，以腹主动脉远端及髂-股-腘等大、中动脉最易受累，往往同时伴有其他部位的动脉硬化性病变。

一、病因

病因尚不明确。高血压、高脂血症、高血糖都会导致动脉壁退化，成为动脉粥样硬化的刺激因素；此外，吸烟、肥胖、高龄、缺乏锻炼、家族史和血流动力学因素等也是动脉硬化的危险因素。

二、分类

根据病变范围可分为3型：①主-髂动脉型。②主-髂-股动脉型。③累及主-髂动脉及其远端动脉的多节段型。

三、临床表现

症状的轻重取决于病程进展、动脉狭窄及侧支代偿的程度。病程按Fontaine法分为4期：

1. Ⅰ期（症状轻微期）　无明显表现，但可出现患肢颜色苍白、皮温较低，有冷感，活动易疲劳，脚趾有针刺样感；足背和/或胫后动脉搏动减弱；踝/肱指数＜0.9。

2. Ⅱ期（间歇性跛行期）　间歇性跛行是此期的特征性表现，随着动脉狭窄范围与程度的加重，可表现为一段路程行走后，患肢因肌痉挛、疼痛而无法行走，休息片刻后即可缓解，症状反复出现且行走距离逐渐缩短、止步休息时间增长。临床上常分为Ⅱa期（绝对跛行距离＞200m）和Ⅱb期（绝对跛行距离≤200m）。

3. Ⅲ期（静息痛期）　此期患肢常因组织缺血或缺血性神经炎而出现持续剧烈疼痛，即使肢体处于休息状态时疼痛仍不止，称为静息痛，夜间更甚，病人被迫屈膝抱足而坐。此期患肢常有营养性改变，表现为小腿肌肉萎缩，皮肤菲薄呈蜡纸样等。静息痛是患肢无法得到最基本的血液供应而趋于坏疽的前兆。

4. Ⅳ期（溃疡和坏死期）　肢体远端颜色变暗，继而发黑、干瘪、溃疡和坏死。当干性坏疽变成湿性坏疽时，就会继发感染表现，出现发热、烦躁等全身毒血症状。病变动脉完全闭塞，侧支循环提供的血流已经不能维持组织存活。

四、辅助检查

1. 肢体抬高试验（Buerger试验）　病人平卧抬高下肢45°，持续1分钟，因肢体供血不足导致指、趾皮肤呈苍白或蜡纸样色；然后嘱病人坐起，患肢自然垂于床旁，若足部肤色恢复时间超过45秒，则提示患肢有严重的循环障碍。

2. 踝/肱指数（ankle/brachial index，ABI）　即踝部动脉与同侧肱动脉压比值，正常值为0.9 ～ 1.3。若ABI＜0.9提示动脉缺血，病人可出现间歇性跛行；ABI＜0.4则提示严重缺血，病人可出现静息痛。

3. 其他

（1）超声多普勒：可判断血流强弱并显示血管管壁厚度、内膜斑块的位置和形态等。

（2）CTA或MRA：可得到动脉的立体三维图像，更好地了解血管的病变情况。

（3）数字减影血管造影：可表现为受累血管钙化，血管伸长、扭曲，管腔弥漫性不规则"虫蚀状"狭窄或节段性闭塞，是诊断动脉硬化性闭塞症的金标准。

五、治疗原则

原则在于控制易患因素、合理用药，防止病情的进一步发展，改善和增进下肢血液循环。

1. 非手术治疗　关键是改善高凝状态、扩张血管与促进侧支循环建立，具体方法包括控制体重、降低血脂、控制血压、控制糖尿病、严格戒烟、适当步行锻炼、避免损伤足部以及药物治疗等。

2. 手术治疗　目的在于通过手术或血管腔内治疗方法，重建动脉通路。根据病人动脉硬化的部位、范围、血管条件和全身情况，选择不同手术方法，常见有血管腔内治疗、经皮腔内血管成形术、内膜剥脱术、动脉旁路转流术、腰交感神经节切除术和大网膜移植术等。

 知识拓展

股腘动脉闭塞症的手术疗法

　　股腘动脉闭塞症在下肢动脉疾病中约占50%。就血运重建手术而言，静息痛和肢端组织的缺血坏死等慢性肢体威胁性缺血表现是绝对适应证。腔内治疗具有微创、易耐受的特点，适合高龄、并存疾病多的股腘动脉闭塞症病人，可以作为首选手术治疗方式。而外科开放手术如自体静脉旁路移植术的通畅率仍然优于腔内治疗，对于相对年轻、病变复杂者可以选择应用。股动脉分叉等特殊部位病变或腔内技术不完备时可以采用杂交手术方式。杂交手术是指外科开放手术和腔内手术相结合的一种复合手术方式，在为复杂、特殊部位病变治疗时，可弥补腔内技术的不足，提高手术成功率，改善疗效。

　　资料来源：国家心血管病专家委员会血管外科专业委员会下肢动脉疾病学组，中国医药教育协会血管外科专业委员会.股腘动脉闭塞症的诊断和治疗中国专家共识［J］.中国循环杂志，2022，37（7）：669-676.

六、护理诊断/问题

1. **疼痛**　与患肢缺血、组织坏死有关。
2. **有皮肤完整性受损的危险**　与肢端坏疽、脱落有关。
3. **活动无耐力**　与患肢远端供血不足有关。
4. **潜在并发症**　出血、感染、远端血管栓塞等。

七、护理措施

（一）非手术治疗护理/术前护理

1. **饮食护理**　以低热量、低碳水化合物及低脂食物为主，多进食新鲜蔬菜、水果等富含纤维素的食物，可预防动脉粥样硬化。

2. **疼痛护理**

（1）体位：睡觉或休息时取头高足低位，避免久站、久坐或双膝交叉，影响血液循环。

（2）戒烟：消除烟碱对血管的收缩作用。

（3）改善循环：遵医嘱应用血管扩张药，解除血管痉挛，改善肢体血供。

（4）镇痛：运用合适的评估工具评估病人的疼痛部位、程度、性质等，疼痛剧烈者，必要时应用镇痛药；给药后30～40分钟再次评估疼痛。

3. **患肢护理**

（1）保暖：应避免足部寒冷刺激，注意保暖但忌局部热疗，以防止烫伤病人或因局部组织温度骤然升高而加重缺血、缺氧。

（2）清洁：保持足部的清洁、干燥，要求病人每日要用温水洗脚。

（3）运动：发生坏疽、溃疡时应卧床休息避免运动加重局部的缺血、缺氧。

（4）抗感染：如有感染应遵医嘱使用抗生素，注重创面的换药。

4. **功能锻炼**　鼓励病人每日适当步行，指导病人进行Buerger运动：平卧并抬高患肢45°以上，维持2～3分钟；然后坐于床边双脚自然下垂2～5分钟，并做足背的伸屈及旋转运动；最后放平患肢休息5分钟，每日可进行数次运动。若腿部发生溃疡、坏死，动脉或静脉血栓形成时则不做此运动，避免加重组织缺血、缺氧或导致血栓脱落造成栓塞。

5. **心理护理**　病人可因患肢剧烈疼痛而彻夜难眠，甚至失去信心，因此需要给予情感支持，减轻病人的焦虑、恐惧心理，帮助其更好地配合治疗。

（二）术后护理

1. **体位**

（1）传统手术：术后取平卧位，患肢安置于水平位，避免关节过屈从而挤压、扭曲血管。卧床制动2周，自体血管移植者若愈合良好，制动时间适当缩短。

（2）介入手术：术后髋关节穿刺处需加压包扎弹力绷带，髋关节禁屈曲，穿刺侧肢体自然伸直制动24小时后才能下床活动，防止伤口开裂。

2. **病情观察**

（1）一般状况：密切观察病人生命体征、意识以及尿量。

（2）患肢观察：①观察患肢远端皮温、皮肤颜色和血管搏动情况，若动脉重建术后肢体出现肿胀、剧烈疼痛、麻木、皮肤发紫、皮温降低，应及时报告医师，做好再次手术的准备。②患肢保暖，避免肢体暴露于寒冷环境。③术后因组织间液增多及淋巴回流受阻可致肢体肿胀，一般可在数周内消失。

3. 引流管护理　行传统手术者通常在血管鞘膜外放置引流管，注意观察引流液的量、颜色及性质，保持引流通畅，并准确记录。

4. 功能锻炼　传统术后病人7～10日床上活动，10日后进行床边活动，3周内避免剧烈运动；介入术后病人术后6小时可以进行床上锻炼，术后24小时可以适当在床旁运动，如太极、瑜伽、慢走等，控制运动强度、时间和速度，以加快患肢部位的循环。

5. 并发症护理

（1）出血：严密观察切口敷料有无渗血、渗液。

（2）远端血管栓塞，移植血管闭塞、夹层：观察肢体远端血供情况，如皮温、皮肤颜色，若出现皮温下降，皮肤发绀等情况，及时通知医师给予相应处理。

（3）感染：观察切口有无渗液，红、肿、热、痛等感染征象，有无畏寒、发热等全身感染征象，发现异常应及时报告医师。

（4）吻合口假性动脉瘤：表现为局部疼痛，位置表浅者可触及动脉性搏动，造影显示动脉侧壁局限性突出于血管腔外的囊状瘤腔，一经确诊，及时手术治疗。

（三）健康教育

1. 保护患肢　①严格戒烟。②保护肢体，选择宽松的棉质鞋袜并勤更换，切勿赤足行走，避免外伤。③注意患肢保暖。④旁路术后6个月内避免吻合口附近关节的过屈、过伸和扭曲，以防止移植物再闭塞或吻合口撕裂。⑤介入术后不可用热水泡脚，避免缺血症状加重。

2. 饮食指导　以低碳水化合物、低胆固醇及低脂食物为主，预防动脉病变。

3. 药物指导　旁路术后病人应遵医嘱服用抗血小板聚集、抗凝、降血脂及降压药，每1～2周复查凝血功能。

4. 定期复诊　术后1个月、3个月、6个月、12个月分别到门诊复查ABI和彩超检查，以了解血管通畅情况。

第三节　血栓闭塞性脉管炎

血栓闭塞性脉管炎（thromboangitis obliterans，TAO）又称Buerger病，是一种累及血管的炎症性、节段性和周期性发作的慢性闭塞性疾病。首先侵袭四肢中小动、静脉，以下肢血管多见，常由肢体远端向近端呈节段性发展，受累血管呈现血管壁全层的非化脓性炎症，管腔内有血栓形成，管腔呈现进行性狭窄以至完全闭塞，引起肢体缺血而产生疼痛，严重者肢端可发生不易愈合的溃疡及坏疽。该病好发于男性青壮年。

一、病因

确切病因尚未明确，相关因素可归纳为如下两个方面。

1. **外在因素**　与吸烟、居住于寒冷潮湿地区、慢性损伤及感染有关。主动、被动吸烟史是本病发生和发展的重要环节，戒烟可使病情缓解，再度吸烟病情常复发。

2. **内在因素**　与精神紧张、营养不均衡、家族遗传、自身免疫功能紊乱、性激素等多种因素有关。

二、临床表现

本病起病隐匿，进展缓慢，多次发作后症状逐渐明显和加重。根据肢体缺血程度可将病程分为3期。

1. **局部缺血期**　以感觉和皮肤色泽改变为主，由于动脉痉挛，下肢供血不足，出现肢端发凉、怕冷、小腿酸痛、足趾麻木感。尤其是在行走一定距离后出现间歇性跛行，是此期的典型表现。此外，还可表现为反复发作的游走性血栓性静脉炎，即浅表静脉发红、发热、呈条索状，且有压痛，2周左右逐渐消失，后又在另一处发生。此期病人足背、胫后动脉搏动明显减弱。

2. **营养障碍期**　以疼痛和营养障碍为主，除血管痉挛加重外，还有明显的血管壁增厚及血栓形成，可出现静息痛。此时，患肢足、小腿皮肤苍白、干冷及肌肉萎缩等营养障碍表现。此期患肢足背、胫后动脉搏动消失，但尚未出现肢端溃疡或坏疽。

3. **组织坏死期**　以溃疡和坏疽为主，此期患肢动脉完全闭塞，肢体自远端逐渐向上发生干性坏疽，坏死足趾可自行脱落，形成经久不愈的溃疡。当继发感染时，成为湿性坏疽，常伴有全身感染中毒症状。

血管闭塞性脉管炎的临床表现与动脉硬化性闭塞症相似，但两者在病因及病理方面存在差异，两者的鉴别诊断要点见表33-1。

表33-1　动脉硬化性闭塞症与血栓闭塞性脉管炎的鉴别

	动脉硬化性闭塞症	血栓闭塞性脉管炎
发病年龄	>45岁多见	青壮年多见
血栓性浅静脉炎	无	常见
高血压、冠心病、高脂血症、糖尿病	常见	常无
受累血管	大、中动脉	中、小动静脉
其他部位动脉病变	常见	无
受累动脉钙化	可见	无
动脉造影	广泛性不规则狭窄和节段性闭塞，硬化动脉扩张、扭曲	节段性闭塞，病变近、远侧血管壁光滑

三、辅助检查

动脉硬化性闭塞症的辅助检查均适用于本病。动脉造影可以明确患肢动脉阻塞的部位、程度、范围及侧支循环建立情况。

四、治疗原则

治疗的重点在于防止病变发展，改善和促进下肢血液循环。

1. 非手术治疗　严格戒烟是关键，并注意肢体保暖、防潮、防受伤；早期病人可进行患肢的适度锻炼，促进侧支循环建立。有溃疡者可应用血管扩张药与抗血小板聚集药及高压氧进行治疗；发生坏疽时应及时进行创面处理。

2. 手术治疗　目的是增加肢体血液供应和重建动脉血流通道，改善缺血引起的后果。手术方式有腔内治疗、腰交感神经切除术、旁路转流术、动静脉转流术、大网膜移植术等；若肢体远端已有明确坏死界限，溃疡无法愈合、坏疽无法控制或严重感染引起毒血症者，应考虑不同平面的截肢术。

五、护理诊断/问题

1. 慢性疼痛　与患肢缺血、组织坏死有关。
2. 组织完整性受损　与肢端坏疽、脱落有关。
3. 潜在并发症　出血、栓塞等。

六、护理措施

静脉手术后患肢抬高30°，制动1周；动脉手术后患肢平放，制动2周。病人卧床期间应适当做足背屈伸运动，以促进局部血液循环。加强病情观察，注意预防和处理感染、出血、动脉栓塞、血管痉挛或继发血栓等并发症。其他护理参见本章第二节动脉硬化性闭塞症的护理。

第四节　原发性下肢静脉曲张

原发性下肢静脉曲张（primary lower extremity varicose veins）是指下肢浅静脉因血液回流障碍导致远端血液淤滞，继而病变静脉壁伸长、迂曲，呈曲张表现的一种状态，常并发小腿慢性溃疡。多见于从事持久站立工作、久坐少动或体力活动强度高者。

一、病因

静脉壁薄弱、静脉瓣膜缺陷及浅静脉内压升高，是引起浅静脉曲张的主要原因。静脉壁薄弱和静脉瓣膜缺陷等先天性因素与遗传因素有关。长期站立、久坐少动、重体力劳动、妊娠、慢性咳嗽、习惯性便秘等后天性因素，使瓣膜承受过度的压力，逐渐松弛，不能紧密关闭。循环血量经常超负荷，亦可造成压力升高，静脉扩张，而形成相对性瓣膜关闭不全。

二、临床表现

原发性下肢静脉曲张以大隐静脉曲张多见，单处的小隐静脉曲张较少见；以左下肢多见，但双侧下肢可先后发病。

1. **症状**　早期表现为下肢沉重、酸胀、乏力和疼痛。

2. **体征**　后期表现为下肢静脉曲张，血管隆起，蜿蜒成团。如肢体营养不良，可表现为色素沉着、溃疡、湿疹样改变。

3. **并发症**

（1）血栓性静脉炎：主要由血流缓慢引起血栓形成，当炎症消退后常遗留有局部硬结并与皮肤黏连。

（2）溃疡形成：皮肤损伤破溃后常在踝周及足靴区形成经久不愈的溃疡。

（3）曲张静脉破裂出血：主要是由于皮下淤血，局部血管压力过大或皮肤溃疡出血。

三、辅助检查

1. **大隐静脉瓣膜功能试验**　主要用于测定大隐静脉瓣膜功能。嘱病人仰卧，抬高下肢使静脉排空，于腹股沟下方大腿上1/3处扎止血带压迫大隐静脉，嘱病人站立，解除止血带后10秒内出现自上而下的静脉充盈，则表示大隐静脉瓣膜功能不全（图33-1）。同样的原理在腘窝部缚扎止血带，可检测小隐静脉瓣膜功能。

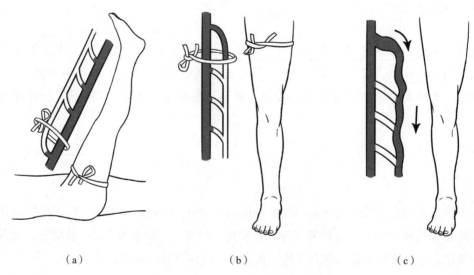

（a）　　　　　　　　　　（b）　　　　　　　　　　（c）

图33-1　大隐静脉瓣膜功能试验

注：（a）抬高患肢排空大隐静脉后扎止血带。（b）取站立位时大隐静脉空虚。（c）放松止血带大隐静脉自上而下充盈。

2. **深静脉通畅试验**　主要用来测定深静脉回流是否通畅。嘱病人取站立位，于腹股沟下方扎止血带压迫大隐静脉，待静脉充盈后，嘱病人连续做下蹲活动10余次，若曲张静脉加重，则表明深静脉阻塞。

3. 其他检查　下肢活动静脉压测定采用有创的方式，对患肢行足背静脉穿刺术，直接在静脉内部测量其中的压力。超声多普勒检查提供可视的管腔变化，测定血流变化。下肢静脉造影可了解病变的性质、范围和程度，为确诊的金标准。

四、治疗原则

1. 非手术治疗　仅能改善症状。适用于病变局限、症状较轻者或妊娠期间发病及不能耐受手术者。

（1）弹力治疗：指穿弹力袜或使用弹力绷带外部加压。此法适用于大多数病人，疗效肯定。

（2）药物治疗：黄酮类和七叶皂苷类药物可缓解肢体酸胀、水肿等症状。

（3）注射硬化剂：将硬化剂注入曲张静脉后引起炎症反应使之闭塞，适用于手术后的辅助治疗，处理残留的曲张静脉。

（4）处理并发症：血栓性静脉炎者，给予抗生素及局部热敷治疗，抗凝治疗至少6周；湿疹和溃疡者，抬高患肢并给予创面湿敷；曲张静脉破裂出血者，抬高患肢和局部加压包扎止血，必要时予以缝扎止血，待并发症改善后择期手术治疗。

2. 手术治疗　适用于深静脉通畅、无手术禁忌证者。传统方法是大隐静脉或小隐静脉高位结扎和曲张静脉剥脱术，其他方法包括旋切刨吸术、激光治疗、血管内曲张静脉电凝治疗或冷冻治疗、硬化剂及射频消融等均取得了良好疗效。

 知识拓展

下肢静脉反流治疗的不同意见

大隐静脉的反流是指从腹股沟到小腿上部不间断的逆行静脉流动，小隐静脉的反流则是从膝关节到踝关节。2023年《下肢静脉曲张临床实践指南》第二部分指出：若病人的活动状态和/或基础医疗条件需要保守治疗，或病人选择保守治疗，则建议采用弹力袜等加压治疗作为初级治疗；对于有症状的静脉曲张和大隐静脉或小隐静脉轴向反流的病人，更推荐进行浅静脉干预，如静脉内消融治疗更优于高位结扎和剥离。

资料来源：李龙.《SVS/AVF/AVLS下肢静脉曲张管理临床实践指南2023年版》更新要点解读［J］.中国普通外科杂志，2023，32（12）：1842-1853.

五、护理诊断/问题

1. 活动无耐力　与下肢静脉回流障碍有关。
2. 皮肤完整性受损　与皮肤营养障碍、慢性溃疡有关。
3. 潜在并发症　深静脉血栓形成、小腿曲张静脉破裂出血等。

六、护理措施

1. 促进下肢静脉回流

（1）使用弹性绷带、弹力袜：足背至大腿适用弹力绷带或弹力袜，且压力梯度循序降低，即足踝部高，向近侧逐渐减低，通过压力变化以减少浅静脉内血液淤积，改善活动时腓肠肌血液回流。穿之前先抬高患肢以排空曲张静脉内的血液。弹力绷带应自下而上包扎，应注意弹力袜的长短、压力及薄厚应符合病人的腿部情况，并在包扎的时候保持一定的松紧度，以不妨碍关节活动并且能扪及动脉搏动为宜。

（2）体位与活动：卧床休息或睡觉时抬高患肢30°～40°，以利静脉回流。告知病人避免久坐和久站，坐时双膝勿交叉或盘腿，以免压迫腘窝静脉，影响血液回流。

（3）避免腹内压增高：多吃高纤维、低脂肪的食物，保持大便通畅，防治便秘；避免穿过于紧身的衣服。

2. 保护患肢 告知病人勤剪指甲，避免外伤造成皮肤破损，如肢体有湿疹、溃疡，还要注意治疗与换药，促进创面愈合。

3. 并发症护理

（1）小腿慢性溃疡和湿疹：平卧时抬高患肢，保持创面清洁，全身应用抗生素。

（2）血栓性静脉炎：局部热敷、理疗、抗凝治疗及应用抗生素，禁止局部按摩。

（3）出血：立即抬高患肢，加压包扎，必要时手术止血。

4. 心理护理 久病的病人可影响正常的生活和工作。慢性溃疡经久不愈的病人有焦虑等不安情绪。需要向病人做好健康教育和心理安慰以减轻病人的焦虑情绪。

第五节 深静脉血栓形成

深静脉血栓形成（deep venous thrombosis，DVT）是指血液在深静脉内不正常的凝固并阻塞管腔，从而导致静脉回流障碍。全身主干静脉均可发病，尤其多见于下肢。急性期当血栓脱离静脉壁而游走到肺，若阻塞肺部血管可形成严重而致命的肺动脉栓塞（pulmonary embolism，PE）。DVT和PE统称为静脉血栓栓塞症（venous thromboembolism，VTE），是同种疾病在不同阶段的表现形式。此外，当血栓严重时可造成慢性深静脉功能不全，影响病人的生活和工作。

一、病因

导致深静脉血栓的主要因素包括静脉壁损伤、血流缓慢、血液高凝状态。

1. 静脉壁损伤 可因静脉输注各种刺激性溶液导致静脉炎，骨折碎片损伤血管，静脉周围的感染病灶等引起静脉壁损伤，从而启动内源性凝血系统，导致血栓形成。

2. 血流缓慢 常见于久病卧床，术中、术后以及肢体固定等制动状态及久坐不动等。

3. 血液高凝状态 主要见于肿瘤组织裂解产物、妊娠、产后或术后、长期服用避孕药、创伤等病人。

二、分类

（一）依据发病时间分类

1. 急性期　病程多在14日以内。
2. 慢性期　病程持续超过30日。
3. 亚急性期　病程介于急性期和慢性期。

（二）依据血栓形成的发病部位分类

1. 上肢深静脉血栓形成　可发生在腋-锁骨下静脉，亦可局限于腋静脉。
2. 上、下腔静脉血栓形成　上腔静脉血栓形成大多数起因于纵隔器官或肺的恶性肿瘤，下腔静脉血栓形成多由下肢深静脉血栓向上蔓延所致。
3. 下肢深静脉血栓形成　最常见，可发生在下肢深静脉的任何部位。根据血栓形成的解剖部位分为三型：小腿肌肉静脉丛血栓形成（周围型）、髂股静脉血栓形成（中央型）和全下肢深静脉血栓形成（混合型）。

三、临床表现

深静脉是血液回流的主要通路，一旦因血栓形成阻塞管腔，必然引起远端静脉回流障碍的症状，可出现肢体肿胀、疼痛、浅静脉曲张、发热等。本节主要介绍下肢深静脉血栓形成的临床表现。

1. 小腿肌肉静脉丛血栓形成（周围型）　为手术后深静脉血栓形成的好发部位。临床特点：突然出现小腿剧痛，患足不能着地踏平，行走时症状加重；小腿肿胀且有深压痛。若在膝关节伸直位，将足急剧背屈，使腓肠肌与比目鱼肌伸长，可激发血栓所引起炎症性疼痛，而出现腓肠肌部疼痛，即踝关节过度背屈试验（Homans征）阳性。
2. 髂股静脉血栓形成（中央型）　起病急骤，全下肢明显肿胀，患侧髂窝、股三角区有疼痛和压痛，浅静脉扩张，患肢皮温及体温均升高。左侧发病多于右侧。
3. 全下肢深静脉血栓形成（混合型）　临床上最常见，可为前两者表现的相加。主要临床表现为全下肢明显肿胀、剧痛，股三角区、腘窝、小腿肌层可都有压痛，常伴有体温升高和脉率加速，称为股白肿。若病程继续发展，患肢整个静脉系统几乎全部处于阻塞状态，同时引起动脉强烈痉挛，疼痛剧烈，整个肢体明显肿胀，皮肤紧张、发亮、发绀，称为股青肿。有的可发生水疱或血疱，皮温明显降低，动脉搏动消失。全身反应明显，体温常达39℃以上，神志淡漠，有时有休克表现。

四、辅助检查

1. 静脉造影　为最准确的检查方法，能使静脉直接显像，有效地判断有无血栓，确定血栓的大小、位置、形态及侧支循环情况。后期行逆行造影，还可了解静脉瓣膜功能情况。
2. 超声多普勒　将探头置于较大静脉的体表，可闻及或描记静脉血流音，如该部位无血流音或显示静脉腔内强回声、静脉不能压缩等征象可说明静脉栓塞。应用新型显像仪，还可直接观察静脉直径及腔内情况，可了解栓塞的大小及其所在部位。

3. **放射性核素检查**　静脉注射 ^{125}I纤维蛋白原，能被新鲜血栓摄取，含量超过等量血液摄取量的5倍，因而能检出早期的血栓形成，可用于高危病人的筛选检查。

4. **血液检查**　下肢深静脉血栓形成的同时纤溶系统也被激活，血液中纤维蛋白复合物溶解时产生的降解产物D-二聚体浓度上升。

五、治疗原则

1. **非手术治疗**　适用于周围型及超过3日以上的中央型和混合型下肢深静脉血栓形成。

（1）一般处理：卧床休息、抬高患肢。急性期绝对卧床休息1～2周；病情缓解后可进行轻便活动，起床活动时着医用弹力袜或弹力绑带。

（2）药物治疗：包括利尿、溶栓、抗凝、祛聚及中医中药治疗等。

2. **手术治疗**　静脉导管取栓术适用于病期在48小时以内的中央型和混合型下肢深静脉血栓形成。中央型可以考虑行腔内置管溶栓、球囊扩张、支架置入术，必要时安装下腔静脉滤器以减少肺动脉栓塞的可能。混合型出现股青肿者应切开静脉壁直接取栓，术后辅以抗凝、祛聚治疗。

 知识拓展

急性下肢深静脉血栓形成的腔内治疗

经皮机械性血栓清除术（percutaneous mechanical thrombectomy，PMT）通过机械吸栓和/或导管抽吸、快速清除血栓、开通闭塞静脉来缓解患肢症状，成为血栓清除的首选外科治疗方法，尤其适用于症状严重（股青肿）、血栓负荷大的深静脉血栓形成的病人。此外，PMT无法清除的残余血栓，协同导管接触性溶栓可以达到减少溶栓药剂量，降低溶栓相关出血并发症发生率和缩短病程的目的。临床常见的PMT装置根据其工作原理可分为流变型血栓清除装置、旋转型血栓清除装置和大腔导管血栓抽吸装置等。

资料来源：殷敏毅，叶开创.急性下肢深静脉血栓形成腔内治疗专家共识［J］.血管与腔内血管外科杂志，2023，9（5），513-519.

六、护理诊断/问题

1. **急性疼痛**　与深静脉回流障碍或手术创伤有关。
2. **自理缺陷**　与急性期需绝对卧床休息有关。
3. **潜在并发症**　出血、肺动脉栓塞等。

七、护理措施

1. **病情观察**　密切观察患肢疼痛的部位、持续时间、性质和程度，每日测量、记录、比较肢体皮温、皮肤颜色、动脉搏动及肢体感觉等，尤其是术后可用于判断血管通畅程度、肿胀消退情况等。

2. **体位与活动**　术前卧床休息1～2周，休息时患肢高于心脏平面20～30cm，改善静脉回流，减轻水肿和疼痛；禁止热敷、按摩，避免活动幅度过大，避免用力排便，以免血栓脱落；下床活动时，穿医用弹力袜或用弹力绷带。术后休息时仍需抬高患肢，并适当进行足背屈伸运动，逐渐增加活动量。

3. **肺栓塞护理**　注意病人有无胸痛、呼吸困难、咯血、血压下降甚至晕厥等表现。如出现肺栓塞，立即嘱病人平卧，避免深呼吸、咳嗽、剧烈或突然翻身，同时给予高浓度氧气吸入，并立即报告医师，建立静脉通路，进行抗休克治疗，配合抢救。

4. **健康教育**

（1）保护患肢：指导病人正确使用弹力袜、弹力绷带，保持良好体位；吸烟者应绝对戒烟。

（2）用药指导：指导病人不可自行停药；在使用抗凝药期间避免碰撞及跌倒，用软毛牙刷刷牙，按时监测凝血酶原时间，注意观察有无牙龈、鼻腔等出血倾向。

（3）复诊指导：出院3～6个月后到门诊复查，告知病人若出现下肢肿胀疼痛，平卧或抬高患肢仍不缓解时，及时就诊。

本章小结　

思考题

1. 病人，男，45岁。搬运工，主诉左下肢静脉迂曲10余年，足踝部溃疡2周，来院就诊。病人10年前无意间发现左下肢浅表血管迂曲成团，以小腿内侧为甚，久站后感下肢酸胀感，未治疗；近一年足内踝区，足背出现色素沉着，伴皮疹瘙痒。1个月前因外伤导致左小腿下方出现局部溃疡不能愈合，直径约2cm，不伴发热。查体：左下肢深静脉通畅试验（－），下肢足背动脉搏动明显，肢端血运好，下肢肌张力、感觉无明显减退。

请问：

（1）该病人最可能的诊断是什么？

（2）分析病情，该病人的主要病因是什么？

（3）病人入院后，护士嘱咐病人要避免下肢血液淤滞，下床活动绑扎弹力绷带。如何指导病人绑扎弹力绷带的方法？

2．病人，男，34岁。东北人，吸烟16年，3年前开始出现右足发凉、足背动脉搏动减弱等表现。近一年来病情逐渐加重，夜间常屈膝抱足而坐，难以入眠。检查可见右足皮肤苍白，温度显著降低，足下垂时呈青紫或暗红色，抬高患肢时又变成苍白色。目前暂行非手术治疗。

请问：

（1）该病人最可能的诊断是什么？

（2）可能处于疾病的哪一时期？

（3）请列出该病人的主要护理诊断及护理措施。

更多练习

（朱微微）

第三十四章　泌尿系统损伤病人的护理

教学课件

学习目标

1. 素质目标

具备关心泌尿系统损伤病人的心理问题和尊重病人隐私的态度和行为。

2. 知识目标

（1）掌握：泌尿系统损伤的临床表现、护理诊断及护理措施。

（2）熟悉：泌尿系统损伤的病因、治疗原则及辅助检查。

（3）了解：泌尿系统损伤的概念及病理分类等。

3. 能力目标

能够运用护理程序对泌尿系统损伤病人进行整体护理。

案例

【案例导入】

　　患儿，男，11岁。16小时前在学校摔伤导致右腰腹部疼痛，呈持续性胀痛，肉眼血尿，无血凝块，无尿频、尿急、尿痛等不适，急诊入院。体格检查：T 36.6℃，P 86次/分，R 20次/分，BP 110/57mmHg，右侧上腹部略隆起，有压痛，轻度肌紧张，无反跳痛。辅助检查：血常规示血红蛋白 98g/L；尿常规示白细胞（＋＋＋）；CT示右肾破裂、右肾包膜下及肾周血肿、右肾腹膜后血肿，腹腔、盆腔积液。诊断：右肾破裂出血。拟行右肾切除术。

【请思考】

　　1. 该病人病情观察的主要内容有哪些？

　　2. 该病人目前主要的护理措施有哪些？

【案例分析】

泌尿系统损伤是由于外力作用导致泌尿系统脏器解剖结构被破坏,从而引起一系列临床表现。当损伤程度与临床表现不相符时,应考虑是否合并其他脏器损伤。泌尿系统损伤中最常见的是尿道损伤,其次是肾损伤,膀胱与输尿管由于位置原因损伤较为少见。

第一节 肾 损 伤

肾损伤(renal injuries)通常合并于胸、腹部多脏器损伤复合伤,男性比例高于女性,年轻人更容易发生。在泌尿系统损伤中的发生率居第二位,仅次于尿道损伤。

一、病因

1. **闭合性损伤** 主要是由直接暴力(如跌落、暴力攻击、撞击)或间接暴力(如突然暴力扭转、对冲伤)所致,一般情况无伤口与外界相通。当肾存在肿瘤、结石或积水等病理改变时,会增加肾损伤的风险。

2. **开放性损伤** 主要由枪弹伤或刺伤所致,有伤口与外界相通,常合并有邻近多脏器损伤。

二、分类

肾损伤可以分为肾挫伤(图34-1)、肾部分损伤(图34-2)、肾全层裂伤(图34-3)和肾蒂血管外伤(图34-4)。

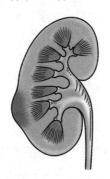

图34-1 肾挫伤
注:肾瘀斑及包膜下血肿。

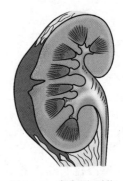

图34-2 肾部分裂伤
注:表浅肾皮质裂伤及肾周血肿。

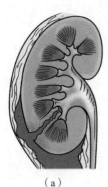

(a) (b)

图34-3 肾实质全层裂伤
注:(a)肾周血肿、血尿和尿外渗。(b)肾横断、肾碎裂。

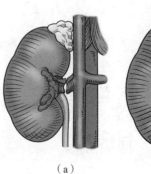

(a) (b)

图34-4 肾蒂血管外伤
注:(a)肾蒂血管断裂。(b)肾动脉内膜断裂及血栓形成。

1. 肾挫伤　肾包膜及肾盏、肾盂黏膜完整，损伤仅局限于部分肾实质，表现为肾包膜下血肿和/或肾实质瘀斑。

2. 肾部分裂伤　肾部分实质裂伤伴包膜破裂时，可出现肾周血肿；若伴有肾盏、肾盂黏膜破裂时，可出现血尿。

3. 肾全层裂伤　肾实质全层裂伤，内至肾盏、肾盂黏膜，外达包膜，常可致尿外渗、肾周血肿及血尿。

4. 肾蒂血管外伤　肾蒂、肾段血管部分或全部横断、撕裂，可致休克、大出血。或者因肾血管突然被牵拉，引起血管内膜断裂，血栓形成，易致肾功能丧失。

三、临床表现

（一）症状

1. 疼痛　肾损伤首发症状。肾包膜下血肿、肾周围软组织损伤可引发患侧肾区或上腹部钝痛；血凝块通过输尿管时可引发肾绞痛；腹膜后血肿压迫、尿外渗及并发腹腔脏器损伤时，可引发腹痛、腹胀及腹膜刺激症状。

2. 血尿　是肾损伤最常见的症状，血尿的严重程度与肾损伤程度不完全一致。多表现为肉眼血尿，少数为镜下血尿，甚至无血尿。

3. 休克　可致失血性休克和创伤性休克。

4. 感染　肾损伤所致尿外渗、肾周血肿易继发感染引起发热，若造成化脓性腹膜炎或肾周脓肿，可伴全身中毒症状，严重者可致感染性休克。

5. 合并多脏器损伤　合并胸腔脏器损伤可出现呼吸、循环系统症状；合并胃肠道损伤时，可出现腹膜炎；合并肝、脾及大血管损伤时，可通过腹腔穿刺抽出不凝血。

（二）体征

血液、尿液外渗可引起肾周围组织局部肿胀，形成腰部肿块，可有明显的肌肉强直和触痛。

四、辅助检查

1. 实验室检查　血常规检查红细胞压积与血红蛋白持续下降时，提示有活动性出血；尿常规可见红细胞增多；尿外渗被腹膜腔吸收后可出现血肌酐、尿素氮升高。

2. 影像学检查

（1）CT、MRI：腹部增强CT是诊断肾损伤的"金标准"。CT可显示肾实质、肾血管损伤、集合系统损伤情况，以及尿外渗、肾周血肿的范围，可作为肾损伤的分级评估依据。同时还可以检查其他脏器的情况。MRI对肾损伤诊断的准确性与CT相似，若病人对对比剂过敏，可选择MRI检查。

（2）B超检查：能提示肾周血肿、尿外渗的范围，初步判断肾损伤程度、监测病情进展，但不作为判断肾损伤临床分级的常规方法。

（3）其他检查：静脉肾盂造影、肾动脉造影、放射性核素扫描等也可用于肾损伤相关检查，但临床不作为首选。

五、治疗原则

肾损伤治疗的目标是保存肾功能、降低病死率。

1. **急诊处理**　大出血、休克者，应紧急予以对症治疗，如静脉输液、输血等液体复苏治疗；同时密切观察生命体征，完善术前检查，做好手术准备。

2. **非手术治疗**　适用于无胸腹部脏器损伤及轻度肾损伤的病人。主要措施：①绝对卧床休息2周以上。②维持水、电解质平衡及血流动力学稳定。③重度血尿者可留置导尿，观察尿液颜色、性状及量。④密切观察生命体征及腰、腹部肿块大小的变化。⑤应用广谱抗生素预防感染。⑥合理应用镇痛、止血及镇静药。⑦定期复查血常规、B超检查等，根据情况复查CT。⑧必要时可行介入治疗。

 知识拓展　●●●

介入治疗在肾损伤中的应用

介入治疗在肾闭合性损伤的非手术治疗中有重要作用，可使部分病人免于手术探查；对于严重多发性创伤或高风险手术者，介入治疗可减少手术风险。虽然目前介入治疗指征尚未统一，但在CT提示对比剂活动性外渗、血肿直径＞4cm、动静脉瘘和假性动脉瘤时，可考虑介入治疗。对于合并其他损伤不适宜行探查手术、延迟性再出血以及对侧肾缺如或肾功能不全者，介入治疗也更为适用。对于损伤严重者可再次或多次行介入治疗，67％的病人可通过反复栓塞预防肾切除，若栓塞失败，后续常需行肾切除术。严重血尿、血流动力学不稳定和尿外渗是选择性介入治疗失败的重要预测因素。开放性肾损伤一般不建议行介入治疗。

资料来源：黄健，张旭.中国泌尿外科和男科疾病诊断治疗指南（2022）［M］.北京：科学出版社，2022.

3. **手术治疗**　手术治疗的目标是控制出血、尽可能修复肾。开放性损伤常需要行肾探查术；闭合性损伤若为严重肾蒂血管损伤、肾部分裂伤或肾全层裂伤，应尽早手术。若非手术治疗期间，存在严重的血流动力学不稳定、肾周血肿进行性增大、可疑有肾肿瘤及合并腹腔脏器损伤时也需进行手术探查。

六、护理诊断/问题

1. **焦虑/恐惧**　与害怕手术、外伤打击和担心预后不良等有关。

2. **组织灌流量改变**　与肾蒂血管损伤、肾裂伤或其他脏器损伤引起的大出血有关。

3. **潜在并发症**　休克、感染。

七、护理措施

（一）非手术治疗的护理

1. 绝对卧床休息　指导病人保持绝对卧床休息2周以上，待病情平稳、血尿消失后方可循序渐进下床活动。

2. 维持体液平衡　建立静脉通道，遵医嘱输血、输液等，合理安排输液顺序及种类，维持有效循环血量及水、电解质及酸碱平衡。

3. 病情观察　密切监测生命体征，预防休克发生；动态观察尿液颜色变化；观察腰、腹部肿块变化；观察疼痛部位、性质及程度；定期复查血常规、尿常规。

4. 并发症的观察和预防

（1）尿外渗：是最常见的并发症，应尽早给予有效的抗生素。

（2）迟发性出血：通常发生在3周以内，一旦发生应绝对卧床休息和补液治疗，选择性血管栓塞术是首选的治疗方式。

（3）肾周脓肿：常发生于损伤后5～7日，可采用抗生素控制感染，首选经皮穿刺引流术，必要时行脓肿切开引流或肾切除。

（4）尿性囊肿：大部分可自行吸收，无须处理。

5. 预防感染　尽早发现感染征象，若病人体温升高、伤口疼痛且伴有血白细胞计数及中性粒细胞比例升高、尿白细胞增多等则提示有感染的发生。

6. 心理护理　定期评估病人的心理状况，及时采取相应的干预措施。帮助病人及家属更好地理解和应对疾病。

（二）手术治疗的护理

1. 术前护理　有手术指征者，液体复苏的同时做好各项术前准备。

2. 术后护理

（1）病情观察：严密观察病人生命体征、伤口敷料、尿量、血常规和肾功能等生化指标。

（2）休息：肾部分切除病人需卧床休息，以防继发性出血的发生。

（3）引流管护理：引流管标签清晰，防折叠、扭曲、受压、牵拉和脱管，妥善固定，保持引流通畅，密切观察引流液的性状、量及颜色等。

（4）导尿管护理：按管道护理常规做好相应护理。

（5）心理护理：尤其对于肾切除术的病人，术后积极沟通交流，稳定病人情绪。

（三）健康教育

1. 预防出血　出院3个月内不宜剧烈运动及从事重体力劳动。

2. 康复指导　肾切除术后病人应注意保护健侧肾，慎用对肾功能有害的药物，如氨基糖苷类药物。

3. 复诊指导　肾损伤3个月后复诊，检查肾结构、肾功能恢复情况以及有无并发症的发生。

知识拓展

尿外渗和尿性囊肿

尿外渗是肾损伤最常见的并发症，多数情况下会自然消退。静脉肾盂造影和CT检查可以明确诊断。发生尿外渗应及时给予有效抗生素进行治疗，若尿外渗持续存在或合并发热、疼痛加剧、肠梗阻等情况，可放置输尿管支架引流。

尿性囊肿多为伤后短期发生，也可见于伤后数年。大部分尿性囊肿可自行吸收，以下尿性囊肿需及时处理：①巨大尿性囊肿。②尿性囊肿持续存在。③合并发热或败血症。④尿性囊肿伴有肾碎片。处理措施包括经皮囊肿穿刺引流术、经皮肾造瘘术、肾坏死组织清除术及输尿管内支架引流。

资料来源：黄健，张旭.中国泌尿外科和男科疾病诊断治疗指南（2022）[M].北京：科学出版社，2022.

第二节　输尿管损伤

输尿管损伤（ureteral injuries）多为医源性损伤所致，非医源性损伤以外伤为主。输尿管因部位隐匿，损伤后易被忽视，多数病例往往被延误诊治。

一、病因与分类

1. 外伤性损伤　多为枪击伤所致，偶见刀刺伤。交通事故、从高处坠落、儿童背后受重击等情况亦可引起输尿管从肾盂处撕裂或离断。

2. 医源性损伤

（1）手术损伤：下腹部或盆腔手术可在术中操作时误伤输尿管，损伤一般可分为直接损伤与间接损伤。①直接损伤：如钳夹、切断、切开、误扎、部分切除及撕裂。②间接损伤：如破坏输尿管血供而致管壁缺血、穿孔及坏死，下段输尿管的手术损伤最为常见。

（2）放射性损伤：多发生于盆腔脏器肿瘤高强度放疗后，盆腔放疗更易引起双侧输尿管狭窄。

二、临床表现

1. 尿外渗　输尿管损伤后尿液渗入腹膜后腔可引起腹部及腰背疼痛；蔓延至直肠周围间隙可引起里急后重；渗入腹腔可引起腹膜刺激征等。

2. 血尿　常见于器械损伤输尿管黏膜所致。

3. 感染　尿外渗常引起继发感染，致局部疼痛、发热、脓肿形成等。感染若控制不到位，可引发化脓性腹膜炎，伴全身中毒症状，严重者可致感染性休克。

4. 梗阻　输尿管损伤引起尿路梗阻时可出现患侧肾积水、腰部胀痛、腰肌紧张、发热等情况，长期梗阻未解除则易引发患侧肾功能受损。孤立肾或双侧输尿管若完全梗阻，可表现为无尿、肾衰竭等。

三、辅助检查

泌尿系统增强CT和静脉尿路造影是输尿管损伤主要的影像学诊断方式。若上述两种方式无法确立诊断，可行逆行肾盂输尿管造影或经皮肾穿刺造瘘行顺行输尿管造影术等。

四、治疗原则

1. 早期治疗　若合并休克或其他严重脏器损伤，应先纠正休克，处理其他损伤，最后处理输尿管损伤。病情相对平稳后，尽早修复输尿管损伤，保护患侧肾功能。如有尿外渗，应彻底引流，避免继发感染，若身体情况不佳，无法耐受手术，可先行患侧肾穿刺造瘘术。

2. 手术治疗　输尿管损伤的手术方式可根据损伤的部位进行选择。对于轻度损伤或延期手术者，可先留置双J管或行肾穿刺造瘘术充分引流。若损伤部位在肾盂输尿管连接处，首选肾盂成形术；若上、中段输尿管损伤，可行输尿管端端吻合术；若为下段输尿管损伤，可行输尿管端端吻合术或输尿管膀胱再植术。

五、护理措施

1. 肾造瘘管的护理　妥善固定，保持引流通畅；密切观察引流液的颜色、性状及量等；对于已经形成尿瘘、尿外渗伴全身感染症状的病人，根据情况带管3～6个月。

2. 双J管的护理　双J管（图34-5）在输尿管损伤治疗中起着至关重要的作用，可保持输尿管通畅，避免肾积水、尿外渗，同时减少输尿管狭窄的发生。带管期间不做剧烈运动，每日饮水量2500～3000ml，不憋尿，预防便秘，避免用力咳嗽等增大腹内压的动作，不做剧烈弯腰、下蹲及上举等动作、不提重物，避免双J管移位。留置期间可出现血尿、腰部不适等，与插管引起输尿管黏膜充血、水肿有关。

3. 健康教育　双J管留置时间一般为1～3个月。留置期间可每月复查泌尿系统彩超，观察双J管引流及位置情况。拔除后3个月复查泌尿系统彩超，6个月复查泌尿系统增强CT，检查有无输尿管狭窄、肾积水及肾功能损害。

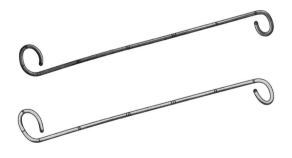

图34-5　双J管

第三节　膀胱损伤

膀胱损伤（bladder injuries）是指膀胱壁在受到外力作用时发生膀胱黏膜层、肌层、浆膜层的破裂，从而引发膀胱壁完整性受损、血尿外渗。膀胱为腹膜外器官，空虚时深藏于骨盆内，不易受损；充盈时膀胱壁薄而紧张，因位置高出耻骨联合伸展至下腹部，易受损伤。

一、病因

1. 穿透性损伤　主要是由骨折碎片、枪弹伤或锐器穿刺伤等所致，常合并其他脏器损伤。

2. 钝性损伤　主要由膀胱充盈时发生外力撞击所致，常见于车祸撞击、坠落伤、骨盆挤压伤以及腹部击打伤等。

3. 自发性膀胱破裂　当合并有既往多次手术、结核、膀胱肿瘤或放疗等病理因素时，膀胱可因过度膨胀而发生破裂。

4. 医源性损伤　发生于盆腔手术、有创操作和内镜检查时，妇科手术最为常见。

二、分类

1. 膀胱挫伤　仅伤及浅肌层或膀胱黏膜层，未穿破膀胱壁，血肿形成或局部有出血，可出现血尿，无尿外渗。

2. 腹膜外型膀胱损伤　在膀胱损伤中较为常见。膀胱壁破裂但腹膜完整，常由骨盆骨折引起，易致尿道损伤，有尿外渗的可能。

3. 腹膜内型膀胱损伤　少见，但后果严重。常发生于盆腔和下腹部的外力损伤过程中，充盈的膀胱内压力骤升，导致膀胱壁破裂伴腹膜破裂，尿液进入腹腔后会继发腹膜炎。

4. 混合型膀胱损伤　常合并多个其他脏器损伤，死亡率高，主要由锐器或枪弹的穿通伤所致。

三、临床表现

（一）症状

1. 血尿和排尿困难　血尿是膀胱损伤的主要表现，大部分为肉眼血尿，少数为镜下血尿。膀胱破裂后，尿液流入膀胱周围或腹腔，可引起病人出现尿意，但仅排出少量血尿或无尿液排出。

2. 腹痛、腹胀　腹膜内型膀胱破裂，因尿液流入腹腔，引起腹胀、腹痛、腹肌紧张等急性腹膜炎症状。腹膜外型膀胱破裂，因尿液、血液流入盆腔间隙，可出现下腹痛、耻骨上区膨隆等表现。

3. 尿瘘　开放性膀胱损伤中，若膀胱与体表伤口相通，会引起漏尿；若与直肠、阴道相通形成瘘口，则会引起直肠、阴道漏尿。闭合性的膀胱损伤中，由尿外渗继发感染引起的破溃可形成瘘口。

4. 休克　骨盆骨折、合并其他脏器损伤时的剧痛和大出血可引发休克；尿外渗合并严重感染时，可导致感染性休克。

5. 氮质血症或血清肌酐升高　腹膜内型膀胱破裂时，尿液流入腹腔，经腹膜吸收后，可引起血清尿素氮或肌酐升高。

（二）体征

腹膜外型膀胱损伤，会阴部、下腹部可有瘀斑，腹肌紧张、耻骨上区压痛，直肠指检则可有直肠前壁饱满感并伴有触痛感。腹膜内型膀胱损伤可有全腹剧痛、腹肌紧张、压痛及反跳痛等表现，因腹腔内流入尿液，可有移动性浊音。

四、辅助检查

1. 导尿试验　怀疑膀胱破裂时，置入导尿管，若能引流出300ml以上尿液，可排除膀胱破裂。若仅引流少量血尿或无尿液，经导尿管注入300ml生理盐水，等待5分钟后抽出，若抽出量明显少于300ml，则提示膀胱破裂。此方法有可能会出现假阴性或假阳性。

2. 膀胱造影　是诊断膀胱破裂最可靠的方法。经耻骨上膀胱造瘘或经尿道置入导尿管后，逆行注入300～350ml对比剂，在膀胱最大充盈期和排空期两次成像。若为腹膜外型膀胱破裂，可观察到膀胱周围组织出现对比剂外渗呈"火焰状"，膀胱呈"泪滴状"。若为腹膜内型膀胱破裂，则可见对比剂显示腹腔内脏器官和肠袢的轮廓。若阴道内有对比剂显影，则提示存在膀胱阴道瘘。

3. 膀胱镜检　膀胱镜检时若发现膀胱充盈能力丧失，常提示有较大穿孔。

4. 超声检查　若腹腔内或腹膜外间隙可见积液回声，提示有腹膜内或腹膜外膀胱破裂。

五、治疗原则

优先治疗危及生命的合并伤，再根据损伤的情况采取相应手术方式，尽早修补膀胱壁的缺损。

1. 紧急处理　大出血、休克者，应紧急予以对症治疗，如静脉输液、输血、镇痛等；尽早合理应用抗生素预防感染；密切观察生命体征，完善各项检查，做好手术准备。

2. 非手术治疗　对于轻度损伤者，如造影仅见少量尿液外渗且症状较轻者或轻度膀胱挫伤者，可留置导尿管2周并配合使用抗生素治疗。若留置导尿管后症状未缓解且持续加重，应改为手术治疗。

3. 手术治疗　对于非手术治疗无效、膀胱穿通伤及严重膀胱破裂伴尿外渗、出血，且病情严重者，应尽早施行手术探查。若为腹膜内型膀胱破裂，手术时应探查腹腔内其他脏器，检查有无合并腹膜外膀胱破裂，术中发现有尿性囊肿应彻底引流。膀胱修补术后留置耻骨上膀胱造瘘管或导尿管，持续引流尿液2周。当出血难以控制时，可行血管栓塞术。

六、护理措施

1. 膀胱造瘘管的护理　妥善固定，防止牵拉和脱管，保持管道通畅；密切观察引流液的颜色、性状及量；保持引流袋的位置始终低于膀胱区，防止逆行感染；膀胱造瘘管一般留置14日左右拔除。

2. 导尿管的护理　按管道护理常规做好相应护理。轻度膀胱损伤行修补术后，导尿管一般在术后5～10日直接拔除。若为复杂性膀胱损伤或伴有愈合不良，拔管前需行膀胱造影。

第四节　尿道损伤

尿道损伤（urethral injuries）是泌尿系统最常见的损伤，多发生于男性青壮年。男性尿道以尿生殖膈为界，分为前尿道和后尿道。前尿道包括球部和阴茎部，后尿道包括膜部和前列腺部，尿道损伤常发生于球部和膜部。

一、病因与分类

（一）按尿道损伤部位分类

1. 前尿道损伤　多发生于球部尿道，以骑跨伤最为常见。尿道球部固定在会阴部，发生会阴部骑跨伤时，尿道被挤向耻骨联合下方，导致尿道球部损伤。

2. 后尿道损伤　多发生于膜部，常因骨盆骨折所致。女性尿道损伤主要与骨盆骨折有关，常伴有阴道的撕裂。尿道膜部穿过尿生殖膈，发生骨盆骨折时，尿生殖膈突然移位，产生剪切样暴力，致使薄弱的尿道膜部撕裂。

（二）按致伤原因分类

1. 开放性损伤　主要是由枪弹片、锐器伤、动物咬伤、截断伤等所致，常伴有阴囊、阴茎、会阴部的贯通伤。

2. 闭合性损伤　主要由外来暴力引起，如交通事故、跌落。

3. 医源性损伤　多因医疗操作引起，如尿道腔内器械操作、留置导尿管或会阴部手术。

4. 其他　性交时损伤、缺血性损伤。

二、临床表现

（一）症状

1. 疼痛　前尿道损伤时受伤处可有压痛、疼痛，排尿时疼痛加剧且向会阴部及阴茎头放射。若后尿道损伤，疼痛可放射至耻骨后、肛门周围及下腹部。伴骨盆骨折者，移动时疼痛加剧。

2. 排尿困难或尿潴留　尿道严重挫伤或破裂的病人可表现为排尿困难或尿潴留；尿道完全断裂的病人可表现为尿潴留。排尿困难程度与尿道损伤严重程度有关。

3. 出血及血肿　尿道损伤的首要体征是尿道外口出血；会阴部、阴囊部可见血肿及皮下瘀斑、肿胀；女性因骨盆骨折致尿道损伤时大部分可出现阴道口出血。

4. 尿外渗　尿道断裂或破裂可致尿外渗。阴茎损伤尿外渗可表现为阴茎肿胀、合并出血呈紫褐色；尿道球部损伤时，可表现为阴囊、阴茎、会阴及下腹部肿胀；尿道膜部损伤时，表现可与尿道球部损伤症状相同，也可表现为腹膜刺激征，合并感染时可出现脓毒血症；女性严重骨盆骨折时，若出现尿道损伤尿外渗，可表现为阴唇肿胀。

5. 休克　严重尿道损伤，可引起创伤性、出血性、感染性休克。

（二）体征

直肠指检可以帮助判断尿道损伤的部位、严重程度及是否合并直肠损伤等。若直肠指检时前列腺发生向上移位且有漂浮感，则提示后尿道完全断裂；如前列腺位置仍较固定，多提示尿道未完全断裂。

三、辅助检查

1. 诊断性导尿　在严格无菌操作下缓慢轻柔地置入导尿管，若能一次顺利置管，尿道部分裂伤的病人可免于手术；若导尿失败，则不可反复试插，以免加重出血和局部损伤；若尿道完全断裂，则不能导尿。

2. 实验室检查　血常规检查血红蛋白与红细胞压积进行性下降时，提示有持续性出血；尿培养可以明确是否感染并指导应用抗菌药。

3. 影像学检查及内镜检查

（1）尿道造影：是早期评估男性尿道损伤的标准方法。如尿道轻微裂伤或挫伤，可有尿道显影而无对比剂外溢；尿道部分裂伤，可有对比剂外溢；尿道断裂则表现为对比剂未进入近端尿道而大量外溢。

（2）CT和MRI：可用于判断严重尿道损伤后骨盆移位的解剖状况和相关脏器（如肾、膀胱、腹腔内器官）的损伤程度。

（3）内镜检查：可用于区分尿道完全断裂和部分断裂，但在骨盆骨折导致明确后尿道损伤的早期不建议应用，以免加重损伤。

四、治疗原则

（一）紧急处理

严重损伤伴大出血可致休克，应立即止血抗休克治疗，尽早施行手术。骨盆骨折病人须平卧，勿随意搬动，以免加重损伤。尿潴留无法留置导尿或未能立即手术时，可行耻骨上膀胱穿刺抽出膀胱内尿液。

（二）非手术治疗

对于尿道轻度裂伤及挫伤者，不需特殊治疗，可镇痛、止血、应用抗菌药，必要时可试行留置导尿1～2周。

（三）手术治疗

1. 前尿道损伤 尿道球部海绵体严重出血需尽早实施手术；尿道挫伤在抗感染的同时，根据情况留置导尿管引流1周；尿道裂伤留置导尿管约2周，若置管失败应行经会阴尿道修补术，术后留置导尿管2～3周；尿道完全性断裂者，实施尿道端端吻合术，条件不允许时可行耻骨上膀胱造瘘术。

2. 后尿道损伤 对外伤轻、后尿道损伤小的病人可试插导尿管，插管成功后留置2周左右；膀胱造瘘术可用于留置尿管失败，或为后续的手术修补做好准备，尤其适合病情危重、条件差时的紧急处理；若病人在开放性手术的同时或损伤不是特别严重时可行尿道会师术。

3. 并发症

（1）尿道狭窄：尿道狭窄是尿道损伤后最常见的并发症，可在尿道损伤后3～6个月进行修复。狭窄较轻者可定期行尿道扩张术；狭窄较重引起排尿困难、尿流变细等症状，可行内镜下尿道内冷刀切开术；狭窄引起尿道闭锁，可经会阴切除瘢痕狭窄段，行尿道端端吻合术。

（2）尿外渗：在尿外渗部位作多处皮肤切开，置多孔引流管引流，同时行耻骨上膀胱造瘘，3个月后再行尿道修补。

（3）尿瘘：尿外渗未得到及时引流或尿流不畅皆可引起尿瘘，应在解除狭窄的同时清理或切除瘘管。

五、护理措施

1. 急诊处理 严重损伤伴失血性休克者，迅速建立两路静脉通路，遵医嘱及时输液、输血，应用止血、镇痛药等。对于骨盆骨折者须卧硬板床，勿随意搬动，以免加重损伤，并做好相关并发症的预防。

2. 病情观察 严密监测生命体征，观察尿量、尿液颜色以及损伤部位的变化。

3. 预防感染 观察有无感染征象；遵医嘱合理应用抗生素；嘱病人不要用力排尿，以防尿外渗，继发感染。

4. 导尿管及膀胱造瘘管的护理 按管道护理常规做好相应护理。拔管前行排尿期膀胱尿道造影，确认尿道无狭窄、无尿外渗后，方可拔除。拔除管后，关注病人排尿频率、尿量、最大尿流、残余尿量及排尿期间伴随症状等。

5. 尿外渗切开引流的护理 保持伤口敷料干燥，渗湿时及时更换；保持引流通畅；抬高阴囊，利于外渗尿液吸收，促进肿胀消退。

6. 心理护理 尿道损伤位于隐私部位，病人容易出现紧张、焦虑等情绪，可加强沟通交流，提供心理支持和干预，鼓励积极配合治疗。

7. 健康教育

（1）定期行尿道扩张术：尿道狭窄是尿道损伤后最常见的并发症，若病人发生尿道狭窄或预防狭窄需行尿道扩张术，应向病人说明该治疗的意义，鼓励病人定期行尿道扩张术。

（2）自我观察与护理：病人出院后可自我观察有无尿道梗阻症状，如尿流变细、尿滴沥、排尿分散、尿频、排尿时间延长，甚至尿潴留等现象，若出现以上症状，应及时就诊。

（3）复查指导：出院后1～3个月复查泌尿系统B超、尿流率、残余尿量及尿常规。1年内监测有无尿道狭窄、尿失禁、勃起功能障碍等并发症的发生。

思考题

1．病人，女，44岁。因"跌倒致右腰部疼痛1日"急诊平车入院。入院体查：T 36.8℃，P 81次/分，R 18次/分，BP 121/89mmHg。病人神志清，腹平软，右上腹压痛，右肾区叩痛。辅助检查：血常规示血红蛋白94g/L，红细胞计数下降；尿常规示镜下血尿；B超检查示右肾实质上部不均质回声。考虑为肾损伤可能。入院诊断：右肾挫伤。

请问：

（1）该病人病情观察的主要内容有哪些？

（2）该病人主要的护理诊断/问题有哪些？

（3）如何对该病人进行护理？

2．病人，男，62岁。因"会阴部骑跨外伤后疼痛伴阴囊肿痛7小时"急诊就诊。病人诉7小时前站于约2米施工架上高空作业时不慎踩空致会阴部骑跨撞击于一横杆，自觉会阴部胀痛，阴囊逐渐肿胀，尿道外口滴血，无法自行排尿。入院查体：T 37.1℃，P 79次/分，R 19次/分，BP128/73mmHg。病人神志清，膀胱区膨隆，伴有压痛，双侧阴囊明显肿胀，直径约16cm，阴囊皮肤紫红色，触痛不明显，会阴部肿胀，表面触痛，皮肤无破损，尿道口滴血。辅助检查：CT示双侧阴囊血肿并少许积气，双侧睾丸显影欠清；会阴部软组织肿胀，皮下气肿；腹腔脏器无损伤，无骨折等。入院诊断：尿道断裂。

请问：

（1）目前该病人有哪些主要的护理措施？

（2）病人康复出院，应如何给病人进行健康宣教？

更多练习

（彭　双）

第三十五章　尿路结石病人的护理

教学课件

学习目标

1. 素质目标

具备关心尿路结石病人的心理问题和尊重病人隐私的态度和行为。

2. 知识目标

（1）掌握：尿路结石的临床表现、治疗原则及护理措施。

（2）熟悉：尿路结石的病因、分类及辅助检查。

（3）了解：尿路结石的概念。

3. 能力目标

能够运用护理程序对尿路结石病人实施整体护理。

案例

【案例导入】

病人，男，55岁。突发腰部剧烈疼痛8小时急诊入院。入院前突发右侧腰部剧烈疼痛，休息后无缓解，高热，面色苍白，伴尿急、尿痛，肉眼血尿，无恶心、呕吐。既往无其他疾病。从事体力劳动，活动量大，出汗量大，每日饮水量大约500ml。体格检查：T 38.7℃，P 90次/分，R 24次/分，BP 96/62mmHg。右肾区叩击痛。尿常规结果显示WBC 4～6/HP，RBC 40～50/HP；超声检查结果显示右侧输尿管上段结石伴右肾积水，右肾多发结石。

【请思考】

1. 该病人首优护理问题是什么？

2. 针对该病人的护理问题，如何实施整体护理？

【案例分析】

尿路结石作为泌尿外科常见疾病之一，住院病人在泌尿外科中居首位。我国尿路结石的发病率为1.5%～18.0%，不同的地区患病率有所差异，总体南方高于北方。近年来，全世界范围内尿路结石的发病率有增高的趋势，5～10年的复发率高达50%以上。

第一节　上尿路结石

上尿路结石是指肾结石（renal calculi）和输尿管结石（ureteral calculi）。

一、病因

1. 代谢异常　饮食、遗传等多种因素导致代谢异常可导致结石形成，如尿液pH改变、高草酸尿症、高尿酸尿症、高钙血症、高钙尿症、低枸橼酸尿症等。

2. 局部因素　尿路畸形、尿液淤滞、尿路感染、尿路异物等都是诱发结石形成的因素。结石形成过程中这些因素相互作用、相互影响，共同促进结石的形成。

3. 药物因素

（1）作为结石成分的药物：氨苯蝶啶、头孢曲松钠、磺胺类、HIV感染治疗药物（如茚地那韦）等。

（2）促进结石形成的药物：碳酸酐酶抑制药（如乙酰唑胺）、钙补充剂及维生素D、皮质激素、别嘌醇等，可以在代谢的过程中影响尿液pH及尿液钙浓度、尿枸橼酸浓度等。

二、分类

1. 按晶体成分分类

（1）含钙结石：草酸钙、碳酸钙及磷酸钙结石。

（2）非含钙结石：胱氨酸结石、尿酸结石、磷酸镁铵结石。

2. 按X线表现分类

（1）不透X线结石：草酸钙结石、磷酸钙结石。

（2）半透X线结石：磷酸镁铵结石、胱氨酸结石。

（3）透X线结石：尿酸结石、黄嘌呤结石。

 知识拓展

鹿角形肾结石

　　鹿角形肾结石是一种特殊类型的结石，充满大部分肾集合系统，结石负荷大，常伴有反复发生的尿路感染和慢性肾功能不全，常见成分是感染性结石，磷酸钙、尿酸、草酸钙、胱氨酸也会形成鹿角形结石。鹿角形肾结石手术取石难度较大、结石清除率低、术后易复发，是泌尿外科难点之一。未经治疗的鹿角形肾结石会因为反复的尿路感染和尿源性脓毒症，最终导致患肾功能丧失，甚至死亡。所以鹿角形肾结石必须积极治疗，不适合等待观察或非手术治疗。鹿角形肾结石形成机制与尿路感染有密切关系，经皮肾镜碎石取石术是首选的治疗方式。

　　资料来源：黄健，张旭.中国泌尿外科和男科疾病诊断治疗指南（2022）［M］.
北京：科学出版社，2022.

三、临床表现

1. **疼痛**　疼痛的程度与结石位置、大小、活动等有关。肾结石可引发肾区疼痛，常伴肋脊角处叩击痛。肾盂内大结石可引发活动后肾区钝痛。输尿管结石可引发肾绞痛，典型症状为阵发性剧烈疼痛，多发作于凌晨或深夜，常伴有病人坐卧不安、精神恐惧、全身冷汗、面色苍白，甚至血压下降致休克，可伴有恶心、呕吐等胃肠道症状。疼痛部位多位于上腹部或腰部，沿输尿管行程放射至下腹部、腹股沟、大腿内侧，甚至同侧阴唇或睾丸。

2. **血尿**　多为镜下血尿。部分上尿路结石病人唯一表现为活动后出现镜下血尿。若结石固定不动（如肾盏小结石）或引起尿路完全性梗阻，可能无血尿症状。

3. **恶心、呕吐**　常与肾绞痛伴发。肠道与输尿管有共同的神经支配，输尿管结石引发尿路梗阻时，常因输尿管管腔内压力增高，管壁局部痉挛、缺血和扩张从而引发恶心、呕吐症状。

4. **膀胱刺激征**　输尿管膀胱壁段结石或伴有感染时，可出现尿急、尿频、尿痛。

5. **感染和梗阻**　结石合并感染可出现脓尿，急性发作可伴腰痛、寒战、高热，甚至全身炎症反应等。双侧上尿路完全性梗阻可致无尿、肾功能恶化，甚至尿毒症。

四、辅助检查

1. **实验室检查**

（1）血液检查：检测血钙、尿酸、肌酐、钠和钾等水平。重症感染病人需要行降钙素原、乳酸、血气分析等检查。

（2）尿液检查：留取禁食后清晨的中段尿，检测尿液pH及尿液中钙、磷、尿酸、草酸、白细胞等检测。尿路感染时需行尿培养检查，复杂性肾结石可选择进一步24小时尿液成分分析。

（3）结石成分分析：可帮助确定结石性质，作为选用溶石疗法和制定结石预防措施的重要依据。红外光谱检测技术是临床常用的结石成分分析方法。

2. **影像学检查**

（1）超声检查：尿路结石重要的影像学筛查手段，也是孕妇和儿童怀疑尿路结石时的首选检查方法。超声检查可发现＞2mm以上的结石，显示肾实质萎缩和肾积水的程度。

（2）尿路平片：是检查结石的常规方法，可检查出90%的X线阳性结石。检查前做好肠道准备，检查前1日少渣饮食，检查前1晚服用缓泻剂。孕妇忌做尿路平片检查。

（3）静脉尿路造影：可了解尿路解剖，确定结石的位置，发现X线阴性结石，还可显示出结石所致肾功能和结构的改变。

（4）逆行或经皮肾穿刺造影：不作为结石常规的检查方法，仅在静脉尿路造影不显影或显影不良、怀疑透X线的阴性结石或需进一步的鉴别诊断时采用。

（5）CT：平扫CT能分辨1mm的微小结石，显示透X线的阴性结石，帮助初步判断结石成分，还可通过CT值预测评估结石的密度。增强CT可精准判断结石的有无、大小、部位、梗阻和肾积水等情况。

（6）磁共振水成像：对于不适合做静脉尿路造影的病人（如儿童和孕妇、严重肾功能损害、对比剂过敏等）可考虑采用。该检查可通过发现集合系统及输尿管梗阻、扩张等间接反映结石的情况。

（7）放射性核素显像：可显示泌尿系统形态，提供肾功能、尿路梗阻及肾血流灌注等情况，对手术方案的选择及疗效的评估有一定的临床意义。

五、治疗原则

（一）病因治疗

如切除甲状旁腺腺瘤、解除尿路梗阻，以有效防止结石的形成和复发。

（二）非手术治疗

适用于结石<0.6cm、表面光滑、结石以下尿路无梗阻的病人。

1. 饮食与运动　根据血生化检查及24小时尿液成分分析结果，调整饮水习惯及饮食结构。如高钙尿病人限盐，保证每日钙摄入量<1000mg，少食富含草酸的食物，维持24小时尿量2000ml以上，控制BMI<25，适当运动。

2. 药物治疗

（1）促排石药：包括钙通道阻滞药（如硝苯地平）和α受体阻断药（如坦索罗辛）等。α受体阻断药的排石效应在临床实践中已经得到证实。对于远端输尿管结石>5mm的病人，使用α受体阻断药可增加排石概率。

（2）碱性枸橼酸盐、碳酸氢钠：对于5mm以上的尿酸结石，可采取碱化尿液pH至7.0以上治疗及溶石治疗；对于梗阻性尿酸结石，尤其是≥8mm的结石，坦索罗辛联合碱化尿液，其溶石效率更高。

（3）解脲酶抑制药：感染性结石在控制感染的同时，可口服氯化铵酸化尿液，应用解脲酶抑制药防止结石的生长。

3. 中药、针灸　以行气活血化瘀、清热利湿通淋为主，缓解结石引起的痉挛疼痛，促进小结石排出。常用中药有车前子、金钱草等，常用针灸穴位有膀胱俞、肾俞、阿是穴、三阴交等。

4. 肾绞痛的处理　肾绞痛是泌尿外科常见的急症，需紧急处理。常用镇痛药如下。

（1）非甾体抗炎药：双氯芬酸钠、吲哚美辛等。

（2）阿片类镇痛药：盐酸布桂嗪、曲马多等。

（3）解痉药：M胆碱受体阻断药、钙通道阻滞药和黄体酮等。当结石的直径>6mm或疼痛不能被药物缓解时，需行外科治疗。

（三）体外冲击波碎石

体外冲击波碎石（extracorporeal shock wave lithotripsy，ESWL）是通过B超或X线对结石定位，利用体外产生的冲击波聚焦于人体内的结石使之粉碎，继而随着尿液排出体外，达到治疗目的。

1. 适应证　适用于直径≤2cm的输尿管上段结石及肾结石。

2. 禁忌证　①妊娠、严重心脑血管疾病、出血性疾病、结石远端尿路梗阻、未控制的尿路感染等。②结石定位不清、肾位置过高、骨关节严重畸形等。

3. 注意事项　术前做好肠道准备，使用抗凝药者，凝血功能正常后方可碎石。ESWL治疗总次数一般不超过3次，肾结石连续2次治疗应间隔10～14日，输尿管结石可在48～72小时重复治疗。常见并发症包括血尿、"石街"形成、肾绞痛、肾损伤及尿路感染等。

 知识拓展　　　●●●

输尿管"石街"

输尿管"石街"主要是由ESWL和腔内手术治疗上尿路结石后结石碎片堆积输尿管而形成。结石的大小、结石的CT值、皮肤至结石的距离等是影响输尿管"石街"形成的危险因素。ESWL术后使用α受体阻断药能减少输尿管"石街"的形成，有助于输尿管"石街"的排出。输尿管"石街"非手术治疗或药物治疗无效时，可采用EWSL、输尿管镜手术或经皮肾镜手术治疗；对于合并有尿路感染、发热、肾积水快速增加等，应优先选择经皮肾造瘘术。

资料来源：黄健，张旭.中国泌尿外科和男科疾病诊断治疗指南（2022）［M］.北京：科学出版社，2022.

（四）物理振动排石

物理振动排石（external physical vibration lithecbole，EPVL）能加速ESWL及输尿管软镜术后结石的排出，从而提高净石率，缓解肾绞痛的发生。EPVL的适应证：①ESWL、输尿管软镜取石或碎石、经皮肾镜取石或碎石等术后的残余结石。②直径＜6mm的上尿路结石。③合并肾绞痛的输尿管结石。

（五）手术治疗

1. 内镜取石或碎石术

（1）经皮肾镜取石或碎石术（percutaneous nephrolithotomy，PCNL）：是在B超或X线的引导下定位，经腰背部细针穿刺直达肾盂或肾盏，扩张并建立皮肤到肾的通道，在肾镜下利用弹道、激光或超声等工具碎石或取石。PCNL适用于所有需手术治疗的肾结石，包括ESWL难以粉碎和治疗失败的结石、鹿角形结石、直径≥2cm的肾结石。相对开放手术而言，创伤小，清石率高，是大负荷上尿路结石的一线治疗方法。常见的并发症主要有出血、感染、肾实质撕裂、周围脏器损伤、动静脉瘘等。

（2）输尿管镜取石或碎石术（ureteroscopic lithotomy or lithotripsy，URL）：是经尿道插入输尿管镜至膀胱找到输尿管开口，安全导丝导引进入输尿管，通过输尿管镜前端的摄像镜头找到结石，利用碎石工具进行碎石或取石。输尿管镜分为输尿管硬镜或输尿管软镜，硬镜可到达中、下段输尿管；软镜前端可弯曲，能到达输尿管上段及肾盂、肾盏。常见的并发症主要是感染、穿孔、黏膜下损伤、输尿管撕裂等。

（3）腹腔镜输尿管切开取石术（laparoscopic ureterolithotomy，LUL）：是预估腔内手术

难度大、采用多种腔内手术治疗失败或合并输尿管狭窄等的备选手术方式。

2. 开放手术　仅在不能选择微创手术的情况下作为替代治疗方式，或作为其他微创手术发生术中紧急情况下的补救治疗方式。主要有肾盂或肾实质切开取石术、肾或肾部分切除术、输尿管切开取石术等。

六、护理诊断/问题

1. 疼痛　结石刺激引起的平滑肌痉挛、损伤及炎症。
2. 潜在并发症　出血、尿源性脓毒症、周围组织器官损伤、输尿管狭窄等。
3. 知识缺乏　缺乏尿路结石健康教育知识。

七、护理措施

（一）非手术治疗的护理

1. 缓解疼痛　指导病人深呼吸、卧床休息、听音乐等减轻疼痛。遵医嘱应用镇痛、解痉的药物，及时评估疼痛的缓解情况及药物副作用。

2. 饮食、饮水与活动　对明确结石成分、代谢性疾病引发尿路结石的病人，予以相应的饮食指导。指导病人大量饮水，每日饮水量2500～3000ml，可以稀释尿液、促进排石、预防感染和结石复发。在病情允许的情况下，适当做跳跃、跳绳等运动，有助于排出结石。

3. 病情观察　观察体温、血尿情况，检测尿常规及肾功能等，及时干预病情变化。观察结石排出情况，结石排出后进行结石成分分析。

（二）体外冲击波碎石的护理

1. 术前护理

（1）心理护理：介绍ESWL的治疗方法、手术要求及碎石效果，解除病人及家属的顾虑。指导病人术中配合的体位，确保碎石定位的准确性。

（2）术前准备：完善相关检查，术前3日忌食产气食物，术前1日口服缓泻剂，术晨禁饮食，复查尿路平片确定结石的位置。病人练习手术体位，根据需要遵医嘱预防性使用抗生素。

（3）排除ESWL禁忌证：出血性疾病（血液及免疫系统疾病、消化道出血）、输尿管畸形、妊娠、未控制的尿路感染、心脑血管疾病等。

2. 术后护理

（1）多饮水：根据术后补液量，适当增减饮水量，促进排石。

（2）取有效体位促进排石：指导病人术后健侧卧位，可适当活动、变换体位，利于输尿管蠕动、促进碎石排出。结石位于肾下盏，碎石后取头低位；结石位于中肾盏、肾盂、输尿管上段，碎石后取头高足低位。

（3）病情观察：严密观察和记录病人生命体征，碎石后排尿及排石情况。一般情况下，碎石4周后行影像学检查，判断残余结石情况。

3. 并发症的观察与护理

（1）血尿：多数病人术后可出现一过性肉眼血尿，可嘱病人多饮水，一般无须特殊处理。

（2）碎石相关并发症：主要包括"石街"形成、残石再生长和肾绞痛。"石街"的处理重在预防，关键在于严格掌握ESWL的适应证。肾绞痛由结石碎片或颗粒排出引起，可予以解痉、镇痛及抗感染等治疗。

（3）感染相关并发症：尿路感染、败血症、感染性休克等。合理使用抗菌药是治疗感染的有效手段；合并梗阻时积极引流；感染性休克发生时，立即予以感染性休克处理，有效引流尿液，留置输尿管支架管或经皮肾穿刺造瘘。

（4）冲击波损伤相关组织并发症：包括肾损伤、消化系统损伤、心血管不良事件等。

（三）手术治疗（内镜碎石、开放手术）的护理

1. **术前准备**　参见第三十五章第一节体外冲击波碎石的术前护理

2. **术后护理**

（1）病情观察：严密观察病人生命体征变化，连续监测病人血压、心率、血氧饱和度、呼吸、体温；病人血压降低，心率增快，引流液呈鲜红色，则提示病人有活动性出血的可能。

（2）饮食护理：术后6小时病人若无恶心、呕吐等胃肠道反应，可指导病人从流质饮食逐渐过渡到普食。尽量选择清淡、易消化的食物，多吃水果蔬菜，保持大便通畅，避免用力排便。嘱病人多饮水，根据术后补液情况适当增减饮水量，增加尿量，促进排石，预防尿路感染及结石复发。

（3）引流管护理：尿路结石术后，留置的引流管有肾造瘘管、双J管、导尿管、肾周引流管等，具体护理如下。①正确标识：清晰标记管道的名称、置入日期等。②妥善固定："高举平抬法"有效固定管道，翻身、活动时勿牵拉，防止脱出或移位。③保持通畅：防止管道打折、扭曲、受压。④防止反流：引流袋位置低于肾造口平面、膀胱位置，防止逆行感染。⑤观察引流液：观察引流液的性质、量及颜色。

1）肾造口管：若术后3～5日尿液颜色转清且体温正常，可考虑拔管，拔管前应先夹闭24～48小时，观察病人有无腰腹痛、发热等情况，如无不适则可拔除，拔除时、拔除后观察是否有出血。

2）双J管：①疼痛评估，了解病人患侧腰部胀痛等情况。②根据病人情况尽早采取半卧位，不憋尿勤排尿，防止尿液反流。③鼓励病人术后早期下床活动，避免不当的活动（如过度弯腰、突然下蹲、剧烈活动等），不用力排便、咳嗽等动作，防止双J管的移位和滑脱。④双J管一般留置2～4周，病人出院后可能仍然存在腰部不适、尿痛、血尿等情况，多为双J管刺激膀胱黏膜和输尿管所致，若出现无法缓解的腰部剧烈疼痛、膀胱刺激征、发热、尿色鲜红或有血块等情况，应及时就诊。⑤遵医嘱拔管，拔管前复查尿路平片，观察残余结石的排出情况和双J管的位置，一般在膀胱镜下拔出双J管。

3）肾周引流管或伤口引流管：开放性手术后常留置肾周引流管、伤口引流管，起到引流渗血、渗液的作用。

4）导尿管：按导尿管护理常规做好相应的护理。

3. **并发症的观察与护理**

（1）出血：术后出血是PCNL最常见的并发症，出血大部分由肾造瘘管或双J管刺激、

术中损伤造成，术后嘱病人多饮水，一般1～3日尿液颜色逐渐转清，无须特殊处理。若肾造口管术后短时间内引流出大量鲜红色血性液体，须警惕发生活动性出血。嘱病人保持绝对卧床休息，安慰病人和家属并及时报告医师进行处理。对于肾内小静脉出血，可予以近端夹闭造口管1～3小时，通过增高肾盂内压力，从而达到压迫性止血的目的，待病人生命体征平稳后，重新开放肾造瘘管；若为动脉出血、动静脉瘘出血、周围脏器损伤或肾实质损伤等造成的出血，需及时行肾动脉造影并选择性栓塞。

（2）感染：术后密切观察生命体征及感染性休克的各项指标。遵医嘱予以相应的抗感染治疗，感染原因可能与术前尿路感染未彻底控制等因素有关。

（四）健康教育

1. 一般预防

（1）大量饮水：建议保持每天液体摄入量2500～3000ml以上，尿量2000～2500ml以上。草酸钙结石病人建议保持尿比重<1.010为宜。

（2）饮食指导：适当的饮食干预有助于预防结石的发生，减轻肾结石治疗的负担。维持饮食营养均衡，避免某一种营养成分过度摄入。

1）饮食钙的含量：推荐成人每日钙的摄入量为1.0～1.2g。

2）限制饮食中草酸摄入：高草酸钙结石病人，尤其合并有高草酸尿症的病人应注意避免摄入富含草酸的食物。

3）限制钠盐摄入：高钠摄入对尿液成分产生不利影响，推荐草酸钙结石病人氯化钠摄入量应少于3～5g/d。

4）限制过量动物蛋白质摄入：高蛋白饮食是导致尿路含钙结石形成的重要危险因素之一，草酸钙结石病人动物蛋白摄入量应限制在0.8～1.0g/（kg·d），但对于结石患儿蛋白质限制应该谨慎。

5）增加蔬菜水果的摄入：有助于稀释尿液中的成石因子，增加尿枸橼酸的含量。

6）限制富含嘌呤的食物：高尿酸性草酸钙结石和尿酸结石病人应限制摄入富含嘌呤的食物，摄入量≤500mg/d。

（3）控制体重：研究表明，高血压和肥胖是尿路结石形成的危险因素之一，草酸钙结石病人需要进行一定量的体育活动，将BMI维持在11～18。

2. 复发预防

（1）草酸钙结石：调整饮食结构，保持良好生活习惯，如增加蔬菜水果的摄入、饮食营养均衡、适当的运动锻炼、达到合适的体重指数等。以上方法无效时，可考虑使用药物预防。

（2）磷酸钙结石：大量饮水，通过增加尿量降低尿液中磷的浓度。饮食限钠盐、限过量动物蛋白。

（3）尿酸结石：复发风险高，可通过提高尿液的pH、减少尿酸的形成和排泄、治疗基础疾病、增加尿量等进行预防。碱化尿液，尿液pH维持在6.5～6.8；严格限制高嘌呤食物，如海产品、动物内脏，避免饮酒等。

（4）感染性结石：对于产尿素酶细菌感染导致的碳酸磷灰石和磷酸铵镁结石应尽可能去除结石、治疗感染，多饮水，低钙、低磷饮食预防结石复发。

（5）胱氨酸结石：通过碱化尿液，使尿液pH维持在7.5以上，大量饮水可增加胱氨酸的溶解度，保持每天尿量＞3000ml。低蛋白饮食可减少胱氨酸的排泄，减少食用富含蛋氨酸的食物（如小麦、肉、鱼、大豆、蘑菇）。碱性饮料和柑橘汁是首选液体来源。钠盐摄入量控制在2g/d以下，胱氨酸摄入量控制在2g/d以下。

3. 复诊指导　定期复查超声或X线检查，观察有无残余结石或结石复发。若出现血尿、腰痛等症状，及时就诊。

 知识拓展

饮食钙的含量

饮食钙的含量低于800mg（20mmol/d）会引起体内的负钙平衡。低钙饮食虽然能够降低尿钙的排泄，但会增加骨质疏松的风险和增加尿液中草酸含量。正常钙质饮食、限制动物蛋白及钠盐的摄入，与传统的低钙饮食相比，具有更好地预防含钙结石复发的作用。正常范围或适当程度的高钙饮食对于预防尿路含钙结石的复发有一定作用。推荐成人每日钙的摄入量应为1.0 ～ 1.2g。

资料来源：黄健，张旭.中国泌尿外科和男科疾病诊断治疗指南（2022）[M].北京：科学出版社，2022.

第二节　下尿路结石

下尿路结石是指膀胱结石（vesical calculi）和尿道结石（urethral calculi）。

一、膀胱结石

（一）病因

膀胱结石是指膀胱内形成的结石，约占整个尿路结石的5%，多见于老年男性与儿童。膀胱结石的发病原因与肾结石有很大差异，营养不良、膀胱出口梗阻、膀胱异物都是膀胱结石形成的原因。

（二）分类

按照发病原因分为原发性膀胱结石和继发性膀胱结石。

1. 原发性膀胱结石　多发生于儿童，与低蛋白饮食和营养不良有关，比较少见。

2. 继发性膀胱结石　大部分由膀胱出口梗阻引起，如尿道狭窄、前列腺增生症、神经源性膀胱、上尿路结石下排至膀胱等。

（三）临床表现

常见表现是排尿困难、尿痛和血尿。排尿时疼痛加剧，并放射至远端尿道及阴茎头部，常伴终末血尿。排尿时结石移动到膀胱颈，会引起阻塞，导致尿流突然中断，改变姿势后，可继续排尿。结石较大者上述症状更显著，合并感染时，可出现膀胱刺激症状。

（四）辅助检查

B超检查能发现膀胱区的强光团及声影；膀胱镜检查能直接见到结石，并可发现膀胱病变；尿路平片能显示大部分结石。

（五）治疗原则

1. 手术治疗

（1）经尿道途径碎石：是目前治疗膀胱结石的首选方法。利用人体自然腔道，可以同时处理下尿路梗阻性病变，如尿道狭窄和前列腺增生等。

（2）经皮途径碎石：对于尿道狭窄、细小或经尿道途径困难，如小儿、负荷大的膀胱结石及膀胱重建术后等，可选择经皮膀胱结石碎石术。

（3）切开取石术：不作为膀胱结石的首选治疗方法，仅用于需同时处理膀胱内其他病变或腔内手术处理困难的病人。

2. 非手术治疗　适合直径＜6mm的膀胱结石，尤其是从肾或输尿管排至膀胱的继发性膀胱结石。

3. 药物治疗　通过尿路平片、尿液pH及CT值检测，判断膀胱结石的成分，尿酸结石可以进行溶石治疗。

（六）护理

参见第三十五章第一节上尿路结石的护理措施。

二、尿道结石

1. 病因　尿道结石绝大多数来源于肾和膀胱。

2. 分类　尿道结石根据部位分为前尿道结石和后尿道结石。

3. 临床表现　尿道结石常见于男性，多位于前尿道。典型表现为点滴状排尿、排尿困难及尿痛，严重者可致急性尿潴留。

4. 辅助检查　①体格检查时，位于前尿道的结石可沿着尿道触及，位于后尿道处的结石经直肠指检可触及。②X线检查、超声均有助于明确诊断。③尿道镜检。

5. 治疗原则

（1）非手术治疗：①对位于前尿道光滑直径小的结石，可行非手术排石治疗。②对于后尿道结石及无法从尿道外口取出的结石，可将结石轻轻推入膀胱，再按膀胱结石处理。

（2）药物治疗：①应用镇痛药缓解疼痛。②合并有尿路感染者，可应用敏感抗生素抗感染治疗。

（3）手术治疗：①对经尿道外口取石困难以及无法将结石推入膀胱的病人，可用膀胱镜或输尿管镜在尿道原位碎石。②对于推入膀胱的尿道结石，按膀胱结石进行处理。

6. 护理　参见第三十五章第一节上尿路结石的护理措施。

本章小结

思考题

1. 病人，男，45岁。因左侧腰部疼痛10余天就诊。辅助检查：CT示左肾结石，大小约18mm×13mm。血常规、凝血功能等未见明显异常。

请问：

（1）目前该病人最适宜的治疗方法是什么？

（2）该治疗方式，可能引发哪些并发症？

（3）采取该治疗方式后，需关注病人哪些情况？

2. 病人，男，65岁。5天前无明显诱因出现尿频、尿急、尿痛、小便淋漓不尽，无肉眼血尿及排尿困难。起病以来，睡眠尚可，食欲正常，大便可，夜尿增多（3次/晚），体重无明显减轻。为求进一步诊治来医院就诊。

请问：

（1）为了明确诊断，需要做哪些辅助检查？

（2）最适宜的治疗方法有哪些？

（3）为预防结石复发，病人出院后应注意哪些生活习惯？

更多练习

（彭　双）

第三十六章 泌尿、男性生殖系统增生和肿瘤病人的护理

教学课件

学习目标

1. 素质目标

具有关心良性前列腺增生、泌尿系统肿瘤病人心理问题和尊重病人隐私的态度及行为。

2. 知识目标

（1）掌握：良性前列腺增生、前列腺癌、膀胱癌、肾癌的临床表现和治疗原则。

（2）熟悉：良性前列腺增生、前列腺癌、膀胱癌、肾癌的病因、病理生理和辅助检查。

3. 能力目标

能运用护理程序对良性前列腺增生、前列腺癌、膀胱癌、肾癌病人实施整体护理。

案例

【案例导入】

病人，男，72岁。诉经常有夜尿、排尿费力和尿湿裤子。经追问病史，病人近1年来有排尿迟缓、尿线变细现象，无急性尿潴留。体格检查：前列腺鸽子蛋大小。前列腺超声检查示前列腺5.1cm×4.4cm×4.0cm，残余尿量105ml。尿流率检查示最大尿流率为9.3ml/s。入院后，完善各项检查，给予经尿道前列腺切除术。

【请思考】

如何对该病人落实整体护理？

第一节　良性前列腺增生

良性前列腺增生（benign prostatic hyperplasia，BPH）也称前列腺增生症，是导致男性老年人排尿障碍最为常见的一种良性疾病。

一、病因

病因尚未完全清楚。目前公认高龄和有功能的睾丸是前列腺增生发病的2个重要因素，二者缺一不可。发病率随年龄的增长而增加。男性在45岁以后前列腺可有不同程度的增生，多在50岁以后出现临床症状。

二、分度及估重

前列腺增生可根据其症状的严重程度和腺体大小进行分度和估重。

1. Ⅰ度　增生腺体达正常腺体的2倍，估重为20～25g。
2. Ⅱ度　为2～3倍，中央沟可能消失，估重为25～50g。
3. Ⅲ度　为3～4倍，指诊可勉强触及前列腺底部，中央沟消失，估重为50～75g。
4. Ⅳ度　腺体超过4倍，指诊已不能触及腺体底部，估重为75g以上。

三、临床表现

前列腺增生多在50岁以后出现症状，70岁左右更加明显。症状取决于梗阻的程度、病变发展速度以及是否合并感染和结石，与前列腺体积大小不完全一致。

1. 尿频　尿频是前列腺增生最常见的早期症状，夜间更为明显。
2. 排尿困难　进行性排尿困难是前列腺增生最重要的症状，但病情发展缓慢。典型表现是排尿迟缓、断续、尿细无力、射程短、终末滴沥、排尿时间延长。严重者需用力并增加腹压以帮助排尿，常有排尿不尽感。
3. 尿失禁、尿潴留　当梗阻加重到一定程度时，残余尿量逐渐增加，继而发生慢性尿潴留及充溢性尿失禁。
4. 并发症　①前列腺增生若合并感染或结石，可有尿频、尿急、尿痛症状。②增生的腺体表面黏膜血管破裂时，可发生不同程度的无痛性肉眼血尿。③长期梗阻可引起严重肾积水、肾功能损害。④长期排尿困难导致腹压增高，还可引起腹股沟疝、内痔或脱肛等。

四、辅助检查

1. **直肠指检**　直肠指检可触及腺体增大，表面光滑，质韧、有弹性、边缘清楚，中央沟变浅或消失。

2. **超声检查**　可经腹壁或直肠，测量前列腺体积、增生腺体是否突入膀胱，还可测定膀胱残余尿量。经直肠超声检查更为精确。

3. **尿流率检查**　一般认为排尿量在150～400ml时，如最大尿流率＜15ml/s表示排尿不畅，＜10ml/s则提示梗阻较为严重。如需进一步评估逼尿肌功能，应行尿流动力学检查。

4. **前列腺特异性抗原测定**　前列腺有结节或质地较硬时，前列腺特异性抗原（prostate specific antigen，PSA）测定有助于排除前列腺癌。

五、治疗原则

（一）非手术治疗

1. **观察等待**　若症状轻，不影响生活与睡眠，一般无须治疗可观察等待，但需密切随访，一旦症状加重，应开始治疗。

2. **药物治疗**　常用的药物有α肾上腺素受体阻断药、5α还原酶抑制药和植物类药等。

（1）α肾上腺素受体阻断药：能有效地降低膀胱颈及前列腺的平滑肌张力，减少尿道阻力，改善排尿功能。一般用药后数小时至数天即可改善症状，常用药物有特拉唑嗪、阿夫唑嗪及坦索罗辛等，对症状较轻、前列腺增生体积较小的病人有良好的疗效。

（2）5α还原酶抑制药：通过在前列腺内阻止睾酮转变为有活性的双氢睾酮，进而使前列腺体积部分缩小，改善排尿症状。一般在服药3个月左右见效，停药后症状易复发，需长期服药，对体积较大的前列腺效果较明显，与α肾上腺素受体阻断药联合治疗效果更佳。常用药物有非那雄胺和度他雄胺。

（二）手术治疗

经尿道前列腺切除术（transurethral resection of the prostate，TURP）是目前最常用的手术方式。开放手术仅在巨大的前列腺或合并巨大膀胱结石者选用，多采用耻骨上经膀胱或耻骨后前列腺切除术。

外科治疗适应证：①中至重度下尿路症状已明显影响生活质量，经正规药物治疗无效或拒绝药物治疗的病人。②反复尿潴留，至少在一次拔导尿管后不能排尿或2次尿潴留。③反复血尿，5α还原酶抑制药无效。④反复尿路感染。⑤膀胱结石。⑥继发性上尿路积水伴有或不伴有肾功能损害。⑦良性前列腺增生合并膀胱大憩室、腹股沟疝、严重痔疮或脱肛，临床判断不解除下尿路梗阻难以达到治疗效果者，应当考虑外科治疗。

（三）其他治疗

经尿道球囊扩张术、前列腺尿道支架以及经直肠高强度聚焦超声等对缓解前列腺增生引起的梗阻症状均有一定疗效，适用于不能耐受手术的病人。

知识拓展

经尿道双极等离子前列腺剜除术

　　经尿道双极等离子前列腺剜除术是结合开放手术中手指顺前列腺外包膜剥离前列腺增生腺体的特点，利用电切镜的镜鞘当成手指，联合双极等离子系统优良止血的特点，直视下沿前列腺外包膜逐渐将前列腺增生腺体剥离下来，然后再分块切除，使得其既具有微创腔内手术创伤小、恢复快的特点，又能达到开放手术的彻底性、不易复发的效果，具有切除前列腺增生组织更完整、术后复发率低、术中出血少等特点。对于体积大于80ml的BPH的病人也可应用。其治疗效果与TURP无明显差异，组织切除率和获取率高于TURP，并可增加前列腺偶发癌的检出率。

　　资料来源：中华医学会男科学分会良性前列腺增生诊疗及健康管理指南编写组.良性前列腺增生诊疗及健康管理指南［J］.中华男科学杂志，2022，28（4）：356-365.

六、护理诊断/问题

1. 排尿型态改变　与膀胱出口梗阻有关。
2. 疼痛　与膀胱逼尿肌功能不稳定、导尿管刺激、膀胱痉挛有关。
3. 睡眠型态紊乱　与尿频、夜尿增加有关。
4. 潜在并发症　TURP综合征、术后出血、尿失禁、尿道狭窄。

七、护理措施

（一）非手术治疗的护理/术前护理

　　1. 一般护理　根据前列腺增生病人年龄和疾病特点，创造舒适、安全、便捷的环境。嘱病人进食富含纤维素、易消化食物；忌饮酒、辛辣食物和利尿性饮料。夜尿次数较多的病人睡前在床边准备便器，起床如厕应有家属或护士陪护，以防跌倒。

　　2. 急性尿潴留的护理

　　（1）预防：避免急性尿潴留的诱发因素，如受凉、过度劳累、久坐、便秘等；指导病人适当限制饮水，注意液体摄入时间，如夜间和社交活动前限水，但每日的摄入量不应少于1500ml；勤排尿、不憋尿，避免尿路感染；注意保暖，预防便秘。

　　（2）护理：当发生急性尿潴留时，及时置入导尿管或行耻骨上膀胱造瘘，并做好管道护理。

　　3. 用药护理

　　（1）α_1肾上腺素能受体阻断药：主要副作用为头痛、直立性低血压等，病人改变体位时应预防跌倒，睡前服用可有效预防副作用。

（2）5α还原酶抑制药：主要副作用为勃起功能障碍、性欲低下，男性乳房女性化等，必要时遵医嘱用药。

4. **术前准备**　前列腺增生病人多为老年人，术前协助做好心肺等重要器官的评估。慢性尿潴留者应先留置尿管，改善肾功能；尿路感染者，应用抗生素。术前指导病人有效咳嗽排痰的方法；术前晚灌肠，防止术后便秘。

（二）术后护理

1. **病情观察**　病人多为高龄人群，麻醉及手术的刺激容易诱发心肺疾患，应加强术后巡视，注意观察病人的意识、呼吸、血压和脉搏变化。

2. **膀胱冲洗的护理**　①术后用生理盐水持续冲洗膀胱，防止尿管堵塞。冲洗液温度与体温接近，避免过冷或过热。②冲洗速度一般为60～80滴/分，根据尿色深浅调整冲洗速度（深快浅慢）。③保持引流管通畅，若血凝块堵塞管道致引流不畅，可采取挤压尿管、加快冲洗速度、调整导管位置等方法；如无效可用注射器吸取无菌生理盐水进行反复抽吸冲洗，直至引流通畅。④准确记录尿量、冲洗量和排出量，尿量＝排出量－冲洗量，同时观察记录引流液的颜色和性状。

3. **并发症的护理**

（1）TURP综合征：是TURP手术病情最为凶险的并发症。多因术中冲洗液大量吸收引起，以血容量过多和稀释性低血钠为主要特征。病人可在几小时内出现烦躁、恶心、呕吐、抽搐、昏迷，严重者出现肺水肿、脑水肿、心力衰竭等称为经尿道切除术综合征。术后加强观察，监测电解质变化。一旦出现上述症状，立即报告医师，减慢输液速度，给予利尿药、脱水药、吸氧等对症处理。术后5～7日尿液颜色清澈，即可拔除导尿管。

（2）出血：一般是术中止血不完善或静脉窦开放所致，继发出血多发生在术后1～4周。病人制动，持续牵拉导尿管、防止膀胱痉挛，遵医嘱补液输血等可缓解，必要时遵医嘱予以膀胱冲洗、抗炎止血治疗或再次电切治疗。

（3）尿失禁：包括暂时性尿失禁和永久性尿失禁。暂时性尿失禁的主要原因包括前列腺局部炎性水肿，术前存在不稳定膀胱等，一般可逐渐恢复，膀胱刺激症状明显的病人，遵医嘱口服托特罗定治疗，加强盆底肌功能锻炼，以利恢复正常排尿。永久性尿失禁由切割过深损伤尿道外括约肌引起，表现为术后不能控制排尿，尤其站位时，尿液不自主流出。经过1年治疗及盆底肌功能锻炼仍不能恢复，可基本确诊。姑息治疗一般以用集尿袋或阴茎夹为主。

（4）尿道狭窄：为远期并发症，与尿道瘢痕形成有关。定期监测残余尿量、尿流率，必要时行尿道扩张术或尿道狭窄切除术。

（5）附睾炎：多发生在术后1～4周，出现附睾肿大、触痛。前列腺切除术后，射精管开放，排尿时带有一定数量细菌的尿液反流进入射精管，从而引起附睾炎。一般经卧床休息，抬高阴囊，应用敏感抗生素治疗多能缓解。

4. **引流管的护理**　妥善固定，保持引流管通畅，预防感染，适时拔管。耻骨后引流管术后3～4日，引流量很少时可拔除；耻骨上前列腺切除术后7～10日拔出导尿管；膀胱造口管通常留置至术后10～14日拔除，拔管后用凡士林油纱布填塞造口，排尿时用手指压迫造口敷料以防漏尿，一般2～3日愈合。

（三）健康教育

1. **活动指导**　前列腺切除术后1个月内避免久坐、提重物、剧烈活动，防止继发性出血。

2. **康复指导**　若有溢尿现象，指导病人做肛提肌训练。方法是吸气时缩肛，呼气时放松肛门括约肌。术后若尿线逐渐变细，甚至出现排尿困难者，应警惕尿道狭窄，及时到医院复查。

3. **性生活指导**　前列腺经尿道切除术后1个月，经膀胱切除术后2个月，原则上可恢复性生活。

第二节　前列腺癌

前列腺癌（prostate cancer）是老年男性常见的恶性肿瘤。欧美国家发病率最高。我国发病率近年来呈显著上升趋势。

一、病因

可能与年龄、遗传、种族、饮食、环境污染等有关。

二、分类

前列腺癌按病理类型可分为腺癌（腺泡腺癌）、导管内癌、导管腺癌、尿路上皮癌、鳞状细胞癌、基底细胞癌以及神经内分泌肿瘤等。其中前列腺腺癌占主要部分，因此通常我们所说的前列腺癌是指前列腺腺癌。

三、临床表现

早期无明显症状，可通过直肠指检或前列腺特异性抗原筛查异常时发现。

1. **排尿梗阻症状**　当前列腺癌肿突入尿道或膀胱颈，可引起梗阻症状，表现为排尿等待、尿线无力、排尿间歇等。

2. **局部侵犯症状**　肿瘤侵犯并压迫输精管，可引起患侧睾丸疼痛和射精痛；侵犯膀胱，可引起血尿；侵犯膀胱三角区，如侵犯双侧输尿管开口，可引起肾功能减退和腰酸；侵犯局部输精管可引起血精；当肿瘤突破前列腺纤维囊侵犯支配阴茎海绵体的盆腔神经丛分支时，可导致勃起功能障碍。

3. **全身症状**　前列腺癌易发生骨转移，可引起骨痛或病理骨折、截瘫；侵及骨髓，可引起贫血或全血象减少；肿瘤压迫髂静脉或盆腔淋巴结转移，可引起双下肢水肿。

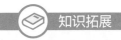 知识拓展

前列腺癌骨转移

骨是前列腺癌最常见的转移部位，占所有前列腺癌转移部位的88.7%。据报道，54%新诊断前列腺癌病人存在骨转移。在死于前列腺癌的病人中，85%～100%存在骨转移。前列腺血管与椎静脉丛有广泛的交通，前列腺癌细胞通过血道转移至骨，因此，脊柱、骨盆、肋骨和长骨近端等部位是骨转移好发部位，以中轴骨转移为主，常为多发转移。成骨性病变占到前列腺癌骨转移的95%，混合性病变占5%，单纯溶骨性转移很少见。

资料来源：南方护骨联盟前列腺癌骨转移专家组.前列腺癌骨转移诊疗专家共识（2023版）［J］.中华腔镜泌尿外科杂志（电子版），2023，17（3）：201-208.

四、辅助检查

1. 直肠指检　可触及前列腺结节，质地坚硬。
2. 实验室检查　血清前列腺特异性抗原增高，有转移病灶者显著增高。
3. 影像学检查　直肠超声可以帮助寻找病灶初步判断肿瘤大小。MRI显示前列腺包膜的完整性、肿瘤是否侵犯周围组织等。CT协助进行肿瘤临床分期。全身放射性核素骨显像比常规X线片提前3～6个月发现骨转移灶。
4. 前列腺活检　直肠B超引导下穿刺活检是最可靠的检查。

五、治疗原则

1. 随访观察　小病灶且细胞分化好的T_1期癌可以随访观察而不做处理。
2. 根治性前列腺切除术　是治愈局限性前列腺癌最有效的方法之一。适用局限在前列腺内的T_2期癌，主要术式有腹腔镜前列腺癌根治术、机器人辅助腹腔镜前列腺癌根治术和开放式耻骨后前列腺癌根治术等。
3. 内分泌治疗　包括手术去势及抗雄激素治疗，适用于T_3、T_4期的前列腺癌。手术去势包括双侧睾丸切除术和包膜下睾丸切除术。抗雄激素治疗的药物主要有雄激素受体阻断药和黄体生成素释放激素类似物。
4. 放射治疗　有内放射和外放射两种。内放射要适用于T_2期以内的前列腺癌；外放射适用于内分泌治疗无效者，能够明显提高晚期前列腺癌病人的生存率。

六、护理诊断/问题

1. 焦虑和恐惧　与担心手术和愈后有关。
2. 营养失调：低于机体需要量　与恶性肿瘤及手术创伤有关。

3. 潜在并发症　尿失禁、性功能障碍。

七、护理措施

（一）手术治疗病人的护理

1. 术前护理

（1）心理护理：术前宣教与沟通，稳定病人情绪。

（2）营养支持：给予高蛋白、高维生素、适当热量、低脂、易消化的少渣食物，必要时给予肠内外营养支持。

（3）肠道准备：术前1日服用泻药，如甘露醇、复方聚乙二醇电解质等，对于严重便秘的病人，建议术前给予充分的肠道准备并联合口服抗生素。

2. 术后护理

（1）休息与活动：全麻清醒后取低半卧位或侧卧位，逐渐增加活动。

（2）饮食护理：术后禁食，肛门排气后开始饮水50ml/h，3～4小时无恶心、呕吐等不适症状可进流质饮食，逐渐过渡到普食。

（3）并发症的护理

1）尿失禁：保持会阴的清洁干爽，坚持盆底肌的康复锻炼及电刺激、生物反馈治疗等。

2）勃起功能障碍：应注意对病人心理护理，遵医嘱行相应治疗。

（二）内分泌治疗的护理

1. 性功能障碍的护理　随着雄激素水平升高，症状能够得到一定恢复；也可借助一些药物如枸橼，或者工具如真空负压泵，帮助完成性生活。

2. 血管舒缩症状的护理　症状较轻者可行物理降温，注意避免感冒；症状较重者遵医嘱使用雌激素、孕激素、维生素E等。

3. 不良反应的观察与护理　有肝功能损害、高脂血症等并发症，应定时检查肝功能、血常规等。

（三）放射治疗的护理

（1）尿频、尿急等下尿路症状一般于放疗结束数周后即可消失。

（2）若晚期有出血，需外科治疗。

（四）健康教育

1. 定期复查　最初3～6个月，通过直肠指检和前列腺特异性抗原复查1次，如病人有治愈可能，复查间隔可缩短。

2. 生活习惯　保持良好饮食习惯，身体锻炼，戒烟、限酒，高质量睡眠。

3. 高危筛查　50岁以上的男性每年应做1次专科检查。

第三节　膀　胱　癌

膀胱癌（carcinoma of bladder）是泌尿系统最常见的肿瘤，发病年龄大多数为50～70岁，男女比例约为4:1。

一、病因

明确的因素是吸烟和长期接触工业化学产品。慢性感染（细菌、血吸虫及HPV感染等）、长期异物刺激、长期大量饮用咖啡、应用环磷酰胺、盆腔放疗等也是可能的致病因素。

二、分类

1. 按组织学分级分类　目前建议使用WHO 2004分级法。此分级法将尿路上皮肿瘤分为乳头状瘤；低度恶性潜能尿路上皮乳头状瘤；乳头状尿路上皮癌，低级别；乳头状尿路上皮癌，高级别。

2. 按生长方式分类　分为原位癌、乳头状癌、浸润性癌。

3. 按浸润深度分类　临床上将T_{is}、T_a、T_1期肿瘤称为非肌层浸润性膀胱癌，T_2期以上称为肌层浸润性膀胱癌。

三、临床表现

1. 症状

（1）血尿：最常见症状，典型为无痛性和间歇性血尿，可自行减轻或停止。

（2）膀胱刺激症状：尿急、尿频、尿痛，往往同时伴有血尿。

（3）排尿困难或尿潴留：肿瘤较大或堵塞膀胱出口导致。

2. 体征　多数病人无明显体征。晚期有贫血、水肿、体重下降等表现。若发生肝或淋巴结转移，可触及肿大的肝脏或淋巴结。

四、辅助检查

1. 尿液检查　在新鲜尿液中易发现脱落的肿瘤细胞，但干扰因素过多。尿液膀胱肿瘤抗原检查、核基质蛋白等检查方法有助于提高膀胱癌检出率。

2. 影像学检查　超声检查作为初筛，可发现直径0.5cm以上的肿瘤。静脉造影和尿路CT检查重建对较大肿瘤可显示尿路缺损。CT和MRI检查可判断肿瘤浸润深度及局部转移病灶。放射性核素骨显像可了解有无骨转移。

3. 膀胱镜检查　最可靠的方法，明确肿瘤位置、大小、数目、形态、浸润范围等，并可取活组织检查，有助确定诊断和治疗方案。

五、治疗原则

以手术治疗为主的综合治疗。

1. 手术治疗

（1）非肌层浸润性膀胱癌：经尿道膀胱肿瘤切除术是主要的治疗手段，切除范围包括肿瘤基底部周边2cm的膀胱黏膜。

（2）肌层浸润性膀胱癌：行膀胱部分切除术或根治性膀胱切除术。

（3）尿流道术：膀胱切除术后须行尿流改道和膀胱替代。

2. 化学治疗　包括全身化疗和膀胱灌注化疗等方式。

3. 放射治疗　包括根治性放射治疗、辅助性放射治疗、姑息性放射治疗，适用于膀胱癌各期病变。

六、护理诊断/问题

1. 焦虑与恐惧　与对疾病认知不足、担忧疾病预后有关。

2. 体像紊乱　与尿流改道术后留有造口，化疗导致脱发等有关。

3. 潜在并发症　膀胱穿孔、尿失禁、尿瘘、代谢异常、造口相关并发症。

七、护理措施

（一）术前护理

心理护理和肠道准备参见第三十六章第二节前列腺癌病人的护理措施。

（二）术后护理

1. 引流管护理　标记清晰，妥善固定，保持引流通畅，观察记录引流管、支架管、尿管、胃管、膀胱造口管引流液颜色、性状、量，发现异常及时报告医师。

2. 造口护理　回肠通道术后留置腹壁造口需终身佩戴造口集尿袋。记录造口颜色、形状、大小，注意有无缺血坏死、造口狭窄、造口周围皮肤是否异常等情况。注意心理护理。

3. 膀胱灌注治疗护理

（1）灌注前：膀胱灌注药物前避免大量饮水，灌注前排空膀胱，以便使膀胱内药液达到治疗药物浓度。

（2）灌注时：保持病室温度适宜，充分润滑导尿管，以减少尿道黏膜损伤。膀胱内药液保留0.5～2.0小时，协助病人每15～30分钟变换1次体位，分别取俯、仰、左、右侧卧位，使药液均匀地与膀胱壁接触。

（3）灌注后：嘱病人大量饮水，稀释尿液以降低药物浓度，减少对尿道黏膜刺激。

4. 新膀胱冲洗　术后早期低压冲洗灌流，可通过尿管、膀胱造口管进行；常用冲洗液为生理盐水、2%～4%的碳酸氢钠；可以是持续低压，或间断6～8小时1次，或视冲洗液性状有所增减，直至冲洗液澄清为止；注意冲洗液温度与体温接近。

5. 并发症观察与护理

（1）膀胱穿孔：适当延长导尿管留置时间，大多可自行愈合。

（2）尿瘘：养成定时排尿、及时排尿习惯，避免长时间憋尿，以预防新膀胱自发破裂。若出现，加强引流，用非负压持续引流管，保持引流通畅。

（3）代谢异常：定期行血气分析监测病人血pH及电解质水平。注意病人有无劳动耐力下降等相应表现，遵医嘱补充维生素。术后规律排空膀胱、规律冲洗，以减少结石发生率。

（4）尿失禁：评估尿失禁发生时机、加重及缓解的因素、昼夜分布、夜尿次数等。指导病人通过排尿日记、尿垫监测尿失禁程度。锻炼尿道外括约肌和盆底肌，提高控尿能力，减少尿失禁发生，适用于因尿道外括约肌功能不全或盆底肌松弛所致的尿失禁。根据病人尿失禁类型不同，可选择延时排尿和定时排尿进行膀胱功能训练。

6. 健康教育

（1）原位新膀胱病人：①术后6～12周，应避免久坐、重体力劳动、性生活等，多参与日常活动以及轻度、可耐受的锻炼。②适当加强营养、多食高纤维食物，必要时遵医嘱服用缓泻剂，以软化粪便，防止便秘影响新膀胱功能。每日饮水2000～3000ml，同时增加饮食中盐的摄取，以预防新膀胱引起的盐丢失综合征。③定时排尿，白天约2小时排尿1次，晚上设闹钟3小时1次。若血气分析结果显示机体代偿良好，可以逐渐延长排尿间隔。④早期采用蹲位或坐位排尿，如排尿通畅，试行站立排尿。注意排尿时主动舒张括约肌及盆底肌，同时采用瓦尔萨尔瓦（Valsalva）动作，即深吸气后紧闭声门，再用力做呼气动作来协助膀胱排空。⑤准确识别并发症，由于肠道分泌黏液，新膀胱术后病人尿液中会有一定量絮状物，随着时间的延长黏液量会逐渐减少。

（2）腹壁造口病人：教会病人造口护理常识。进食清淡食物，减少刺激性食物摄入，适当多饮水。积极地修饰与装扮，树立健康自信的形象。

（3）定期复查：复查内容包括尿常规、检查、膀胱镜、影像学检查等。

第四节 肾　癌

肾癌（renal carcinoma）是指起源于肾实质泌尿小管上皮系统的恶性肿瘤，又称肾细胞癌，占肾恶性肿瘤的80%～90%。60～70岁为发病高峰，男女比例约为2∶1，城市高于农村。

一、病因

可能与遗传、吸烟、肥胖、职业暴露、高血压与抗高血压治疗等有关。

二、分类

肾癌主要有3种组织学分类：肾透明细胞癌，占70%～80%；乳头状肾细胞癌，占10%～15%；嫌色性肾细胞癌，约占5%。

三、临床表现

1. 肾癌三联征　即疼痛、血尿、肿块。疼痛常为腰部钝痛和隐痛，血块通过输尿管时可发生肾绞痛。间歇无痛血尿为常见症状，表明肿瘤已经侵犯肾盏、肾盂。肿瘤较大时，在腹部和腰部易被触及。

2. 副瘤综合征　见于10%～40%的肾癌病人，表现为发热、高血压、贫血、体重减轻、恶病质、红细胞增多症、肝功能异常、高血糖等。

3. 转移症状　肾癌因转移部位和程度不同可出现咳嗽和咯血、瘙痒和黄疸、骨痛和病理性骨折、神经系统等症状。

四、辅助检查

1. **影像学检查**　腹部超声为肾癌常规筛查，典型表现为不均匀的中低回声实质肿块。尿路平片可见肾外形增大，偶见肿瘤散在钙化。CT可发现0.5cm以上的病变，同时显示肿瘤部位、大小、有无累及邻近器官等，是目前诊断肾癌最可靠的方法。MRI检查在静脉癌栓大小、范围及脑转移的判定方面优于CT检查。

2. **肾穿刺活检**　手术治疗者不主张术前肾肿瘤穿刺活检。不宜或不能手术治疗的肾癌病人，全身系统治疗前行穿刺活检明确病理诊断，有助于选择治疗用药。选择消融治疗的肾癌病人可获取病理诊断。

五、治疗原则

1. **手术治疗**　局限性肾癌是指肿瘤局限于肾筋膜内，包括临床分期为T_1期和T_2期的肿瘤，首选外科手术。

（1）根治性肾切除术：适用于不适合行肾部分切除术的T_{1a}期肾癌病人，以及临床分期T_{1b}期、T_2期的肾癌病人。切除术范围包括肾周筋膜、肾周脂肪、患肾、同侧肾上腺等。

（2）保留肾单位手术：适应T_1期肾癌、发生于解剖性或功能性的孤立肾。

（3）微创治疗：射频消融、冷冻消融、高强度聚焦超声等。

2. **辅助治疗**　肾癌靶向药包括索拉菲尼、舒尼替尼等，可显著提高生存期。

六、护理诊断/问题

1. **焦虑/恐惧**　与对癌症的恐惧、害怕手术、担心预后有关。
2. **营养失调：低于机体需要量**　与长期血尿、癌肿消耗、手术创伤有关。
3. **潜在并发症**　出血、尿瘘、腹胀。

七、护理措施

（一）术前护理

心理护理和营养支持参见第三十六章第二节前列腺癌病人的护理措施。

（二）术后护理

1. **卧床与休息**　行肾切除术者术后6小时床上适当活动，术后第1日鼓励下床活动，注意循序渐进；行肾部分切除术者常需卧床休息3～5日，避免过早下床活动。

2. **并发症的观察与护理**

（1）出血：术中和术后出血是最主要的并发症。密切注意病人生命体征，若引流量较多、色鲜红且很快凝固，伴有血压下降、脉搏增快等失血性休克表现，常提示活动性出血，应及时通知医师，必要时行介入治疗栓塞出血动脉。

（2）尿瘘：密切观察尿量变化，可行经皮置管引流和/或留置输尿管内支架管解决。

（3）气胸：注意观察呼吸的频率、节律，有无憋气、呼吸困难等。若出现呼吸异常及时报告医师，必要时行胸腔闭式引流。

（三）健康教育

1. 生活习惯　充足休息，适度运动，低脂饮食。

2. 定期复查　肾癌复发率较高，定期复查超声检查、CT检查、实验室检查等，及时发现病情变化。

本章小结

思考题

1. 病人，男，68岁。进行性排尿困难2年余。直肠指检：前列腺Ⅱ度肿大，质硬。泌尿系统超声示前列腺增大。前列腺肿瘤二项：总PSA 38.6μg/L，游离PSA 3.0μg/L。病人在B超引导下行经直肠前列腺穿刺活检术，活检示前列腺腺癌。完善各项术前准备后，于全麻下经腹膜外途径行腹腔镜前列腺癌根治术。

请问：

（1）病人术后常见的并发症是什么？该如何护理？

（2）病人康复出院，假如你是责任护士，如何对病人进行健康教育？

2. 病人，男，76岁。病人6年前无明显诱因出现尿频、尿急、夜尿次数增多，达3～4次，排尿迟缓，尿细无力，无明显尿痛及肉眼血尿。1日前，突感腹胀，排尿困难，急诊留置尿管后症状明显缓解。直肠指检前列腺Ⅱ度增大，以"前列腺增生"为诊断入院，完善各项检查，于硬膜外腔阻滞麻醉下行"经尿道前列腺切除术"，术后留置尿管，持续膀胱冲洗。

请问：

（1）该病人主要的护理诊断/问题有哪些？

（2）针对以上护理诊断/问题，应采取哪些护理措施？

更多练习

（杨惠敏）

第三十七章 泌尿、男性生殖系统结核病人的护理

教学课件

学习目标

1. 素质目标

具有关心泌尿、男性生殖系统结核病人患病后心理变化的综合素养。

2. 知识目标

（1）熟悉：泌尿、男性生殖系统结核病人的症状、体征、辅助检查和治疗原则。

（2）了解：泌尿、男性生殖系统结核病人的病因。

3. 能力目标

能运用护理程序对泌尿、男性生殖系统结核病人实施整体护理。

案例

【案例导入】

病人，男，38岁。2年前无明显诱因出现尿频、尿急、尿痛，伴右侧腰部胀痛，夜尿增多，每晚3～4次，白天每小时1次，无发热、乏力，症状反复，期间多次出现肉眼血尿，严重者伴有小血块。肾图显示：左肾功能正常，右肾功能受损严重，排出的速度有所减慢。B超显示右侧肾实质病变，右侧肾积水。尿常规：白细胞3～7/HP，红细胞3～5/HP。经膀胱镜检查，膀胱没有明显的炎症变化。右侧逆行肾盂造影见右肾上中盏边缘粗糙，肾盂膨胀积水，输尿管僵硬，节段性狭窄。人型结核分枝杆菌IgM抗体为阳性反应。诊断结果为"右肾结核"，建议行右肾切除术。

【请思考】

如何对该病人落实整体护理？

【案例分析】

第一节　泌尿系统结核

泌尿系统结核（urologic tuberculosis）是全身结核病的一部分，其中最主要的是肾结核（renal tuberculosis）。通常在肺结核形成或痊愈后3～10年，甚至更久，泌尿系统结核才会表现出来。也常出现在一些消耗性疾病、创伤、使用皮质激素、免疫抑制性疾病、糖尿病、艾滋病病人中。

一、病因

泌尿系统结核均以肾为起始部位，输尿管、膀胱等为肾结核的二次病变部位。肺结核是致病菌的主要来源，骨关节结核、肠结核等也可能是其来源。主要好发于青壮年，平均发病年龄40岁，男女比例约为2:1，10岁以下的孩子很少发病。

二、分类

大多数泌尿系统结核继发于肺结核。泌尿系统结核可根据结核分枝杆菌入侵的地方，分为肾结核、输尿管结核、膀胱结核、尿道结核等。

三、临床表现

临床表现视肾病变的范围及结核病变在输尿管和膀胱的继发程度而定。早期多无明显表现，后期随病情进展可有以下临床表现。

1. 症状

（1）膀胱刺激症状：肾结核典型症状。最先是尿频，尿痛逐渐出现，这是含结核分枝杆菌的脓尿刺激膀胱黏膜所致。当造成膀胱结核时，膀胱的刺激症状就会加剧。膀胱晚期挛缩，每日排尿可达数十次，常有急迫性尿失禁。

（2）血尿：肾结核的重要症状。膀胱刺激症状后常出现血尿，多为终末血尿。当病变使肾和膀胱血管遭到破坏时，可出现全程血尿。

（3）脓尿：是常见的肾结核症状，多见于镜下脓尿。肉眼脓尿者的尿液呈淘米水样，内含干酪样的碎屑或絮状物，在与血混合后，就会出现脓血尿。脓尿细菌培养的结果一般都是阴性的，称为"无菌性脓尿"。

（4）腰痛：以腰部钝痛或绞痛为主，只有少数肾结核病变较重时，可出现结核性脓肾或周围继发感染，或者血块、干酪样物质堵塞输尿管时可引起腰痛。

（5）全身症状：多无明显表现。严重的肾结核合并其他脏器结核时，可表现为典型的结核症状，如乏力、消瘦、发热、盗汗等。当慢性肾功能不全时，可出现食欲缺乏、恶心、呕吐、水肿、贫血等表现。

2. 体征

（1）肿块：当肿块较大，肾对侧有巨大的肾积水时，可在腰部触及肿块。

（2）硬块、"串珠"样改变：多数肾结核合并生殖系统结核，临床表现最明显的是附睾结核，可触及不规则硬块。当输精管结核病变时，输精管变粗变硬出现"串珠"样改变。

四、辅助检验

1. 实验室检查

（1）尿常规检查：尿液呈酸性，尿蛋白呈阳性，可见红细胞和白细胞，尿液未被污染情况下会呈现典型的"无菌脓尿"。

（2）尿沉渣抗酸染色：检查前1周停用抗结核药和抗生素，留取第1次新鲜晨尿送检，连续检查3～5次，或采集尿液24小时送检，但结果不能作为诊断肾结核的唯一依据。

（3）尿结核分枝杆菌培养：需要4～8周的时间培养，阳性率可达90%，对诊断肾结核具有决定性意义。

2. 影像学检查　如超声、X线、CT、MRI检查等，对确诊肾结核、判断病变严重程度、决定治疗方案有重要意义。

3. 膀胱镜检查　可见膀胱黏膜充血、水肿、淡黄色结核结节、结核性溃疡、肉芽肿及瘢痕等病变，以膀胱三角区及病侧输尿管口较为明显。必要时，应采取活体组织进行检查，以便明确诊断情况。膀胱挛缩容量小于50ml或患急性膀胱炎时，不宜做膀胱镜检查。

五、治疗原则

肾结核的治疗要根据病人全身和患肾的情况选择药物治疗或手术治疗。

1. 药物治疗　以早期、适量、联合、有规律、全程为原则。适用于病变较轻或局限、无空洞破坏、结核性脓肿的早期肾结核。一般抗结核药治疗周期较长，目前多采用短程治疗，时间长达6个月。首选药物如吡嗪酰胺、异烟肼、利福平等，二线药物如环丝氨酸、乙硫异烟胺等。最好采用三药合用的方法，药量、疗程要充分，早期病例用药6～9个月。

2. 手术治疗　治疗6～9个月无效，肾严重破坏者，应在药物治疗的配合下进行手术治疗。术前至少治疗2周抗结核药。

（1）肾切除术：肾结核损伤严重，而对侧肾正常，可将患肾切除。一侧广泛破坏呈"无功能"状态，另一侧病变较轻，经抗结核药治疗一段时间后，择期切除严重一侧。对侧肾积水伴肾功能代偿不良者，应先引流肾积水，待肾功能改善后，再将没有功能的患肾切除。

（2）解除输尿管狭窄的手术：输尿管结核病变造成狭窄导致肾积水。如肾结核病变较轻、功能较好、狭窄位于中上部者，可在输尿管端切除狭窄的部位，行吻合术；如狭窄接近膀胱，则行狭窄段切除术、输尿管膀胱吻合术，术后置双J形输尿管支架引流管，1～2个月后拔除。

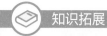 知识拓展

挛缩膀胱的手术治疗

膀胱结核继发于肾结核，结核结节可相互融合，形成溃疡，溃疡可侵及膀胱肌层，引起严重广泛的纤维组织增生，使膀胱肌肉失去伸缩的能力，容量缩小。膀胱容量小于50ml时，临床上称为结核性挛缩膀胱（tuberculous contracture of bladder）。

对侧肾正常、无结核性尿道狭窄的病人，可在患肾切除及抗结核药治疗3～6个月、待膀胱结核完全愈合后行膀胱扩大术。结核性挛缩膀胱男性病人往往有前列腺、精囊结核引起的后尿道狭窄，不宜行肠膀胱扩大术，尤其并发对侧输尿管扩张肾积水明显者，为了改善和保护积水肾仅有的功能，应施行输尿管皮肤造口或回肠膀胱或肾造口这类尿流改道术。

资料来源：陈孝平，汪建平，赵继宗.外科学［M］.9版.北京：人民卫生出版社，2018.

六、护理诊断/问题

1. **焦虑与恐惧**　与结核病病程长，需长期服药或行手术治疗有关。
2. **排尿型态改变**　与结核性膀胱炎、膀胱挛缩有关。
3. **营养失调：低于机体需要量**　与结核病消耗、结核病灶浸润及食欲缺乏有关。
4. **知识缺乏**　缺乏疾病治疗等相关知识。
5. **潜在并发症**　出血、感染、尿漏、肾功能不良、肝功能损害等。

七、护理措施

（一）非手术治疗/术前护理

1. **心理护理**　解释长期规律进行抗结核药治疗的意义，帮助病人重塑信心，积极配合治疗，便于结核病的康复。

2. **基础护理**　重视营养护理，增强机体抵抗力，多饮水以减轻结核性脓尿对膀胱的刺激作用。同时注意休息，避免劳累。

3. **抗结核药治疗的护理**　指导病人按时、足量、足疗程服药。治疗期间注意观察药物的治疗效果及不良反应。因抗结核药多数有肝毒性，服药期间应同时服用保肝药，并定期检查肝功能。链霉素对第Ⅷ对脑神经有损害，影响听力，一旦发现应立即停药。勿用和慎用有肾毒性的药物，如氨基糖苷类、磺胺类药物等，尤其是双肾结核、孤立肾结核、肾结核双肾积水的病人。

4. **完善术前准备**　完善尿培养、尿涂片及静脉尿路造影等检查，术前1日备皮、配血，术前晚清洁灌肠。肾积水病人需经皮留置引流管处理肾积水，等肾积水好转后再行手术治

疗。引流期间应做好引流管及皮肤护理。

（二）术后护理

1. **休息与活动**　肾切除病人血压平稳后，取半卧位，鼓励其早期活动，以减轻腹胀、利于引流和机体恢复。行部分肾切除的病人，应卧床1～2周，避免继发性出血或肾下垂。

2. **饮食护理**　待肛门排气后，开始进食易消化、营养丰富的食物。

3. **病情观察**

（1）出血：密切观察病人有无出血表现，如肾部分切除或肾病灶切除的病人出现大量血尿；肾切除病人伤口内引流血性液体24小时未减少，每小时超过100ml，并达300～500ml；术后7～14日因咳嗽、便秘等情况突然出现虚脱、血压下降、脉搏加快等症状。若有出血表现，应尽快通知医师并协助处理。

（2）肾功能：术后连续3日准确记录24小时尿量，且观察第1次排尿的时间、尿量、颜色。若手术后6小时仍无排尿或24小时尿量较少，说明健肾功能可能有障碍，应通知医师处理。

4. **引流管的护理**　妥善固定，保持引流管通畅，预防感染，适时拔管。观察引流液量、颜色、性状和气味，引流管一般于术后3～4日拔除，若发生感染或尿瘘，则应延长拔管时间。

5. **预防感染**　术后注意观察体温及白细胞计数的变化，切口敷料渗湿及时更换，遵医嘱使用抗生素。

6. **健康教育**

（1）用药指导：①术后继续抗结核治疗6个月以上，以防结核复发。②用药要坚持早期、联合、适量、规律、全程的原则，不规则用药可产生耐药性而影响治疗效果。③用药期间须注意药物副作用，定期复查肝、肾功能、检测听力、视力等。若出现恶心、呕吐、耳鸣、听力下降等症状，及时就诊。④保护肾，勿用或慎用对肾有害的药物。

（2）定期复查：治疗期间应定期进行尿液检查和泌尿系统造影以判断治疗效果。连续半年尿中未找到结核分枝杆菌为稳定转阴，5年不复发即可认为治愈。如有明显膀胱结核或伴有其他器官结核，随诊时间需延长至10～20年或更长。

（3）康复指导：进食高热量、高蛋白、富含维生素的食物，注意休息，适当活动，避免劳累。有肾造口者注意自身护理，防止继发感染。

第二节　男性生殖系统结核

男性生殖系统结核多数继发于肾结核，大多由后尿道感染导致，少数由血行直接播散导致。往往先在前列腺和精囊中发生病变，后经输精管蔓延到附睾和睾丸。单纯前列腺和精囊结核，症状不明显，不易被发现。而附睾结核临床症状较明显，容易被发现。

一、前列腺、精囊结核

（一）病因

前列腺、精囊结核常继发于肾结核，是由于含结核分枝杆菌的尿液反流入前列腺和精囊引起；也可能是肺结核、骨结核、结核性脑膜炎等原发感染血行播散所致。多见于20～40岁的男性。

（二）临床表现

1. 精液改变　呈粉红色或咖啡色，量明显减少。
2. 射精疼痛　射精管开口部位和前列腺导管阻塞，会出现射精疼痛。
3. 尿路刺激征　后尿道受结核炎症的影响，可出现膀胱刺激症状。
4. 排尿困难　前列腺因结核感染肿大可压迫尿道，严重时致尿潴留。
5. 窦道形成　少数严重的前列腺结核，形成空洞后向会阴部、直肠破溃，形成瘘管，有脓液排出。

（三）辅助检查

1. 尿道镜检查　可见尿道管腔扩大，黏膜增厚；前列腺管口扩张；可有结核结节。
2. 影像学检查　超声检查可显示前列腺内脓肿或空洞。尿道造影可提示前列腺尿道部狭窄、僵硬、管壁不规则，膀胱颈挛缩。静脉尿路造影可发现尿路是否有结核，精道造影可见虫蚀样模糊不清，前列腺区可见钙化，晚期可见输精管闭塞致精道不显影。
3. 活体组织检查（活检）　必要时可经会阴或直肠穿刺活检，发现结核结节提示为前列腺结核。

（四）治疗原则

常采用全身支持治疗和抗结核药治疗前列腺结核和精囊结核，治疗周期至少6个月。抗结核药治疗不能控制晚期前列腺结核、精囊结核时，可考虑手术清除较大的空洞或切除窦道，且手术前后均需进行抗结核药治疗。泌尿生殖系统结核症状和体征全部消失，尿液或前列腺液涂片、结核分枝杆菌培养均为阴性，可认为完全治愈。

（五）护理措施

强调早期、规律、全程、足量、联合服药的重要性，定期复查。

二、附睾结核

（一）病因

附睾结核常由结核分枝杆菌侵入附睾导致，是最常见的男性生殖系统结核。本病早期70%为单侧附睾疾病，病程1年以上75%可发展为双侧，继发不育。

（二）临床表现

1. **症状**　附睾结核一般起病较慢，通常表现为阴囊部肿胀不适或下坠感，附睾尾或整个附睾呈硬结状，疼痛不明显。

2. **体征**　当附睾结核疾病进展时，附睾肿块与阴囊黏连并干酪化，可形成炎性脓肿，一旦脓肿破溃，可形成窦道，迁延不愈。除此之外，输精管往往增粗、变硬呈串珠状。双侧附睾结核常导致不育。

（三）辅助检查

1. **实验室检查**

（1）尿液检查：结核分枝杆菌培养阳性，24小时尿液沉渣涂片可多次检出抗酸杆菌，聚合酶链反应（polymerase chain reaction，PCR）检测结核分枝杆菌敏感性高，特异性好。

（2）血常规：淋巴细胞比例增高，红细胞沉降率加快。

（3）结核菌素试验：阳性。

（4）精液常规：可见精液量减少，精子计数减少，活力下降。

2. **超声检查**　表现为附睾肿大，边缘不规则，附睾部位见低回声结节或弱增强，内部回声不均匀。

（四）治疗原则

抗结核药可治愈多数早期附睾结核。当脓肿形成或有阴囊皮肤窦道时，可在药物治疗配合下行附睾及睾丸切除术，尽量保留睾丸组织。一般需要在术前使用抗结核药2周，并且在术后也要常规抗结核药3～6个月。

（五）护理措施

1. **心理护理**　护士应针对病人所担心的生育问题，给予耐心解释。

2. **防治感染**　附睾结核形成窦道者，遵医嘱使用抗生素，及时换药，注意保持局部清洁干燥。

3. **健康教育**　强调遵医嘱服用抗结核药的重要性，定期复查。

本章小结

思考题

1. 病人，男，55岁。因尿频、尿急、尿痛3个月入院。辅助检查：结核菌素试验阳性，尿沉渣抗酸染色阳性，静脉尿路造影示右肾结核。完善各项检查后，病人在全麻下行右肾切除术。

请问：

（1）该病人目前主要的护理诊断/问题有哪些？

（2）针对以上护理诊断/问题，如何进行护理？

2. 病人，男，34岁。因右侧睾进行性肿大8个月入院。8个月前无意中发现右侧睾丸肿大，双侧睾丸疼痛不明显；伴有发热，体温最高38.6℃，能自行降至正常；未予诊治，自觉右侧睾丸逐渐增大。体格检查：右侧睾丸及附睾肿大，大小约4.5cm×4.5cm，界限不清，质硬，表面光滑，右侧阴囊有一大小约0.6cm破溃口，左侧未见异常。超声检查示右侧睾丸附睾结核，胸部CT示胸膜结核。完善各项检查后，病人在全麻下行睾丸附睾切除术。

请问：

（1）该病人目前主要的护理诊断/问题有哪些？

（2）针对以上护理诊断/问题，如何进行护理？

更多练习

（杨惠敏）

第三十八章　肾上腺疾病病人的护理

学习目标

1. 素质目标

（1）具有关注肾上腺疾病病人的心理变化和尊重病人隐私的态度和行为。

（2）具有对肾上腺疾病病人风险防范的意识。

2. 知识目标

（1）掌握：原发性醛固酮增多症、皮质醇增多症和儿茶酚胺增多症的临床表现和治疗原则。

（2）熟悉：原发性醛固酮增多症、皮质醇增多症和儿茶酚胺增多症的辅助检查。

（3）了解：原发性醛固酮增多症、皮质醇增多症和儿茶酚胺增多症的病因与分类。

3. 能力目标

能运用护理程序对原发性醛固酮增多症、皮质醇增多症和儿茶酚胺增多症病人实施整体护理。

案例

【案例导入】

病人，女，38岁。因头痛、乏力、烦渴、多尿就医。检查发现，血压156/107mmHg，血钾仅为2.3mmol/L，24小时尿钾62.37mmol，空腹时血皮质醇362.60nmol/L，醛固酮350.5pmol/L，CT平扫结果提示右肾上腺囊肿。最终诊断为"原发性醛固酮增多症"。给予静脉补钾、口服降压药等综合治疗。

【请思考】

如何对该病人落实整体护理？

【案例分析】

第一节　原发性醛固酮增多症

原发性醛固酮增多症（primary dosteronism，PA），简称原醛症，以高血压、低钾血症、高钠血症、低血浆肾素活性及碱中毒为主要临床表现，又称康恩（Conn）综合征。PA的发生与肾上腺皮质分泌过量的醛固酮激素有关。

一、病因与分类

原发性醛固酮增多症根据病因可分为6型。

1. **醛固酮瘤**　又称肾上腺皮质腺瘤，约占35%，一般为单侧，直径较小，仅1～2cm。病人临床表现典型。

2. **单侧肾上腺增生**　占PA的2%，表现为典型的原发性醛固酮增多症，但其内分泌和生化检测结果与肾上腺皮脂腺瘤相似，主要表现为单侧或一侧的结节性增生。

3. **特发性醛固酮增多症**　又称双侧肾上腺增生，约占PA的60%，临床表现不典型居多，这与体内垂体释放的醛固酮刺激因子密切相关，同时对血管紧张素呈现出敏感性。

4. **分泌醛固酮的肾上腺皮质腺癌**　较罕见，占比＜1%。肿瘤直径一般＞5cm，该病不仅分泌大量醛固酮，还分泌性激素与糖皮质激素。病程进展迅速，一般在确诊时已发生血行转移，对放化疗、手术均不敏感，预后非常差。

5. **异位醛固酮分泌瘤**　极罕见，占比不足0.1%，仅在少数肾癌或卵巢癌的病例中可见，其癌细胞可分泌醛固酮，但对促肾上腺皮质激素和血管紧张素无反应。

6. **家族性醛固酮增多症**　少见，病因未明，有家族史，是一种常染色体显性遗传病。

二、临床表现

高血压和低钾血症是主要表现，多见于30～50岁。

1. **高血压**　过量的醛固酮导致钠潴留、钾排泄增加，引起体液潴留，血容量增加，从而导致高血压。几乎所有病人均存在高血压问题，主要表现为舒张压增高，常规降压药效果不明显。

2. **低钾血症**　低钾血症常见于中晚期病人，其中30%表现为间歇性低钾血症，高达70%的病人为持续性。病人会出现肌无力，甚至周期性瘫痪症状，一般四肢最先受累，劳累、久坐、呕吐、利尿药应用等是常见的诱发因素，有时发作突然，严重时可表现出吞咽及呼吸困难、心律失常及心电图低血钾样改变。当伴随代谢性碱中毒时，病人会有低钙血症症状。

3. **烦渴、多饮、多尿**　多尿以夜尿增多为主，由于长期缺钾，肾浓缩功能下降引起。

三、辅助检查

1. **实验室检查**　①低钾血症、高钠血症、碱中毒。②尿钾增多，24小时超过25～30mmol/L。③血和尿中醛固酮显著升高。④血浆肾素活性下降，激发试验往往无反应。

2. 特殊检查

（1）螺内酯试验：每日口服螺内酯，每日3次，80～100mg/次，经过2～3周治疗，血压降低，血钾增多，尿钾减少，血钠降低，尿钠增加，CO_2结合力趋于正常，尿pH表现为酸性。

（2）体位试验：特发性醛固酮增多症病人的肾素和醛固酮会在站立位时分泌增多。

（3）钠钾平衡试验：对诊断困难的病人，钠钾平衡试验是必要的检查。一般情况下，病人会表现出钾负平衡，钠平衡；低钠饮食时血钾升高，尿钠减少。

3. 定位检查

（1）超声检查：能显示直径＞1cm的肾上腺肿瘤。

（2）CT检查：是检测肾上腺肿瘤的首选方法，通过对肾上腺实施平扫加增强检查，直径＞5mm的肾上腺肿瘤可以被检出。

（3）MRI检查：不作为常规检查，适用于对CT对比剂过敏的病人。

四、治疗原则

根据原醛症的病因及病人的个体情况，采取的治疗方案主要包括手术治疗和药物治疗。

1. 手术治疗　肾上腺皮质腺瘤经过单纯手术切除，通常能完全康复。如除腺瘤以外有腺体呈现结节性改变，应考虑切除该侧肾上腺。针对一侧原发性肾上腺皮质增生，为了获得最佳治疗效果，宜进行同侧肾上腺切除或肾上腺次全切除。对于肾上腺皮质癌及异位产生醛固酮的肿瘤，应尽量将原发病灶切除。

2. 药物治疗　适用情况：①特发性醛固酮增多症。②糖皮质激素可抑制性醛固酮增多症。③手术不耐受或拒绝手术的醛固酮腺瘤者。螺内酯、依普利酮、阿米洛利、硝苯地平、氨氯地平、卡托普利、依那普利等降压药以及糖皮质激素是常用药物。

五、护理诊断/问题

1. 体液过多　与肾上腺分泌醛固酮过多引起水钠潴留有关。
2. 体液不足　与术后体内激素显著降低而导致的血管扩张，水、电解质紊乱有关。
3. 有受伤的危险　与醛固酮保钠排钾，低钾性肌无力引起软瘫及降压药引起直立性低血压有关。

六、护理措施

（一）非手术治疗的护理/术前护理

1. 心理护理　向病人介绍疾病相关的知识，包括病因、病程、可能的并发症等，解释治疗和护理方案，强调积极配合医师的建议和治疗计划的重要性。同时，提供心理疏导，帮助病人理解和应对疾病带来的心理压力。

2. 饮食护理　指导病人应遵循低钠、高钾、低脂的饮食原则，每天钠摄入量不宜超过15g，必要时可遵医嘱口服补钾。

3. 预防跌倒　低钾性软瘫和直立性低血压增加病人受伤风险。在活动时应加强防护，出现头晕、视物模糊等症状时应就地休息，体位改变要缓慢，洗澡时水温不宜过热，如厕或外出应有陪护，避免远行。

4. 用药护理　静脉补钾时应注意钾的浓度及滴速，避免外渗，监测病人血钾变化情况；使用醛固酮拮抗药期间，注意观察病人血钠、血钾、血钙、血镁情况，以判断治疗效果。纠正水、电解质代谢紊乱和酸碱平衡失调。

5. 术前准备　治疗高血压和低钾血症是术前准备工作的要点。如血钾水平明显低下，可在进行醛固酮拮抗药治疗的同时补钾。术前准备周期通常为2～4周，必要时可结合使用其他降压药。术前评估心、肝、肺、肾等器官功能，全面评估手术风险，调整营养和全身状态。术前常规禁食、禁饮。

（二）术后护理

对病人的生命体征、醛固酮和血清电解质进行监测，准确统计24小时出入水量并如实记录。及时补液并纠正水、电解质代谢紊乱和酸碱平衡失调。遵医嘱应用降压药；若出现肾上腺皮质功能不全的表现，应立即告知医师处理。

（三）健康教育

1. 用药指导　行肾上腺全切除或次全切除病人需终身激素替代治疗，嘱病人不可随意调整服药剂量。如术后血压仍高于正常值范围，应遵医嘱继续降压治疗。口服钾剂时应遵医嘱用量，定期监测血钾水平，一般饭后服用以减少对胃肠道的刺激。

2. 复诊指导　病人应定期进行血压、血清电解质、肝肾功能、血浆肾素活性水平和血、尿醛固酮检测，根据需要结合超声和CT检查，以评估疾病的治疗效果及康复状况。

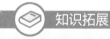 知识拓展

原发性醛固酮增多症的筛查对象

1. 持续性高血压（＞150/100mmHg）者，使用3种常规降压药（包括利尿剂）无法控制血压（＞140/90mmHg）的病人，使用≥4种降压药才能控制血压（＜140/90mmHg）的病人及新诊断的高血压病人。

2. 高血压合并自发性或利尿药所致的低钾血症的病人。

3. 高血压合并肾上腺意外瘤的病人。

4. 早发性高血压家族史或早发（＜40岁）脑血管意外家族史的高血压病人。

5. 原醛症病人中有高血压的一级亲属。

6. 高血压合并阻塞性呼吸睡眠暂停的病人。

资料来源：中华医学会内分泌学分会.原发性醛固酮增多症诊断治疗的专家共识（2020版）[J].中华内分泌代谢杂志，2020，36（9）：727-736.

第二节　皮质醇增多症

皮质醇增多症（hypercortisolism）是由机体组织长期暴露于异常增高的糖皮质激素而引起的一系列临床症状和体征，又称库欣综合征（cushing syndrome，CS）。本病多见于女性，好发年龄为20～40岁。

一、病因与分类

1. 内源性皮质醇增多症　分为促肾上腺皮质激素（adrenocorticotropic hormone，ACTH）依赖性和ACTH非依赖性。

（1）ACTH依赖性皮质醇增多症：其中70%～80%是因垂体病变分泌过多ACTH引发，被称为库欣病；约15%见于肺癌、胸腺癌等异位分泌过多的ACTH，被称为异位ACTH综合征。

（2）ACTH非依赖性皮质醇增多症：多见于单侧肾上腺肿瘤发，即肾上腺皮质腺瘤或腺癌，是肾上腺束状带的肿瘤直接分泌大量皮质醇所致。

2. 外源性皮质醇增多症　又称医源性皮质醇增多症，一般见于长期大剂量使用糖皮质激素的病人，因其垂体-肾上腺皮质轴受抑制而导致肾上腺萎缩。

二、临床表现

1. 脂肪重新分布和向心性肥胖　向心性肥胖是早期具有特征性的表现，呈进行性肥胖，具有"满月脸""水牛背""悬垂腹"等表现，但四肢及臀部正常或消瘦。

2. 糖代谢异常和糖尿病　糖皮质激素增多使糖异生作用增强，胰岛素抵抗，易发展成为糖尿病。

3. 水钠潴留、高血压和低钾血症　由糖皮质激素增多引起。

4. 性功能紊乱　女性月经不调，成年男性阳痿或性功能降低，儿童少年过早出现腋毛和阴毛。

5. 蛋白代谢变化，皮肤、骨骼和肌肉变化　糖皮质激素增高可导致负氮平衡，引起肌肉萎缩；抑制肠道对钙的吸收导致骨质疏松；蛋白过度消耗，导致皮肤菲薄，易出现瘀斑，皮下血管明显，呈现紫纹。

6. 其他　病人机体抵抗力下降，容易发生感染性疾病；可出现失眠、注意力不集中、抑郁等精神症状。

三、辅助检查

1. 实验室检查　①血游离皮质醇明显升高，且分泌无典型的昼夜节律。②24小时尿游离皮质醇（24 hour-urinary free cortisol，24h-UFC）显著升高，超过正常值的2倍是CS典型表现。③血浆ACTH持续＞3.3pmol/L多表明为ACTH依赖性疾病，如2次ACTH＜1.1pmol/L，则表明为ACTH非依赖性疾病。

2. 特殊检查　用于疾病的定性判断。

（1）小剂量地塞米松试验：用于区分诊断皮质醇增多症和单纯性肥胖。

（2）大剂量地塞米松试验：用于确定皮质醇增多症的病因。

3. 影像学检查

（1）超声检查：当肾上腺肿瘤直径大于1cm时，检出率可高达90%。

（2）CT检查：可检出99%的肾上腺皮质腺瘤和增生。

（3）MRI检查：蝶鞍冠状薄层扫描在垂体增生、微腺瘤、腺瘤的检出效果比CT检查好。但对肾上腺检查方面并不优于CT检查。

四、治疗原则

1. 药物治疗　　是皮质醇增多症的术前准备、术后复发及不能手术切除的肾上腺皮质癌的重要辅助治疗。常用药物有美替拉酮、米托坦、氨鲁米特、赛庚啶、溴隐亭及米非司酮等。

2. 手术治疗

（1）库欣病：首选治疗是使用手术显微镜经鼻经蝶窦进行切除垂体瘤。

（2）肾上腺原发肿瘤：对于分泌皮质醇的肾上腺腺瘤推荐进行腹腔镜手术，在切除肾上腺肿瘤的同时保留肾上腺。对于肾上腺皮质癌，根治性切除手术是首选治疗方法。

（3）原发性肾上腺皮质增生：应先对病变较重的一侧肾上腺行全部切除术，如果症状未得到明显改善，考虑进行另一侧肾上腺大部切除术。

（4）异位皮质醇增多症：推荐手术切除原发肿瘤。

五、护理诊断/问题

1. 体像紊乱　　与体内糖皮质激素过多引起的身体意象改变有关。

2. 活动无耐力　　与低钾血症、腰背不适等有关。

3. 潜在并发症　　急性肾上腺皮质功能不足、感染、静脉血栓栓塞症。

六、护理措施

（一）术前护理

1. 心理护理　　包括术前的宣教与沟通等。

2. 饮食护理　　推荐高蛋白、高钾、高钙、低钠、低脂饮食，戒除烟酒等；合并糖尿病者给予糖尿病饮食；术前常规禁食禁饮。

3. 用药护理　　为避免肿瘤切除后体内皮质醇骤然下降而诱发肾上腺危象，术前遵医嘱补充糖皮质激素。根据情况应用降压药、降糖药等药物，密切观察药物副作用。

4. 静脉血栓栓塞症预防　　进行静脉血栓形成风险评估，术前健康教育及指导病人进行卧床期间腿部锻炼等。

5. 预防受伤　　避免情绪波动及剧烈活动。

（二）术后护理

1. 替代治疗的护理　　术后糖皮质激素替代治疗至关重要，在逐渐减量过程中，应密切观察病人是否出现乏力、食欲缺乏、恶心、关节肌肉疼痛等症状，并及时报告医师处理。

2. 并发症的护理

（1）急性肾上腺皮质功能不足：具体如下。

1）原因：多见于感染、术前、术后激素用量不足，替代治疗时，骤然停用糖皮质激素或减量过多、过快等。

2）表现：①发热。②恶心、呕吐、腹泻等消化系统症状。③精神不振、表情淡漠、嗜睡、昏迷等神经系统症状。④心率加快、血压下降、四肢湿冷、休克等循环系统症状。

3）护理：①术后禁用吗啡、巴比妥类药物。②遵医嘱静脉输注糖皮质激素并纠正水、电解质紊乱等情况。

（2）感染

1）原因：包括糖代谢紊乱、肾上腺皮质功能不足、机体抵抗力差等。

2）表现：病人术后易发生手术部位及切口的延迟愈合或感染、脂肪液化、肾周及膈下脓肿。

3）护理：①监测病人体温变化。②做好环境及个人卫生护理，如口腔、皮肤等。③保持伤口处敷料清洁干燥。④观察切口愈合情况。

3. 健康教育

（1）用药指导：行糖皮质激素替代治疗者，告知病人勿自行增减药量。

（2）复诊指导：定期监测血糖、电解质、血脂等生化指标，ACTH、午夜血浆/唾液皮质醇、24h-UFC等激素水平，根据需要行CT/MRI检查等。

第三节　儿茶酚胺增多症

儿茶酚胺增多症（hypercatecholaminemia）是嗜铬细胞瘤和肾上腺髓质增生的总称，肿瘤或肾上腺髓质的嗜铬细胞分泌过量的儿茶酚胺，从而使机体表现出高血压、高代谢、高血糖等一系列临床表现。

一、临床表现

本病的典型表现为阵发性高血压或持续性高血压伴阵发性极度升高。大多数病人会出现代谢紊乱。

1. 高血压

（1）持续性高血压伴阵发性极度升高：最多见，占50%以上。在高血压的基础上发作时血压极度升高。典型发作症状是"头痛、心悸、多汗"三联征，严重者可出现心力衰竭、肺水肿、脑出血而死亡。高血压阵发性发作的常见诱因包括精神刺激、弯腰、排泄、触摸腹部、按压肿块、麻醉诱导期和药物（组胺、胍乙啶、胰高血糖素、甲氧氯普胺、三环类抗抑郁药）等。

（2）阵发性高血压：占40%以上，女性多见，平时不出现高血压，在外界诱因作用下可出现血压骤然升高，如处理不当，甚至可导致死亡。

（3）持续性高血压：易与原发性高血压相混淆，多见于儿童。

2. 代谢改变　表现为基础代谢率增高、血糖升高、血中游离脂肪酸和胆固醇含量增加、少数病人会出现低钾血症。

3. 儿茶酚胺性心肌病　是严重的特殊并发症，以急性左心衰为主要表现。

二、辅助检查

1. 定性诊断　24小时尿液儿茶酚胺测定含量升高2倍以上有意义。该值会受咖啡、香蕉、柑橘类水果、阿司匹林等食物和药物的影响，所以检查前须停用。

2. 定位诊断　超声和CT检查是首选的检查方法。

三、治疗原则

手术切除可有效治疗嗜铬细胞瘤；双侧肾上腺髓质增生者可保留部分肾上腺皮质，行肾上腺次全切除术，以避免肾上腺皮质功能终身减退。对无法耐受手术，或未能完全切除的恶性嗜铬细胞瘤，或术后肿瘤复发等病人，可选择酚苄明、哌唑嗪等药物治疗改善症状，或应用[131]I-间位碘苄胍进行内放射治疗。

 知识拓展

嗜铬细胞瘤和副神经节瘤

嗜铬细胞瘤起源于肾上腺髓质，而副神经节瘤是起源于肾上腺外交感神经链并具有激素分泌功能的神经内分泌肿瘤，两者皆可合成、分泌和释放大量儿茶酚胺，如去甲肾上腺素、肾上腺素和多巴胺，引起病人血压升高和代谢性改变等一系列临床症候群，并造成心、脑、肾、血管等严重并发症，甚至成为死亡的主要原因。嗜铬细胞瘤和副神经节瘤合称PPGL（pheochromocytoma and paraganglioma，PPGL）。

资料来源：中华医学会内分泌学分会.嗜铬细胞瘤和副神经节瘤诊断治疗专家共识（2020版）[J].中华内分泌代谢杂志，2020，36（9）：737-750.

四、护理措施

（一）术前护理

1. 病情观察　密切监测病人生命体征，血压是监测重点，必要时监测中心静脉压。

2. 避免诱因　避免高血压阵发性发作的诱因。如腹部可触及的嗜铬细胞瘤，应避免不必要的腹部按压；膀胱内部的嗜铬细胞瘤容易被膀胱的收缩所挤压，从而导致阵发性的血压上升，所以病人排尿时最好有人陪同。

3. 用药护理　遵医嘱给予降压、护心、扩容治疗，血压尽量在正常范围内，心率＜90次/分，红细胞压积正常；密切观察药物的副作用。同时纠正电解质代谢紊乱和酸碱平衡失调。

4. 术前准备　术前肾上腺嗜铬细胞瘤病人的血管在儿茶酚胺的作用下长期处于收缩状态，肿瘤切除后儿茶酚胺含量减少，血管舒张，易导致术中或术后出现低血容量性休克，危及生命。因此病人围手术期的管理至关重要。术前准备一般在2周以上。包括控制血压和补充血容量。

（二）术后护理

密切观察血压变化，注意有无心电图改变、心血管并发症发生；遵医嘱用药，维持水、电解质和酸碱平衡；观察有无出血、感染、低血压、急性肾上腺皮质功能不足危象等并发症，及时通知医师并协助处理。

（三）健康教育

1. **饮食指导**　加强营养，避免暴饮暴食，减轻肾负担。

2. **活动指导**　适当进行体育活动，增强体质，预防感冒。

3. **用药指导**　术后继续行降压治疗或糖皮质激素替代治疗者，严格遵医嘱用药，禁止随意调整药量。

4. **复诊指导**　定期检查临床症状、血浆游离甲氧基肾上腺素类物质（metanephrines，MNs）、24小时尿儿茶酚胺和分馏的MNs等生化指标、超声或CT检查等，如有异常，及时就诊。

本章小结

思考题

1. 病人，女，52岁。因无明显诱因发现头痛1个月就诊。体格检查：BP 143/90mmHg，满月脸、水牛背、罗汉腹，下腹部、大腿内侧出现紫纹。自发病以来，体重增加约9kg。实验室检查：血清钾5.7mmol/L，空腹血糖7.7mmol/L。

请问：

（1）该病人首先考虑的疾病是什么？该疾病定位诊断首选的检查是什么？

（2）请描述该疾病的处理原则。

2. 病人，女，36岁。因无明显诱因头痛、头晕1月余就诊。体格检查：BP 157/102mmHg；辅助检查：血清钾3.0mmol/L，血浆醛固酮/肾素活性比值53，CT显示左侧肾上腺结节。

请问：

（1）该病人最可能的诊断是什么？

（2）该病人最主要的护理问题是什么？可采取哪些护理措施？

更多练习

（杨惠敏）

第三十九章 骨折病人的护理

教学课件

学习目标

1. 素质目标

具有关心骨折病人创伤后心理和尊重病人隐私的综合素养。

2. 知识目标

（1）掌握：骨折的概念、病因、分类、临床表现、治疗原则；常见四肢骨折、脊柱骨折和骨盆骨折的临床表现、治疗原则。

（2）熟悉：常见四肢骨折、脊柱骨折和骨盆骨折的病因与分类。

（3）了解：骨折愈合过程、影响骨折愈合的因素和常用的辅助检查方法。

3. 能力目标

能运用护理程序对骨折病人实施整体护理。

案例

【案例导入】

患儿，女，9岁。摔倒时右手掌撑地，除手掌擦伤外，右腕剧痛，逐渐肿胀，不敢活动，遂来院就诊。体格检查：右腕部明显肿胀，出现典型"银叉"畸形和"枪刺样"畸形。X线检查示桡骨下端骨折，被诊断为桡骨远端伸直型骨折，给予右腕部骨折复位及石膏绷带固定。

【请思考】

1. 该病人腕部的畸形是由于发生了怎样的移位？

2. 如何指导该病人进行功能锻炼？

【案例分析】

第一节　概　述

骨折（fracture）指骨的连续性和完整性中断。

一、病因

1. **直接暴力**　暴力直接作用使受伤部位发生的骨折。
2. **间接暴力**　暴力作用部位远处发生的骨折，如高空坠落时双足着地引起脊柱骨折。
3. **肌肉牵拉**　肌肉剧烈收缩时引起牵拉部位骨折，如髌骨骨折。
4. **疲劳性骨折**　长期、反复、轻微的创伤，可累积应力引起的骨折，如长途行军引起第2、3跖骨骨折，又称行军骨折。
5. **病理性骨折**　骨骼本身病变，如感染、肿瘤等，在轻微外力作用下发生的骨折。

二、分类

1. **根据骨折处皮肤黏膜的完整性分类**

（1）开放性骨折：指骨折处皮肤或黏膜损伤，骨折端直接或间接和外界相通。

（2）闭合性骨折：指骨折处皮肤或黏膜完整，骨折端和外界不相通。

2. **根据骨折的程度和形态分类**

（1）青枝骨折：多见于儿童长骨骨折，与青嫩树枝被折断时相似；外力作用使骨干变弯，但无明显断裂或移位，由此而得名。

（2）裂缝骨折：骨质出现缝隙，无移位。

（3）横形骨折：骨折线与骨干纵轴接近垂直。

（4）斜形骨折：骨折线与骨干纵轴呈一定角度。

（5）螺旋形骨折：骨折线呈螺旋状。

（6）粉碎性骨折：骨质碎裂成3块以上。

（7）压缩性骨折：骨质因压缩而变形，如脊柱骨、跟骨等。

（8）嵌插骨折：骨折端相互嵌插，见于干骺端骨折。

（9）凹陷骨折：骨折片局部下陷，常见于颅盖骨骨折。

（10）骨骺损伤：经过骨骺的骨折。

其中青枝骨折与裂缝骨折为不完全性骨折，其他骨折为完全性骨折（图39-1）。

3. **根据骨折端的稳定程度分类**

（1）稳定性骨折：指在生理外力作用下，骨折断端不易移位或复位后不易再发生移位者，如横行骨折。

（2）不稳定性骨折：指在生理外力作用下，骨折断端易移位或复位后易再发生移位者，如螺旋形骨折。

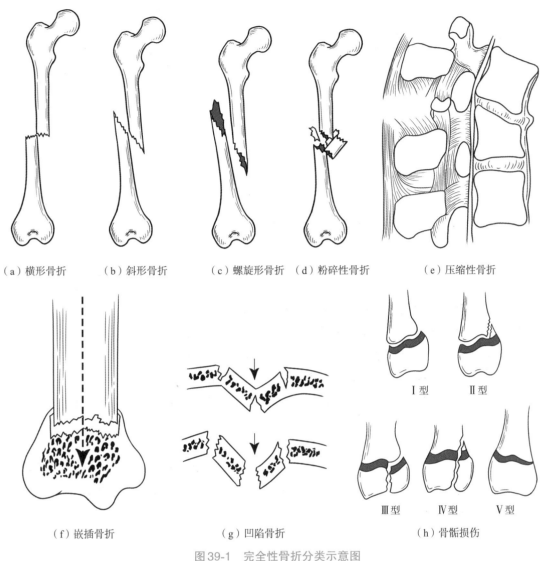

（a）横形骨折　　（b）斜形骨折　　（c）螺旋形骨折　（d）粉碎性骨折　　　（e）压缩性骨折

Ⅰ 型　　　Ⅱ 型

Ⅲ型　　　Ⅳ型　　　Ⅴ型

（f）嵌插骨折　　　　　（g）凹陷骨折　　　　　（h）骨骺损伤

图 39-1　完全性骨折分类示意图

三、骨折移位

由于暴力作用、肌肉牵拉以及不正确的搬运等原因，绝大多数完全性骨折均有不同程度的移位，包括成角、缩短、侧方、旋转、分离移位等（图 39-2）。

四、骨折愈合

（一）骨折愈合过程

骨折的愈合过程是复杂的、连续的，从细胞学和组织学的角度，一般将其分为三个阶段，即血肿炎症机化期、原始骨痂形成期、骨痂改造塑形期。

（二）影响骨折愈合的因素

1. 全身因素

（1）年龄：儿童愈合较快，老年人愈合时间较慢。

（2）健康状况：健康良好的病人骨折愈合时间较快。

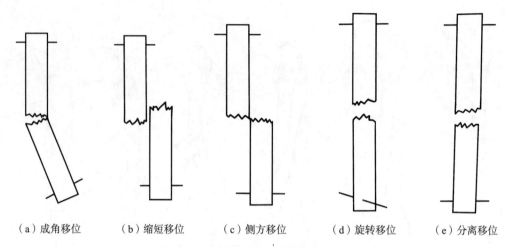

（a）成角移位　　　（b）缩短移位　　　（c）侧方移位　　　（d）旋转移位　　　（e）分离移位

图39-2　骨折段不同的移位示意图

2. 局部因素

（1）骨折类型：骨折断端接触面积越大愈合速度越快。

（2）骨折部位血液供应：骨折局部血液供应良好可促进骨折的愈合。

（3）软组织损伤：损伤程度以及骨折端是否有软组织嵌入。

（4）感染：开放性骨折如发生感染可导致化脓性骨髓炎。

3. 治疗方法　过早或不恰当的功能锻炼、多次反复的手法复位等，都不利于骨折愈合。

（三）骨折临床愈合标准

骨折临床愈合标准有如下三点：①骨折局部无压痛及轴向叩击痛。②骨折局部无反常活动。③骨折处X线显示有连续性骨痂形成，骨折线已模糊。达到以上标准者即为临床愈合，临床愈合后可拆除外固定，进行患肢功能锻炼。

五、临床表现

（一）全身表现

1. 休克　多由出血导致，严重损伤剧烈疼痛可引起神经性休克。

2. 发热　骨折后出血形成血肿，血肿在吸收过程中可导致发热，但体温一般不超过38℃。如出现高热，应警惕感染的可能性。

（二）局部表现

1. 一般表现　疼痛、肿胀、瘀斑、功能障碍。

2. 特有体征

（1）畸形：骨折移位使患肢外形发生改变，如缩短畸形、成角畸形。

（2）异常活动：正常情况下肢体不能活动的部位发生了异常的活动。

（3）骨擦音（感）：骨折断端相互摩擦产生的声音或感觉。

（三）骨折并发症

骨折并发症可分为早期并发症和晚期并发症。早期并发症包括休克、脂肪栓塞、血管损伤、神经损伤、骨筋膜室综合征等。晚期并发症包括坠积性肺炎、感染、压力性损伤、骨化性肌炎、创伤性关节炎、缺血性骨坏死、缺血性肌挛缩等。前臂缺血性肌挛缩后的典型畸形是爪形手（图39-3）。

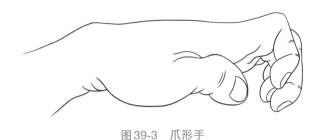

图39-3　爪形手

六、辅助检查

1. X线检查　怀疑骨折或临床表现已明确骨折者都应进行X线检查。

2. CT检查　能够弥补X线检查的不足。

3. MRI检查　可清晰显示软组织结构和椎体周围韧带、脊髓损伤等。

七、治疗原则

（一）现场急救

从整体出发，既要处理骨折，也要注意全身情况。用最简单有效的方法抢救生命、保护患肢并迅速转运。

（二）临床处理

骨折治疗的三大原则：复位、固定、功能锻炼。

1. 复位　使骨折段恢复正常或接近正常的解剖关系，重新建立骨的支架作用，是后续固定和功能锻炼的基础。复位应达到解剖复位或功能复位，有手法复位和切开复位两种方法。

2. 固定　使骨折断端维持在复位后的位置直至骨折愈合，是骨折能够良好愈合的关键。包括外固定和内固定两类。

（1）外固定：是固定器材位于体外。外固定器材包括小夹板、石膏绷带、骨科外固定支具、持续牵引、外固定器等。

（2）内固定：是固定器材位于体内。金属内固定器材包括接骨板、螺丝钉、带锁髓内钉或加压钢板等。

3. 功能锻炼　在不影响固定的情况下，早期合理的功能锻炼是患肢功能恢复的重要保证。

八、护理诊断/问题

1. 疼痛　与骨折导致神经损伤、软组织损伤等有关。

2. 有外周神经血管功能障碍的危险　与周围组织损伤有关

3. **躯体移动障碍**　与骨折、牵引等有关。

4. **潜在并发症**　休克、感染、脂肪栓塞、关节僵硬等。

九、护理措施

（一）急救护理

1. **抢救生命**　应检查病人全身情况，首先处理威胁生命的情况。

2. **止血包扎**　现场可用无菌敷料或清洁布单加压包扎止血，大出血时可用止血带。外露的骨折端暂不回纳，若不慎滑入伤口内，应作好相应部位的标记，以便入院后进一步处理。

3. **妥善固定**　凡疑有骨折者均应按骨折处理。固定物可就地取上材或用自身肢体捆绑固定。

4. **迅速转运**　病人经上述处理后，应尽快转运至附近有条件的医院进行治疗。

（二）非手术治疗护理/术前护理

1. **一般护理**　给予营养充足的饮食，应富含高蛋白、高热量、高维生素、高钙等。制动者要增加膳食的纤维含量，多喝水，以防便秘或结石的发生。

2. **病情观察**　密切观察病人，对于长期卧床者，还应注意坠积性肺炎、尿路感染等并发症的发生。

3. **疼痛护理**　正确评估病人疼痛程度。针对不同的疼痛原因对症处理。

 知识拓展

疼痛量表简介

国际上外文原版疼痛评估量表有20余种。我国常用的有14种翻译版，可分为单维度疼痛量表、多维度疼痛综合评估量表、神经病理性疼痛筛查专用量表。①单维度疼痛量表包括视觉模拟评分法（VAS）、原版和面孔版VAS（facial VAS，F-VAS）、修订版Wong-Baker面部表情疼痛量表（faces painscale-revised，FPS-R）、数字分级评分法（NRS）、语言分级评分法（verbal rating scale，VRS）。②多维度疼痛综合评估量表包括简明疼痛量表（brief pain inventory，BPI）17项长版和9项简版、麦吉尔疼痛问卷（McGill pain questionnaire，MPQ）原版和简版、健康调查量表36（36-item short-form health survey，SF-36）、整体疼痛评估量表（global pain scale，GPS）。③神经病理性疼痛筛查专用量表包括ID疼痛(ID pain)量表（neuropathic pain screening tool：ID pain）、神经病理性疼痛4项（DN4）量表（douleur neuropathique 4 questionnaire）、神经病理性疼痛量表（neuropathic pain questionnaire，NPQ）、利兹神经病理性疼痛症状与体征评价量表（Leeds assessment of neuropathic pain symptoms and signs scale，LANSS）原版和自评版（self-administrative LANSS，S-LANSS）、疼痛识别问卷（pain-DETECT questionnaire，PD-Q）。

资料来源：万丽，赵晴，陈军，等.疼痛评估量表应用的中国专家共识（2020版）[J].中华疼痛学杂志，2020，16（3）：177-187.

4. 石膏固定期间护理

（1）石膏干固前：可进行通风、热风吹、灯烤等使其加快干固。未干固前禁止用手指抓捏石膏，搬运病人或翻身时，应用手掌平托；以免形成局部压迫。石膏固定处应垫以软枕，保持至石膏完全干固。冬天应注意保暖。

（2）石膏干固后：应注意观察固定肢体的末梢血液循环或神经受压征象。密切观察伤口有无出血，是否浸湿石膏表面，必要时可开窗或拆除石膏检查。保持石膏干净卫生，如有污染可用毛巾蘸肥皂及清水擦洗，擦洗时水不可过多，以免石膏软化变形；严重污染时应及时更换。保持固定牢固，注意观察石膏有无松动，必要时更换石膏。四肢包扎石膏时应抬高患肢，使患肢高于心脏水平15～30cm，以利静脉和淋巴回流，减轻肢体肿胀。拆除石膏绷带后，用温水清洗患肢，并用凡士林涂擦皮肤。

5. 牵引期间护理

（1）病情观察：观察记录生命体征、穿刺点渗血渗液、肢体感觉、运动、血液循环和皮肤完整性等情况。

（2）保持牵引的有效性：具体如下。①保持反牵引力：颅骨牵引时，应抬高床头；下肢牵引时，抬高床尾15～30cm。②牵引重锤保持悬空：牵引期间，牵引方向与被牵引肢体长轴应成直线，不可随意放松牵引绳、改变体位、增减牵引重量。③防止牵引带或牵引弓松脱。④避免过度牵引：每日测量牵引肢体的长度，并与健侧进行对比；也可通过X线检查了解骨折对位情况，及时调整牵引重量。

（3）预防牵引针眼感染：牵引针安置成功后，使用无菌敷料保护针眼。如出现渗血渗液应及时换药，无菌敷料覆盖。骨牵引针两端套上软木塞或胶盖小瓶。

（4）预防神经和血管损伤：皮牵引时，牵引带包裹的松紧度以能伸进1～2个手指为宜。下肢水平皮牵引时，在膝外侧垫棉垫，防止压迫腓总神经。

6. 并发症的护理

（1）骨筋膜室综合征：是指由骨、骨间膜、肌间隔和深筋膜组成的骨筋膜室内肌肉和神经因急性缺血而产生的一系列早期症候群。

1）原因：多见于前臂和小腿，由于骨折的血肿和组织水肿，或外包扎过紧、局部压迫使骨筋膜室内压力增高，导致肌肉和神经急性缺血。

2）表现：注意观察患肢的末梢血液循环情况，典型表现疼痛（pain）、苍白（pallor）、感觉异常（paresthesia）、麻痹（paralysis）及脉搏消失（pulseless），即"5P"征。

3）处理：一旦出现肢体血液循环障碍或神经受压的征象，应立即将患肢平放于心脏水平。通知医师全层剪开石膏，严重者须拆除，甚至行肢体切开减压术。酌情给予吸氧，硫酸镁湿敷或静脉滴注甘露醇以促进患肢消肿，监测肾功能和血电解质等；因容易并发肌红蛋白尿，应补足液量以促进排尿。

（2）失用综合征：由于长期固定，使肢体缺乏功能锻炼导致肌萎缩；长期制动也可使大量钙盐流失致骨质疏松；关节内纤维黏连可致关节僵硬。因此，固定期间应注意加强肢体的功能锻炼。

（3）坠积性肺炎和压力性损伤：对长期卧床病人定时给予翻身拍背，鼓励病人咳嗽咳痰；注意骨隆突处，防止受压缺血。

（4）其他：石膏固定病人还可能出现化脓性皮炎、石膏综合征等，应加强观察并及时处理。

7. 功能锻炼　功能锻炼是治疗中不可缺少的组成部分，应遵循循序渐进、动静结合、主动与被动运动相结合的原则，进行患肢功能锻炼，以促进骨折愈合，预防并发症发生。

（1）早期：骨折后1～2周内，此期锻炼的目的主要是促进肢体血液循环，消除肿胀，防止肌萎缩。功能锻炼以患肢肌肉等长舒缩活动为主，骨折处上下关节暂不活动。但身体其他部位关节则应进行功能锻炼。

（2）中期：骨折2周以后，此时病变部位肿胀已消退，疼痛减轻，骨折部位渐趋稳定。可进行骨折上、下关节活动，应根据病情需要，在医护人员指导和健肢帮助下进行。

（3）晚期：骨折已达临床愈合，外固定已拆除。此时是功能锻炼的关键时期，加强关节活动范围和肌力的锻炼，可借助器械练习，也可配合物理治疗、药物熏洗等措施。

8. 心理护理　多与病人沟通，鼓励其说出担心内容，做好解释工作，稳定病人情绪。

（三）术后护理

术后早期遵医嘱维持患肢于固定体位，鼓励病人积极进行功能锻炼，早期下床活动，及时拆除外固定。其他护理措施参见第三十九章第一节概述的非手术治疗护理/术前护理。

（四）健康教育

1. 安全指导　告知病人在工作、运动中注意安全，行走练习时需有人陪伴，预防跌倒。
2. 饮食指导　调整饮食结构，对其进行饮食指导，保证营养供给。
3. 功能锻炼　离院后继续功能锻炼，必要时指导家属如何协助病人完成各种运动。
4. 复诊指导　告知病人出院后注意事项，嘱其定期复诊。

第二节　常见四肢骨折

一、肱骨干骨折

肱骨干骨折指发生在肱骨外科颈下1～2cm至肱骨髁上2cm段内的骨折。可由直接或间接暴力所致。

（一）临床表现

1. 症状　疼痛、肿胀、畸形、瘀斑和上肢活动障碍。
2. 体征　患侧上臂可出现畸形、反常活动、骨摩擦音（感）。若合并桡神经损伤，可出现相应体征。

（二）辅助检查

X线检查可明确诊断。

（三）处理原则

1. 手法复位外固定　手法复位后比较稳定的骨折可用U形石膏固定。不够稳定的骨折，可采用上肢悬垂石膏固定。

2. 切开复位内固定　切开复位后，用外固定支架或加压钢板螺钉内固定，也可用带锁髓内针固定骨折部位。

（四）护理措施

1. 局部制动　用三角巾或吊带将患肢托起，以促进静脉回流，减轻肢体肿胀疼痛。

2. 功能锻炼　复位固定后应尽早开始手指屈伸活动，以及上臂肌肉的主动舒缩运动，但禁止做上臂旋转运动。2～3周后，开始腕、肘关节屈伸主动活动和肩关节外展、内收活动，逐渐增加活动量。6～8周后加大活动量，并作肩关节旋转活动，以防肩关节僵硬或萎缩。

二、肱骨髁上骨折

肱骨髁上骨折多见于儿童，指发生在肱骨干与肱骨髁交界处的骨折。

（一）病因与分类

多为间接暴力引起，有伸直型和屈曲型两种（图39-4）。

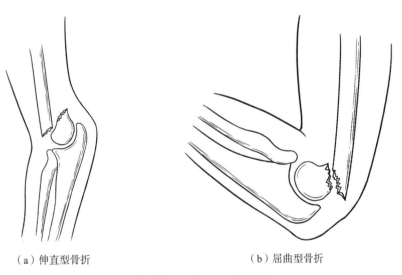

（a）伸直型骨折　　　　　　　　　　　（b）屈曲型骨折

图39-4　肱骨髁上骨折的分类示意图

1. 伸直型　比较多见。受伤后肘关节处于伸直或半屈曲位，骨折近端向前下方移位，远端向后上方移位。易损伤肱动脉，导致前臂骨筋膜室综合征。

2. 屈曲型　受伤后肘关节处于屈曲位，骨折近端向后下方移位，远端向前上方移位。神经和血管损伤少见。

（二）临床表现

1. 症状　疼痛、皮下瘀斑、肢体肿胀和功能障碍。

2. 体征　局部压痛明显，可有骨摩擦音（感）及反常活动，肘部可扪及骨折断端，但肘后三角关系不变。

（三）辅助检查

肘部正、侧位X线检查能够明确诊断。

（四）治疗原则

1. **手法复位外固定**　一般受伤时间短，肿胀轻，无血液循环障碍者，可进行手法复位外固定，石膏托固定在屈肘位4～5周。

2. **切开复位内固定**　手法复位失败或伴有神经、血管损伤者可切开复位后用交叉克氏针做内固定。

（五）护理措施

1. **病情观察**　观察患肢感觉、运动功能，肢体末梢的血液循环情况。警惕骨筋膜室综合征的发生。

2. **患肢制动**　抬高患肢，用三角巾或吊带将患肢托起。

3. **功能锻炼**　复位固定后，早期以锻炼上臂肌肉的主动舒缩运动为主，如握拳、伸指活动。4～6周后X线片证实骨折愈合良好，拆除外固定，开始肘关节屈伸活动。手术切开复位且内固定稳定者，术后2周即可开始肘关节活动。

三、前臂双骨折

尺桡骨干双骨折多见于青少年。易发生骨筋膜室综合征。

（一）病因和分类

可由直接暴力、间接暴力以及扭转暴力所致。尺骨上1/3骨干骨折可合并桡骨小头脱位，称为孟氏骨折。桡骨干下1/3骨折合并尺骨小头脱位，称为盖氏骨折。

（二）临床表现

1. **症状**　疼痛、肿胀、畸形及功能障碍等。

2. **体征**　畸形、异常活动、骨摩擦音（感）。

（三）辅助检查

X线检查可明确诊断以及骨折类型和移位情况。

（四）治疗原则

1. **手法复位外固定**　尺、桡骨骨干双骨折可发生多种移位，若治疗不当可发生尺、桡骨交叉愈合，影响旋转功能。因此，除达到良好的对位、对线外，应特别注意防止畸形和旋转。复位成功后可采用小夹板或石膏绷带进行外固定，一般8～12周可达到骨性愈合。

2. **切开复位内固定**　在切开直视下准确对位，用加压钢板螺钉固定或髓内固定，可不用外固定。

（五）护理措施

1. **病情观察**　注意观察患肢肿胀程度、感觉、运动以及末梢血液循环情况、石膏绷带或夹板固定的松紧度，必要时调整松解，警惕骨筋膜室综合征的发生。

2. **局部制动**　抬高患肢，维持复位后体位，防止腕关节旋前或旋后。

3. **功能锻炼**　复位固定后应进行上臂和前臂肌肉的主动舒缩运动，如握拳和手指屈伸活动。2周后局部肿胀消退，开始腕关节活动。4周以后开始练习肘关节和肩关节活动。8～10周后X线检查证实骨折已愈合，才可进行前臂旋转活动。

四、桡骨远端骨折

桡骨远端骨折指距桡骨远端关节面3cm以内的骨折。

（一）病因与分类

多为间接暴力引起。可分为伸直型骨折和屈曲型骨折。伸直型骨折〔科利斯（Colles）骨折〕最多见，骨折远端向背侧和桡侧移位。屈曲型骨折〔史密斯（Smith）骨折〕，骨折远端向掌侧和桡侧移位，也称为反Colles骨折。

（二）临床表现

1. **症状**　患侧腕关节局部疼痛、肿胀、皮下瘀斑和功能障碍。

2. **体征**　腕部压痛明显，腕关节活动受限。伸直型骨折从侧面看腕关节呈"银叉"畸形，从正面看呈"枪刺样"畸形（图39-5）。屈曲型骨折者腕部出现下垂畸形。

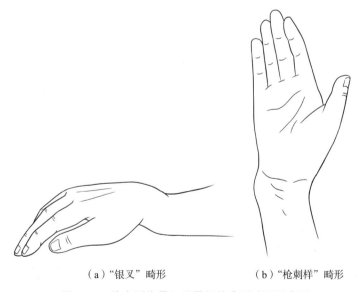

（a）"银叉"畸形　　　　　　　　（b）"枪刺样"畸形

图39-5　伸直型桡骨远端骨折的典型畸形示意图

（三）辅助检查

X线检查可明确诊断和骨折类型。

（四）治疗原则

1. **手法复位外固定**　对伸直型骨折者行手法复位后，在旋前、屈腕、尺偏位用石膏绷带超关节固定前臂。2周后水肿消退，在腕关节中立位改用石膏托或前臂管型石膏继续固定。屈曲型骨折的处理原则基本相同，复位手法相反。

2. **切开复位内固定**　严重粉碎骨折移位明显、手法复位失败或复位后外固定不能维持复位者，可行切开复位内固定。

（五）护理措施

1. **病情观察**　观察石膏绷带或夹板固定的松紧度，前臂血液循环、肿胀程度和感觉、运动功能。

2. **局部制动**　支持并保持患肢在复位后体位。

3. **功能锻炼**　复位固定后应尽早开始手指伸屈和用力握拳活动，并进行前臂肌肉舒缩运动。4～6周后可去除外固定，逐渐开始腕关节活动。

五、股骨颈骨折

股骨颈骨折多发生在中老年人，与骨质疏松有关，以女性多见。骨折不愈合和股骨头缺血性坏死的发生率较高。

（一）病因和分类

多数发生于中老年人，与骨质疏松有关，遭受轻微扭转暴力即可发生股骨颈骨折。青少年发生股骨颈骨折较少，需要较大暴力才能引起。

1. **按骨折线的部位分类**　分为头下型、经颈型和基底部骨折。头下型和经颈型易造成股骨头缺血性坏死。

2. **按骨折线的角度分类**　可分为内收型和外展型骨折。内收型骨折线远端与两髂嵴连线形成的角度（Pauwells角）大于50°；外展型骨折，Pauwells角小于30°。

3. **按移位程度分类**　常采用Garden分型，根据骨折近端正位X线平片上骨折移位程度分为以下4型。①Ⅰ型：不完全骨折。②Ⅱ型：完全骨折但不移位。③Ⅲ型：完全骨折，部分移位。④Ⅳ型：完全骨折，完全移位。

（二）临床表现

1. **症状**　受伤后髋部出现疼痛，不能站立或行走。部分外展嵌插骨折，病人仍能负重行走，但疼痛逐渐加重至不能行走。

2. **体征**　内收型骨折患肢有短缩、内收、外旋畸形。患处可有局部压痛、轴向叩击痛。

（三）辅助检查

X线检查可确定骨折的部位、类型和稳定性。

（四）治疗原则

1. **非手术治疗**　适用于年龄过大，全身情况差，或合并有严重心、肺、肾、肝等功能障碍者。给予下肢外展中立位皮牵引或胫骨结节牵引，牵引重量为体重的1/11～1/7。

2. **手术治疗**　手术治疗是绝大多数病人首选的治疗方式。

（1）闭合复位内固定：对所有类型股骨颈骨折病人均适用。闭合复位成功后，在股骨外侧打入多根空心拉力螺纹钉内固定或动力髋螺钉固定。

（2）切开复位内固定：对手法复位失败，或固定不可靠，或青壮年病人的陈旧骨折不愈合，宜采用切开复位和内固定。

（3）人工关节置换术：对全身情况良好，预期寿命比较长的Garden Ⅲ型和Ⅳ型股骨颈骨折病人，可选择全髋关节置换术。对全身情况差，合并症多，预期寿命比较短的老年病人选择半髋关节置换术。

（五）护理措施

1. **非手术治疗护理/术前护理**

（1）搬运与体位：尽量减少搬运或移动病人。搬运时将髋关节与患肢整个平托起，防止关节脱位或骨折断端移位造成新的损伤。保持患肢外展中立位，卧床期间不可侧卧及患肢内收，坐起时不能交叉盘腿，以免发生骨折移位。

（2）牵引护理：参见第三十九章第一节概述的牵引期间护理。一般牵引6～8周后复查X线检查，若无异常可去除牵引后在床上坐起。3个月后骨折基本愈合，可扶双拐患肢不负重活动。6个月后根据骨折愈合情况决定是否扶拐或使用助行器行走。

（3）功能锻炼：指导患肢股四头肌等长收缩、踝关节和足趾屈伸、旋转运动，以防下肢深静脉血栓形成、肌肉萎缩和关节僵硬。在锻炼患肢的同时，指导病人进行双上肢及健侧下肢全范围关节活动和功能锻炼。

2. **术后护理**

（1）观察护理：密切观察病人意识状态，生命体征；做好引流管、术后并发症等护理。

（2）体位和活动：指导病人避免髋关节屈曲超过90°、内收超过中线和外旋。平卧时，病人患肢保持外展中立位，穿丁字鞋或持续皮牵引制动，双膝之间放软枕。

3. **健康教育**

（1）坚持功能锻炼：告知病人股骨颈骨折愈合时间较长，无论是否接受手术治疗，都需要长期、循序渐进地进行患肢功能锻炼。学习正确使用双拐或助行器，活动时注意安全。

（2）预防关节脱位：人工髋关节置换术后3个月内，指导病人避免患肢过度内收、外旋和屈髋（不超过90°），禁坐矮凳、软沙发、盘腿、蹲位排便、跷二郎腿，避免过度弯腰、俯身捡东西、穿袜提鞋等动作，以防关节脱位。

（3）定期复查：一般术后2周伤口拆线，术后3个月、6个月、1年来院复查，之后每年复查1次。如有问题应及时就诊。

六、股骨干骨折

股骨干骨折指股骨转子以下、股骨髁以上部位的骨折。可由直接或间接暴力所致。

（一）临床表现

1. 症状　伤肢疼痛、肿胀，不能站立和行走。
2. 体征　失血量多者可以出现休克表现，如股骨下1/3骨折时远折端向后移位，可损伤周围血管、神经，出现远端肢体相应的血液循环、感觉和运动功能障碍。

（二）辅助检查

正、侧位X线检查可明确骨折的准确部位、类型和移位情况。

（三）治疗原则

1. 非手术治疗　3岁以下儿童采用垂直悬吊皮肤牵引，即将双下肢向上悬吊，使臀部离开床面，离床距离约患儿拳头大小。
2. 手术治疗　3岁以上及成人股骨干骨折手术多采用钢板、带锁髓内钉固定。儿童股骨干骨折多采用弹性钉内固定。

（四）护理措施

1. 病情观察　密切观察病人有无失血性休克表现。注意远端动脉搏动和毛细血管充盈情况以及患肢是否出现感觉和运动功能障碍等。
2. 牵引护理　参见本章第一节概述中的牵引期间护理。
3. 功能锻炼　卧床期间，患肢复位固定后应加强股四头肌等长收缩运动，并活动足部、踝关节和小腿，以预防肌肉萎缩、关节僵硬和深静脉血栓形成。在X线检查证实有牢固的骨愈合后，可逐渐下床活动。

七、胫腓骨干骨折

胫腓骨干骨折指胫骨平台以下至踝以上部分发生的骨折，是长骨骨折中最常见的一种。

（一）病因

1. 直接暴力　重物撞击、车轮碾轧等直接暴力损伤，可引起胫腓骨同一平面的横形、斜形或粉碎性骨折。
2. 间接暴力　多由高处坠落后足着地，身体发生扭转所致。可引起胫骨、腓骨螺旋形或斜形骨折等。

（二）分类

胫腓骨干骨折分为单纯胫骨干骨折、单纯腓骨干骨折和胫腓骨干双骨折三种类型。

（三）临床表现

1. 症状　局部疼痛、肿胀、活动受限。
2. 体征　病人可有明显畸形、反常活动。

（四）辅助检查

X线检查可确定骨折的部位、类型和移位情况。

（五）治疗原则

治疗目的是矫正畸形，恢复胫骨上、下关节面的平行关系，恢复肢体长度。

1. 非手术治疗　无移位骨折、稳定的胫腓骨干横形骨折或斜形骨折可在手法复位后用石膏固定，10～12周可扶拐部分负重行走。单纯胫骨干骨折由于有完整腓骨的支撑，多无明显移位，石膏固定10～12周后可下地活动。单纯腓骨干骨折若不伴上、下胫腓联合分离，也无须特殊治疗，为减轻下地时的疼痛，石膏固定3～4周。

2. 手术治疗　不稳定的胫腓骨干双骨折采用微创或切开复位，可选择钢板螺钉或髓内针固定，手术4～6周后可扶双拐部分负重行走。对损伤严重的开放性胫腓骨干双骨折，应彻底清创，并行切开复位内固定。

（六）护理措施

1. 病情观察　密切观察病人意识和生命体征，患肢固定和愈合情况；患肢远端血液循环及运动、感觉等。注意预防骨筋膜室综合征。

2. 功能锻炼　早期可进行趾间和足部关节的屈伸活动，做股四头肌等长舒缩运动以及髌骨的被动活动。去除外固定后，遵医嘱进行踝关节和膝关节的屈伸练习和髋关节各种运动，逐渐下地行走。

第三节　脊柱骨折

一、病因与分类

脊柱骨折多因间接暴力引起，少数为直接暴力所致。

1. 颈椎骨折　分为屈曲型损伤、过伸型损伤、垂直压缩型损伤、齿状突骨折4种类型。

2. 胸腰椎骨折

（1）按照骨折的稳定性分类：可分为不稳定性骨折和稳定性骨折。

（2）按照骨折形态分类：可分为爆裂骨折、压缩性骨折、Chance骨折和骨折－脱位。

二、临床表现

1. 症状

（1）局部疼痛：颈椎骨折者可出现头颈部疼痛，不能活动。胸腰椎骨折后，病人站立及翻身困难，站立时腰背部无力、疼痛加重等。

（2）腹痛、腹胀：腹膜后血肿刺激了腹腔神经节，使肠蠕动减慢，可出现腹痛、腹胀，甚至肠麻痹等症状。

（3）其他：伴有脊髓损伤者可有四肢或双下肢感觉和运动障碍。病人还可伴有颅脑、胸、腹部和盆腔脏器等损伤，出现相应的临床症状。

2. 体征　包括局部压痛和肿胀，活动受限和脊柱畸形。

三、辅助检查

X线、CT、MRI检查可明确损伤情况，超声检查可发现腹膜后血肿，电生理检查可明确四肢神经情况等。

四、治疗原则

1. 急救处理　脊柱骨折病人伴有颅脑、胸、腹腔脏器损伤或并发休克时首先处理紧急问题，抢救生命。待病情稳定后再处理脊柱骨折。

2. 颈椎损伤治疗　对稳定性颈椎骨折脱位、压缩或移位较轻者，应卧床休息，并采用颅骨牵引、Halo架固定等非手术治疗。对有神经症状、骨折块挤入椎管内以及不稳定性骨折等损伤严重者须手术治疗。

3. 胸腰椎损伤治疗　瓦卡罗（Vaccaro）等提出了胸腰椎损伤分类和严重程度评分系统（thoracolumbar injury classification and severity score，TLICS）。≥5分者建议手术治疗，4分者可以手术或非手术治疗，≤3分者建议非手术治疗。

4. 腰背肌锻炼　利用背伸肌的肌力和背伸姿势使脊柱过伸，借助椎体前方的前纵韧带和椎间盘纤维环的张力，使压缩的椎体自行复位，恢复原状。

五、护理措施

1. 急救搬运　对疑有脊柱骨折者应尽量避免移动。若确实需要搬运，可采用平托法或整体滚动法移至硬担架、木板或门板上。颈椎损伤者需有专人托扶头部并沿纵轴向上略加牵引，搬运后用沙袋或折好的衣服放在颈部两侧以固定头颈部。

2. 病情观察　严密观察病人生命体征、神经系统症状、伤口引流等变化情况，及时发现术后并发症并通知医师处理。

3. 体位与翻身　病人应卧床休息，患肢保持关节功能位，防止关节屈曲、过伸或过展。为防止压力性损伤，应定时翻身，翻身时采用轴线翻身法。

4. 功能锻炼　遵医嘱指导和鼓励病人早期开始腰背部肌肉锻炼，如臀部离开床面左右移动、三点支撑法、四点支撑法、五点支撑法、飞燕点水等。锻炼过程应循序渐进，直到可以正常下床活动。

第四节　骨盆骨折

一、病因与分类

骨盆骨折多由强大的直接暴力挤压骨盆所致。多存在严重的多发伤，常伴休克。

1. 按骨折位置与数量分类　骨盆骨折可分为骨盆边缘撕脱性骨折、骶尾骨骨折、髂骨翼骨折以及骨盆环骨折4类。

2. **按骨盆环的稳定性分类**　Tile分型将骨盆环损伤分为3型。

（1）A型（稳定型）：后环完整。

（2）B型（部分稳定型）：旋转不稳定，但垂直稳定，或后环不完全性损伤。

（3）C型（旋转、垂直均不稳定型）：后环完全损伤。

3. **按暴力的方向分类**　骨盆骨折可分为前后挤压损伤（APC骨折）、侧方挤压损伤（LC骨折）、混合暴力损伤（CM骨折）和垂直剪力损伤（VS骨折）。

二、临床表现

1. **症状**　病人髋部肿胀、疼痛，不敢坐起或站立，多数病人存在严重的多发伤。有大出血或严重内脏损伤者可有休克早期表现。

2. **体征**　包括骨盆分离试验与挤压试验阳性、肢体长度不对称、会阴部瘀斑。

三、辅助检查

X线、CT检查可显示骨折类型及骨折块移位情况。

四、治疗原则

1. **急救处理**　骨盆骨折可伴发盆腔内血管损伤，应严密监测病人的生命体征。遵医嘱在上肢或颈部快速建立输血补液通道。视病情尽快完成X线和CT检查，并确定有无其他合并损伤。

2. **非手术治疗**

（1）卧床休息：骨盆边缘性骨折、骶尾骨骨折和骨盆环单处骨折无移位时，可不做特殊处理，卧床休息3～4周。

（2）牵引：单纯性耻骨联合分离且较轻者可用骨盆兜带悬吊固定。此法不适用于侧方挤压损伤导致的耻骨支横形骨折。

（3）手法复位：对有移位的尾骨骨折，可将手指插入肛门内，将骨折片向后推挤复位，但易再移位。

3. **手术治疗**　对骨盆环双处骨折伴骨盆变形者，多主张手术复位及内固定，必要时加上外固定支架。

五、护理措施

1. **急救处理**　应先抢救生命，对休克病人先处理休克，然后处理骨折。

2. **一般护理**　卧床期间，髂前上、下棘撕脱骨折可取髋、膝屈曲位；坐骨结节撕脱骨折者应取大腿伸直、外旋位；骶尾骨骨折者可在骶部垫气圈或软垫。协助病人更换体位，骨折愈合后方可患侧卧位。

3. **骨盆兜带悬吊牵引的护理**　骨盆兜带用厚帆布制成，其宽度上抵髂骨翼，下达股骨大转子，依靠骨盆挤压合拢的力量，使耻骨联合分离复位。选择宽度适宜的骨盆兜带，悬吊重量以将臀部离开床面为宜，不要随意移动，保持兜带平整，排便时注意避免污染兜带。

4. 并发症的护理

（1）腹膜后血肿：严密观察病人生命体征和意识变化，立即建立静脉输液通路，遵医嘱输血补液，纠正血容量不足。若经抗休克治疗仍不能维持血压，应做好术前准备。

（2）盆腔内脏损伤：注意观察有无疼痛、血尿、无尿或急性腹膜炎等临床表现。遵医嘱禁食补液，合理应用抗生素。如直肠修补术，还需做好临时结肠造口的护理。

（3）神经损伤：主要是腰骶神经丛与坐骨神经损伤。观察病人是否有括约肌功能障碍，下肢某些部位感觉减退或消失，肌肉萎缩无力或瘫痪等表现，发现异常及时报告医师。

（4）脂肪栓塞与静脉栓塞：是病人死亡的主要原因之一，发生率可高达35%～50%，有症状性肺栓塞发生率为2%～10%。由下肢制动时间长、静脉血液回流缓慢以及创伤导致的血液处于高凝状态等，易导致下肢深静脉血栓形成。骨盆内静脉丛破裂以及骨髓腔被破坏，骨髓脂肪溢出随破裂的静脉窦进入血液循环，引起脑、肺、肾等部位的脂肪栓塞。如病人突然出现胸闷、胸痛、呼吸困难、咳嗽、咯血、烦躁不安，甚至晕厥时，应警惕肺栓塞的发生。

本章小结

思考题

1. 病人，10岁。骑车摔倒后双手拄地致右肘部疼痛2小时，不敢活动，遂来我院。体格检查：右肘部轻度肿胀，压痛明显，活动受限。远端动脉搏动良好。X线检查示右肱骨髁上骨折，断端明显移位。遂行手法复位石膏托固定术。

请问：

石膏固定期间应告知病人注意哪些问题？

2. 病人，女，83岁。因走路不慎跌倒致右髋部疼痛3小时被人抬送入院。病人原有老年性骨质疏松。来院查体：痛苦貌，左下肢缩短，呈外旋畸形，右髋部压痛明显，活动受限。X线检查示右股骨颈骨折（头下型）。

请问：

（1）头下型股骨颈骨折易引起什么并发症？

（2）如病人采取皮牵引治疗，护士应如何护理？

更多练习

（戚素文）

第四十章　关节脱位病人的护理

学习目标

1. 素质目标

具有关心关节脱位病人心理变化的综合素养。

2. 知识目标

（1）掌握：关节脱位的概念、病因、分类以及临床表现。

（2）熟悉：关节脱位的治疗原则。

3. 能力目标

能运用护理程序对关节脱位病人实施整体护理。

案例

【案例导入】

病人，男，45岁。因车祸致右髋部剧烈疼痛，活动障碍5小时入院。病人既往体健。X线检查示右髋关节后脱位。予手法复位后行持续右下肢皮牵引。体格检查：T 36.5℃，P 86次/分，R 18次/分，BP 121/62mmHg，数字分级评分法（NRS）疼痛评分为6分。

【请思考】

如何对该病人落实整体护理？

【案例分析】

第一节　概　　述

人体运动系统由骨骼、关节和肌肉构成。关节由关节面、关节囊、关节腔和辅助结构

（滑液囊、关节盂缘、关节内软骨、关节韧带）组成。在骨与关节损伤中，关节脱位约占1/10，好发部位是肩关节、肘关节、髋关节，常伴有关节囊的撕裂或韧带损伤，严重者合并骨折、神经血管损伤。

当遭受直接或者间接的外部力量冲击时，或者存在疾病引起的结构变化，导致了关节面的正常对合状态被破坏，这就是所谓的关节脱位（dislocation）。关节脱位常发生于儿童及青壮年，上肢多于下肢，多发生在肩、肘、髋等活动范围较大的关节。关节脱位的治疗效果，取决于关节的正常生理对合及关节周围组织结构和功能是否恢复。

一、病因

1. 创伤　导致脱位最常见的原因外来暴力，如肘关节脱位。
2. 病理改变　关节结构发生病变，骨端遭到破坏引起的脱位，如关节结核所导致的脱位。
3. 先天性关节发育不良　如胚胎的发育异常或胎儿在母体内受到外界因素干扰导致的脱位，这种情况会在胎儿出生后立即出现并且会逐步恶化，如先天性髋关节脱位。
4. 习惯性脱位　创伤性脱位后，关节囊和韧带会变得松弛或者在骨头附着的地方被撕裂，这将导致关节结构不稳定。轻微的外力就可能引发再次的脱位，如肩部的习惯性脱位。

二、分类

1. 按脱位程度分类　关节面对合关系完全丧失则为全脱位，关节面对合关系部分丧失则为半脱位。
2. 按脱位时间分类　2周之内发生的脱位为新鲜脱位，超过2周发生的脱位为陈旧性脱位。
3. 按脱位方向分类　可分为前脱位、后脱位、侧方脱位、中央脱位等。
4. 按脱位后关节腔是否与外界相通分类　如果局部皮肤完好，脱位处关节腔不与外界相通则为闭合性脱位；反之，若脱位处关节腔与外界相通则为开放性脱位。

三、临床表现

1. 症状　病人可出现关节疼痛、肿胀、局部压痛和关节功能受限等症状。早期的脱位可能伴随骨折和神经血管损伤，晚期可能会引发创伤性关节炎等情况。
2. 体征
（1）畸形：脱位的关节处明显畸形、移位的关节端可在异常位置扪及，肢体变长或缩短，与健侧不对称。
（2）弹性固定：由于关节囊周围的韧带及肌肉牵拉，患侧肢体处于异常位置，在被动活动时能感到弹性阻力。
（3）关节盂空虚：在体表，可扪及关节所在部位有空虚感，肿胀严重时则难以触及。

四、辅助检查

1. X线检查　可以确认脱位的方向和严重程度，是否存在骨折及是否有骨化性肌炎等问题。

2. CT检查　诊断X线不能确诊的脱位。

3. MRI检查　评价软组织损伤情况。

五、治疗原则

1. 早期复位　复位时间越早，效果越好。

（1）手法复位：对于新鲜脱位，以手法复位为主，尽量在脱位后3周内完成。这是因为复位越早成功率越高，功能恢复则更好。如果脱位时间过长，关节周围组织会产生黏连，增加复位难度，影响功能恢复程度。

（2）手术切开复位：适用于关节腔内有骨折碎片、软组织嵌顿、合并血管神经损伤者，采用手法复位失败或复位困难者。复位成功的表现为骨性标志恢复、被动活动恢复以及X线检查显示已经复位。

2. 有效固定　即将复位后的关节固定于适当位置，有效的固定是保证软组织修复和防止再脱位的重要措施。具体的固定时间取决于脱位情况，通常为2～3周。过长可能发生关节僵硬；过短则受损的关节囊无法得到修复，增加了习惯性脱位的风险。

3. 功能锻炼　鼓励病人在固定期间尽量早期运动，进行关节周围肌肉收缩练习，患肢其他关节的主动或被动活动，以避免肌肉萎缩及关节僵硬。固定解除后，逐步进行患处关节的主动功能锻炼，还可用理疗、按摩等手段促使关节功能早日恢复。

六、护理诊断/问题

1. 疼痛　与关节损伤后肿胀、神经压迫及合并症有关。

2. 躯体移动障碍　与关节脱位、疼痛、制动有关。

3. 恐惧　与强大暴力致伤有关。

4. 有皮肤完整性受损的危险　与外固定压迫局部皮肤及较长时间卧床有关。

5. 潜在并发症　习惯性脱位、失用综合征、关节僵硬。

七、护理措施

（一）非手术治疗/术前护理

1. 病情观察　如果骨端移位并压迫到邻近的血管和神经，可能会引起患肢缺血和感觉运动障碍。因此，我们应该定期检查患肢皮肤颜色、温度以及感觉运动情况，一旦发现患肢出现苍白、寒冷、肿胀、疼痛加剧或者感觉麻木等症状，立即通知医师并协助处理。

2. 体位护理　在进行体位护理时，将受伤的肢体抬高并维持其处于关节功能位置，以促进静脉回流，减少肿胀。

3. 疼痛护理　早期冷敷可以减轻出血和水肿；24小时后给予热敷以缓解肌肉痉挛，理疗可促进渗出液的吸收。在进行护理操作或移动病人时，需要轻轻地托起患肢，避免用力不适导致疼痛加剧。

4. 外固定护理　保持各类外固定维持有效状态，落实石膏或牵引外固定病人的常规护理。

5. **皮肤护理**   使用石膏固定或牵引者，避免因外固定物持续压迫而损伤皮肤。髋关节脱位固定后需长期卧床者，每2小时更换体位，保持床铺整洁，预防压力性损伤。对于感觉功能障碍的肢体，应当注意防止冻伤和烫伤。

6. **功能锻炼**   讲述功能锻炼的重要性和必要性，讲解并示范功能锻炼的方法，根据病人恢复情况制订循序渐进的锻炼计划，使病人能自觉按计划实施。

7. **心理护理**   关节脱位多由意外事故引起，病人往往会感到焦虑和恐惧。我们需要耐心地向他们解释相关疾病知识，并在日常生活中提供帮助。鼓励家属多陪伴病人，给予积极救治。

（二）术后护理

1. **病情观察**   密切观察病人意识、生命体征、肢体活动、血液循环情况，警惕缺血性肌挛缩、骨筋膜室综合征等并发症。

2. **疼痛护理**   要对疼痛的性质、时间和强度进行评估，倾听病人的诉说，分散他们的注意力，并适当地使用镇痛药或镇痛泵。

3. **管道护理**   密切观察伤口敷料渗血情况，留置伤口引流管者保持引流通畅，行管道护理时，应当仔细监测伤口敷料是否有渗血情况，确保留置伤口引流管的畅通，避免引流管折叠或堵塞，并记录引流液的颜色、性状和量。

4. **功能锻炼**   固定期间，进行关节周围肌肉的收缩运动和邻近关节的主动或被动运动；在固定拆除后，逐渐开始全身的关节功能锻炼，以避免关节黏连和肌肉萎缩。

（三）健康教育

对病人及其家庭成员讲解关节脱位的治疗和康复知识。说明复位后固定的目的、方法、意义及注意事项，让他们理解固定的重要性、必要性及复位后必须固定的时限。指导病人进行康复锻炼，阐述功能锻炼的重要性和必要性，使病人能按计划自觉执行既定方案。

第二节　肩关节脱位

肩关节是由肩胛骨的关节盂和肱骨头构成的球窝关节，关节盂小而浅，肱骨头大呈球形，其面积远大于关节盂，关节囊相对较薄并且松弛，故肩关节是人体运动范围最大最灵活的关节，其中以肱盂关节的活动最重要，故临床上习惯将肱盂关节脱位称为肩关节脱位（dislocation of the shoulder joint）。肩关节脱位多见于青壮年，是临床上最常见的关节脱位。

一、病因

肩关节脱位的主要原因是创伤，通常由间接暴力引起。当上肢处于外展外旋位、后伸位跌倒或受到撞击时，暴力通过肱骨传导到肩关节，导致肱骨头突破关节囊而脱位。

二、分类

肩关节脱位按脱位方向可分为前脱位、后脱位、下脱位和上脱位4个类型。由于肩关节前下方组织较为薄弱，关节囊最松弛，因此最容易发生前脱位。

三、临床表现

1. 症状　伤后患处疼痛、肿胀，手臂无法抬起，活动受限。病人常以健手托住患侧前臂、头向患侧倾斜的特殊姿势就诊。

2. 体征　肩关节脱位后，关节盂空虚，肩峰明显突出，肩部失去正常饱满圆钝的外形，呈方肩畸形（图40-1）；杜加斯（Dugas）征阳性，即将患侧肘部紧贴胸壁时，手掌搭不到健侧肩部，或者手掌搭在健侧肩部时，肘部无法贴近胸壁。

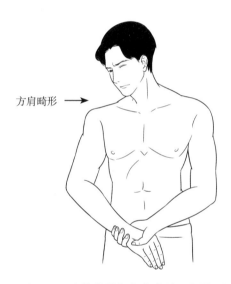

方肩畸形 →

图40-1　肩关节脱位方肩畸形示意图

四、辅助检查

X线检查可识别脱位的类型、移位方向及有无骨折，目前临床上常规行CT检查。CT检查可了解关节面的对合移位方向，发现关节周围是否合并微小骨折及关节卡顿。

五、治疗原则

1. 复位　肩关节前脱位首选手法复位加外固定治疗。手法复位方法有Hippocrates法和Stimson法。临床上常用Hippocrates法（图40-2）：病人仰卧，局部浸润麻醉，腋窝垫棉垫，术者站在患侧，双手握住患肢向外展位牵拉，同侧足跟置于病人腋下靠胸壁处持续均匀用力作为反牵引力，待肩部肌肉逐渐松弛后内收、内旋上肢，肱骨头便经关节囊的破口滑入肩胛盂内，此时若听到弹跳声，提示复位成功，Dugas征由阳性转为阴性。合并大结节骨折、软组织嵌入、闭合复位不成功者，应积极采取手术治疗，包括切开手术和关节镜手术。

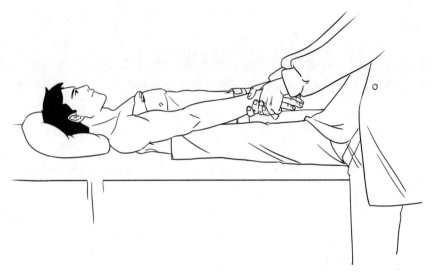

图 40-2　肩关节前脱位 Hippocrates 复位法示意图

 知识拓展   ● ● ●

肩关节后脱位的手术方式

　　由于肩关节后脱位发病率低，手术治疗肱骨头骨性缺失的病例为20% ～ 50%。鉴于病人的年龄、从脱位至接受治疗的时间、肱骨头的缺失程度等不同，临床上会选择不同的手术方式。经三角肌胸大肌切口是经典的治疗陈旧性肩关节后脱位手术入路，也可附加后方切口，对后肩胛盂缺失或关节囊韧带复合体损伤同时进行修补。近年来，关节镜技术的发展，已经极大地拓展了其原有的治疗领域。一些医师的临床实践显示，只要病例选择适当，关节镜手术可取得与开放手术相同的临床疗效。借助关节镜，可在肩关节后脱位复位的同时处理相关合并损伤。

　　资料来源：吴晓明，蔡明，东靖明，等.肩关节后脱位诊断与治疗的专家共识［J］.中国骨与关节杂志，2019，8（8）：610-616.

　　2.　**固定**　单纯肩关节脱位，复位后腋窝处垫棉垫，用三角巾悬吊上肢，保持肘关节屈曲90°位置；关节囊破损明显或仍有肩关节半脱位者，腋下垫棉垫，将患侧手置于对侧肩上，以搭肩胸肱绷带固定（图40-3）。通畅固定3周，有习惯性脱位病史的年轻病人则适当延长固定时间；40岁以上的病人可适当缩短固定时间，避免因长时间固定导致关节僵硬。

　　3.　**功能锻炼**　术后3周内制动肩关节，可进行手指和腕关节的屈伸运动，但应避免肩关节外展；术后3 ～ 4周，解除肩关节制动后，可在健肢的帮助下逐步行患肢内收、外展、上举等运动，活动范围以不引起患侧肩部疼痛为宜。6周后，便可以逐渐增加肩关节的主动活动范围，如指导病人练习爬墙、摸头、绕头摸对侧耳等活动。切忌操之过急，以免诱发肩关节再次脱位。

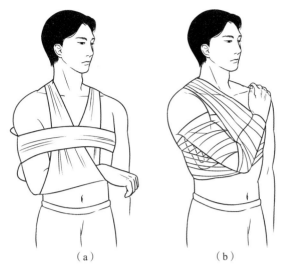

（a）　　　　　　（b）

图40-3　肩关节脱位复位固定示意图

六、护理措施

1. 体位护理　术后用外展支架固定，让伤肩外展45°、前屈20°、外旋25°，避免旋转导致再脱位。

2. 生活护理　指导病人术后练习用健肢独立完成日常生活，必要时予以协助。

第三节　肘关节脱位

肘关节脱位（dislocation of the elbow joint）是指当遭受跌倒、撞击和猛烈牵拉等外力力量时，肘部的桡骨、尺骨与肱骨会偏离其正常的位置，从而引发关节结构和功能异常。肘关节脱位多见于青壮年，发生率仅次于肩关节脱位。

一、病因

肘部外伤是导致肘关节脱位的主要原因，年龄、遗传因素和运动方式是常见的诱发因素。

二、分类

按尺桡骨近端移位的方向可将肘关节脱位分为前脱位、后脱位、侧方脱位，以后脱位最为常见。当肘关节处于半伸直位时跌倒，手掌着地，冲击力使尺骨、桡骨向肱骨后方脱出，发生肘关节后脱位；当肘关节处于屈曲位时，肘后方遭受暴力可使尺、桡骨向肱骨前方移位，发生肘关节前脱位；当肘关节处于内翻或外翻位时遭受暴力，可发生尺侧或桡侧侧方脱位。

三、临床表现

1. 症状 肘关节局部疼痛、肿胀，活动受限，肘关节畸形。
2. 体征 肘部变粗、后突，前臂短缩，致使肘后三角关系失常。鹰嘴突高出内外髁，可触及肱骨下端。若患肢出现前臂或手麻木、胀痛、运动不灵活、淤血、血肿等表现，则可能发生了神经或血管损伤。

四、辅助检查

X线检查能够识别出脱位类型，是否合并骨折。

五、治疗原则

1. 复位 一般情况下行手法复位，肘关节恢复正常的结构和活动功能提示复位成功。手法复位失败时，不应该强制进行复位，而应选择手术复位。对于存在神经损伤的病人，手术时先探查神经，然后在保护神经的基础上实施手术复位。
2. 固定 复位后，使用超关节夹板或长臂石膏托固定将患肢固定在屈肘90°功能位，再用三角巾悬吊于胸前，2～3周后移除固定物。
3. 功能锻炼 固定期间，可进行握拳、屈伸等活动，在外固定保护下活动肩、腕关节及手指，同时可指导病人使用握力器等进行患肢的等长收缩运动。但不可让他人强力拉扳，因粗暴的动作会导致肘关节附近更多软组织受损，血肿形成，最终演变成骨化性肌炎。固定物移除后，应进行肘关节屈伸、前臂旋转及肘关节周围肌力的锻炼。

六、护理措施

1. 体位护理 肘关节脱位者术后应使用石膏托将其固定于屈曲90°位置（图40-4）。

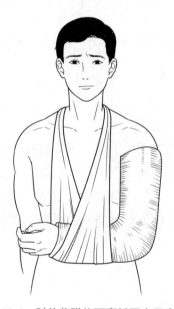

图40-4 肘关节脱位石膏托固定示意图

2. 生活护理 肘关节完全恢复通常需要3 ～ 6个月，在此期间应避免用患肢进行重体力劳动。

第四节 髋关节脱位

髋关节脱位（dislocation of the hip joint）是指股骨头与髋臼间的关节面构成关系发生分离。髋关节是人体最大的杵臼关节，由髋臼和股骨头构成。髋臼深而大，为半球形，周围有强大的韧带和肌肉附着，结构非常稳定。脱位时可造成关节囊撕裂、髋臼后缘或股骨头骨折，有时还会合并坐骨神经挫伤或牵拉伤。约50%髋关节脱位合并骨折，髋关节脱位通常发生于20 ～ 50岁男性。

一、病因

髋关节脱位的致伤原因多为交通事故，其次为高处坠落伤，偶可见体育运动伤。

二、分类

髋关节脱位的方向与其受伤机制紧密相关，分为后脱位、前脱位及中心脱位，其中以后脱位最为常见。发生事故时，如病人处于坐位且呈屈膝、屈髋状态，暴力使大腿急剧内收、内旋，股骨头从髋关节囊的后下薄弱区脱出，即发生后脱位。

三、临床表现

1. 症状 患侧髋关节剧烈疼痛，主动活动障碍，站立和行走困难，被动活动可引起剧烈疼痛。

2. 体征 脱位不同方向，其体征有所不同。

（1）后脱位：患肢缩短，髋关节呈现出屈曲、内收、内旋的畸形形态，臀部可以摸到向后上突出移位的股骨头。大转子上移是诊断髋关节脱位的重要依据。约10%的髋关节后脱位会引发坐骨神经损伤，主要表现为腓总神经受损特征，如足下垂、趾背伸无力、足背外侧感觉障碍等，大多数病人可于术后逐渐恢复。暴力损伤者，如车祸致髋臼、股骨干等部位的骨折，病人因出血、疼痛等原因，可合并创伤性休克。

（2）前脱位：髋关节呈现出外旋、轻度屈曲和外展畸形，患肢很少短缩，且很少发生周围骨折损伤。腹股沟肿胀，可摸到股骨头。

（3）中心脱位：即股骨头向骨盆方向脱出。该类型脱位较少见，肢体缩短情况取决于股骨头内陷的程度。后腹膜间隙内出血较多，可能会导致失血性休克。

四、辅助检查

X线检查是首选的检查方法，可了解脱位情况以及有无骨折，必要时行CT检查髋臼后缘及关节内骨折情况。

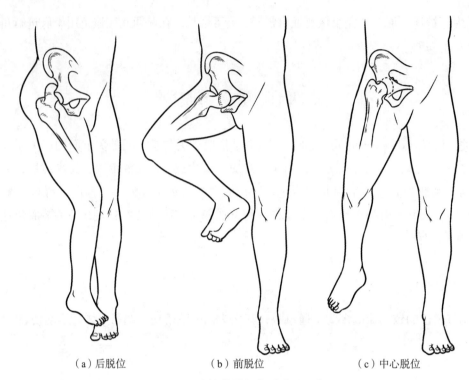

（a）后脱位　　　　　　　（b）前脱位　　　　　　　（c）中心脱位

图40-5　髋关节脱位典型畸形示意图

五、治疗原则

1. **复位**　力争在24小时内实施复位，且必须在全身麻醉或椎管内麻醉下进操作。小儿髋关节脱位后12小时内，可行闭合复位。髋关节前脱位与后脱位常用Allis法（也称提拉法）进行复位，复位后畸形消失，关节功能恢复。髋关节中心脱位需及时处理合并症（如低血容量性休克及腹部内脏损伤），可视股骨头内移程度行皮牵引或骨牵引。闭合复位不成功时采用手术切开复位，同时将伴发的骨折进行复位、内固定。髋臼损毁严重者可选择关节融合术或全髋关节置换术。

2. **固定**　手法复位后，用绷带将双踝暂时捆在一起，然后将病人移至床上，患肢行皮肤牵引或穿戴丁字鞋2～3周，无须使用石膏固定。行手术治疗的病人，术后行骨牵引或人字形石膏固定4～6周以获得髋关节稳定。

3. **功能锻炼**　患肢皮牵引期间，鼓励病人行股四头肌等长收缩锻炼、踝关节屈伸运动。术后2～3周后，行髋、膝关节屈伸运动；4周后，可以协助病人持双拐下地活动，3个月内患肢不可以负重，以防止股骨头发生缺血性坏死或因受压而变形。

六、护理措施

1. **体位护理**　髋关节脱位者，术后使用外固定器以保持髋关节稳定，注意保持床单的清洁、舒适，协助病人定时翻身，指导病人翻身过程中避免患肢屈曲、内收、内旋而引起再脱位。

2. **生活护理**　满足病人的日常生活需求，将常用物品置于病人易取放处。下床时，在医务人员指导下选择合适的拐杖，并学会使用方法，避免跌倒。

本章小结

思考题

1. 病人，男，18岁。因上体育课时左肩关节受伤2小时到骨科门诊就诊。体格检查：病人肩关节处疼痛、肿胀，活动受限，左手托住左侧前臂，外观呈方肩畸形，肩峰明显突出。

请问：

（1）该病人肩关节可能出现了什么问题？该如何处理？

（2）如何指导该病人进行功能锻炼？

2. 病人，男，58岁。因车祸后左髋部疼痛、肿胀、不能自主活动3小时入院。体格检查：T 36.5℃，P 122次/分，R 23次/分，BP 72/40 mmHg。左髋部疼痛、肿胀，髋关节呈屈曲、内收、短缩畸形。

请问：

（1）该病人目前主要的护理诊断/问题是什么？

（2）针对以上护理诊断/问题，如何进行护理？

更多练习

（赵兴娥）

第四十一章　手外伤及断肢/指再植病人的护理

教学课件

学习目标

1. 素质目标

具备面对手外伤、断肢/指再植病人的沉着冷静和快速反应的态度和行为。

2. 知识目标

（1）掌握：断肢/指再植的现场急救及治疗原则。

（2）熟悉：手外伤的现场急救及治疗原则。

3. 能力目标

能运用护理程序对手外伤及断肢/指再植病人实施整体护理。

案例

【案例导入】

病人，女，37岁。1小时前在工厂工作时因机器绞伤致右前臂中下段断离，当即感剧烈疼痛，流血不止，被紧急送至医院治疗，进行断肢再植手术。体格检查：T 36.5℃，P 110次/分，R 19次/分，BP 96/62mmHg。病人呈急性痛苦面容，右前臂中下段断离伤，伤口创缘不整齐，血运欠佳，伤口周围红肿伴活动性出血，断肢已用毛巾包裹。

【请思考】

如何为病人做好术前和术后护理？

【案例分析】

第一节　手　外　伤

手是重要的劳动器官，受伤的概率较大。手外伤可以包括神经、血管、肌腱、皮肤、骨和关节的损伤，会造成不同程度的功能障碍，严重影响病人的生活和工作。手外科已经成为一门独立学科，手部创伤及其修复所涉及的范围广、十分复杂。本节仅介绍手部开放性损伤的早期处理。

一、病因

1. 刺伤　尖锐物体，如钉、针、竹尖、小木片、小玻璃片等刺伤。特点是进口小，损伤深，可以伤及深部组织，并可将污物带入深部组织内，导致异物存留于深部组织或腱鞘，易引起感染。

2. 切割伤　日常生活中刀、玻璃、切纸机、电锯等切割所导致。伤口一般较整齐，污染较轻，伤口出血较多。伤口深浅不一，常造成重要的深部组织如肌腱、血管、神经的切断伤。严重者可导致指端缺损、断指或断肢。

3. 钝器伤　可引起组织挫伤，甚至皮肤裂伤，严重者可导致皮肤撕脱，肌腱、神经损伤和骨折。重物的砸伤，会造成手指或全手各种组织的严重毁损；高速旋转的叶片，如轮机、电扇等，常造成断肢或断指。

4. 挤压伤　门窗挤压仅引起指端损伤，如甲下血肿、甲床破裂、远节指骨骨折等；车轮、机器滚轴的挤压，可导致大部分皮肤撕脱甚至全手皮肤的脱套伤，多发开放性骨折和关节脱位，以及深部组织严重破坏，有时甚至发生手指或全手毁损性损伤，需行截肢/指。

5. 火器伤　如鞭炮、雷管、炸药爆炸伤和高速弹片伤，特点是伤口极不整齐，损伤范围广，可致大面积皮肤及软组织缺损和多发性粉碎性骨折。由于污染严重、坏死组织多，容易导致感染。

二、辅助检查

1. 实验室检查　血常规检查可了解病人的失血情况；出、凝血时间检查及肝、肾功能检查有助于下一步治疗。

2. 影像学检查　X线检查可了解是否有骨折及关节脱位等。

三、治疗原则

（一）现场急救

手外伤的现场急救处理包括止血、创口包扎和局部固定。

1. 止血　局部加压包扎是手部创伤最简便而有效的止血方法。

2. 创口包扎　用无菌敷料或清洁布类包扎伤口，防止创口进一步被污染。

3. 局部固定　在转运过程中，为减轻病人疼痛和避免进一步加重组织损伤，可就地取材，因地制宜采用木板、竹片、硬纸板等进行固定。

（二）处理损伤

1. 早期彻底清创和组织修复

（1）彻底清创：一般争取在伤后6～8小时内进行彻底清创。

（2）修复损伤组织：清创后尽可能一期修复手部的肌腱、神经、血管、骨等组织。在良好的麻醉和气囊止血带控制下进行，无血手术野可使解剖清晰，避免损伤重要组织，缩短手术时间，减少出血。创缘皮肤不宜切除过多，特别是手掌及手指，避免缝合时张力过大。挫伤的皮肤注意判断损伤的皮肤活力，以便决定切除或保留。

（3）清创后应尽可能修复深部组织，恢复重要组织如肌腱、神经、骨关节的连续性，影响手部血液循环的血管损伤应立即修复。

2. 闭合伤口

（1）直接缝合：适用于创口整齐，无明显皮肤缺损者。

（2）Z字成形术：适用于创口纵行越过关节、与指蹼边缘平行或与皮纹垂直者，改变伤口方向，避免日后瘢痕挛缩，影响手部的功能。

（3）自体游离皮肤移植修复：适用于张力过大或皮肤缺损，而基底部软组织良好或深部重要组织能用周围软组织覆盖者。

（4）其他：皮肤缺损而伴有重要深部组织，如肌腱、神经、骨关节外露者，不适于游离植皮，可根据局部和全身情况，选择应用局部皮瓣转移修复，邻近的带血管蒂岛状皮瓣，传统的带蒂皮瓣，如邻指皮瓣、前臂交叉皮瓣、上臂交叉皮瓣或胸、腹部皮瓣等，或吻合血管的游离皮瓣移植修复。

3. 术后处理　术后根据组织损伤和修复情况进行相应的固定：肌腱缝合后应固定3～4周，神经修复应固定4周左右，骨折复位后应固定4～6周。固定拆除后应积极进行主动和被动功能锻炼，促进功能早日恢复。

（三）控制感染

合理使用抗生素、破伤风抗毒素预防和控制感染。

（四）消肿镇痛

使用镇痛药、消肿药等药物治疗。

四、护理诊断/问题

1. 焦虑/恐惧　与担心治疗效果和预后有关。
2. 急性疼痛　与创伤和手术有关。
3. 潜在并发症　感染、失血性休克、急性肾衰竭。
4. 有失用综合征的危险　与不能进行有效的功能锻炼有关。

五、护理措施

（一）术前护理

1. 体位　平卧位患肢高于心脏，以利于血液回流，减轻水肿和疼痛，并注意局部保暖。

2. 缓解疼痛　手部创伤常伴有剧烈疼痛，疼痛会引起血管痉挛，还可引起情绪、凝血机制等一系列的变化，应遵医嘱使用镇痛药。

3. 心理护理　耐心解释手术的步骤和效果，使病人建立康复的信心，积极配合治疗，争取家属的理解和支持。

4. 预防感染　病人入院后，注意保护患肢，避免或防止污染程度增加；术前认真细致地备皮；妥善固定患肢，防止加重损伤；及时应用破伤风抗毒素和广谱抗生素。

5. 纠正休克　如出血较多，有失血性休克症状，应立即建立静脉通路，抗休克治疗，通知医师进行简单包扎止血，并紧急进行术前准备。

（二）术后护理

1. 病情观察　注意观察生命体征及患肢末端皮肤的颜色、温度、局部感觉和运动情况。

2. 环境护理　保持室温在22～25℃，使局部血管扩张，改善末梢血液循环；局部保暖，可用烤灯局部照射，距离30～40cm，避免烫伤。

3. 饮食指导　病人宜选择高热量、高蛋白、高维生素、高铁、粗纤维饮食，忌食油腻、煎炸等食物。

4. 伤指（肢）护理

（1）包扎：包扎伤口时用柔软敷料垫于指蹼间，以免汗液浸泡皮肤发生糜烂，游离植皮处应适当加压。

（2）固定：用石膏托将患肢固定，以利修复组织的愈合。一般应于腕关节功能位、指间关节微屈位、掌指关节屈曲位固定。如关节破坏，难以恢复活动功能者，手部各关节应固定于功能位。神经、肌腱和血管修复后固定的位置应以修复的组织无张力为原则。固定时间依修复组织的性质而定，如血管吻合后固定2周，肌腱缝合后固定3～4周，神经修复后根据有无张力固定4～6周，关节脱位为3周，骨折为4～6周。

（3）拆线：术后10～14日拆除伤口缝线，组织愈合后尽早拆除外固定，需二期修复的深部组织，根据伤口愈合和局部情况，在1～3个月内可进行修复。

5. 用药护理　及时、准确执行医嘱，使用解痉、抗凝药，以减少红细胞之间的凝集和对血管壁的附着，增加血容量，降低血液黏稠度，利于血液循环及伤口愈合；用药过程中，注意观察药物的不良反应。

6. 功能锻炼　指导病人早期活动，抬高患肢，术后第3日开始进行手指功能锻炼，掌指关节伸屈与肩关节的上举、外展及内收、屈曲活动，肘关节屈伸活动（植皮者不宜早期活动），功能锻炼时注意活动度，避免神经、血管、肌腱吻合口断裂。

（三）健康教育

（1）保持手部卫生，及时修剪指甲，保持伤口周围皮肤清洁。

（2）注意营养，以利于神经、血管的修复。

（3）康复训练，改善手部功能。

（4）避免再次损伤，如烫伤、碰伤、冻伤等。

（5）定期复诊，肌腱损伤病人3周时复查，以后可在1.5个月、3个月、6个月复查。神经损伤病人3周时复查1次，此后每隔3个月复查1次。

第二节　断肢/指再植

断肢/指再植是将完全或不完全断离的肢体，在光学显微镜的助视下，通过一系列外科手术重新接回机体原位，恢复血液循环，使其完全存活并最大限度地恢复一定功能的高精细度手术。

　知识拓展　●●●

延续护理在断指再植病人中的研究进展

随着国内医疗卫生体系改革的深化，临床病人平均住院时长逐渐减短，导致断指再植术后病人出院后只能自行进行手指功能训练，但由于缺乏对该疾病护理的认知以及无专业人员的指导，进而影响病人再植手指功能恢复，而延续性护理可以很好地对其进行预防。延续性护理是一种将护理服务充分体现在出院后的新型护理方式，由医疗专业人员带领，在帮助病人改善居家疾病认知、健康行为等方面有着显著的效果。

延续性护理是通过对病人从院内到院外采取一系列行为设计，使其能够获得持续性不同水平的照护，主要的专业指导及随访计划由医院制订。延续性护理现阶段被分为信息的延续、管理的延续及关系的延续三大类型。

资料来源：张文娟，孔桂香.延续护理在断指再植患者中的研究进展［J］.西藏医药，2023，44（4）：149-150.

一、病因

在和平时期，肢体断离主要由机械损伤引起。在战争时期，枪伤、爆炸伤是导致肢体断离的主要原因，误击、爆炸也可使肢体发生不同程度的断离。交通事故、自然灾害等均可造成肢体断离。

二、分类

1. 根据肢体断离的程度分类

（1）完全性断离：断离肢体的远侧部分完全离体，无任何组织相连。另一种情况为断肢只有极少量损伤的组织与人体相连，再植手术前经过彻底清创，必须将这部分无活力的相连组织切除，这类损伤也应归纳为完全性断离。

（2）不完全性断离：受伤肢体局部组织大部分已断离，合并骨折或脱位，残留有活力的相连组织少于该断面软组织面积的1/4，主要血管断裂或栓塞，肢体的远侧部分严重缺血或无血液循环，不吻合血管肢体必将发生坏死。不完全性断离肢体的再植手术并不比完全性断离者容易，因为前者由钝性碾轧、挤压伤所致，软组织创伤范围往往较广泛，断离的创面参差不齐，组织的去留很难确定，再植成活率并不比完全性断离高。

2. 根据致伤原因分类

（1）切割性断离：由锐器所导致，如切纸机、铣床、铡刀等。这类损伤大都是上肢断离，是再植条件较好的类型。

（2）碾轧性断离：这类损伤多由火车、汽车轮胎或机器齿轮等钝器所导致。损伤可发生在上肢、下肢，截断处的骨骼多是粉碎性骨折，再植有一定的难度。

（3）挤压性断离：由笨重的机器、石块、铁板或由重物挤压所致。断离平面不规则，常有大量异物黏于断面与组织间隙中，组织损伤严重，清创较为困难。

（4）撕裂性断离：由肢体被连续高速转动的机器轴、滚筒、皮带（如车床、脱粒机）或电动机转轴旋转断离所致，一般以上肢常见。

三、临床表现

1. 局部情况　根据断离肢体损伤的原因，病人的局部情况可分为三类。

（1）切割伤：断面较整齐，周围组织损伤比较轻，再植后存活率较高。

（2）碾压伤：损伤部位的组织损害较严重，但是较局限，经过处理成为切割伤，再植后可取得较好的结果。

（3）撕裂伤：外力撕拉使组织损伤复杂而严重，再植术术中需要行较复杂的血管、神经、肌腱的修复，导致再植术的成功率和功能恢复程度较差。

2. 全身情况　病人的全身情况与断肢/指的原因、部位、程度有关，严重者可发生失血性休克或创伤性休克的表现。应注意病人有无其他部位受伤或其他系统、器官功能障碍。

四、辅助检查

1. 实验室检查　血常规检查可以了解病人的失血情况，出、凝血时间检查及肝、肾功能检查有助于下一步治疗。

2. 影像学检查　X线检查可了解是否有骨折及关节脱位等，有助于下一步治疗及诊断。

五、治疗原则

断肢/指后的急救处理应当做到分秒必争，争取在最短时间内运送到能进行再植的医院，尽快恢复肢体的血液循环。

（一）现场急救

由于肢体断离现场往往远离医疗机构，现场急救对于再植的成功具有十分关键的作用，需要争分夺秒，做好止血、包扎，离断肢/指体的保存，迅速转运。

1. 止血、包扎　由于血管离断后发生痉挛回缩，以及血凝块常使血管闭塞，所以对断肢/指完全性断离者应首先控制近端出血。断肢的近侧端用清洁敷料加压包扎。对于大部离断的肢体，在运送前应用夹板固定伤肢，以免在转运时引起再度损伤。

2. 断离肢/指体的保存　运送距离远的，以干燥冷藏方法予以保存，先将断指用无菌或清洁敷料包扎，放入塑料袋中再放在加盖容器内，外周加冰块保存，不能与冰块直接接触，或者置入4℃冰箱冷藏，不能放入冷冻层（图41-1）。

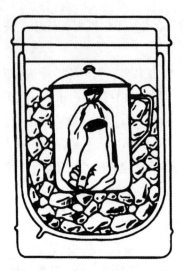

图41-1　断手的保存法示意图

3. 迅速转运　迅速将病人和断肢/指尽快送往医院，力争在6小时内进行再植手术。转送途中注意监测病人的生命体征，观察有无其他并发症，积极防治休克；昏迷病人尤其需要注意保持呼吸道通畅。

（二）断肢/指再植

再植适应证：伤员全身情况好，无严重多发伤。断肢/指远、近侧经清创后相对完整，有可修复的神经、血管、肌肉和肌腱。再植的时限越早越好，以6～8小时为限，冷藏保存下可适当延长。再植的断肢要能恢复一定的功能。

六、护理诊断/问题

1. 有外周组织灌注无效的危险　与血管痉挛、血管栓塞有关。
2. 有失用综合征的危险　与不能进行有效的功能锻炼有关。
3. 潜在并发症　休克、急性肾衰竭、血管危象、感染等。

七、护理措施

（一）术前护理

1. 心理护理　术前要向病人详细介绍手术的目的和方法，给予关心、安慰和心理支持，且说明通过治疗和长期功能锻炼有助于恢复患肢功能，解除病人及其家属的忧虑，鼓励其勇敢面对现实，积极配合，力争手术成功。

2. 环境准备　病房应保持安静、舒适、空气新鲜，室温保持在20～25℃。防止寒冷刺激、严禁吸烟，以免发生血管痉挛。

3. 病情观察　监测生命体征，严密观察有无合并其他器官损伤以及离断肢/指体的局部情况。

（二）术后护理

1. 并发症的护理

（1）休克：具体如下。

1）预防：术中和术后应补充血容量。

2）病情观察：除一般休克征象以外，还应严密观察有无神志改变和神经系统阳性体征，以利于及早发现休克迹象。

3）处理：积极采取抗休克治疗，如输血、输液维持收缩压在100mmHg以上；若发生中毒性休克而危及病人生命，应及时截除再植的肢体。

（2）急性肾衰竭：是断肢再植术后极其严重的并发症，可导致病人死亡。

1）预防：指导病人多饮水，每日饮水量达2000ml以上；积极治疗原发病。

2）病情观察：观察病人尿量，测定尿比重，详细记录液体出入量；同时观察病人神志、有无水肿、心律失常、恶心、呕吐、皮肤瘙痒等尿毒症症状。

3）处理：如每日排尿量不足500ml或每小时尿量不足30ml，及时通知医师予以利尿等处理。

（3）血管危象：术后48小时内易发生，如未及时处理，将危及再植肢/指体的成活。

1）预防：抬高患肢，使之处于略高于心脏水平，以利静脉回流，减轻肢体肿胀。①术后病人平卧10～14小时，勿侧卧，以防患侧血管受压影响患肢的血流速度；勿起坐，以免引起患肢血管压力的改变而危及血供。②再植肢体局部用落地灯照射以加温肢体，既利于血液循环，也利于局部保温，一般用60～100W侧照灯，照射距离30～40cm。但在患肢血液循环较差的情况下则不宜照射，以免增加局部组织代谢。③应用麻醉性镇痛药，既可镇痛，又可保持血管扩张，防止血管痉挛。适当应用抗凝解痉药如低分子右旋糖酐、复方丹参注射液、山莨菪碱等抗凝解痉。④严禁吸烟，以防刺激患肢/指血管发生痉挛。

2）病情观察：观察指标包括皮肤温度及颜色、毛细血管回流试验、指/趾腹张力和指/趾端侧方切开出血等。正常情况下，再植肢/指体的指/趾腹饱满、颜色红润，早期颜色可比健侧稍红，皮温亦可比健侧稍高，毛细血管回流良好，指/趾端侧方切开1～2秒有鲜红色血液流出。术后应每1～2小时观察1次。

3）处理：一旦发现动脉危象应立即解开敷料，解除压迫因素，应用解痉药如罂粟碱、山莨菪碱、妥拉唑林等，高压氧治疗，经短时间观察仍未见好转应立即手术探查取出血栓，切除吻合口重新吻合，以确保再植肢/指体存活。对于静脉危象，首先解除血管外的压迫因素，完全松解包扎，如血液循环无好转，再拆除部分缝线，清除积血降低局部张力，指腹侧方切开放血，必要时手术探查。

（4）伤口感染：可直接威胁再植肢/指体的成活，严重时还可危及病人生命。术中应严格无菌操作，彻底清创，伤口放置引流管，并应用抗生素预防感染。患肢/指伤口愈合前，保持局部干燥清洁，敷料浸湿后及时更换。如有高热，应打开伤口观察是否有局部感染。当感染严重并危及病人生命时，应将再植肢/指体截除。

2. 功能锻炼　是术后康复护理的重要环节，遵循循序渐进、主动与被动相结合的原则，按计划进行，不可操之过急。在肢/指体成活、骨折愈合拆除外固定后，进行主动或被动功能锻炼，并适当进行物理治疗，促进功能恢复。

（1）术后4周内：再植肢/指体血液供应基本平稳，软组织已愈合，此期康复护理的重点是预防和控制感染。可选用红外线理疗等方法促进淋巴回流，减轻肿胀，促进伤口一期愈合。未制动的关节可做轻微的屈伸活动，避免因长期制动而影响关节活动。

（2）术后4～6周：骨折端愈合尚不牢固，康复护理的重点是预防关节僵直、肌肉和肌腱黏连及肌肉萎缩。应以主动活动为主，练习患肢/指伸屈、握拳等动作；被动活动时应动作轻柔并对再植部位进行妥善保护。

（3）术后6～8周：骨折已愈合，功能锻炼的重点是促进神经功能的恢复、软化瘢痕、减少黏连。应加强受累关节的主动活动，患手做提、挂、抓的使用练习，可配合理疗、中药熏洗等，促进肢体运动和感觉功能的恢复。

（三）健康教育

1. **自我防护**　注意安全，加强劳动保护；告知病人术后恢复的注意事项，如出院后坚持戒烟，不去有吸烟人群的场所，寒冷季节注意保暖。

2. **功能锻炼**　讲解术后功能锻炼的意义和方法，协助病人制订功能锻炼计划，坚持再植肢/指体的分期功能锻炼。

3. **复诊指导**　遵医嘱定期复查，发现异常及时就诊。

本章小结

思考题　病人，男，40岁。因工伤致右手示指不完全性断离3小时入院。病人3小时前因操作机器不慎导致右手示指不完全性断离，局部骨折外露，指节麻木，活动受限，急送医院就诊。体格检查：一般情况可，T 36.1℃，P 100次/分，R 19次/分，BP 110/70mmHg。右手示指近节中段不完全性断离，仅掌侧部分皮肤相连。断端出血，皮缘整齐，骨折端外露。远端皮肤苍白，感觉丧失，甲床无充盈。处理措施：急诊行断指再植手术，术后7小时，护士发现病人断指肿胀明显，颜色变暗紫色，指腹张力高，皮温高于健侧。

请问：

（1）该病人符合断指再植的条件包括哪些？

（2）该病人离断手指应如何保存？

（3）目前该病人出现了什么问题？护士应采取什么护理措施？

更多练习

（李　静）

第四十二章　椎间盘突出症病人的护理

教学课件

学习目标

1. 素质目标

（1）具有主动参与椎间盘突出症病人术后康复工作的素质。

（2）具有从日常工作生活中主动宣传预防椎间盘突出症方法的素质。

2. 知识目标

（1）掌握：椎间盘突出症的概念、病因、分类以及临床表现。

（2）熟悉：椎间盘突出症的治疗原则。

3. 能力目标

能运用护理程序对椎间盘突出症病人实施整体护理。

案例

【案例导入】

病人，男，48岁。因腰痛4年、左下肢放射性疼痛3月余入院。病人自行服用消炎镇痛药3月，不能缓解。CT检查示$L_3 \sim L_4$、$L_4 \sim L_5$椎间盘突出。体格检查：T 36.8℃，P 88次/分，R 17次/分，BP 124/68mmHg，NRS为7分，跛行步态，棘突及椎旁压痛，腰椎活动受限，左下肢直腿抬高试验及加强试验阳性。病人拟行腰椎间盘切除术。

【请思考】

如何对该病人落实术后护理？

【案例分析】

第一节　颈椎间盘突出症

颈椎间盘突出症（cervical disc herniation）指由退行性变、颈部创伤等因素引起颈椎纤维环破裂，髓核从破裂处脱出导致脊髓或颈神经根受压的一组病症。颈椎间盘突出症发病率仅次于腰椎间盘突出症，多见于40～50岁，男性多于女性，突出部位以C_5～C_6、C_4～C_5多见。

一、病因

1. 退行性变　在颈椎发生退行性变后，其后的纤维层可能会遭受损害或者撕裂，在轻微外力作用下，若颈椎过伸则使近侧椎骨向后移位、过屈则使近侧椎骨向前移位，椎间盘纤维环在瞬间面临极大的拉扯压力而彻底破碎，髓核组织由破裂处经后纵韧带突入椎管，引起颈髓或神经根受压。

2. 慢性劳损　慢性劳损是过度使用身体或某一部位导致的伤害，这不同于明显的受伤或是生活中的突发事件，容易被人忽略。但事实上，这是导致颈部脊柱退化的重要原因之一，并与颈椎间盘突出症的发生、发展、治疗及预后等都有着密切的影响。

3. 头颈部外伤　颈部受到外力撞击，会导致颈椎间盘受到损伤，使纤维环破裂，从而引起颈椎间盘突出症。

二、分类

根据颈椎间盘向椎管内突出的位置，颈椎间盘突出症可分为以下3种类型。

1. 中央突出型　突出部位在椎管中央，压迫脊髓导致脊髓双侧的症状。

2. 侧方突出型　突出部位在后纵韧带的外侧，钩椎关节的内侧。该处是颈脊神经经过的地方。当突出的椎间盘压迫脊神经根时，可能引发根性症状，这种类型在临床上是最为常见的。

3. 旁中央突出型　突出部位偏向一侧，位于脊髓与脊神经之间，从而可能同时影响到单侧脊髓和神经根，导致相应症状。

三、临床表现

因颈椎间盘向椎管内突出的部位各不相同，其临床表现也会有所不同。

1. 中央突出型

（1）症状：四肢感觉、运动障碍和括约肌功能障碍，程度各异。

（2）体征：各种程度的身体肌力减弱，深层和浅层感觉异常。

2. 侧方突出型

（1）症状：后颈部疼痛、僵硬，一侧上肢有放射性疼痛或麻木。

（2）体征：颈部活动受限，病变区域相应的椎旁压痛和叩痛，臂丛拉伸试验呈阳性。

3. 旁中央突出型　兼具中央突出型及侧方突出型的临床表现。

四、辅助检查

1. X线检查　常规拍摄颈椎正位、侧位及双斜位片，可见颈椎生理前凸减小或消失。

2. CT检查　对本病的诊断有一定帮助，可见突出椎间盘压迫脊髓，增生骨赘突入椎管内等情况。

3. MRI检查　在诊断颈椎间盘突出症方面具有重大作用，能够清楚地显示出椎间盘的突出和脊髓受压的严重程度。

4. 肌电图　肌电图可以用来判断神经根受损的严重程度和位置，如果肌电图呈阴性，那么神经根功能状况良好，预后也相对乐观。

五、治疗原则

1. 非手术治疗　非手术治疗为本病的基本疗法。

（1）适应证：①早期颈椎间盘突出症者。②颈椎间盘突出症仅表现为神经根性症状者。③虽然颈椎间盘突出症出现脊髓压迫的表现，但病人无法承受手术治疗者。

（2）治疗方法：包括适当休息、佩戴颈围、颈椎牵引、理疗，应用脱水药、肌松药、镇痛药和神经营养药等。

2. 手术治疗

（1）适应证：①神经症状反复发作，经非手术治疗效果不佳者。②上肢症状重于颈部症状，经过至少6周的保守治疗无法改善者。③出现脊髓压迫症状并逐渐加重者。④影像学检查显示明显的椎间盘突出并与临床症状一致者。

（2）手术术式：颈椎间盘突出症手术入路选择由临床表现、影像学表现以及医师的经验决定，包括前路、后路和前后联合入路。颈椎前路手术适用于1～2个椎间盘病变，手术通常在颈前路切除突出椎间盘，并进行内固定加椎间植骨融合术；颈椎后路手术适用于多个椎间盘突出以及合并有椎管狭窄者。术式包括颈后路椎板切除术、椎管成形术、植骨融合术及经皮内镜下椎间盘摘除术等。

六、护理诊断/问题

1. 慢性疼痛　与椎间盘突出压迫神经、术后切口疼痛有关。

2. 有跌倒的危险　与肌力下降有关。

3. 潜在并发症　呼吸困难、颈部血肿、脊髓损伤等。

七、护理措施

（一）非手术治疗/术前护理

1. 缓解疼痛　遵医嘱行枕颌带牵引、理疗及应用镇痛药等。

2. 术前训练

（1）呼吸功能训练：由于颈髓受压致呼吸功能降低，部分病人术前存在肺功能低下的问题。在手术前，应指导病人进行深呼吸、有效咳嗽排痰以及吹气球等训练，以提高肺的通气功能。有吸烟嗜好者，术前至少提前1周戒烟。

（2）气管、食管推移训练：颈椎前路手术前，可以让病人进行气管和食管的移位训练，每次10～20分钟，每日3次。这样可以帮助他们适应术中反复牵拉气管和食管的操作，降低术后呼吸困难、咳嗽、吞咽困难等并发症的发生。

3. 安全护理　进行日常生活能力评估，不完全自理者给予协助；感觉功能低下者，防烫伤；肌力下降者，防跌倒。

（二）术后护理

1. 病情观察　包括观察生命体征、伤口敷料、伤口引流管、疼痛情况等。重点观察呼吸系统和神经系统的变化；观察伤口敷料有无渗液，渗出液的颜色、性状、量等；观察引流管是否通畅，引流液的颜色、性状、量等；观察病人有无疼痛及疼痛程度等。

2. 体位护理　术后病人回病房，搬运过程中专人保护头颈部。移至病床后，病人取平卧位，颈部稍前屈，两侧颈肩部置沙袋固定，侧卧位时，枕头与肩宽在同一高度，搬运或者翻身的过程中，要确保头部、颈部和躯干处于同一水平线。下床活动时，佩戴颈围或头颈胸支架保护。

3. 饮食护理　颈椎前路手术者，术后可先给予少量温水，再根据情况逐步改为半流质饮食、普食。

4. 并发症的观察与护理

（1）呼吸困难：是前路手术最危急的并发症，多见于术后1～3日。主要的原因包括喉水肿、切口内出血、移植骨块松动脱落压迫气管等。一旦病人出现呼吸困难、张口状急迫呼吸、应答迟缓、口唇发绀等表现，应立即通知医师，并做好气管切开及再次手术的准备。

（2）颈部血肿：颈椎前路手术可能出现骨面渗血或术中止血不完善的情况，从而引发伤口出血。若出血量大且无法顺利排出，可压迫气管导致呼吸困难甚至威胁到生命安全。颈深部血肿多见于术后当日，尤其是12小时内，因此，术后应密切观察生命体征、伤口敷料及引流量的变化。如果在24小时内出血达到200ml，就应该怀疑是否存在活动性出血，立刻告知医师处理。同时，观察颈部状态，若发现病人颈部明显肿胀，并出现呼吸急促、烦躁、发绀等症状，立即报告医师并协助处理。若血肿清除后呼吸问题未改善，应协助医师实施气管切开。

（3）脊髓神经损伤：多为术中牵拉、损伤或周围血肿压迫所致，病人术后可出现四肢感觉运动障碍、大小便功能异常，单侧喉返神经损伤者可出现声音嘶哑。术中牵拉导致的神经损伤是可逆的，一般在术后1～2日明显改善或消失；较大血肿压迫引起的损伤则症状逐渐加重，因此，术后应重点关注病人四肢感觉运动功能，发现异常及时报告医师并协助处理。

（4）植骨块脱落、移位：通常于术后5～7日内发生，这主要是由于颈椎活动不当导致椎体与植入物之间产生界面剪切力，从而使得骨块移位或者脱离。多由颈椎活动不当时椎体与植骨块间产生界面间的剪切力使骨块移动、脱出。因此，颈椎术后应特别重视体位护理，注意保持正确的姿势。

5. 功能锻炼

（1）未瘫痪病人：术后第1日即可指导进行四肢的主动活动，以增强肢体肌力，防止肌肉萎缩和关节僵硬。术后第3日可指导病人床边站立并逐渐下床活动等。

（2）瘫痪病人：每日进行四肢肌肉按摩及被动关节活动，以避免肌肉挛缩及关节僵硬。不完全瘫者可指导使用握力器、踏步器等练习上、下肢肌力。

（三）健康教育

1. 纠正不良姿势　在日常生活和工作中，我们需要注意矫正不恰当的姿势，避免长时间保持固定的姿态。同时，我们还需要确保颈部保持直立，以此来维护头部、颈部和肩部的健康。

2. 选择合适的枕头及床垫　选择中间低两端高、长度超过肩宽，并以头颈部压下后一拳为最佳高度的枕头。床垫不宜过软，以硬棕垫为佳。

3. 安全指导　上肢肌力下降、精细活动失调者应避免自行倒开水、提重物、使用锐器等；活动或劳动时注意避免损伤颈肩部。上肢肌力下降者活动时最好有人陪伴，可选择助步器行走。一旦发生损伤，尽早就医。

4. 避免外伤　劳动时避免损伤颈肩部，乘坐机动车时尽量避免急刹车，系好安全带，警惕挥鞭样摇动颈部致颈部损伤。

第二节　胸椎间盘突出症

胸椎间盘突出症（thoracic disc herniation）是一种因胸椎间盘突出引发的临床综合征，导致了胸椎的结构变化和椎管缩小，进而对胸段脊髓及神经根产生压力，从而引起一系列包括胸背痛、感觉障碍和肌无力的主导症状。原因可能与胸椎活动的范围局限和承受的重力轻有关。胸椎间盘突出症多发生在40岁以上，男女发病率基本相同，多见于下胸段。

一、病因

胸椎间盘的退行性变是导致胸椎间盘突出的主要原因。在脊柱外伤和慢性损伤的作用下，椎间盘突出对周围组织产生压迫或刺激，并引起相应的症状。

二、分类

1. 后外侧突出型　突出的椎间盘致单侧神经根受压，无脊髓受压症状。
2. 中央突出型　突出的椎间盘致脊髓受压。

三、临床表现

胸椎间盘突出症的临床表现与突出物的大小、位置有密切关系。

1. 后外侧突出型　疼痛的特点是剧烈，初期主要呈现为非特定性胸背疼痛，随着疾病的发展，疼痛呈放射性，当颈部弯曲或腹部压力增大时，疼痛会加重。受累神经根的高度不同，疼痛的分布区域也会有所差异，通常呈现为束带状分布在胸腹部，有时还可能放射到下肢。

2. 中央突出型　临床首先出现运动功能障碍，同时存在疼痛及感觉异常，有时甚至可能导致截瘫。

四、辅助检查

1. X线检查　可见胸椎有骨质增生、小关节硬化、椎间隙变窄等退行性变。

2. CT检查　对椎间盘和韧带的钙化或骨化的诊断有帮助。

3. MRI检查　可清楚显示椎间盘突出和脊髓受压程度，是诊断胸椎间盘突出症最好的方法。

五、治疗原则

1. 非手术治疗　适用于年轻及症状较轻者。主要措施包括休息、胸部制动，应用非甾体抗炎药、理疗等。

2. 手术治疗　适用于以脊髓损害为主要临床表现或经非手术治疗无效者。常用的手术方式有前入路椎间盘切除术、经椎弓根侧后方潜式减压术、胸腔镜下椎间盘切除术、肋骨横突切除入路椎间盘切除术、经后入路椎间盘切除术等。

六、护理措施

（一）非手术治疗/术前护理

1. 休息　卧位时椎间盘承受的压力比站立时降低50%，因此卧床休息有助于减轻椎间盘受到的重量和体重压力，缓解疼痛。根据病情需要，可以选择绝对卧床休息、一般休息或限制活动量，绝对卧床休息主要用于急性期病情突然加重者。

2. 佩戴胸部支具　胸部支具能加强胸椎的稳定性，限制胸椎的屈伸活动，对胸椎起到保护和制动作用，对病情逆转或防止恶化具有积极的意义。病情平稳后，可戴胸部支具下床活动。

3. 缓解疼痛　给予理疗及应用镇痛药等。

（二）术后护理

1. 病情观察　包括监测生命体征、伤口敷料、伤口引流管、疼痛情况等。重点观察呼吸情况，有无呼吸困难、胸闷的表现。

2. 胸腔闭式引流管护理　对于手术过程中可能出现的胸膜腔破裂情况，通常需要插放置胸腔闭式引流管，以观察引流液颜色、量和性状。若引流瓶中无气体逸出且引流液颜色变浅，胸部X线检查证实肺复张良好，无胸腔积液或积气，病人的呼吸状况也未见异常，可考虑拔胸腔闭式引流管。

（三）健康教育

在日常生活中，应尽量减少负重，搬运重物时要保持正确的姿态。坐位时，最好选择带有靠背垫的椅子。

第三节　腰椎间盘突出症

腰椎间盘突出症（lumbar disc herniation，LDH）是指腰椎间盘发生退行性变，纤维环破裂，髓核组织突出，刺激、压迫马尾神经或神经根所引起的一种综合征，是骨科的常见病和多发病，是腰腿痛最常见的原因之一。这种疾病可发生在任何年龄，但多见于中年人，尤其是20～50岁的男性。好发于活动度大、活动较多、承重较大的 $L_4 \sim L_5$ 和 $L_5 \sim S_1$ 椎间盘。

一、病因

1. **椎间盘退行性变**　腰椎间盘突出症的根本原因是椎间盘退行性变。由于其在脊柱活动与承重的巨大压力下持续工作，随着时间的推移，椎间盘会逐步退变，纤维环和髓核的含水量逐渐下降，髓核丧失弹性，纤维环逐渐出现裂隙。在退变的基础上，加之劳损积累及外部力量的影响，导致了椎间盘的撕裂，使得髓核、纤维环乃至软骨终板向后突出，压迫神经产生症状。

2. **损伤**　是椎间盘退变的主要原因。特别是腰部的急性和慢性伤害，如反复弯腰、腰部承受重压、扭转等行为，最易损伤椎间盘。因此，这种疾病与职业有一定的关系。

3. **妊娠**　妊娠期间体内激素的变化致肌肉、韧带处于相对松弛状态，而体重的增长，腹压的增高又使腰骶部承受比平时更大的压力，易导致椎间盘膨出。

4. **遗传因素**　本症有家族性发病的报告，大约32%的20岁以下的青少年病人曾有阳性家族史。

5. **发育异常**　先天发育异常会导致腰椎骶化、骶椎腰化和关节突不对称，从而使下腰椎承受异常压力，增加椎间盘的损害。

二、分类

根据突出程度及影像学特征，腰椎间盘突出症可分为以下5种类型。

1. **膨出型**　纤维环部分破裂，表层完整，此时髓核因压力向椎管内局限性隆起，表面光滑。在这个阶段，由于压力，髓核会向椎管内部局部凸起，并且其表面变得光滑。通过非手术疗法，这种类型的病症大多能得经非手术治疗到缓解或者治愈。

2. **突出型**　纤维环完全破裂，导致髓核凸出并压向椎管，但后纵韧带仍然完整。此型常需手术治疗。

3. **脱出型**　髓核穿破后纵韧带，此型常需手术治疗。

4. **游离型**　大块髓核组织穿破纤维环和后纵韧带，完全突入椎管，与原椎间盘脱离。需手术治疗。

5. **施莫尔（Schmorl）结节及经骨突出型**　前者是指髓核在软骨板的裂隙进入椎体松质骨，后者是髓核通过椎体软骨终板和椎体之间的血管通道向前纵韧带方向突出。这两种类型在临床上均无神经症状，不需要进行手术治疗。

三、临床表现

1. 症状

（1）腰痛：超过90%的病人有腰痛表现，也是最早出现的临床症状。早期可表现为急性剧痛或慢性隐痛，弯腰、咳嗽、打喷嚏以及用力排便等导致腹压增高的行为可能会加重疼痛，病程长的病人仅能短距离行走。

（2）坐骨神经痛：腰椎间盘突出所致坐骨神经痛常表现为单侧症状，典型症状为从腰部向臀部、大腿后侧、小腿外侧至足部背面或足跟部的疼痛，并可能伴有麻木感。若是中央型椎间盘突出引起的坐骨神经痛，则可能出现双侧大腿和小腿后侧的疼痛。

（3）马尾综合征：当出现马尾神经被压迫时，可能会导致会阴部疼痛、感觉减弱或麻木，甚至大小便受到影响，需要立即进行急诊手术。

2. 体征

（1）腰椎侧凸：系腰椎为减轻神经根受压而引起的姿势性代偿畸形（图42-1）。

（2）腰部活动受限：腰部活动在各方向均有不同程度的障碍，尤以前屈受限最明显。

（3）压痛和骶棘肌痉挛：在病变椎间隙的棘突间，棘突旁侧1cm处有深压痛、叩击痛，向下肢放射。约1/3病人因腰部骶棘肌痉挛，使腰部固定于强迫体位。

（4）直腿抬高试验及加强试验阳性：病人平卧，膝关节伸直，被动直腿抬高患肢，至60°以内即出现放射痛，称为直腿抬高试验阳性。此时，缓慢降低患肢高度，待放射痛消失，再被动背屈踝关节以牵拉坐骨神经，若又出现放射痛，则称为加强试验阳性。

（5）感觉、运动及反射功能减弱：由于神经根受损，导致其支配区域的感觉异常、肌力下降和反射异常。病人出现皮肤麻木、发凉、皮温下降等。L_5神经根受累时，小腿外侧和足背痛、触觉减退，足踇趾背伸肌力下降；S_1神经根受累时，外踝附近及足外侧痛、触觉减退，足跖屈肌力下降，踝反射减弱或消失。

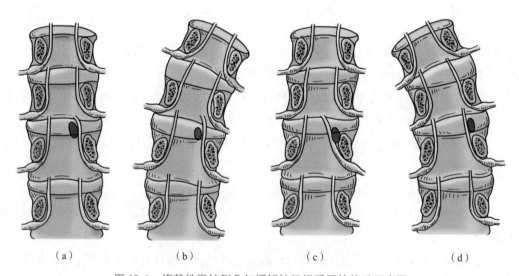

图42-1　姿势性脊柱侧凸与缓解神经根受压的关系示意图

注：(a) 椎间盘突出在神经根腋部时。(b) 神经根所受压力可因脊柱凸向健侧而缓解。(c) 椎间盘突出在神经根外侧时。(d) 神经根所受压力可因脊柱凸向患侧而缓解。

四、辅助检查

1. X线检查　为常规检查，能直接显示出腰部是否有侧凸、椎间隙是否狭窄等情况。

2. CT检查　能更好地显示骨性结构的细节，也可显示黄韧带是否增厚及椎间盘突出的大小、方向等。

3. MRI检查　为该疾病首选的影像学检查手段，可以清晰地展示椎管的形态，全面反映出各个椎体、椎间盘是否有病变以及神经根和脊髓受压情况，在本疾病的诊断中具有重要价值。

4. 神经电生理检查　可推断神经受损的范围及程度。

五、治疗原则

（一）非手术治疗

非手术治疗适用于初次发作、病程不长、经休息后症状明显缓解，且影像学检查无严重突出者。对于腰椎间盘突出症来说，这是首选的治疗方式，80%～90%的病人可经非手术治疗达到治愈效果，但临床复发率较高，可达25%。

1. 绝对卧硬板床休息　对于脊柱旁肌肉痉挛引发的疼痛，绝对卧硬板床休息是传统保守治疗中一种重要手段，它能够降低椎间盘所承受的压力。一般绝对卧硬板床3周或至症状消失后带腰围下床活动。

2. 药物治疗　非甾体抗炎药可缓解急慢性腰痛，是治疗腰背痛的一线药物。糖皮质激素、肌松药和抗抑郁药也有一定疗效。

3. 物理治疗　推拿、按摩、热敷、针灸、低中频电疗可增加局部血液循环，缓解肌痉挛。

4. 硬膜外注射皮质激素　主要作用是减轻神经根周围的炎症与黏连。

5. 髓核化学溶解法　向椎间盘或硬膜与突出的髓核之间注入胶原酶，可选择性溶解髓核和纤维环，缓解相关症状。

6. 骨盆牵引　牵引可增大椎间隙，减轻对椎间盘的压力和对神经的压迫，改善局部循环和水肿。多采用骨盆持续牵引抬高床脚作反牵引。牵引质量一般为7～15kg，持续2周；也可采用间断牵引法，每日2次，每次1～2小时，但效果多不及前者。

（二）手术治疗

10%～20%的病人需要手术治疗。

1. 手术指征

（1）腰椎间盘突出症诊断明确，经6～12周的系统性保守治疗无效，或在保守治疗过程中反复出现剧烈疼痛、处于强迫性体位，对工作和生活造成影响者。

（2）出现马尾神经综合征、括约肌功能障碍者，应按急诊进行手术。

（3）合并腰椎管狭窄症。

2. 手术术式　根据椎间盘位置和脊柱的稳定性选择手术术式。

（1）传统开放性手术：包括全椎板切除髓核摘除术、半椎板切除髓核摘除术以及椎板开窗髓核摘除术。手术中会切除一个或多个椎板、骨赘和突出的髓核，从而减轻神经压力，这是最常见的手术方式。

（2）显微外科椎间盘摘除术：在显微镜辅助下行椎间盘切除。

（3）微创椎间盘摘除术：包括经皮髓核切吸术、内镜下椎间盘切除术等，有损伤小、恢复快的特点。

（4）植骨融合术：在椎体间插入一楔形骨块或骨条以稳定脊柱。

六、护理诊断/问题

1. 慢性疼痛　与椎间盘突出、肌肉痉挛、术后切口疼痛有关。
2. 躯体移动障碍　与疼痛、牵引或手术有关。
3. 便秘　与马尾神经受压有关。
4. 焦虑　与病程较长、担心预后及害怕手术有关。
5. 潜在并发症　神经根黏连、脑脊液漏等。

七、护理措施

（一）非手术治疗/术前护理

1. 心理护理　由于本病病程较长，病人心理负担较重而产生焦虑情绪。应对病人进行心理疏导及认知干预，加强亲人的陪伴与照顾，缓解病人的不良情绪，鼓励病人积极配合。

2. 绝对卧床　告知病人绝对卧床的原因与意义，取得病人的理解与配合，卧床时抬高床头20°。

3. 佩戴腰围　腰围的佩戴可以提升腰椎的稳固性，并对其起到保护和制动的效果。一般下床活动时方需要带腰围。

4. 采取正确翻身方法　翻身过程中及摆放体位时，均应保持躯干部尤其是胸腰段平直，避免扭曲。

5. 保持有效骨盆牵引　牵引前，在双侧髂缘处加保护垫，预防压力性损伤；在牵引过程中，要注意检查病人的体位、牵引线和重量是否适宜。

6. 缓解疼痛　及时用镇痛药，保证病人充足睡眠，用药期间观察并记录用药效果。

（二）术后护理

1. 病情观察　包括观察生命体征、伤口敷料、伤口引流管、疼痛情况、肢体感觉运动情况等。重点观察伤口有无脑脊液漏、肢体感觉运动功能减退的表现。

2. 体位护理　每2小时轴线翻身，保持颈、胸、腰在一条直线上，背部垫好翻身垫。一般不主张长期卧床，可借助腰围或支具下床活动。引导病人学会正确的起床方式，以避免因长时间卧床而引起的直立性低血压及肌无力的问题。具体操作方法如下：首先，协助病人戴好腰围或支具，摇高床头，先半卧位数分钟；然后将身体移至床旁，将腿放于床边，一手肘支撑，另一手掌辅助，将上身撑起，在床旁坐数分钟，如果没有任何眩晕、视物模糊等不适后，再在护士或家属的扶助下利用腿部肌肉收缩使身体由坐位转换到站立位。躺下时按相反顺序，先坐于床旁，双上肢撑起，身体侧卧倒在床上，双腿移至床上，身体翻转成平卧。

3. 并发症护理　最常见的并发症是神经根黏连和脑脊液漏，需予以积极预防。

（1）神经根黏连：术后及时评估脊髓神经功能情况，观察下肢感觉、运动情况，并与健侧和术前对比，评估病人术后疼痛情况有无缓解。

（2）脑脊液漏：发生脑脊液漏者，适当抬高床尾，去枕卧位7～10日，监测及补充电解质；遵医嘱按时使用抗生素，以防颅内感染。必要时探查伤口，行裂口缝合或者硬脊膜的修复。

4. 功能锻炼　为预防长期卧床导致的关节僵硬、肌肉萎缩等并发症，病人术后宜早期进行功能锻炼。

（1）四肢肌肉、关节的功能锻炼：在卧床期间，要坚持定时活动四肢肌肉和关节，以避免关节僵硬。

（2）直腿抬高锻炼：术后第1日开始进行股四头肌收缩和直腿抬高锻炼，每次10～15分钟，每日2～3次，以能耐受为限；逐渐增加抬腿幅度，以防神经根黏连。

（3）腰背肌锻炼：腰背肌锻炼可增强腰背肌肌力、预防肌肉萎缩，增强脊柱稳定性（图42-2）。一般术后病情稳定后，可用五点支撑法，每日3～4次，每次50个，循序渐进，逐渐增加次数。1～2周适应后，采用三点支撑法；但腰椎有破坏性改变、感染性疾患、内固定物置入、年老体弱及心肺功能障碍者不宜进行腰背肌锻炼。

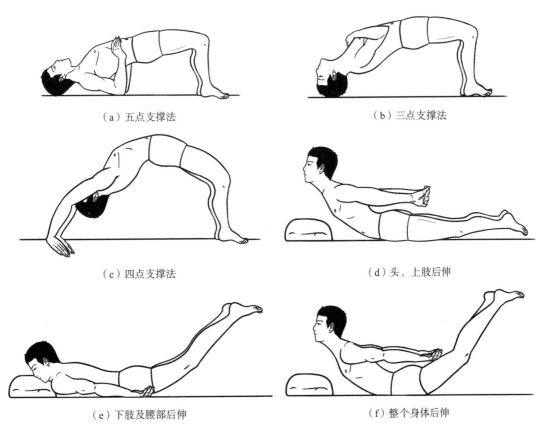

（a）五点支撑法　　　　　　　　　　（b）三点支撑法

（c）四点支撑法　　　　　　　　　　（d）头、上肢后伸

（e）下肢及腰部后伸　　　　　　　　（f）整个身体后伸

图42-2　腰背肌锻炼示意图

（三）健康教育

1. 预防指导　为了降低急性和慢性伤害的发生率，指导病人采取正确的卧、坐、立、行以及工作姿势。

（1）保持正确的坐、立、行姿势：坐位时，选择高度合适、有扶手、有腰垫和坐垫，符合人体工学设计的靠背椅，保持身体与桌子距离适当，膝与髋保持同一水平，身体紧贴椅背来维持良好的坐姿；站立时，尽可能地让脊柱保持垂直状态，收起腹部，提升臀部；走路时，需昂首挺胸，收敛小腹，用腹部肌肉的力量支撑住腰部。

（2）经常变换姿势：避免过长时间维持同一体位，适当进行原地活动或腰背部活动，来缓解腰背肌肉的疲劳。长时间坐办公室者，每40～50分钟站起来适当运动腰背部，以免肌肉劳损。女性勿长时间穿高跟鞋站立或行走。

（3）合理应用人体力学原理：如蹲位举重物时，背部伸直勿弯曲；搬运重物时，应尽量推动而非拉动；搬抬重物时，弯曲下蹲髋膝，伸直腰背，将重物尽量贴近身体侧放置，用力抬起重物后再行走。

（4）采取保护措施：提升职业防护意识，对于腰部劳动强度过大的工人、长时间驾驶的司机等人群，可以选择佩戴腰围保护腰部。腰椎术后3个月内下床活动戴腰围，3个月后仍应注意避免拉伸腰背肌。

2. 加强营养　加强营养可以缓解机体组织及器官退行性变。但超重或肥胖者应注意控制食量，减轻体重。

3. 体育锻炼　在康复医学专业人士的引导下，适当进行中等强度的体育锻炼能够有效提升腰背肌的力量和增强脊柱的稳定性。在进行剧烈运动时，应该预先做好准备活动，并在运动结束后进行恢复活动，避免突然停止或者过快地开始，应按照一定的步骤逐渐进行。

知识拓展

综合干预对腰椎间盘突出症病人术后康复的影响

近年来，LDH 发病逐渐年轻化。症状较轻的病人，多经卧床休息、牵引、理疗等非手术治疗（保守治疗）方式缓解临床症状。症状较重的病人，在保守治疗无效时，需行手术治疗。但重症LDH病人术后康复期长，并发症多发，部分病人康复依从性低、易懈怠，导致术后康复效果不佳。因此，重症LDH病人术后康复尤为重要。综合干预是指将有效的多学科、多方式进行联合，以提高疾病干预效果的干预模式。知识团队、阶段性康复和专题活动等综合干预可改善行经椎间孔椎体间融合术腰椎间盘突出症病人的疾病应对方式，提高病人的术后康复依从性、疾病认知程度及自我护理能力，进一步改善腰椎功能。

资料来源：宋婷婷，马明睿等.综合干预对腰椎间盘突出症患者术后康复的影响[J].临床心身疾病杂志，2024，30（3）：142-146.

本章小结

思考题

1. 病人，男，46岁。因腰痛伴右下肢疼痛1年，加重1个月以"腰椎间盘突出症"为诊断入院。病人既往身体健康。体格检查：T 36.6℃，P 85次/分，R 18次/分，BP 142/88mmHg。腰部前屈受限，压痛明显，右足跟外侧感觉麻木。右侧直腿抬高试验及加强试验阳性。辅助检查：CT及MRI示$L_5 \sim S_1$椎间盘突出。

请问：

（1）医师拟为病人行手术治疗，护士如何进行该病人的引流管护理？

（2）病人卧床3日后准备下床活动，护士应如何指导？

2. 病人，男，54岁。因双手麻木伴下肢行走无力3年余、加重1月余入院。病人3年前无明显诱因出现步态不稳，颈肩部疼痛，双手麻木，精细活动能力变差。保守治疗不见明显好转，近1个月病情加重。发病以来睡眠欠佳，食欲缺乏，大小便正常，生活可以自理，每日吸烟1包。体格检查：T 36.2℃，P 82次/分，R 17次/分，BP 128/88mmHg。颈椎活动轻度受限，叩痛（＋），双上肢肌力正常，肱三头肌腱反射减弱，双手指霍夫曼征阳性。X线片示颈椎退行性变。MRI示$C_5 \sim C_6$椎间盘突出。

完善检查后病人在全麻下行前路$C_5 \sim C_6$椎间盘切除、cage置入植骨融合内固定术。术后第1日病人突然出现呼吸费力、张口状急迫呼吸、口唇发绀等呼吸困难的表现。

请问：

（1）病人出现呼吸困难的原因可能是什么？

（2）针对病人目前状况，应采用哪些急救护理措施？

更多练习

（赵兴娥）

学习目标

1. 素质目标

具有关心骨与关节化脓性感染病人心理变化的综合素养。

2. 知识目标

（1）掌握：化脓性骨髓炎和化脓性关节炎的概念、病因以及临床表现。

（2）熟悉：化脓性骨髓炎和化脓性关节炎的治疗原则。

（3）了解：化脓性骨髓炎和化脓性关节炎的辅助检查。

3. 能力目标

能运用护理程序对骨与关节感染病人实施整体护理。

案例

【案例导入】

　　患儿，男，10岁。主因发热、右腿疼痛、活动受限2日来院。2日前患儿出现不明原因发热，体温38.1℃，给予物理降温。今日出现高热39.5℃，且右大腿疼痛，行走困难。体格检查：T 39.5℃，P 88次/分，R 19次/分，BP 115/75mmHg，右大腿下端近关节处局部皮温较高、压痛明显。入院诊断：急性化脓性骨髓炎。给予保守治疗。

【请思考】

　　试述该患儿的具体护理措施。

【案例分析】

第一节　化脓性骨髓炎

化脓性骨髓炎（suppurative osteomyelitis）是骨膜、密质骨、松质骨及骨髓受到化脓性细菌感染而引起的炎症。本病的感染途径如下。①血源性：身体其他部位的化脓性病灶中的细菌经血液循环播散至骨组织。②创伤后：开放性骨折发生了感染，或骨折手术后出现了感染。③邻近感染灶：邻近软组织感染直接蔓延至骨骼，如化脓性指头炎直接蔓延引起指骨骨髓炎等。化脓性骨髓炎按病程发展可分为急性和慢性骨髓炎两类。

一、急性血源性骨髓炎

（一）病因

溶血性金黄色葡萄球菌是最常见的致病菌，乙型溶血性链球菌占第二位，其他包括流感嗜血杆菌、大肠埃希菌、产气荚膜梭菌、肺炎链球菌等亦可致病。

病人发病前大多先有身体其他部位的化脓性感染病灶，如疖、痈、扁桃体炎和中耳炎等。原发感染病灶处理不当或身体抵抗力下降，致病菌侵入血液循环播散至骨组织，儿童骨骺板附近的血管弯曲，该处血流丰富但流动缓慢，使致病菌易沉积于此，因此儿童长骨干骺端为好发部位。

（二）临床表现

1. 症状　起病急骤。有寒战、高热、呕吐等，体温可达39℃以上。有明显的毒血症症状。患肢疼痛明显。儿童可有烦躁、不宁、呕吐与惊厥。重者有昏迷及感染性休克。

2. 体征　早期有患肢剧痛，肢体半屈曲状，周围肌痉挛，因疼痛抗拒做主动和被动运动。局部皮温增高、发红、有局限性深压痛。数天后局部出现水肿、压痛更为明显，说明该处已形成骨膜下脓肿。当脓肿穿破骨膜成为软组织深部脓肿，此时疼痛反而减轻，但局部红、肿、热、压痛更为明显。

（三）辅助检查

1. 实验室检查　血白细胞计数和中性粒细胞比例增高；红细胞沉降率加快；血中C反应蛋白升高，血细菌培养可获得致病菌。

2. 局部脓肿分层穿刺　穿刺液常规做涂片检查、细菌培养及药物敏感试验有助于明确诊断和选择用药。

3. 影像学检查

（1）X线检查：早期无特殊表现。发病2周后，X线表现为层状骨膜反应与干骺区散在性虫蛀样骨破坏，并向髓腔扩散，密质骨变薄，可有死骨形成。

（2）CT、MRI检查：CT检查可较早发现骨膜下脓肿。MRI检查可以早期发现局限于骨内的炎症病灶。

（3）放射性核素骨显像：发病48小时内可发现放射性核素浓聚，有早期诊断价值。

（四）治疗原则

本病的关键是早诊断、早治疗。如治疗不及时，急性骨髓炎易演变为慢性骨髓炎。

1. 非手术治疗

（1）抗感染治疗：早期、联合、足量应用有效抗生素，症状控制后仍宜用抗生素3～6周。

（2）支持治疗：遵医嘱补液，纠正水、电解质代谢紊乱和酸碱平衡失调；降温、补充充足能量，必要时给予输新鲜血液，少量多次，以增加病人抵抗力。

（3）患肢制动：为减轻疼痛、防止病理性骨折等，应将患肢皮牵引或石膏托固定于功能位。

2. 手术治疗　手术的目的：①引流脓液，减少毒血症症状。②防止急性骨髓炎向慢性骨髓炎转变。手术治疗宜早，一般经抗生素治疗48～72小时仍不能控制炎症时进行手术。手术有钻孔引流术和开窗减压引流术两种。

3. 新型辅助治疗　高压氧、电磁场、冲击波和超声波等辅助治疗既能促进骨髓炎骨愈合，又可抑制骨髓炎细菌生长。脂质体作为抗生素载体，能够抑制细菌生物膜充分发挥抗生素疗效。生长因子可加速骨与周围组织的生长，促进骨髓炎骨愈合。

 知识拓展 ● ● ●

儿童急性血源性骨髓炎抗生素治疗的时间

儿童急性血源性骨髓炎抗生素治疗的时间：关于静脉输注抗生素的时间，一直是一个极具争议的话题。美国传染病学会现行的指南建议静脉输注抗生素至少3～4周。有学者认为，在以下情况下，可能需要更长的治疗时间：①抗甲氧西林金黄色葡萄球菌或潘通－瓦伦丁杀白细胞素（Panton-Valentine leukocidin，PVL）感染。②新生儿和幼儿患病。③治疗效果出现缓慢、不良或存在并发症。④骨盆或脊柱受累。有的学者的标准做法是在医院内静脉输注抗生素4～6周。每隔1～2周进行1次临床和实验室重新评估，直到恢复正常。如果病情没有好转，应怀疑有残余感染病灶（如脓肿或死骨）。

资料来源：李杰，白德明，傅刚.儿童急性血源性骨髓炎诊断和治疗的研究进展［J］.骨科临床与研究杂志，2022，7（6）：379-383.

（五）护理诊断/问题

1. 体温过高　与化脓性感染有关。

2. 疼痛　与炎症及骨髓腔内压力增高有关。

3. 组织完整性受损　与感染和骨质破坏有关。

（六）护理措施

1. 非手术治疗的护理/术前护理

（1）一般护理：病人应卧床休息，鼓励多喝水，给予高蛋白、高热量、高维生素饮食；高热者，及时降温。

（2）病情观察：注意生命体征的变化，注意邻近关节有无红肿、疼痛等，有窦道者，观察排出情况，加强皮肤护理。

（3）疼痛护理：应限制患肢活动并抬高患肢，必要时用石膏等固定患肢于功能位，以减轻肿胀、缓解疼痛、防止畸形等；遵医嘱给予镇痛药，并观察用药效果；让病人听音乐、与之交谈等，分散病人对疼痛的注意力。

（4）控制感染：遵医嘱应用抗感染药。合理安排用药顺序，按时给药，注意观察用药后有无不良反应，警惕双重感染的发生。

2. 术后护理

（1）一般护理：病人卧床休息，适当活动患肢，给予增进营养。遵医嘱正确执行治疗措施，协助医师换药，促进伤口愈合。

（2）引流管护理：①妥善固定。②保持引流通畅。冲洗管连接的输液瓶应高于伤口60～70cm，引流袋低于伤口50cm。根据引流液的颜色和清亮程度调节灌注速度。引流术后24小时内连续快速灌洗，以后每2小时快速冲洗1次。③拔管指征。引流管留置3周，或体温下降至正常，引出液清亮，连续3次细菌培养结果阴性，先将冲洗管拔除，3日后再考虑拔除引流管。

（3）功能锻炼：固定期间应指导患肢行肌肉等长舒缩活动，以防患肢长期制动导致肌肉萎缩或关节僵硬；待炎症消退后，关节无明显破坏者行关节功能锻炼。

3. 健康教育

（1）饮食：增进营养，给予病人充足的蛋白、维生素、热量、易消化的饮食，增强机体抵抗力，防止疾病复发。

（2）用药：遵医嘱足量应用抗生素治疗，连续用药至症状消失3周左右。

（3）活动：加强患肢功能锻炼，避免患肢功能障碍。教会病人使用辅助器械，减轻患肢负重；病变恢复正常时，患肢才可逐渐负重。

（4）预防压力性损伤：对卧床病人，保持床单位整洁、帮助病人翻身拍背，预防压力性损伤。

（5）定期复查：如出现再次感染迹象，及时就诊治疗。

二、慢性血源性骨髓炎

（一）病因

急性血源性骨髓炎未能彻底控制，反复发作演变成慢性骨髓炎；少数低毒性细菌感染，在发病时即可表现为慢性骨髓炎。

（二）临床表现

慢性骨髓炎静止期可无症状，骨失去原有形态，肢体增粗及变形。周围皮肤菲薄、色素沉着，有多处瘢痕，稍有破损即可引起经久不愈的溃疡。有窦道口者，长期不愈合，肉芽组织增生，流出臭味脓液。如慢性感染急性发作，表现为疼痛，局部红、肿、热及明显压痛，原已闭合的窦口可开放，可流出大量脓液或死骨。

（三）辅助检查

1. X线检查　可证实有无死骨，了解形状、数量、大小、部位等。
2. CT检查　可显示脓腔与小片死骨，也可经窦道插管注入碘对比剂显示脓腔情况。

（四）治疗原则

以手术治疗为主，原则是清除死骨、炎性肉芽组织和消灭死腔，称病灶清除术。慢性骨髓炎急性发作或包壳尚未形成者则不宜手术。清除病灶后，消灭死腔的方法有以下几种方式。

1. 碟形手术　用于死腔不大，削去骨量不多的病例。在清除病灶后，再用骨刀将骨腔边缘削去一部分，使之呈平坦的碟状。
2. 肌瓣填塞　死腔较大者，可将骨腔边缘修整后，将邻近带蒂肌瓣填塞，以消灭死腔。
3. 闭式灌洗　对于小儿病例，在彻底清除病灶后可灌洗伤口。灌洗持续时间一般为2～4周。待吸引液转为清亮时，即可停止灌洗并拔管。
4. 病骨整段切除或截肢　非重要部位的慢性骨髓炎，如腓骨、肋骨、髂骨翼等处的慢性骨髓炎，可将病骨整段切除，一期缝合伤口。
5. 抗生素骨水泥珠链填塞　将敏感抗生素放入骨水泥中，制成直径7mm左右的小球，用不锈钢丝穿成珠链，填塞入骨死腔内，留1粒小珠露于皮肤外。使骨腔内抗生素浓度稳定持续约2周之久，随着基底肉芽组织的生长而逐步抽出串珠。大型骨死腔可在拔除珠链后再次手术植骨。
6. 缺损骨修复　清除病灶后骨缺损者，可采用抗生素磷酸钙人工骨进行填充和修补，是一种新型生物材料，临床应用前景较好。

手术伤口应该一期缝合，并留置负压吸引管。一般术后2～3日内，引流量逐渐减少，此时可拔除引流管。若周围软组织缺少不能缝合者，可行皮瓣覆盖，促进愈合。外固定管形石膏，开窗换药。

（五）护理诊断/问题

1. 焦虑　与疾病迁延不愈、担心功能障碍有关。
2. 皮肤完整性受损　与炎症、溃疡、窦道有关。
3. 躯体移动障碍　与患肢疼痛及制动有关。
4. 知识缺乏　缺乏本病的治疗与康复知识。

（六）护理措施

1. 心理护理　本病病程迁延，反复发作，病人往往会有焦虑，甚至悲观、厌世的心理，应多与病人交流、谈心，给予安慰和鼓励，使病人树立战胜疾病的信心。
2. 伤口护理　术后注意观察伤口变化，保持创口清洁，定期换药。

3. 移植皮瓣的护理　　观察皮瓣颜色、温度、有无肿胀、毛细血管充盈反应。若皮瓣苍白，局部皮温下降、毛细血管充盈时间延长，考虑动脉供血不足；若有发绀、水疱、肿胀等现象，考虑静脉回流障碍，及时报告医师处理。

第二节　化脓性关节炎

化脓性关节炎（suppurative arthritis）是指关节内化脓性感染。多见于儿童，好发髋、膝关节。

一、病因

关节内感染来源如下。①血液播散：身体其他部位的化脓性病灶内的细菌通过血液循环传播至关节内。②关节周围的化脓性感染直接蔓延至关节腔内。③关节的开放伤并发的感染。④医源性感染：如关节手术后发生的感染。

常见的致病菌为金黄色葡萄球菌，约占85%，其次为白色葡萄球菌、淋病奈瑟球菌、肺炎链球菌和肠杆菌等。

二、临床表现

1. 症状　　起病急，有寒战、高热等症状，体温可达39℃以上。严重者可出现谵妄与昏迷，小儿可见惊厥。病变关节处疼痛剧烈。

2. 体征　　病变关节功能障碍，活动受限。表浅关节局部明显红、肿、热、痛，深部关节早期红肿不明显。发生于膝关节者可出现浮髌试验阳性。

三、辅助检查

1. 实验室检查　　白细胞计数升高，中性粒细胞比例升高，红细胞沉降率增快，C反应蛋白增高。

2. 影像学检查　　X线检查早期关节周围软组织肿胀，关节间隙增宽；后期关节间隙变窄或消失，关节面毛糙，甚至发生骨质破坏或增生。

3. 关节穿刺　　抽出液外观呈浆液性或脓性，涂片见大量成堆的脓细胞，细菌培养可以检出致病菌。

四、治疗原则

早诊断，早治疗，消除局部感染病灶，保全关节功能。

1. 非手术治疗

（1）抗生素治疗：早期、足量、全身性使用广谱有效抗生素，可根据关节液细菌培养及药敏试验选择敏感抗生素。

（2）全身治疗：改善病人营养状况，摄入高蛋白、高维生素食物，维持水、电解质和酸碱平衡，高热者给予降温。

（3）关节腔穿刺减压术：每天关节穿刺1次，抽出积液，注入抗生素。

（4）关节腔灌洗：适用于表浅的大关节，如膝关节。每日经灌注管滴入抗生素溶液2000～3000ml，直至引流液清亮，细菌培养阴性后停止灌洗，但引流管应持续引流数天至无引流液吸出，局部症状和体征消退，即可拔管。

（5）患肢制动：用皮牵引或石膏固定关节于功能位，以减轻疼痛，促进炎症消散和预防关节畸形。

2. 手术治疗

（1）关节镜手术：在关节镜下清除脓苔、脓性渗液及组织碎屑，彻底冲洗关节腔，必要时置管灌洗引流。

（2）关节切开引流：适用于较深的大关节，如髋关节，应及时做切开引流术，并在关节腔内留置2根硅胶管后缝合，行关节腔持续灌洗。

（3）关节矫形术：有陈旧性病理性脱位者可行矫形手术，髋关节强直可行全髋关节置换手术。

五、护理措施

1. 功能锻炼　为防止关节黏连，尽可能保留关节功能，可做持续性关节被动活动。在对病变关节进行局部治疗后，即可将肢体置于功能锻炼器上进行持续被动运动；急性炎症消退时，一般在3周后即可鼓励病人做主动锻炼。

2. 其他护理　参见第四十三章第一节化脓性骨髓炎的护理措施。

本章小结

思考题

患儿，女，12岁。突发寒战、高热、全身乏力10小时入院。查体：精神状况差，痛苦表情，右膝关节上疼痛剧烈，红肿明显，由于疼痛膝关节处于半屈曲位。浮髌试验（－），体温39.4℃，心率122次/分，中性粒细胞比例0.93，红细胞沉降率增快。入院诊断：急性化脓性骨髓炎。

请问：

（1）该病人目前主要的护理诊断/问题是什么？

（2）针对以上护理诊断/问题，如何进行护理？

更多练习

（戚素文）

第四十四章　骨与关节结核病人的护理

教学课件

学习目标

1. 素质目标

具有关心骨与关节结核病人心理变化的综合素养和医者情怀。

2. 知识目标

熟悉：骨与关节结核的病因、临床表现、治疗原则以及护理。

3. 能力目标

能运用护理程序对骨与关节结核病人实施整体护理。

案例

【案例导入】

病人，女，22岁。病人主诉胸背部疼痛3月余，加重1周，盗汗，食欲缺乏。体格检查：T 37.6℃，P 90次/分，R 19次/分，BP 130/82mmHg。T_{12}棘突叩击痛，X线片见T_{12}椎体骨质破坏，椎间盘受累。

【请思考】

该病人目前的护理诊断及护理措施是什么？

【案例分析】

第一节　概　　述

骨与关节结核（bone and joint tuberculosis）是由结核分枝杆菌侵入骨或关节而引起的一种继发性结核病。原发病灶大多为肺结核或消化道结核。在我国，其原发病灶肺结核占绝大多数。随着人口的快速增长，流动人口的大量增加，耐药菌的出现以及艾滋病的流行，骨与关节结核的发病率有回升的趋势。发病率占结核病人总数的5% ～ 10%。好发于儿童和青少年，30岁以下的病人约占80%。好发于负重大、活动多、易损伤的部位，如脊柱、膝关节、髋关节等。

一、病因

骨与关节结核是一种特异性感染，人体感染结核分枝杆菌后，结核分枝杆菌由原发病灶经血液循环达到骨与关节部位，但不一定立刻发病。可在骨关节内潜伏若干年，当机体抵抗力下降，如有外伤、营养不良、过度劳累等诱发因素时，可使潜伏的结核分枝杆菌活跃起来而出现临床症状。如果机体的抵抗力强，潜伏的结核分枝杆菌可以被抑制，甚至被消灭。

二、分类

根据病变部位和发展情况不同，骨关节结核可分为3种类型：单纯性骨结核、单纯性滑膜结核和全关节结核。

1. 单纯性骨结核或单纯性滑膜结核　骨与关节结核的最初病理变化是单纯性骨结核或单纯性滑膜结核。在发病初期，病灶局限于长骨干骺端，关节软骨面完好，表现为关节腔积液，如能在此阶段治愈，则关节功能不受影响。

2. 全关节结核　如果进一步发展，结核病灶侵及关节腔，破坏关节软骨面，侵入关节滑膜，即为全关节结核。若不能控制，便会出现破溃，产生瘘管或窦道，并引起继发感染，此时关节已完全毁损，必定会遗留各种关节功能障碍。

三、临床表现

1. 全身表现　起病缓慢，可无明显全身症状或只有轻微结核中毒症状。可有午后乏力、低热、盗汗，典型病例还可见消瘦、食欲缺乏、贫血等慢性中毒表现。少数起病急骤，高热，一般多见于儿童。患儿常有"夜啼"。

2. 疼痛　病变部位疼痛，多为偶发关节隐痛，初期不明显，活动后加重，逐渐转为持续性疼痛。单纯性骨结核髓腔内压力增高，脓液聚集过多以及脓液破入关节腔使疼痛更为剧烈。

3. 关节积液与畸形　浅表关节病变可见肿胀与积液，并有压痛。活动时疼痛而有肌痉挛，致使关节主动和被动活动均受限，持久性肌痉挛可引起关节挛缩或变形，患肢因失用而致肌肉萎缩，产生不同程度的畸形和关节功能障碍。晚期可出现病理性脱位和病理性骨折或肢体短缩等。

4. 脓肿与窦道　病灶部位积聚大量脓液、结核性肉芽组织、死骨和干酪样坏死物质，易形成脓肿；因无红、热等急性炎症表现，被称为冷脓肿或寒性脓肿。寒性脓肿破溃后若合并混合感染，则出现急性炎症反应。若不能控制混合感染，可引起慢性消耗、贫血、全身中毒症状，严重时可致肝、肾衰竭，甚至死亡。脓肿向体表破溃，形成窦道，流出米汤样脓液，形成外瘘。脓肿与内脏器官相通，可形成内瘘。脊柱结核的寒性脓肿会压迫脊髓而产生肢体瘫痪。

四、辅助检查

1. 实验室检查

（1）红细胞沉降率：在结核活动期明显增快。

（2）C反应蛋白：与疾病的炎症反应程度关系密切，可用于结核活动性及临床治疗疗效的判定。

（3）脓液或关节液涂片：镜检找到抗酸杆菌或结核分枝杆菌培养阳性可诊断为结核病，但阳性率较低。

（4）结核菌素试验：强阳性对成年人有助于支持结核病的诊断，对儿童特别是1岁以下幼儿可作为结核诊断的依据。脓液结核菌素培养一般阳性率为70%。

（5）结核分枝杆菌基因检测技术：可直接对结核分枝杆菌的种系进行分类鉴定和药物敏感试验的检测，具有操作简便、反应快速、灵敏度高、特异度高等特点。必要时做活体组织病理学检查。

2. 影像学检查

（1）X线检查：早期X线检查无明显改变，6～8周后可有区域性骨质疏松和钙化的骨质破坏病灶，周围有软组织肿胀影。病变进一步发展，可见边界清楚的囊性变并伴有明显硬化反应和骨膜反应。可出现死骨和病理性骨折。

（2）CT和MRI检查：CT检查可以发现X线检查不能发现的病灶，还可在CT检查引导下穿刺抽脓和活检；MRI检查可在炎症浸润阶段显示异常信号，有助于早期诊断。

3. 关节镜检查　关节镜检查及滑膜活检对诊断滑膜结核很有价值。

4. 超声检查　可以探查寒性脓肿的大小和位置。

五、治疗原则

骨与关节结核应采用综合的治疗方法，其中抗结核药治疗贯穿于整个治疗过程，在治疗中占主导地位。

1. 非手术治疗

（1）全身支持疗法：注意休息，避免劳累，加强营养，保证每日摄入足够的蛋白质和维生素，以增强机体抵抗力。贫血严重者，可给予少量多次输血。

（2）抗结核药治疗：遵循早期、联合、适量、规律和全程应用的原则，按规定疗程用药是确保疗效的前提。目前常用的一线抗结核药为异烟肼（雷米封）、利福平、吡嗪酰胺、链霉素、乙胺丁醇。经过抗结核药治疗后，全身症状与局部症状都会逐渐减轻。判断骨关节结核是否痊愈应当从病人主诉、临床检查、实验室检查、影像学表现及远期随访进行判断。停药标准：①全身情况良好，体温正常。②局部症状消失，无疼痛，窦道闭合。③3次红细胞沉降率结果均正常。④影像学表现脓肿缩小乃至消失，或已经钙化，无死骨，病灶边缘轮廓清晰。⑤起床活动已1年，仍能保持上述4项指标。

（3）局部制动：根据病变部位和病情轻重分别用夹板、石膏绷带、支具固定和牵引等方法使病变关节制动，以保持关节于功能位，减轻疼痛，防止病理性骨折，预防与矫正患肢畸形。一般小关节固定4周，大关节要延长至12周左右。

（4）局部注射：局部注射抗结核药，可使局部药物浓度增高，增强杀菌效果，减少全身反应。适用于早期单纯滑膜结核。常用药物为异烟肼和链霉素，剂量和注射次数视关节积液的多少而定。对于寒性脓肿，避免反复穿刺抽脓和注入抗结核药，以免诱发混合性感染和形成窦道。

 知识拓展

抗结核为何要联合用药？

人体除毛发外，任何器官组织均可感染结核分枝杆菌。结核分枝杆菌在组织中有的在细胞内，称为分裂活跃菌；有的在细胞外，称为持存菌。分裂活跃菌易引起结核病变和症状，对抗结核药敏感，易被杀灭使结核得到控制；持存菌对抗结核药不敏感，不易被杀灭，是结核病复发的根源。

因此，结核治疗既要消灭分裂活跃菌，控制结核，又要消灭持存菌，防止复发。异烟肼、利福平不仅对细胞外的分裂活跃菌有效，对持存菌也有效。链霉素对细胞外的分裂活跃菌有效，吡嗪酰胺对细胞内的持存菌有特殊杀灭作用，故治疗结核病时应联合用药，以达到治疗和预防复发的目的。

资料来源：狄树亭，董晓，李文利.外科护理［M］.北京：中国协和医科大学出版社，2019.

2. **手术治疗**　在全身支持疗法和抗结核药治疗的控制下，及时进行手术治疗可以缩短疗程，预防或矫正畸形，减少肢体残疾和复发。

（1）脓肿切开引流：适用于寒性脓肿有混合感染、体温高、中毒症状明显者；因全身状况差，不能耐受病灶清除者，可先行脓肿切开引流，待全身状况改善后再行病灶清除术。但应注意，脓肿切开引流后易形成慢性窦道。

（2）病灶清除术：用适当的手术路径进入病灶，将脓液、死骨、结核性肉芽组织与干酪样坏死物质彻底清除。由于手术可能造成结核分枝杆菌的血源性播散，因此术前应规范应用抗结核药治疗4～6周，至少2周。术后应继续完成规范药物治疗全疗程。

（3）其他手术：具体如下。①关节融合术：用于关节不稳定者。②截骨术：用以纠正关节畸形。③人工关节置换术：用以改善关节功能。④植骨融合内固定术：用以维护脊柱稳定性。⑤脊柱畸形矫正术：用以矫正严重后凸畸形。

六、护理诊断/问题

1. **疼痛**　与疾病和手术创伤有关。
2. **躯体移动障碍**　与疼痛、关节功能障碍、石膏固定、手术或截瘫有关。
3. **低效性呼吸型态**　与颈椎结核及咽后壁寒性脓肿有关。
4. **营养失调：低于机体需要量**　与食欲缺乏及结核消耗有关。
5. **潜在并发症**　抗结核药的毒性反应。

七、护理措施

1. 缓解疼痛

（1）环境和体位：保持病房整洁、安静、舒适，空气流通。指导病人采取合适体位，减少局部压迫和刺激以缓解疼痛。疼痛严重者，严格卧床休息。

（2）局部制动：局部予以制动，减少局部活动，脊柱结核进行轴线翻身，防止病理性骨折、关节畸形和截瘫的发生。

（3）合理用药：合理抗结核治疗，控制病变发展。必要时给予镇痛药。

2. 改善营养状况

（1）饮食：鼓励病人摄取高热量、高蛋白、高维生素、易消化饮食，每日热量达到2000～3000kcal，蛋白质1.55～2.00g/（kg·d），保证膳食结构的均衡。

（2）营养支持：若病人食欲缺乏，经口摄入难以满足营养需要，可遵医嘱为病人提供肠内或肠外营养支持。

（3）输血：对有贫血或严重低蛋白血症者，遵医嘱给予少量多次输新鲜血或白蛋白。

3. 维持有效的气体交换

（1）加强病情观察：严密监测生命体征变化，若胸椎结核病人在病灶清除术后出现呼吸困难，应及时通知医师，协助处理。

（2）保持呼吸道通畅：术前应指导病人正确咳嗽和有效咳痰。病情允许的情况下定时翻身、拍背，以松动分泌物，使之易于咳出，或在雾化吸入后给予拍背。呼吸困难者及时给予氧气吸入，严重呼吸困难者，行气管插管或气管切开，呼吸机辅助呼吸。

4. 抗结核药治疗的护理

（1）观察治疗效果：用药后是否体温下降、食欲改善、体重增加、局部疼痛减轻以及红细胞沉降率正常或接近正常。

（2）观察药物不良反应：异烟肼的不良反应为末梢神经炎、肝损害和精神症状；利福平和吡嗪酰胺的不良反应为胃肠道反应和肝损害；链霉素主要损害第Ⅷ对脑神经、肾和引起变态反应；乙胺丁醇的不良反应为球后视神经炎和末梢神经障碍。用药过程中若出现眩晕、口周麻木、肢端疼痛、耳鸣、听力异常、恶心、肝功能受损等改变，及时通知医师调整药物。

5. 功能锻炼　功能锻炼适当延迟，活动量视病人病情和体力而定，循序渐进增加活动量，持之以恒。术后当日，可行踝关节的屈伸运动和环转运动，同时被动活动、按摩下肢各关节，以防止关节黏连强直。术后长期卧床者，应主动活动非制动部位。合并截瘫或脊柱不稳制动者，鼓励病人做抬头、扩胸、深呼吸和上肢活动。

6. 健康教育

（1）体位：注意防止手术部位屈曲，以免术后植骨块脱落或移动。

（2）用药：向病人和家属讲解遵医嘱服用抗结核药的意义，告知病人要维持足够的用药剂量和时间，指导病人观察药物的不良反应，若出现眩晕、口周麻木、耳鸣、听力异常、恶心等，应立即停药并及时复诊。

（3）功能锻炼：指导病人和家属出院后继续坚持功能锻炼。

第二节　脊柱结核

脊柱结核（spine tuberculosis）的发病率居全身骨与关节结核的首位，约占50%。其中，椎体结核占99%左右、椎弓结核占1%左右。在整个脊柱中，腰椎负重和活动度最大，结核发病率最高，其次是胸椎、颈椎。

一、分类

根据椎体结核病变初起所在部位不同，病理改变可分中心型和边缘型两种（图44-1）。

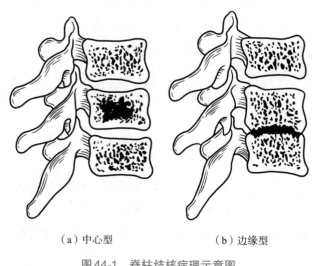

（a）中心型　　　　　　（b）边缘型

图44-1　脊柱结核病理示意图

1. **中心型**　多见于10岁以下儿童，好发于胸椎。病变开始于椎体中心松质骨，以骨质破坏为主，可出现死骨，死骨吸收后遗留空洞，空洞内充满干酪样物质和脓液，椎体可压缩成楔形。一般只侵犯1个椎体，也可侵及椎间盘和邻近椎体。

2. **边缘型**　常见于成人，好发于腰椎。病变发生于椎体上下缘，以溶骨性破坏为主，死骨较少，易侵及椎间盘和邻近椎体。椎间盘破坏是此型的特征，早期X线检查显示椎间隙变窄。

二、临床表现

1. **全身症状**　起病缓慢，可有午后低热、消瘦、疲乏、食欲缺乏、盗汗、贫血等。儿童常有夜啼、呆滞或性情急躁等。

2. **疼痛**　是最早出现的症状，多为轻微钝痛，劳累、咳嗽、打喷嚏或持重物时加重，休息后减轻。可伴有相应神经节段支配区的放射性疼痛：颈椎结核放射至上肢，胸椎结核可有背痛症状，下段胸椎可放射至腰骶部，腰椎结核可放射至大腿前方。受累椎体棘突处可有压痛和叩击痛。

3. **姿势异常**　颈椎结核常表现为斜颈、头前倾、颈短缩和双手托下颌；胸椎结核表现为脊柱后凸；腰椎结核病人弯腰拾物时需挺腰屈膝屈髋下蹲，称拾物试验阳性。

4. 脊柱畸形　椎体病变塌陷后，脊柱可呈局限性成角后凸畸形，以胸段多见。

5. 寒性脓肿和窦道　70%～80%的脊柱结核合并寒性脓肿。脓肿向体表破溃，形成窦道，流出米汤样脓液，形成外瘘。脓肿与内脏器官相通，可形成内瘘。

6. 截瘫　脓液、死骨和坏死的椎间盘可压迫脊髓，造成部分或完全截瘫。

三、辅助检查

1. X线检查　主要表现为骨质破坏和椎间隙狭窄。中心型骨质破坏集中在椎体中央，很快出现椎体压缩成楔形，前窄后宽。边缘型骨质破坏集中在椎体的上缘或下缘，表现为进行性椎间隙狭窄，椎旁软组织阴影增宽。

2. CT检查　可清晰显示病灶部位、骨质破坏程度、有无空洞和死骨形成。CT检查对腰大肌脓肿有独特的诊断价值。

3. MRI检查　具有对软组织分辨率高的特点，主要用于显示骨和软组织病变，观察脊髓有无受压或变性，有早期诊断价值。

四、治疗原则

治疗目的是彻底清除病灶，解除神经压迫，重建脊柱稳定性，矫正脊柱畸形。

1. 非手术治疗

（1）全身支持治疗：注意休息，避免劳累，合理加强营养。

（2）抗结核药治疗：有效的药物治疗是杀灭结核分枝杆菌、治愈脊柱结核的根本措施。绝大多数脊柱结核采用全身营养支持和合理的抗结核药治疗可获得治愈。具体药物应用原则参见第四十四章第一节概述的非手术治疗。

（3）局部制动：病人有低热和腰背痛时，严格卧硬板床休息。病变已静止而脊柱不稳定者，可用躯干支具、石膏背心、腰围、颈托等限制脊柱活动，减轻疼痛，预防和矫正畸形。

（4）局部脓肿穿刺或引流：适用于脓肿较大者，可局部注入抗结核药加强治疗。

2. 手术治疗

（1）适应证：①病灶内有明显死骨或较大寒性脓肿。②窦道流脓经久不愈。③有脊髓压迫症状或合并截瘫。④严重后凸畸形。⑤经非手术治疗效果不佳，病变仍有进展。

（2）原则：①术前4～6周规范抗结核治疗，至少2周，以控制混合感染。②术中彻底清除病灶，解除神经及脊髓压迫，重建脊柱稳定性。其中，病灶清除术是控制感染的关键，植骨融合＋内固定术用于脊柱功能重建。③术后继续完成规范化抗结核治疗的全疗程。

（3）手术方式：目前脊柱结核的手术治疗主要由病灶清除和脊柱功能重建两部分组成，具体手术方式应综合分析病人病变部位、病变程度、体质、年龄、经济能力等因素，根据个体化原则选择最佳手术方案。

五、护理措施

参见本章第一节概述的护理措施。

第三节　髋关节结核

髋关节结核是结核分枝杆菌通过血液循环侵入髋关节而引起的感染。约占骨与关节结核的15%，仅次于脊柱和膝关节，多见于儿童，单侧髋关节结核多见。

一、临床表现

1. **全身表现**　起病缓慢，病人常有低热、乏力、倦怠、食欲缺乏、消瘦及贫血等全身中毒表现。

2. **疼痛**　早期症状为髋部疼痛，休息后可缓解。常放射至膝部，患儿主诉同侧膝关节内疼痛，若不加注意，会延误诊断。小儿表现为"夜啼"。病变发展为全关节结核时，疼痛剧烈、不能平卧、不敢移动患肢。

3. **窦道**　病变晚期常会在腹股沟内侧与臀部出现寒性脓肿，破溃后成为慢性窦道。

4. **畸形**　髋关节呈现屈曲、内收、内旋畸形，并可引起髋关节病理性脱位，肢体相对变短。

5. **跛行**　随着病情发展，疼痛加剧，出现跛行。

6. **特殊体征**

（1）"4"字试验阳性：检查髋关节屈曲、外展或外旋3种运动。病人平卧于检查床上，患肢屈髋、屈膝，将外踝置于健侧髌骨上方，检查者用手下压其患侧膝部，若患髋出现疼痛且膝部不能接触床面即为阳性（图44-2）。该试验受个体因素（年老或肥胖）影响较大，应进行两侧对比，做对比时外踝放置的位置必须相同。

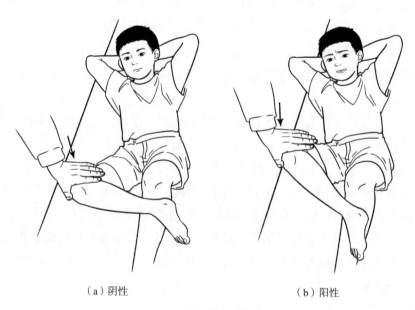

（a）阴性　　　　　　　　　　　　　　　（b）阳性

图44-2　"4"字试验示意图

（2）髋关节过伸试验阳性：用于检查儿童早期髋关节结核。患儿俯卧位，检查者一手按住骨盆，另一手握住踝部提起下肢，直到大腿前面离开检查床面为止。同样试验对侧髋关节，两侧对比，可以发现患侧髋关节在后伸时有抗拒感，因而后伸的范围不如健侧大。正常侧可以有10°后伸。

（3）托马斯（Thomas）征阳性：托马斯征可用来判断髋关节有无屈曲畸形。检测时，病人仰卧，检查者将其健侧髋、膝关节屈曲，使膝部贴住或尽可能贴近胸前，此时腰椎前凸完全消失而腰背平贴于床面，若患髋存在屈曲畸形，则患侧下肢屈曲、不能伸直即为 Thomas 征阳性。根据大腿与床面所成之角度，断定屈曲畸形程度（图44-3）。

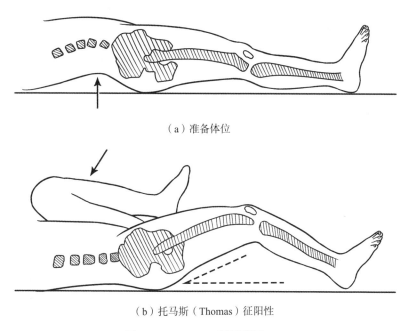

（a）准备体位

（b）托马斯（Thomas）征阳性

图44-3　Thomas征示意图

二、辅助检查

1. 实验室检查　参见第四十四章第一节概述的实验室检查。

2. X线检查　早期可见股骨头及髋臼局限性骨质疏松，关节囊肿胀。后期空洞和死骨，甚至股骨头影消失，可伴有病理性脱位。

3. CT、MRI　能清楚显示髋关节内积液和微小骨骼破坏病灶。MRI还能显示骨内的炎性浸润。

三、治疗原则

1. 非手术治疗　参见本章第一节概述的非手术治疗。

2. 手术治疗

（1）单纯滑膜结核：关节内注射抗结核药疗效不佳时可行滑膜切除术，术后行皮牵引和防垂足托功能位制动3周。

（2）单纯骨结核：尽早行病灶清除术，术后行皮牵引或髋人字石膏固定。

（3）全关节结核：尽快手术治疗，挽救关节功能。早期可行病灶清除术，术后皮牵引3周。后期病人在病灶清除的基础上加髋关节融合术，疗效不明显者可行全髋关节置换术，关节屈曲、内收、外展畸形者，可做转子下矫形截骨术。

四、护理措施

1. **有效牵引**　髋关节结核病人行皮牵引固定期间注意保持有效牵引，在膝外侧垫棉垫，防止压迫腓总神经，预防足下垂。

2. **功能锻炼**　患肢在不负重情况下早期进行功能锻炼，如踝关节屈伸活动和股四头肌收缩锻炼。行全髋关节置换术的病人术后保持患肢外展中立位，避免患侧髋关节内收、内旋、屈髋超过90°，以防人工髋关节脱位。

3. **其他护理**　缓解疼痛、改善营养状况和抗结核药治疗的护理等其他措施参见第四十四章第一节概述的护理措施。

第四节　膝关节结核

膝关节结核（tuberculosis of knee joint）患病率仅次于脊柱结核，居骨与关节结核的第二位。这主要与膝关节滑膜面积大、松质骨丰富、下肢负重大、活动多且易扭伤等因素有关。儿童或青壮年是高发人群。

一、临床表现

1. **全身表现**　膝关节结核病人全身表现较轻，可表现为低热、盗汗、贫血、消瘦、易疲劳、食欲缺乏等。

2. **疼痛**　全关节结核可剧烈疼痛，特别是活动时疼痛加重，膝部有广泛压痛。在脓肿破溃减压或病变吸收后，疼痛可逐渐减轻甚至消失。患儿出现"夜啼"、易哭闹等特有表现。单纯骨结核局部压痛明显。

3. **肿胀**　单纯滑膜结核可见关节普遍肿胀，关节内渗液多时，浮髌试验可为阳性。单纯骨结核的肿胀常局限在病变的一侧。全关节结核肿胀明显且广泛，呈典型的梭形畸形。

4. **跛行**　单纯滑膜结核可出现轻度跛行，膝关节伸直受限。单纯骨结核主要为劳累后酸痛不适，故跛行多不明显。全关节结核膝关节功能明显受限，甚至不能行走，常有病理性半脱位，故治愈后也遗留跛行和畸形。

5. **寒性脓肿和窦道**　单纯滑膜结核寒性脓肿多见于腘窝部、膝关节两侧及小腿周围。全关节结核于腘窝部和膝关节周围均可触及寒性脓肿，脓肿破溃后形成慢性窦道，经窦道排出米汤样、干酪样物质及死骨，窦道口周围皮肤瘢痕硬化，皮肤色素沉着。

6. **畸形**　膝关节内外翻畸形和半脱位。严重时关节畸形位强直，造成患肢髋关节不能伸直和跟腱挛缩，患肢呈现屈髋屈膝足下垂畸形，只能用足尖着地。

二、辅助检查

1. **影像学检查**　单纯滑膜结核X线检查可表现为髌上囊肿胀，股骨远端及胫骨近端可出现普遍的骨质疏松。病程较长者可见进行性关节间隙变窄和边缘性骨侵蚀。病程后期，骨质破坏加重，关节间隙消失，严重者可有骨性强直、畸形，还可见病理性脱位。CT和MRI检查可以发现X线检查不能显示的病灶，特别是MRI检查有早期诊断价值。

2. 关节镜检查　对膝关节滑膜结核早期诊断具有独特价值，可同时行关节液培养、活检及滑膜切除术。

三、治疗原则

1. 非手术治疗

（1）支持治疗：摄入高蛋白、高维生素饮食，少量多次输新鲜血以纠正贫血，注意休息。

（2）抗结核药治疗：一般12～18个月。

（3）局部制动：膝关节结核通过牵引或石膏制动可防止畸形，适用于早期单纯滑膜结核和早期骨结核。

（4）关节穿刺：先抽出结核性渗液，再注入抗结核药。

2. 手术治疗

（1）膝关节滑膜切除术：适用于单纯滑膜结核病人非手术治疗无效者或晚期滑膜结核滑膜肥厚者。

（2）膝关节结核病灶清除术：适用于病灶接近关节、易侵入关节或有死骨及骨脓肿，对于保守治疗无效的单纯骨结核亦适用。

（3）关节融合术：15岁以上膝关节结核关节损毁严重并有畸形者，在病灶清除的基础上行膝关节加压融合术。

四、护理措施

参见第四十四章第一节概述的护理措施。

本章小结

思考题

病人，女，43岁，因腰背部疼痛3个月，加重1个月入院。病人于3个月前搬抬重物后出现腰部疼痛，休息后可缓解。1个月前疼痛较前加重，休息后稍缓解。发病以来有午后低热，盗汗，易疲劳，食欲缺乏。体格检查：L_3、L_4椎体棘突处有压痛和叩击痛，拾物试验阳性。辅助检查：实验室检查示血清C反应蛋白偏高，结核分枝杆菌抗体弱阳性；腰椎X线示L_3、L_4椎体破坏、塌陷，局部后凸畸形；CT示L_3、L_4椎体大部破坏、椎间死骨、椎旁脓肿，椎体塌陷。

请问：

（1）该病人目前有哪些主要的护理诊断/问题？

（2）针对以上护理诊断/问题，应采取哪些护理措施？

更多练习

（李　静）

第四十五章　骨肿瘤病人的护理

学习目标

1. 素质目标

具有良好的心理素质，能给予骨肿瘤病人人文关怀，具有尊重病人隐私的医学伦理道德。

2. 知识目标

（1）掌握：骨软骨瘤、骨巨细胞瘤、骨肉瘤的临床表现。

（2）熟悉：骨软骨瘤、骨巨细胞瘤、骨肉瘤的病因与治疗原则。

3. 能力目标

能运用护理程序对骨肉瘤病人实施整体护理。

案例

【案例导入】

　　病人，女，31岁。因"左膝关节疼痛14个月"入院，入院诊断为左胫骨近端骨巨细胞瘤。查体示T 36.5℃，P 72次/分，R 18次/分，BP 104/70mmHg。病人左胫骨近端内侧处肿胀，皮肤完整，皮下可触及一2cm×4cm肿物，质韧，无活动度，压痛阳性，轴向叩击痛阴性，左足背动脉搏动可触及，左膝关节伸屈活动正常，左足未见异常。病人拟在麻醉下行左胫骨近端肿物切刮除术。

【请思考】

　　如何对该病人落实围手术期护理？

【案例分析】

第一节　概　　述

骨肿瘤是指发生在骨内或起源于各种骨组织成分的肿瘤，分为原发性和继发性两大类。前者来自骨及其附属组织，后者由其他部位的恶性肿瘤通过血液或淋巴液转移而来。我国原发性骨肿瘤占全身肿瘤的2%～3%，其中1/3是恶性骨肿瘤。其中，骨肉瘤占所有原发性恶性骨肿瘤的首位，男性与女性发病率之比为1.6∶1.0。

一、病因

骨肿瘤分类复杂，病因未明。世界卫生组织（WHO）依据组织学的标准，即依据肿瘤细胞的分化类型及其产生的细胞间物质的类型进行分类，主要包括成骨性肿瘤、成软骨性肿瘤、骨巨细胞瘤、骨髓肿瘤、脉管肿瘤、未分化肿瘤以及瘤样病变等。

二、临床表现

1. 疼痛　疼痛是恶性骨肿瘤最常见且显著的症状。良性肿瘤疼痛不明显，恶性肿瘤疼痛开始为轻度"间歇性"，后来逐渐发展为持续性剧痛，且多数病人在夜间疼痛加剧以致影响睡眠，局部可有皮温增高和静脉怒张。

2. 肿块和肿胀　良性骨肿瘤局部肿块质硬，肿胀不明显。恶性骨肿瘤肿块明显，长管状骨干骺端肿胀尤其明显。

3. 功能障碍和压迫表现　近关节的骨肿瘤易引起相关关节功能障碍。邻近大血管神经的骨肿瘤可压迫血管神经，引起相应的表现。脊柱肿瘤压迫脊髓，可出现截瘫。

4. 病理性骨折　肿瘤的生长引起骨质的破坏，骨密质变薄，轻微的外力作用即可发生病理性骨折。

5. 转移和复发　恶性骨肿瘤可通过淋巴或经血行转移至附近淋巴结、脑、肺和肝等。晚期恶性骨肿瘤可出现贫血、消瘦、食欲缺乏、体重下降、低热等全身症状。其中部分良性肿瘤可发生恶变，如骨软骨瘤有1%可能恶变为软骨肉瘤。

三、辅助检查

1. 影像学检查

（1）X线检查：可以反映骨与软组织的基本病变，对骨肿瘤的诊断有重要价值。

（2）CT和MRI检查：CT检查有助于确定骨皮质破坏范围，MRI检查可以清楚地显示肿瘤侵袭的程度以及与邻近组织的关系，为骨肿瘤的诊断和确定肿瘤的性质提供依据。

（3）ECT检查：可以明确病损范围，早期发现可疑的骨转移灶，防止漏诊。

（4）血管造影：可以显示肿瘤血供情况，以利于选择性血管栓塞；也可对比化疗前后新生血管的改变，评估化疗效果。

（5）其他超声检查：可以了解突出骨外的肿瘤情况，对转移性骨肿瘤寻找原发灶有很大帮助。

2. 组织学检查　活组织的病理学检查是确诊骨肿瘤的唯一可靠检查，可以通过切片或穿刺针吸取获得。

3. 实验室检查

（1）血钙测定：当骨质有迅速破坏时，如广泛溶骨性病变，血钙常升高。

（2）血清碱性磷酸酶测定：反映成骨活动，故成骨性肿瘤如骨肉瘤有明显升高。

（3）男性酸性磷酸酶浓度测定：升高提示骨肿瘤来自前列腺癌的转移。

（4）本周蛋白浓度测定：升高常提示为浆细胞骨髓瘤。

四、治疗原则

骨肿瘤治疗的首要方法是手术治疗。以外科分期为指导，选择治疗方案和手术术式。

1. 良性肿瘤　多以局部刮除植骨或外生性骨肿瘤的切除为主，如能彻底去除，一般不复发，预后良好。

2. 恶性肿瘤　以手术治疗为主，以化疗、放疗以及免疫治疗为辅的综合治疗手段。截肢、关节离断是最常用的方法。

五、护理问题/诊断

1. 焦虑、恐惧　与病情严重担心疾病预后及肢体伤残有关。

2. 疼痛　与肿瘤浸润或压迫神经有关。

3. 躯体移动障碍　与疼痛、病理性骨折、脱位有关。

4. 营养失调：低于机体需要量　与机体消耗有关。

5. 知识缺乏　对肿瘤的诊疗措施及预后缺乏了解。

6. 潜在并发症　病理性骨折、骨髓抑制、压疮、肺部感染、尿路感染、下肢深静脉血栓等。

六、护理措施

（一）术前护理

1. 心理护理　根据病人的年龄、性别、文化程度、对肿瘤的认识和治疗态度对其进行心理护理，多与其交谈，帮助其树立正确的疾病认知，使其积极配合治疗。

2. 饮食护理　鼓励病人多选择高蛋白、高热量、富含维生素、易消化饮食，多食新鲜水果及蔬菜，多饮水。对食欲缺乏的化疗病人，必要时予营养支持疗法。

3. 疼痛护理　指导病人保持舒适体位、与病人交流转移注意力等，必要时可采用WHO推荐的癌症三阶梯镇痛疗法。

4. 活动　嘱咐病人下地活动时，患肢不要负重，预防病理性骨折和关节脱位意外损伤；脊柱肿瘤的病人应绝对卧床休息，指导病人做松弛活动，不要坐起或行走，以防止脊柱骨折造成截瘫。

5. 肿瘤局部护理　对于肿瘤部位不能用力按摩挤压、热敷、理疗、涂刺激性药膏等，以免刺激肿瘤；胸腰椎肿瘤病人应卧床休息，减少活动防止病理性骨折，造成脊柱损伤；颈椎肿瘤病人佩戴颈围制动，减少病人颈部活动；骶骨肿瘤病人应以卧床休息为主。

6. **化疗护理**　了解和掌握化疗药物的作用和毒性反应，掌握药物的浓度，密切观察病人反应，定时检查血常规、肝肾功能，了解抗癌药对骨髓功能的抑制程度；化疗期间指导病人多饮水，注意休息，预防感冒。

7. **放疗护理**　指导病人注意保护放射野局部皮肤，不挠抓，不使用肥皂等刺激皮肤，穿棉质衣服。

8. **术前准备**　除常规术前准备外，脊柱、下肢手术病人在术前1周时开始行股四头肌收缩锻炼，练习床上排便。

（二）术后护理

1. **观察病情变化**　严密观察生命体征变化、手术部位有无出血和感染、引流管是否通畅以及引流液的颜色、性质和量，发现异常及时处理，并通知医师。

2. **体位及活动**

（1）根据麻醉方式选择卧位：抬高患肢，保持肢体功能位，预防关节畸形。膝部术后膝关节屈曲15°，踝关节屈90°，髋关节外展中立或内旋位；上肢截肢病人肩关节进行外展、内收以及旋转运动。

（2）用石膏外固定时的护理：注意肢端血运情况，鼓励病人适当做肌肉收缩活动，石膏解除后，加强锻炼，促进功能恢复。

（3）加强功能锻炼：防止关节屈曲、挛缩，指导病人进行残肢锻炼，以增强肌力，保持关节活动的正常功能。鼓励病人使用辅助工具，早期下床活动，恶性肿瘤病人术后3周可进行患处远侧和近侧关节的活动；术后6周，进行重点关节的活动，加大活动范围。

（4）预防压力性损伤：对于长期卧床且处于制动状态的病人要注意预防压疮。

3. **预防病理性骨折**　①搬运病人时应轻柔，避免暴力。②翻身时予以协助。③对于术后骨缺失大、人工假体置换术或者异体骨移植术后病人，要注意保护患肢。④功能锻炼要循序渐进，根据病人恢复情况适当锻炼。⑤若发生骨折，应按骨折常规护理。

4. **植骨术后护理**

（1）外固定：植入骨小血管容易损伤，因此需对相应部位有效固定，通常在植骨术后3～4周进行外固定。

（2）警惕排斥反应：若病人出现高热，移植关节处肿胀、疼痛、积液及浆液性液体自伤口渗出，血中黏蛋白及白细胞计数升高等，则应考虑排斥反应，需积极防治。

5. **做好基础护理**　如口腔护理、雾化吸入、定时翻身拍背咳嗽、导尿管护理等，预防并发症。

6. **截肢术后护理**

（1）体位：①术后残肢应用牵引或夹板固定在功能位，以防止发生关节挛缩。②睡硬板床，俯卧每日2次以上，每次20～30分，以防髋关节屈曲挛缩。③下肢截肢者，俯卧位时在腹部和大腿下置一软枕，以增强伸肌肌力，在两腿之间置一软枕，残肢用力向内挤压，以增强内收肌肌力，防止外展挛缩。仰卧位时，不可外展患肢或在膝关节下垫枕头，以免造成膝关节屈曲挛缩。

（2）患肢痛的护理：①尽早佩戴义肢，通常在术后6～8周伤口愈合后尝试佩戴义肢。②心理护理：引导病人承认并接受截肢事实，对残端进行按摩，从空间和距离确认中慢慢消除幻肢感，从而消除患肢痛这个主观感觉。③药物治疗：必要时适当给予安慰剂治疗或交替给予安眠药与镇痛药。④手术治疗：对于顽固性幻肢痛，可通过截肢残端神经阻滞术、残端探查术或脊髓神经镇痛术等手术方式缓解。

（3）残肢功能锻炼：一般术后2周，伤口愈合后开始功能锻炼。大腿截肢病人应尽早进行内收后伸练习，以免出现屈髋外展畸形；上肢截肢病人肩关节进行外展、内收以及旋转运动；截肢残端用弹力绷带包扎，以促进组织愈合，减轻残端肿胀及疼痛。

7. 保肢术后病人护理

（1）肢体循环观察：观察残肢端创口情况，注意有无出血、水肿、水疱、皮肤坏死及感染，观察病人术侧肢体的肤色、皮肤温度、末梢血液循环情况，若术后早期出现肢体麻木、疼痛等症状，提示血管危象发生，应及时通知医师处理。

（2）预防感染：保持各种引流管通畅，观察伤口渗血渗液量，保持伤口敷料清洁干燥防止伤口感染。定期协助病人咳嗽、排痰，防止肺部感染，密切监测病人体温变化，严格遵循无菌技术操作原则，遵医嘱合理使用抗生素。

（3）功能锻炼：根据病情和手术方式为病人制订个性化康复锻炼计划，循序渐进地指导病人进行肢体功能锻炼。术后清醒即可指导病人进行四肢指趾的活动，术后第1日在病情允许情况下进行股四头肌等长收缩和踝关节屈伸训练，改善血液循环，增加肌力，防止关节黏连，最大限度地恢复病人的生活自理能力，助其及早回归家庭和社会。

8. 健康教育

（1）自我监测：教会病人自我检查和监测伤口及截肢残端，定期复诊；发现肢体肿胀或疼痛及时就诊。

（2）复诊指导：术后第1、2年每3个月复诊1次，第3年每4个月1次，第4、5年每半年1次，此后每1年1次。每次应完善影像学及实验室检查，发现异常及时就诊，对需要继续放射治疗、化学治疗者，不要轻中止疗程。

第二节　良性骨肿瘤

良性骨肿瘤包括骨软骨瘤、骨样骨瘤、软骨瘤等，其中骨软骨瘤发病率最高。骨软骨瘤（osteochondroma）是最为常见的良性骨肿瘤，有单发性及多发性两种，其中单发性多见，多发性较少见。多发性骨软骨瘤常合并骨骼发育异常，最多发生于膝关节及踝关节附近，有遗传性，又称遗传性多发性外生骨疣。约有1%的单发性骨软骨瘤可恶变，但有10%～20%的多发性骨软骨瘤会发生恶变。

一、临床表现

骨软骨瘤好发于长骨骨骺附近，其好发部位主要为股骨上下端、胫骨上端、肱骨上端、胫骨下端。除少数肿瘤因其位置、体积等关系可出现压迫或刺激症状外，均不产生任何症状。病人成年后，肿瘤即自行停止生长。若发现继续生长时，则应注意肿瘤可能有恶变，应及时予以彻底切除。

二、辅助检查

1. 影像学检查

（1）X线检查：表现为附着于干骺端的向外骨性突起，生长方向与肌肉的牵引方向一致，与受累骨皮质和松质骨相连。

（2）放射性核素骨显像：骨软骨瘤的骨性部分与软骨帽交界处放射性核素浓集，当有恶变时，病变处摄取量会突然增高。

（3）CT检查：清晰地显示出肿瘤与受累骨皮质和松质骨相连，软骨帽部分呈软组织密度，有时可见不规则的钙化。

（4）MRI检查：MRI检查可以明确软骨帽的厚度，如超过25mm者应考虑有恶变可能。

2. 活检 判断肿块性质。

三、治疗原则

一般无须治疗，但应密切随访，若肿瘤过大，生长较快，或影响功能，应考虑做切除术。切除范围应较广，要包括肿瘤基底四周部分正常骨组织，以免遗漏引起复发。

第三节 骨巨细胞瘤

骨巨细胞瘤是较常见的原发性骨肿瘤。起源于骨髓结缔组织间充质细胞，以基质细胞核和多核巨细胞为主要结构，是一种潜在恶性或介于良恶之间的溶骨性肿瘤。好发年龄为20～40岁，性别差异不大，好发部位为股骨下端和胫骨上端。

一、临床表现

主要的症状为疼痛和肿胀，与病情的发展相关，局部包块压之有乒乓球样感觉，病变关节活动受限。

二、辅助检查

1. 影像学检查 典型的X线特征为长骨骨骺处偏心位、溶骨性、囊性破坏而无骨膜反应，病灶膨胀生长、骨皮质变薄，呈肥皂泡样改变。CT检查有助于确定骨皮质的破坏范围。MRI检查能够评估肿瘤是否侵犯周围软组织及神经血管。

2. 血管造影 可显示肿瘤血管丰富，并有动-静脉瘘形成。

3. 活检 是明确诊断的重要手段，如果活检结果提示恶变，需按骨肉瘤治疗方案处理。

三、治疗原则

以手术治疗为主。常见的手术方式如下。①局部切除。②彻底刮除：50%氯化锌烧灼加植骨术。③切除或截肢。④放射治疗。

四、护理措施

术前护理、术后体位、病情观察、植骨术后护理、功能锻炼等护理措施参见第四十五章第一节概述。

第四节　原发性恶性骨肿瘤

恶性骨肿瘤包括骨肉瘤、软骨肉瘤、骨纤维瘤等，其中发病率最高的是骨肉瘤，其次是软骨肉瘤，本节主要阐述骨肉瘤病人围手术期的护理。

骨肉瘤（osteosarcoma）又称成骨肉瘤，是一种恶性骨肿瘤，多发生在20岁以下的青少年或儿童。骨肉瘤从间质细胞系发展而来，由于肿瘤经软骨阶段直接或间接形成肿瘤骨样组织和骨组织使得肿瘤迅速生长，多发生于胫骨近段、股骨远端、肱骨近端，骨肉瘤在小儿骨恶性肿瘤中最为常见，约为小儿肿瘤的5%。

一、病因

骨肉瘤从间质细胞系发展而来。肿瘤经软骨阶段直接或间接形成肿瘤骨样组织和骨组织而迅速生长。下肢负重骨在外界因素（如病毒）的作用下，使细胞突变，可能与骨肉瘤形成有关。

二、临床表现

骨肉瘤的突出症状是肿瘤部位的疼痛，由肿瘤组织侵蚀和溶解骨皮质所致。

1. 疼痛　疼痛是骨肉瘤的常见症状，常因膨胀的肿瘤组织破坏骨皮质，刺激骨膜神经末梢引起。疼痛可由早期的间歇性发展为数周后的持续性剧烈疼痛，尤以夜间为甚。

2. 肿块　随着病情发展可在肢体疼痛部位触及肿块。肿块表面皮温增高和浅表静脉显露，肿块表面和附近软组织可有不同程度的压痛。肿块增大可造成关节活动受限和肌肉萎缩。

3. 跛行　由肢体疼痛而引发的避痛性跛行，随着病情的进展而加重，患病时间长者可以出现关节活动受限和肌肉萎缩。

4. 全身状况　病人全身状况一般较差，表现为发热、不适、体重下降、贫血、消瘦，甚至恶病质。个别肿瘤发展很快，早期就已发生了肺转移，致全身状况恶化。瘤体部位的病理性骨折使症状更加明显。

三、辅助检查

1. 实验室检查　血液中血浆碱性磷酸酶（AKP）和乳酸脱氢酶（LDH）中度或大幅升高，如果术后该指标没有下降到正常水平，或者仍处于较高水平则多提示存在肿瘤转移或仍有残留。

2. 影像学检查

（1）X线检查：大多数病例X线表现为成骨及溶骨的混合性骨破坏。骨膜被肿瘤反复顶起，骨膜反应明显，骨膜中断形成Codman三角。

（2）CT检查：可以更清晰地显示肿瘤骨的病变范围、软组织侵袭情况及肿瘤与主要血管的关系。

（3）MRI检查：是显示髓腔内浸润范围的最佳方法。

（4）放射性核素骨显像：在骨肉瘤的定性、定位诊断方面起到一定的参考作用。

3. 血管造影　可以了解肿瘤的血管丰富程度、血管是否被肿瘤推压移位或被肿瘤包绕。化疗前后血管造影的对比可以作为评价化疗效果的重要指标。

4. 活检　判断肿瘤性质，明确诊断。

四、治疗原则

骨肉瘤的治疗遵循"诊断→术前化疗→手术→术后再化疗"的过程，以手术治疗（截肢或保肢）为主。

 知识拓展

3D打印假体

3D打印技术被应用于脊柱、肿瘤、创伤手术中。3D打印假体由骨科医师与工程师一并讨论设计，再由快速成型技术制造出预先设计形状的植入物。通过CT和MRI检查，获得3D模型数据，再将数据导入到Materialise Mimics 17.0软件，逆向数据重建患骨的三维图像，并采用不同规格的打印机完成假体的印刷。3D打印技术可以制造一个多孔的金属表面，允许骨骼生长，这可能会显著降低假体相关的并发症。3D打印假体重建似乎是替代同种异体移植物重建的一种很有前途的方法。不仅可以早期进行功能锻炼并减少与同种异体移植相关的并发症，还可以达到机械−生物重建。

资料来源：丹尼尔·赛德尔丁，黄晓夏，陈江涛，等.3D打印假体重建骨肿瘤术后大段骨缺损［J］.中国组织工程研究，2023，27（29）：4628-4634.

本章小结

思考题

病人，男，32岁。因"右腿胀痛1月余"入院，X线表现为右侧胫骨骨骺处偏心位、溶骨性、囊性破坏，患处可见肥皂泡样改变，建议手术治疗。入院后拟行"右侧胫骨瘤段切除术"。

请问：

（1）该病人目前主要的护理诊断/问题是什么？

（2）针对以上护理诊断/问题，如何进行护理？

更多练习

（汤瑞金）

参考文献

［1］蔡卫新，贾金秀. 神经外科护理学［M］. 北京：人民卫生出版社，2019.

［2］陈孝平，汪建平，赵继宗. 外科学［M］. 9版. 北京：人民卫生出版社，2018.

［3］单长蒙，徐永清. TIVS在周围血管损伤中的研究进展［J］. 中国临床解剖学杂志，2022，40（2）：239-241.

［4］狄树亭，董晓，李文利. 外科护理［M］. 北京：中国协和医科大学出版社，2019.

［5］杜彦强，王义，郭张妍，等. 中国首例血浆置换治疗儿童破伤风［J］. 中国小儿急救医学，2023，30（8）：636-638.

［6］方三高，陈真伟，魏建国. 2021年第五版WHO中枢神经系统肿瘤分类［J］. 诊断病理学杂志，2022，29（10）：991-993.

［7］耿介文，翟晓东，吉喆，等. 中国颅内未破裂动脉瘤诊疗指南2021［J］. 中国脑血管病杂志，2021，18（9）：634-664.

［8］郭莉. 手术室护理实践指南［M］. 北京：人民卫生出版社，2023.

［9］国家卫生健康委脑卒中防治工程委员会. 中国脑卒中防治指导规范［M］. 2版. 北京：人民卫生出版社，2021.

［10］黄健，张旭. 中国泌尿外科和男科疾病诊断治疗指南［M］. 北京：科学出版社，2022.

［11］纪文焘，孟岩，薄禄龙，等. 《拯救脓毒症运动：脓毒症与感染性休克治疗国际指南2021版》的解读［J］. 中华麻醉学杂志，2021，41（12）：1409-1413.

［12］李葆华，童素梅. 重症监护临床专科护理操作技术［M］. 北京：北京大学医学出版社，2023.

［13］李乐之，路潜. 外科护理学［M］. 7版. 北京：人民卫生出版社，2021.

［14］陶子荣，唐云红，范艳竹，等. 神经外科专科护理［M］. 北京：化学工业出版社，2021.

［15］王家辉，崔光星，吕文. 内镜逆行性阑尾炎治疗术的临床应用进展［J］. 浙江实用医学，2022，27（3）：276-269.

［16］王俊杰，陆海英. 外科护理学［M］. 3版. 北京：人民卫生出版社，2021.

［17］戚革，刘苏君，王方. 手术室护理学［M］. 北京：化学工业出版社，2020.

［18］熊云新，叶国英. 外科护理学［M］. 4版. 北京：人民卫生出版社，2018.

［19］徐跃峤，石广志，魏俊吉，等. 重症动脉瘤性蛛网膜下腔出血管理专家共识（2023）［J］. 中国脑血管病杂志，2023，20（2）：126-145.

［20］杨翔宇，张鑫，陈晓平. 2023版欧洲高血压学会动脉高血压管理指南的更新要点解读［J］. 中华高血压杂志（中英文），2024，32（2）：112-114.

［21］医务人员手卫生规范WS/T 313—2019［J］. 中国感染控制杂志，2020，19（1）：

93-98.

［22］殷敏毅，叶开创．急性下肢深静脉血栓形成腔内治疗专家共识［J］．血管与腔内血管外科杂志，2023，9（5）：513-519.

［23］于淑贞，于桂华．神经外科临床护理［M］．北京：中国协和医科大学出版社，2016.

［24］中国医院协会．中国医院质量安全管理第3-5部分：医疗保障 消毒供应：T/CHAS 10-3-5—2019［S］．北京：中国医院协会2019.

［25］中国卒中学会急救医学分会．脑卒中院前急救专家共识［J］．中国急诊医学杂志，2017，26（10）：1107-1114.

［26］中华医学会外科学分会外科感染与重症医学学组，中国医师协会外科医师分会肠瘘专业委员会，黄金健，等．腹腔开放疗法中国专家共识（2023版）［J］．中华胃肠外科杂志，2023，26（3）：207-214.

［27］朱冬梅，张爱琴．重症患者导管护理指南［M］．南京：东南大学出版社，2019.

［28］Canavera K E，Elliott D A．Mental health care during and after the ICU：A call to action．Chest．2020，158（5）：1835-1836.

［29］Delgado S．（2017）．Manual of Critical Care Nursing：Nursing Interventions and Collaborative Management，7th edition.Critical care nurse，37（1），81．https：//doi.org/10.4037/ccn2017711.

［30］Haines K J，Sevin C M，Hibbert E，et al．Key mechanisms by which post-ICU activities can improve in-ICU care：results of the international THRIVE collaboratives．Intensive Care Med，2019，45（7）：939-947.